国家卫生健康委员会住院医师规范化培训规划教材

模 拟 医 学

Healthcare Simulation

主 审　王维民　王　钢

主 编　姜冠潮　黄　钢

副主编　田　京　吴　静　周文浩　胡建昆　张学文

U0208254

人民卫生出版社

·北 京·

图书在版编目（CIP）数据

模拟医学 / 姜冠潮, 黄钢主编. —北京：人民卫
生出版社, 2022.9（2025.1重印）
国家卫生健康委员会住院医师规范化培训规划教材
ISBN 978-7-117-33658-1

Ⅰ. ①模⋯ Ⅱ. ①姜⋯②黄⋯ Ⅲ. ①医学教育－教
学模型－职业培训－教材 Ⅳ. ①R-4

中国版本图书馆 CIP 数据核字（2022）第 178231 号

| 人卫智网 | www.ipmph.com | 医学教育、学术、考试、健康，购书智慧智能综合服务平台 |
| 人卫官网 | www.pmph.com | 人卫官方资讯发布平台 |

模 拟 医 学
Moni Yixue

主　　编：姜冠潮　黄　钢
出版发行：人民卫生出版社（中继线 010-59780011）
地　　址：北京市朝阳区潘家园南里 19 号
邮　　编：100021
E - mail：pmph @ pmph.com
购书热线：010-59787592　010-59787584　010-65264830
印　　刷：北京印刷集团有限责任公司
经　　销：新华书店
开　　本：850×1168　1/16　　印张：19
字　　数：643 千字
版　　次：2022 年 9 月第 1 版
印　　次：2025 年 1 月第 2 次印刷
标准书号：ISBN 978-7-117-33658-1
定　　价：80.00 元

打击盗版举报电话：010-59787491　E-mail：WQ @ pmph.com
质量问题联系电话：010-59787234　E-mail：zhiliang @ pmph.com
数字融合服务电话：4001118166　　E-mail：zengzhi @ pmph.com

编者名单

编　　者（以姓氏笔画为序）

田　京（南方医科大学珠江医院）

史　霆（上海交通大学医学院附属瑞金医院）

冯　艺（北京大学人民医院）

刘　争（华中科技大学同济医学院附属同济医院）

刘继海（中国医学科学院北京协和医院）

江　泳（北京大学口腔医院）

李　力（武汉大学中南医院）

李　萍（上海交通大学医学院附属第六人民医院）

吴　静（中南大学湘雅医院）

张玉侠（复旦大学附属中山医院）

张学文（吉林大学第二医院）

陈志桥（武汉大学中南医院）

周文浩（复旦大学附属儿科医院）

胡　亮（温州医科大学附属眼视光医院）

胡建昆（四川大学华西医院）

姜冠潮（北京大学人民医院）

高雨松（北京大学第一医院）

黄　钢（上海健康医学院）

董　越（美国梅奥诊所）

蒲　丹（四川大学华西医院）

黎尚荣（中山大学附属第三医院）

编写秘书　刘　婧（北京大学人民医院）

数字编委（以姓氏笔画为序）

　　　　刘　婧（北京大学人民医院）

　　　　安海燕（北京大学人民医院）

　　　　李　萍（上海交通大学医学院附属第六人民医院）

　　　　李圆圆（中南大学湘雅医院）

　　　　李新华（中南大学湘雅医院）

　　　　张　红（北京大学人民医院）

　　　　张　浩（上海健康医学院）

　　　　胡黎园（复旦大学附属儿科医院）

　　　　姜志平（中南大学湘雅医院）

　　　　贺漫青（四川大学华西医院）

　　　　谢似平（中南大学湘雅医院）

出 版 说 明

为配合 2013 年 12 月 31 日国家卫生计生委等 7 部门颁布的《关于建立住院医师规范化培训制度的指导意见》，人民卫生出版社推出了住院医师规范化培训规划教材第 1 版，在建立院校教育、毕业后教育、继续教育三阶段有机衔接的具有中国特色的标准化、规范化临床医学人才培养体系中起到了重要作用。在全国各住院医师规范化培训基地四年多的使用期间，人民卫生出版社对教材使用情况开展了深入调研，全面征求基地带教老师和学员的意见与建议，有针对性地进行了研究与论证，并在此基础上全面启动第二轮修订。

第二轮教材依然秉承以下编写原则。①坚持"三个对接"：与 5 年制的院校教育对接，与执业医师考试和住培考核对接，与专科医师培养与准入对接；②强调"三个转化"：在院校教育强调"三基"的基础上，本阶段强调把基本理论转化为临床实践、基本知识转化为临床思维、基本技能转化为临床能力；③培养"三种素质"：职业素质、人文素质、综合素质；④实现"三医目标"：即医病、医身、医心；不仅要诊治单个疾病，而且要关注患者整体，更要关爱患者心理。最终全面提升我国住院医师"六大核心能力"，即职业素养、知识技能、患者照护、沟通合作、教学科研和终身学习的能力。

本轮教材的修订和编写特点如下：

1. 本轮教材共 46 种，包含临床学科的 26 个专业，并且经评审委员会审核，新增公共课程、交叉学科以及紧缺专业教材 6 种：模拟医学、老年医学、临床思维、睡眠医学、叙事医学及智能医学。各专业教材围绕国家卫生健康委员会颁布的《住院医师规范化培训内容与标准(试行)》及住院医师规范化培训结业考核大纲，充分考虑各学科内亚专科的培训特点，能够符合不同地区、不同层次的培训需求。

2. 强调"规范化"和"普适性"，实现培训过程与内容的统一标准和规范化。其中临床流程、思维与诊治均按照各学科临床诊疗指南、临床路径、专家共识及编写专家组一致认可的诊疗规范进行编写。在编写过程中反复征集带教老师和学员意见并不断完善，实现"从临床中来，到临床中去"。

3. 本轮教材不同于本科院校教材的传统模式，注重体现基于问题的学习(PBL)和基于案例的学习(CBL)的教学方法，符合毕业后教育特点，并为下一阶段专科医师培养打下坚实的基础。

4. 充分发挥富媒体的优势，配以数字内容，包括手术操作视频、住培实践考核模拟、病例拓展、习题等。通过随文或章节二维码形式与纸质内容紧密结合，打造优质适用的融合教材。

本轮教材是在全面实施以"5+3"为主体的临床医学人才培养体系，深化医学教育改革，培养和建设一支适应人民群众健康保障需要的临床医师队伍的背景下组织编写的，希望全国各住院医师规范化培训基地和广大师生在使用过程中提供宝贵意见。

融合教材使用说明

本套教材以融合教材形式出版,即融合纸书内容与数字服务的教材,读者阅读纸书的同时可以通过扫描书中二维码阅读线上数字内容。

获取数字资源的步骤

1 扫描封底红标二维码,获取图书"使用说明"。

2 揭开红标,扫描绿标激活码,注册/登录人卫账号获取数字资源。

3 扫描书内二维码或封底绿标激活码随时查看数字资源。

4 下载应用或登录zengzhi.ipmph.com体验更多功能和服务。

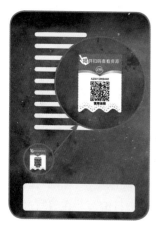
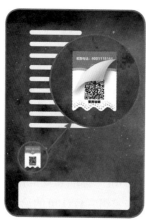
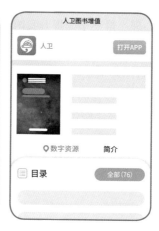

扫描下载应用

客户服务热线
400-111-8166

配 套 资 源

➢ **电子书:《模拟医学》** 下载"人卫"APP,搜索本书,购买后即可在APP中畅享阅读。

➢ **住院医师规范化培训题库** 中国医学教育题库——住院医师规范化培训题库以本套教材为蓝本,以住院医师规范化培训结业理论考核大纲为依据,知识点覆盖全面、试题优质。平台功能强大、使用便捷,服务于住培教学及测评,可有效提高基地考核管理效率。题库网址:tk.ipmph.com。

主 审 简 介

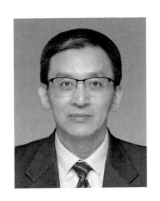

王维民

外科学博士，教授，主任医师。北京大学医学部副主任，北京大学医学教育研究所所长。全国医学教育发展中心常务副主任，教育部临床医学专业认证工作委员会主任委员、教育部高等学校临床医学类专业教学指导委员会副主任委员、教育部医学教育专家委员会秘书长、中国高等教育学会医学教育专业委员会常务副理事长。中华医学会医学教育分会主任委员，中华医学会外科学分会脾脏及门静脉高压症学组副组长，中国医师协会外科医师分会胆道外科医师委员会副主任委员，中国医药教育协会医学模拟教育专业委员会主任委员。

《中华医学教育杂志》总编辑，《高校医学教学研究（电子版）》副主编，《医学教育管理》副主编，*Medical Education* 国际编委等。主持修订中国《本科医学教育标准——临床医学专业（试行）》（2016版）和《中国临床医学专业认证指南》。

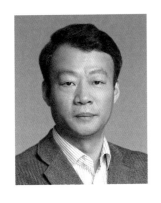

王钢

医学博士，研究员。国家心理健康和精神卫生防治中心副主任。中华医学会教育技术分会虚拟仿真应用与研究学组副组长、吴阶平医学基金会模拟医学部顾问、国家远程医疗与互联网医学中心临床听诊专家委员会副主任委员、国家远程医疗与互联网医学中心医学人工智能专家委员会副主任委员、《中国医学人文》杂志编委。

美国加州大学洛杉矶分校公共管理学访问学者，世界卫生组织中国国际人才库成员。曾任国家医学考试中心试题开发部门负责人，牵头主持我国首个专科（心血管内科专科）医师准入考试体系建设研究工作；2016—2019年主持"模拟虚拟技术在专科医师实践技能考试中应用实证研究"，荣获中华医学会教育技术分会第八届全国医学教育技术评比活动"优秀个人"称号。在国家级学术期刊发表医学教育类学术论文十余篇，参与制定我国《医学模拟中心建设标准专家共识（2017）》。

主 编 简 介

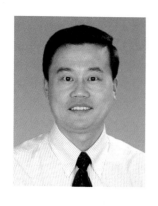

姜冠潮

北京大学人民医院胸外科教授，主任医师，博士研究生导师，教育处处长，临床能力培训中心主任。教育部临床实践教学指导分委员会委员，中华医学会医学教育分会委员，中国医师协会毕业后医学模拟教育专家委员会委员兼总干事，中国医药教育协会医学模拟教育专业委员会副主任委员、秘书长。

1992 年于北京医科大学临床医学专业毕业后，从事临床和教学工作，临床专业上以肺癌的微创外科治疗为特长；在医学教育方面，长期担任一线教师兼教学管理工作。在模拟中心建设与管理、培训课程设计整合、考核认证等方面积累了较多经验。2014 年带领北京大学人民医院模拟中心团队通过了国际医学模拟协会（SSH）认证；多次担任全国高等医学院校大学生临床技能竞赛命题专家及分赛区裁判长；组织全国多名专家共同起草《医学模拟中心建设标准专家共识（2017）》。承担包括国家自然科学基金"基于生物仿真材料与增强现实技术的腔镜手术学习环境的建设"在内的多项教学研究课题；发表医学教育教学文章 10 余篇。荣获 2012 年"北京市优秀教师"称号；获得 2013 年国家科技成果奖二等奖和 2014 年国家级教学成果奖一等奖。

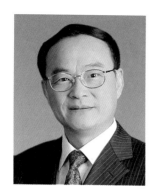

黄钢

上海健康医学院原校长，医学博士，二级教授，博士研究生导师。教育部医学技术类专业教学指导委员会副主任委员，教育部临床医学专业认证工作委员会副主任委员，中国模拟医学教学联盟理事长，全国医用电器标准化技术委员会第五届医用电子仪器标准化分技术委员会（SAC/TC10/SC5）主任委员，亚洲大洋洲核医学与生物学联盟主席，中华医学会核医学分会第九届主任委员，上海市医师协会副会长，上海市高等教育学会副会长，上海市生物医学工程学会副理事长，上海市医学会医学教育专科分会第五届主任委员，《中华核医学与分子影像学杂志》第九届主编。

从事医学临床及教学工作近 40 年，先后承担国家自然科学基金重点项目及国家新药创制项目等科研课题 30 余项，以及承担 10 余项教学改革课题，发表教学与管理论文 20 余篇，主编《基于问题的学习（PBL）导论》等多本教学专著。先后获国家科技进步奖二等奖、华夏医学科技奖一等奖、国家级教学成果奖特等奖及二等奖、上海市医学科技奖一等奖等 10 余项奖励。

副主编简介

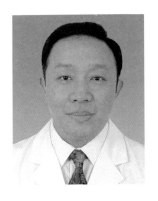

田京

南方医科大学珠江医院外科教研室主任,临床技能中心主任,教授,博士生导师。中国医药教育协会毕业后与继续医学教育指导常务委员会常委,中国医师协会毕业后医学模拟教育专家委员会委员,中国医疗器械行业协会模拟医学教育分会副理事长,广东省医学教育协会副会长,广东省医学教育学会医学模拟教育专业委员会首任主任委员。

荣获"南方医科大学首届优秀本科教师""南医优秀教师""南医教学名师""南粤优秀教师"、第二届"羊城好医生"称号,以及2019年"感动广州的最美教师"等多项荣誉。指导本科生完成SCI论文写作并发表9篇,发表核心期刊80余篇。

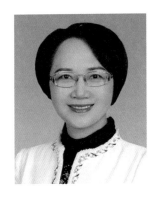

吴静

中南大学湘雅医院党委委员,内科教研室及诊断学教研室主任,临床技能训练中心主任,主任医师,教授,医学博士,博士研究生导师。全国高等医学教育会临床医学教育研究会诊断学分会副主任委员,中国医师协会毕业后医学模拟教育专家委员会委员。

从事临床工作30余年,主持国家自然科学基金4项,教育部示范性虚拟仿真实验教学项目1项。为国家线上一流课程和虚拟仿真实验教学课程负责人、教育部诊断学课程负责人,获得首届全国优秀教材奖二等奖(主编)、湖南省高等教育教学成果奖特等奖(第一名)。发表SCI论文32篇。两次作为总教官培训的中南大学学生参加全国大学生临床技能竞赛获得特等奖,并获中国大学生医学技术技能大赛"优秀指导教师",主编教材3部。

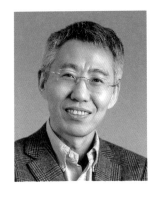

周文浩

复旦大学附属儿科医院副院长,医学博士,主任医师,教授,博士研究生导师。中华医学会儿科学分会新生儿学组组长、中国医师协会儿科医师分会继续教育专委会副主任委员、上海市医学会罕见病专科分会副主任委员。

先后入选教育部"新世纪优秀人才""上海市领军人才""上海市优秀学术带头人"。先后荣获第七届宋庆龄儿科医学奖、教育部科技进步奖、中华医学科技奖和上海市科技进步奖等。

副主编简介

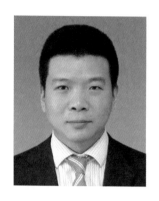

胡建昆

四川大学华西医院副院长，胃癌研究室主任，主任医师，教授，博士研究生导师。中华医学会外科分会胃肠学组委员、中国抗癌协会胃癌专业委员会常委、中国医师协会外科医师分会微创外科医师委员会副主任委员、中国医师协会内镜医师分会腹腔镜外科专业委员会副主任委员。

从事医、教、研工作近 30 年，承担国家自然科学基金等 10 余项，发表论文 200 余篇，"教育部新世纪优秀人才支持计划"获得者，获国家科技进步奖二等奖、中华医学科技奖二等奖、四川省科技进步奖一等奖。

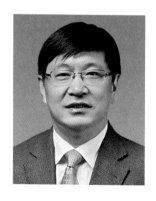

张学文

吉林大学第二医院院长，医学博士，主任医师，教授，博士研究生导师。中华医学会外科学分会委员兼手术学组副组长，教育部高等学校临床医学教学指导委员会委员，中国医师协会肝癌专业委员会副主任委员，中国医师协会外科医师分会副会长，吉林省医师协会普外科医师分会主任委员。担任《中华外科杂志》《中华消化外科杂志》《中国实用外科杂志》等编委。

从事医疗、教学工作近 40 年，先后获得"吉林省政府突出贡献专家""吉林省高等学校本科教学名师"、吉林大学"白求恩名师""师德标兵"等称号。发表 SCI 论文及核心期刊论文百余篇，主编医学教育著作 3 部。

前　言

近年来医学模拟技术得到快速发展，作为一种重要的教育教学技术，逐渐融入各类医学人才培养的课程体系中，取得了很好的效果，为提升人才培养质量、提高医疗水平和保障医疗安全发挥了重要作用。医学模拟教学作为理论教学与实践教学的桥梁，成为现代临床医学教育过程中不可缺少的一个环节。然而，虽然模拟医学在我国普及较广，规模较大，但各个地区之间开展的水平仍存在较大差异，同质化和内涵建设是目前我国模拟医学发展所面临的重大挑战。由于现代模拟医学是一项新兴技术，缺少成熟经验，更缺少权威的专著和参考资料，这影响到模拟医学的规范开展和教学效果，成为限制模拟医学进一步发展的瓶颈。在这个背景下，为更好地发挥医学模拟教学在我国住院医师培养中的作用，进一步促进我国住院医师规范化培训的开展，人民卫生出版社组织行业专家编写了《模拟医学》，本书也是国家卫生健康委员会住院医师规范化培训规划教材之一。

《模拟医学》分为一、二两篇。第一篇作为总论，介绍医学模拟的理论基础、基本理念与概念、主要形式及主要教学、研究与评价方法等；第二篇介绍医学模拟技术在内科、外科、妇产科、急诊科、麻醉科等10个专科的开展情况，包括历史与未来、操作性技能培训、基于情境模拟的综合能力培养课程等。本书主要特点是以住院医师与专科医师模拟培训需求为导向，注重规范性与实用性结合，理论与实践结合。既有国内外相关文献的总结归纳，又在每个章节后都有具体案例，总结培训中容易出现的问题，可作为教师开展模拟培训和住院医师及专科医师自学的参考书。

本书由来自全国18所综合大学附属医院的多名具有丰富医学模拟教学经验和临床教学经验的专家，结合国内外最新文献及日常培训的经验，集体编写而成。本书按照集体制订的提纲，由各位专家负责初稿编写、交叉互审修改、各小组讨论再修改、主编全面整理完成。为确保教材内容及质量满足要求，我们参阅国外相关专著，并邀请北京大学医学部王维民副主任、国家心理健康和精神卫生防治中心王钢副主任指导并审核本书编写工作。在此对所有参编人员表示衷心感谢。

我们力求为广大读者提供一本优秀、全面、实用的教材，尽管全体编写人员竭尽全力，但作为本教材的第一版，书中一定存在缺点与不足，诚恳希望广大师生在使用中发现问题，给予指正，不断完善此教材。

姜冠潮　黄　钢

2022 年 8 月

目　录

第一篇

总论 模拟医学基本概念与方法

第一章　模拟医学的发展历史

医学是一门以实践为基础的学科。医学知识的产生、技能的提升，都来自临床实践。以中医为代表的传统医学，主要是以家传或师徒制的方式进行教学。在 19 世纪末，西方医学传到了中国，标志着我国开始进入以传授知识为主的现代医学教学方式，但在临床教学过程中，临床能力的提升依然以师徒制为主体。

20 世纪初，美国的教育家 Abraham Flexner 在卡耐基教育促进基金会的资助下，对美国和加拿大的 155 所医学院进行调查评估，并形成了对现代医学教育影响深远的弗莱克思纳报告。报告中批评了当时美国的医学院太多，而其中诸多医学院校缺乏应有的标准，建议以美国约翰斯·霍普金斯大学医学院作为医学教育的典范，而应进行医学教育改革。自那以后，医学教育开始了以学科、问题、系统为基础的改革。而医学人才培养模式，也由以课程制度为导向的医学教育（curriculum-based medical education），转向以成果为导向的医学教育（outcome-based medical education，OBME）。

20 世纪 90 年代以来，随着医学模拟的进一步转变，以及医学院校的大幅度扩招，需要培养的医学人才数量不断增加，而临床实践教学资源开始出现短缺，二者之间的矛盾日益突出。如何满足医学教育的需求和要求，保障患者安全和注重对患者的伦理关怀，已经成为困扰临床医学教育的难题。而基于模拟医学（healthcare simulation）的教育，通过建立可以反复使用的、能够还原临床实践的培训环境，培养学生和医务工作人员的临床技能、临床思维，并体现人文关怀、沟通能力，成为了解决当前临床教学难题的重要方法与手段，对推动医学教育的进一步发展起到了重要的作用。

第一节　模拟医学的概念与内涵

被誉为模拟医学之父的美国斯坦福大学医学院副院长 David Gaba 教授于 2004 年针对"何谓模拟医学"进行了回答，他认为模拟医学是"一种以引导性经历去替代或增强真实经历的技术，其自身通常能让人身临其境，能以一种交互的方式激发或代替真实事件的某些方面"。而国际上规模最大的模拟医学相关学术组织——国际模拟医学协会（Society for Simulation in Healthcare，SSH），对其解释为"模拟是对某种行为或系统的另一种模仿或再现。模拟医学有四个主要目的——教育、评价、研究、医疗系统整合，通过这四种目的来促进患者安全"。

从以上二者对于模拟医学的解读可以得知，模拟医学的范畴是较为广泛的。从广义上说，任何使用了某种模拟形式与技术辅助重现临床场景的活动，如教学培养、评价考核、质量控制、系统检查、可用性测试，都可以认为是属于模拟医学的范畴。而本书的后续章节，则会重点着墨于模拟医学在医学教育领域，特别是在医学生和医师培养中的地位与作用，即医学模拟教育（simulation-based medical education，SBME）。

模拟医学在临床技能培训和临床能力培养中有明显的优势。首先，模拟培训不与任何法律产生冲突，符合伦理，避免一些高风险的操作给患者带来的可能的严重后果。其次，模拟教学具备可控性和可重复性，可以根据精心设计的教学进行刻意练习，而环境、设备、人员在整个过程中可以由模拟教师充分控制。再次，模拟教学能够真正做到因材施教，模拟教学所呈现的教学内容可以针对学员的需求进行调整和难度变化，实现适应性学习，是真正以学员为中心的教育，整个教学过程有针对性。更重要的，模拟教学是一种体验式学习，强调在做中学，并在完成操作后进行必要的反馈（feedback），促进反思（reflection）。当然，我们也要认识到基于模拟医学的教育会面临一些挑战，如教学实施的成本、合格教师的数量、学员对于模拟的真实感的接受程度等，这些调整需要社会、教学机构、教师与学生共同努力去克服。

第二节 医学模拟技术的产生与发展

医学模拟技术最早起源于解剖学的兴起，即通过解剖教学挂图（图谱）、真实解剖标本及解剖示教模型。早在古代中国的宋朝，就有关于针灸铜人的发明记录。该模型仿造中医概念中人体的 300 多处穴位，主要用于针灸教学与考试。人们可将穴位用泥土堵住，并在该铜人体腔内注水，若学生扎针准确，拔针后，液体就可以从对应穴位流出。该模型对于工艺要求较高，在当时社会并没有铺开使用，但在中外模拟医学历史上均占有较高的地位。近些年我国的考古发现，可能此类针灸穴位"模拟人"可以推至更早的汉朝的经脉漆雕人和经穴漆木人。

而随着医学教育培训内容的不断扩展，内涵不断丰富。同时，几次工业革命带来了制造工艺、电子技术水平的提升，为现代模拟教学设备的产生提供了技术保障，具备不同仿真度的各类型模拟技术与设备先后涌现。

现代医学模拟技术通常认为开始于 20 世纪 60 年代。在那时候，对于心肺复苏的研究开始真正意义上严谨化、学术化。而为了培养和普及心肺复苏技术，被誉为现代心肺复苏之父的美国匹兹堡大学麻醉学系 Peter Safar 教授与挪威的玩具制造商 Asmund S. Laerdal 先生一起合作研制出了最早的心肺复苏模型，即复苏安妮（Resusci Anne）（图 1-2-1）。复苏安妮模型来源于历史上著名的"塞纳河的未名少女"（L'lnconnue de la Seine），因该模型的面容造型来源于 19 世纪 80 年代塞纳河上漂浮的女尸。因该女尸的面部表情平静安宁，无任何痛苦挣扎，而且面容姣好，设计者希望通过这样一种美丽的、能激发人同情感的模拟受害人，鼓励当时的大众练习复苏技能。最初的设计仅用于练习口对口人工呼吸，而后发展到了在胸部植入弹簧，用作练习心肺复苏。复苏安妮甚至有"全世界被吻最多的女性"称号。可以说复苏安妮的诞生是模拟医学史上一个划时代的重大事件。

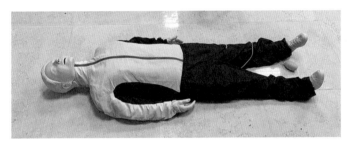

图 1-2-1 复苏安妮

1963 年，美国南加利福尼亚大学的 Howard Barrows 医生借助所在地靠近好莱坞的地理优势，聘用当地女演员扮演多发性硬化疾病的女性患者，在神经病学课堂上让医学生面对该"患者"进行接诊和处理，培养医学生病史采集、体格检查、医患沟通和临床思维的能力。这种形式，最初被 Howard Barrows 医生及其同事 Stephen Abrahamson 博士称为"程序化病人"（programmed patient），因该演员会按照既定的程序进行表演，帮助教学；后改名为"标准化病人"（standardized patient）或"模拟病人"（simulated patient）。在国际上，目前更倾向于将二者合并，直接使用其缩写，即 SP，避免不必要的混淆。SP 这种模拟方法因与客观结构化临床考试（objective structured clinical examination，OSCE）结合，能够很好地考察医务工作者的实践能力而得到推广。目前，SP 已用于加拿大、美国等国家和地区的医师执照考试中，并且得到了进一步的推广。而 SP 方法也于 1991 年起进入我国医学教育人员视野，逐步开展 SP 相关培训工作，并最早于 1993 年投入医学教育课程与考核中来，而后得到了缓慢推广。在国家层面，我国自 2015 年起在医师资格考试分阶段考试的实证研究中正式应用了 SP 手段进行医学生临床实践能力考核。国际上也有专门针对借助 SP 进行相关教学培训的人员（含专门培训 SP 的人员）所形成的组织，成立于 2001 年，称为标准化病人教育者协会（Association for Standardized Patient Educators，ASPE），推动着 SP 方法的学术化发展。

20 世纪 70—80 年代，除 SP 这种形式以外，模拟设备主要以类似于复苏安妮的局部任务训练器（part task trainer，PTT）为主，主要强调针对某一种操作技术或技能进行培训。而后，在 SP 的共同发明人

Stephen Abrahamson 和其他人努力下研发了 SimOne 麻醉模拟人,被誉为第一个高仿真模拟人(high-fidelity simulation)。但由于没有结合很好的培训课程,SimOne 并未得到很好的推广与应用。同时期,美国迈阿密大学的 Michael Gordon 教授根据他们的医护人员培训需求,研发了第一台计算机驱动的心肺综合听诊模拟人,即哈维(Harvey)模拟人。在当时,由于技术条件限制,其不仅十分笨重,而且每一台哈维模拟人只能模拟一种心脏疾病情况。哈维模拟人首次在美国心脏协会的学术年会上展出时,吸引了不少学者的眼球。而后哈维模拟人经过几代的改进,现在已经可以在较为轻便、小体积的模型上呈现几十种心肺疾病。值得注意的是,哈维模拟人并未将心肺触诊、听诊的体征分开模拟,而是以疾病为单元进行组合,再结合对应的同样由迈阿密大学研发的针对性多媒体课程,能够很好地提升医学生的临床能力,该效果已得到多个学术机构的研究结果证实。在随后的几十年里,更多训练模型不断出现,而随着原材料、制作工艺等方面的不断改进,此类模型的制作成本不断下降,用于技能培训的模拟设备得到了大幅度的推广。

尽管模拟设备因为制作成本的下降而得到推广,但此类设备主要限于以塑料、橡胶、硅胶等为主要材质的训练设备模型。而诸如 SimOne 这样的高仿真模拟人,一方面制作成本难以下降,另一方面不方便移动,难以得到真正意义上推广。20 世纪 90 年代,航天航空领域的迅速发展带来了模拟设备在该领域中的广泛应用。而为了保障航天航空任务过程中的安全,该领域的专家研发了团队资源管理(crew resource management,CRM)课程,也有称危机资源管理(crisis resource management,CRM)。而随着航天航空相关模拟理念进入医学领域,医学模拟技术取得了重大进步。被誉为模拟医学之父的美国斯坦福大学麻醉学系 David Gaba 教授,与工程师合作研发了真正意义上的高仿真模拟人,并根据航天航空领域的培训研发了主要针对麻醉医师的 CRM 课程,此类课程主要以还原若干具体案例进行培训,给受训人员提供了物力层面和心理层面的沉浸感,极大地提高了高仿真模拟人的使用率。目前,各医学模拟设备生产厂商均有类似的高仿真模拟人的研发与销售,配合 CRM 课程,各类型模拟设备得到的真正意义上的推广。值得注意的是,David Gaba 教授研发高仿真模拟人和推广医学 CRM 课程的最主要需求都是为了保证医疗过程中的安全。这种临床上的需求,是模拟医学保持生命力的最主要依靠。

随着计算机软硬件技术的成熟。各类型的基于显示屏幕的模拟(screen-based simulation)也得到了一定的发展。诸如各类型的虚拟病人(virtual patient)软件,还有用于腔镜、内窥镜练习的训练箱,以及近几年随着虚拟现实技术不断成熟的虚拟现实(virtual reality,VR)和增强现实(augmented reality,AR)技术,都可由归为基于显示屏幕的模拟这一类,也可称为虚拟模拟(virtual simulation)或虚拟现实模拟(virtual reality simulation),其区别主要是对应模拟技术或设备可以带来的沉浸程度(degree of immersion)。关于虚拟技术的发展与应用,相关内容在后续章节会有详细描述。

当前,世界各地都在积极地建立或已经成立了模拟医学中心。此类模拟医学中心面向各专业、各层次的培训人员开发,包括但不限于临床、护理、药学专业,涵盖本科、毕业后、继续教育等多个学习阶段。在模拟医学中心里,学员不仅能接受技能训练,也能够学习如何进行医患和 / 或专业人员之间的沟通、团队合作、态势感知(situational awareness)等"软技能"的培养,以及如何进行跨专业教育(inter-professional education,IPE)等,这些培训都是以课程(course)或课程体系(curriculum)的形式开展,而不是传统意义上的一个个单项技能。同时,近些年来,许多模拟医学中心在研发和承担教师发展(faculty development)课程,希望通过这种方式培养出更多能够执行模拟教学、设计模拟教学案例的合格模拟医学教师。美国匹兹堡大学医学中心于 1994 年成立的怀特模拟、教育与研究研究所(Winter Institute for Simulation,Education and Research,WISER)与迈阿密大学成立的戈登医学教育研究中心(Gordon Center for Research in Medical Education,GCRME)联合开发的 iSIM 系列课程,以及主要由哈佛大学医学院的教职人员组成的波士顿医学模拟中心(Boston Center for Medical Simulation,CMS)的模拟综合导师课程等都是闻名世界的模拟教师发展课程,在全世界范围内培养了一大批优秀的模拟医学教师。近几年,我国也有一些医学教师通过国内外会议、师资培训课程,逐步了解和熟悉了模拟教学方法,并在尝试研发属于中国人自己的模拟教师发展课程。

随着模拟医学从业人员的不断增多,世界范围内也有若干国际性、区域性的专业协会成立。除了前文提到的标准化病人教育者协会 ASPE,影响力最广的要数国际模拟医学协会 SSH,以及欧洲模拟医学协会 SESAM。各国也在陆续成立属于自己国家和地区的模拟组织。这些协会机构都在通过各类型会议、倡议活动等在推动着模拟医学的学术化、专业化发展。在医学专业数据库（如 MEDLINE 等）能搜索到模拟医学相关文章数量，在 2004 年之后迎来了爆发性的增长，这与国际模拟医学协会 SSH 于 2004 年在 David Gaba 教授等人的努力下，从美国麻醉学会独立成为一个学术组织的时间点相吻合。事实上，国际医学学术界越来越重视模拟医学领域。目前，已有少数国家将模拟医学作为毕业后医学教育的一个专业方向，如模拟医学的硕士、博士研究生课程和模拟医学规范化培训进修项目。模拟医学的从业人员也不再局限于医务人员、医学教育人员，越来越多的管理专业、系统工程学专业人员也加入到了模拟医学的行列中来。

第三节　医学模拟与其他高风险行业领域模拟的关联

事实上，医学并不是最早应用现代模拟技术的学科。诸多高风险行业在很早就应用了现代模拟技术。模拟在航天航空、军事、核能发电领域等都有非常多的引用。以民用航空为例，在 20 世纪 50—70 年代，飞机失事如此之多，以至于该行业要求全面改革；而正是在 20 世纪 70 年代，航空模拟开始在民用航空领域大量应用，并陆续出现了航空模拟设备的标准与认证要求。在 20 世纪 50 年代，平均每 200 万次飞行中就有一次飞机失事致人员死亡事件发生，而随着航空领域的不断努力和航空模拟的高速发展与广泛应用，飞机失事致人员死亡事件发生率于 2014 年降至平均每 1 100 万次飞行会发生一次。

反观医疗领域，医疗研究权威机构美国医学研究所（institute of medicine）在其年度报告《人非圣贤，孰能无过》中提到，美国的医源性死亡事件估计每年在 44 000 人到 98 000 人之间，是仅次于心脏疾病与肿瘤导致死亡的第三大主要死因。这个数据相当于每隔一天都有 3 架飞机失事导致死亡的人数。该报告中提出了诸多减少医源性死亡事件发生的若干种措施，其中就强调了"能用模拟的时候尽量进行模拟"。而事实上，模拟医学的培训手段中，有不少借鉴航空模拟、军事模拟的痕迹。如经典的麻醉危机资源管理课程就是参考了航天航空领域的相关课程，更有航空模拟器研发机构同时开发模拟医学培训设备的情况。

尽管模拟医学与模拟医学教育一定程度上改善了当前医疗行业对病人导致伤害的情况，但医疗行业并未出现如同航空为代表的其他高风险行业一样，有整个行业的文化变革，在保障患者安全方面还有很长的路要走。这也预示着模拟医学与模拟医学教育在未来有巨大的应用潜力。

第四节　模拟医学相关的教育理论

当今模拟医学的迅速发展与应用，其至在一些国家成为一门学科，人们也逐步意识到基于模拟的教学需要对应的教育学习理论支撑。教育与学习对于模拟在医学中的应用至关重要。现代模拟医学发展的早期，人们过于关注技术与硬件设施，而没有为模拟作为一种教学方式做好足够的准备和进行反思，这极大地阻碍了模拟医学自身的发展。而随着对模拟医学教学中的成功案例进行反思、剖析与归纳，人们逐渐意识到，有效的模拟教学是建立在一套教育学理论、教学策略与方法之上的。

按照字面上理解，教学涉及两个方面，即教师教授与学生学习。因此所有的教学都应从"教"与"学"两个层面去探索如何保障其有效性。模拟医学作为一种教学方式也符合这个探索规律，有一系列的教育与学习理论支撑，包括行为主义、认知主义、发展主义和人文主义等。

一、行为主义学习理论

行为主义学习理论（behaviorism）是描述学习发生过程的最经典的理论。行为主义学习理论认为，行为作为学习成效的外在表现，是可以习得的。学习行为是学习者对于环境刺激所做出的反应，正如最经典的巴甫洛夫条件反射实验结果显示，通过足够的刺激，听到铃声的狗在没有食物的情况下依然会分泌唾液，即条件反射，这就是一种学习过程。当然，这只是行为主义学习理论早期（经典条件反射作用）的表述，而后期行为主义理论则将学习过程提炼为是"奖惩"所带来的结果，即操纵性条件反射作用。教师则通过奖惩机制来控制学习者产生更多好的学习行为，强化学习成果。尽管行为主义学习理论可以解释不少学习发生的过程，但也有其明显的局限性。若依照行为主义学习理论，只要我们让学生处于"模拟设备"这种外界环境中，并不断通过鼓励使用模拟设备刺激他们，学生就一定能因为接收到了良好的刺激而产生良好的学习成果，但事实并非如此。一方面，不同的学生在同样的学习环境和条件下也会产生不同的学习效果；另一方面，单纯硬件的堆砌不仅带来的是几乎无效的教学，而且造成了人力、物力资源与时间的大量浪费。这也是在早期，人们只关注技术与硬件设施无法带来模拟医学进一步发展的原因。同时，行为主义学习理论也无法解释学习者的内在动机，以及内在情感与情绪对学习的影响。

二、认知主义学习理论

认知主义学习理论（cognitivism）相比于行为主义学习理论，能更好地解释诸多学习活动的发生与持续。认知主义理论的形成与发展依赖于人们对脑的认知的提升与神经科学的发展。

作为行为主义理论的"对立面"，认知主义学习理论认为，新知识的习得是学习者基于既往已有的知识体系实现的。人们会主动构建对于事物的理解，形成知识体系。若学习者对于某事物在学习前有一定的认知基础，那么该学习者在学习该事物时会显得更加容易；若学习者对多种信息能够与一个系统的知识体系进行联系，则能够做到同时学习多种信息。值得注意的是，人们对于信息处理的过程是有明显选择性的，即人们只会挑选自己认为重要的信息进行学习（形成工作记忆，后转化为长期记忆），而忽略自己认为不重要的信息（信息传递的损失具有其必然性）。且因为学习的过程是学习者主动认知的过程，不同学习者的前期知识体系框架（先备知识）存在差异性，导致他们即使处理相同的信息，也会形成不同的含义，即"一千个人眼中有一千个哈姆雷特"。认知主义学习理论的这种"信息所组成的含义由学习者自身决定而非环境"的观点，很好地解释了不同学生在相同教学条件下所表现出来的差异性。认知主义学习理论强调以学生为中心，鼓励学生主动学习，发挥能动性进行知识信息加工和知识意义主动构建，而教师则是由知识灌输者转变为学生建构知识的帮助者、指导者。

认知主义学习理论中包含了诸多具体的理论，而认知负荷理论（cognitive load theory，CLT）作为其中一项重要的理论，是模拟医学教育人员为保障教学效果而对教学活动进行科学化设计所必须了解的。在认知主义学习理论中提到的工作记忆属于短期记忆，而其处理与整理信息的容量有限。著名教育学家，同时也是认知符合理论的主要奠基人之一，George Miller 早在 1956 年的《黄金数字七，加减二——我们处理信息能力的局限性》一文中就提出，一般人们一次性能够储存的信息块只有 5～9 条，而在工作过程中能够处理的信息块则更少，只有 2～3 条。即在一定时间内，人们只能处理有限的信息，一旦超出限制，学员将无法通过本次学习活动接收到更多的信息。因此，认知主义学习理论提示我们进行教学活动的设计与实施应讲究循序渐进，不要一蹴而就。而认知负荷又分为外在、内在和相关认知负荷，其中相关认知负荷是我们实际能够存储的信息，内外认知负荷是我们需要通过处理进行转化成相关认知负荷的部分，而外在认知负荷则是我们学习过程中的干扰、"噪声"，是我们在教学设计与实施过程中应尽量减少的。同时，认知负荷理论强调教学过程中有明确的引导，进一步减少外在认知负荷。认知主义学习理论在模拟医学教学中占有重要地位，其延伸出的社会认知主义学习理论是该理论目前的主流观点。

三、建构主义学习理论

认知主义学习理论的不足之处，是没有揭示学习过程的心理结构，即非智力因素（学习过程的心理条件）对于学习的影响。而随着人们对智力因素与非智力因素紧密结合的重视，主流的教育学理论由认知主义学习理论发展为建构主义学习理论（constructivism）。该理论认为，学员会如同建房子要先搭框架（"建"）后添砖加瓦（"构"）一样先搭建知识框架体系，再去填充具体知识内容，而不是直接从既往经验中汲取，前期经验只是起到引导的作用。它强调以学生为中心，应注重发挥学生的能动性进行知识信息加工和知识意义的主动构建，而教师则是由知识灌输者转变为学生建构知识的帮助者、指导者。建构主义学习理论认为，学习是学习者在一定的情境（即社会背景）下，以自己原有的知识经验为基础，借助他人（如教师）的帮助，利用必要的学习资料，通过意义建构的方式而获得。学习并非只是外部直接输入的过程，而是主体以既有的经验为基础，通过与外部世界的相互作用而主动建构出对事物新的理解、新的心理活动的过程。可以说，模拟医学教育非常贴合建构主义学习理论的框架。基于该理论而开发出的"脚手架式教学"（scaffolding instruction）和情境化教学（situated instruction）都在模拟医学教育中有所体现。

建构主义主要分为个体建构主义与社会建构主义两类。前者与认知主义学习理论有很大的连续性，认为学习是一个意义建构的过程，学习者通过新、旧知识经验的相互作用，来形成、丰富和调整自己认知结构的过程。而后者认为，学习是一个文化参与的过程，学习者是通过参与到某个共同体的实践活动中，来建构有关的知识。学习不仅是个体对学习内容的主动加工，而且需要学习者进行合作互助。因此，社会建构学习主义更关注学习和知识建构背后的社会文化机制，认为不同文化、不同环境下个体的学习和问题解决之间存在着很大的不同。

四、成人学习理论

成人学习理论是指在结合成人教育的指导思想和培训学习理论，以成人的生理心理特征、学习欲望和系统为基础而总结的专门指导针对成人培训教育理论。这种理论具有自身的独特性，也填补了以前培训模式中主要针对培训孩子和初学者而设立的空白领域，是培训理论研究的又一重大突破。该理论主要结合成人培训、成人心理，配合成人教育的特殊性来构建成人学习模式的体系。

成人学习理论主要探讨成人为什么需要学习，成人的学习目的，成人自我指导需求，成人所在的工作环境和特殊诉求等。该理论分析成人学习的需求，认为成人总是希望学其愿所学，闻其愿所闻，观其愿所观。成人学习理论认为，成人比儿童具有更多的经验和更强的学习能力，能够更好地理解新鲜事物及掌握它们的认知结构。成人学习是认知结构组织与再组织，而教师的教学活动对成人的学习效果和学习成绩有重要的影响。成人学习遵从以下四个法则：效果法则——他们的学习需要在愉快的环境和氛围中进行；练习法则——他们的学习需要通过大量的练习来加深印象；联想法则——理论联系实际有利于成人对认知对象的掌握；有备法则——他们往往是在有需求的时候才选择学习，有一定的目的性。

美国学者 Edgar Dale 提出了"学习金字塔"学习理论，该理论认为：采用不同的学习方式学习效果不同，学习者在两周后平均学习保留率的多少也不同，课堂听讲、阅读、视听结合与观摩示范常认为是被动学习，其学习保留情况与以分组讨论、亲自实践练习，乃至通过教授他人来进行学习的方式相比，保留情况是相对较少的。因此，成人学习也遵从"学习金字塔"原则来掌握科学理论。受成人学习的这些特性制约，针对成人的教学活动也需要遵循以下培训原则。

1. 为学习者创造安全感　由于成人学习者具有独立的人格，渴望在学习中得到别人的尊重和理解，所以培训者一定要注重让成人学习者在学习环境和过程中具有安全感。让学习者有安全感的原则之一是尊重员工，把他们当作学习的主体；二是学习任务、学习小组及学习材料和教室环境的设计都要让学习者感到这种学习经历对他们来说是适合的、有用的，是有利于他们个人职业发展的。

2. 多种方法鼓励学习者参与学习　由于成人学习者的年龄、学历、职务差异较大，而且他们都具有独立的个性，喜欢以自己长期以来形成的不同的学习方法安排自己的学习，学习的目的性较强且以解决自己工作和生活中的问题为核心。所以培训者要区别对待不同的学习者，采用多种方法发动学习者参与到学习活动中来。

五、体验式学习理论

体验式学习通过实践来认识周围事物，或者说，通过能使学习者完完全全地参与学习过程，使学习者真正成为课堂的主角。教师的作用不再是一味单方面地传授知识，更重要的是利用那些可视、可听、可感的教学媒体努力为学生做好体验开始前的准备工作，让学生产生一种渴望学习的冲动，自愿全身心地投入学习过程，并积极接触语言、运用语言，在亲身体验过程中掌握语言。生活中任何有刺激性的体验，如在蹦极中被倒挂在空中飞速腾跃时所拥有的惊心动魄，都是终生难忘的。同理，体验式学习也会给语言学习者带来新的感觉、新的刺激，从而加深学习者的记忆和理解。

David Kolb 提出的体验式学习模型是体验式学习理论的代表。其认为学习不是内容的获得与传递，而是通过经验的转换从而创造知识的过程。他用学习循环模型来描述体验式学习。该模型包括四个步骤：①实际经历和体验——完全投入到当时当地的实际体验活动中；②观察和反思——从多个角度观察和思考实际体验活动和经历；③抽象概念和归纳的形成——通过观察与思考，抽象出合乎逻辑的概念和理论；④在新环境中测试新概念的含义——运用这些理论去做出决策和解决问题，并在实际工作中验证自己新形成的概念和理论。为了更好地进行体验式学习，Kolb 给出了在每个阶段中进行学习或教学所应采取的策略（表1-4-1）。

表 1-4-1　Kolb 依据学习步骤推荐的学习/教学策略

步骤	学习/教学策略实例
实际体验	模拟、案例学习、实地考察、亲身体验、演示
观察和思考	讨论、小组活动、集体讨论、指定的观察者
抽象与归纳	内容的分享和传递
积极的试验	试验室试验、工作体验、实习、实际应用

六、掌握性学习与刻意练习

掌握性学习(mastery learning)是由 Benjamin Bloom 等人于 1968 年提出，其基本理念是：只要给予足够的时间和适当的教学，几乎所有的学生对几乎所有的学习内容都可以达到掌握(mastery)的程度(通常要求达到完成 80%～90% 的评价项目)。学生在学习能力上的差异并不能决定他能否学会教学内容，而只能决定他将要花多少时间才能达到对该项内容的掌握程度。即学习能力强的学生可以在较短的时间内达到对某项学习任务的掌握水平，学习能力差的学生则要花较长时间才能达到同样的掌握程度。

Bloom 提出，有助于掌握性学习的良好条件如下：①学习者必须清楚地理解教学目标，即学习任务；②学习者必须具备能顺利进行该项学习任务所必要的知识与技能；③学习者必须具有掌握该项学习任务的意愿，不惜花费时间与精力；④教师对于学习者要学习的材料提供有关线索，保证他们主动积极地投入学习过程，对他们的成就给以强化、反馈和校正；⑤适当采用"小学生教学"，鼓励学生互教互学。掌握性学习其本质是继承与贯彻了认知主义学习、建构主义学习与成人学习等学习理论特点的一种学习模式，也符合以成果为导向的教育的特质。

根据掌握性学习的观点，学习者为了达到技能的掌握，必不可少的环节就是在指定的目标区域内进行反复训练，即刻意练习(deliberate practice)。刻意练习是由美国心理学家 K. Anders Ericsson 提出的。他通过研究发现，诸多技能领域专家，其专家级水平是逐渐地练出来的。学习的最好办法不是知道，而是自己重复做。把不常见的高难度事件通过分解、重复化的办法来实现。刻意训练的理论关键包括下面三个方面：①刻意训练是精心选择与设定"学习"，学习自己不懂的，做自己做不好的，一旦已经学会了某个东西，就不应该继续在上面花时间，应该立即转入下一个难度；②技能应用源于成熟度，成熟度源于重复训练，设计各种不同难度的场合，有针对性、有层次地提升能力；③错误的纠正源于持续获得有效反馈，一旦发现自己错了会感到非常不舒服，一直练习到改正为止。获得反馈的最高境界是自己给自己当教练。高手工作的时候会以一个旁观者的角度观察自己，每天都有非常具体的小目标，对自己的错误极其敏感，并不断寻求改进。

值得注意的是，以上诸多理论，彼此可能存在一些延续性或者彼此可能存在一些冲突。从事模拟教学活动人员，需要了解以上理论的内容，其目的并不是为了去研究这些理论，而是应该知道如何在合适的时机下，选择合适的理论进行有效和高效的模拟教学，帮助学生获得最大的收益。学生也可以适当了解此类理论，帮助自身更好地理解和接受模拟教学。

第五节　医学模拟培训有效的证据

针对模拟医学的学术报道，最早可追溯至 1969 年 Abrahamson 等人针对 SimOne 模拟人的研究。自那以后，陆续有多项研究从不同角度尝试证明医学模拟教学的有效性。2005 年，Issenberg 等人发表了一项系统综述"Features and uses of high-fidelity medical simulations that lead to effective learning: a BEME systematic review"(也称为《医学教育最佳证据 4 号指南》)，回顾了 1969—2003 年期间有关模拟医学与医学模拟培训的学术文献，从 670 篇文献中筛选出 109 篇符合条件的文献进行研究，提炼出了诸如提供反馈、反复练习、课程整合、区分难度范围、多重教学策略、体现临床多变性、保障教学环节可控、个体化学习、明确教学成效、使用经过效度验证的模拟设备等 10 个保障医学模拟培训有效的特征。

Cook 等人分别在 2011 年和 2014 年期间发表 2 篇荟萃分析"Technology-enhanced simulation for health professions education: a systematic review and meta-analysis""How much evidence does it take? A cumulative meta-analysis of outcomes of simulation-based education"，从最佳实践角度再次回顾了医学模拟教育的有效

性，反复强调了在保障恰当运用模拟方法的前提下，医学模拟教育培训的有效性是毋庸置疑的。

为了尝试解答如何更加有效地进行医学模拟教育，Issenberg 等人于 2006 年在"The scope of simulation-based healthcare education"中提出了一个机构能够进行有效医学模拟教育的公式，即应具备足够的培训资源、受过系统培训的模拟医学师资、课程在机构内成为一种制度，且这三方面缺一不可，应同时具备。

近些年，McGaghie 等人自 2005 年起对刻意练习及掌握性学习也有深入的研究，这些内容被快速整合进入现有模拟医学教育领域的最佳实践中，也是对于《医学教育最佳证据 4 号指南》的更新与扩充。他们于 2018 年将支撑模拟医学教育有效性的行为主义学习理论、认知主义学习理论与社会认知理论进行了整合，认为这三种理论在整个模拟医学教育体系中都有或多或少的体现：如学习新知识时应在原有知识体系中建构新的知识架构（建构主义学习理论），新技能的习得与维持需要不断强化与重复刻意练习（行为主义学习理论），而医学最终着墨于临床实践的改进，则需要不断培养和提升基于情境判断与执行能力（社会认知主义理论），三者的协调统一则会带来一个人知识的掌握与技术的精熟，也就是掌握性学习所强调的内容，最终达到胜任临床工作的状态。基于模拟的掌握性学习已俨然成为当下模拟教学发展探讨的热点。

目前，大量前期研究与荟萃分析结果均支持模拟教学的有效性，也有多项针对医务人员胜任力培养、医学考试评价、跨专业教育、团队训练、人文素养培养的系统研究在有序推进，乃至上升到国家支持层面。

（李　力　刘继海　姜冠潮）

推 荐 阅 读

[1] 姜冠潮. 中国医学模拟教学现状与未来发展思考. 高校医学教学研究（电子版），2017，7（1）：18-22.

[2] ABRAHAMSON S. A computer-based patient simulator for training anesthesiologists. Educational Technology，1969，9（10）：55-59.

[3] BANDURA A. Social cognitive theory of personality. Handbook of personality，1999，2：154-196.

[4] BARROWS HS，ABRAHAMSON S. The programmed patient: a technique for appraising student performance in clinical neurology. Academic Medicine，1964，39（8）：802-805.

[5] BARRY ISSENBERG S，MCGAGHIE WC，PETRUSA ER，et al. Features and uses of high-fidelity medical simulations that lead to effective learning: a BEME systematic review. Medical teacher，2005，27（1）：10-28.

[6] COOK DA，BRYDGES R，ZENDEJAS B，et al. Mastery learning for health professionals using technology-enhanced simulation: a systematic review and meta-analysis. Academic Medicine Journal of the Association of American Medical Colleges，2013，88（8）：1178.

[7] ISSENBERG SB. The scope of simulation-based healthcare education. Simulation in Healthcare，2006，1（4）：203-208.

[8] KNOWLES MS. Andragogy: Adult learning theory in perspective. Community College Review，1978，5（3）：9-20.

[9] KOLB D. Experiential Learning: Experience as the Source of Learning and Development. 2nd ed. New Jersey: P-Hall，1984.

[10] MCGAGHIE WC，HARRIS IB. Learning theory foundations of simulation-based mastery learning. Simulation in Healthcare the Journal of the Society for Simulation in Healthcare，2018：1.

[11] MCGAGHIE WC，ISSENBERG SB，COHEN ER，et al. Medical education featuring mastery learning with deliberate practice can lead to better health for individuals and populations. Academic Medicine，2011，86（11），e8.

[12] POORE JA，CULLEN DL，SCHAAR GL. Simulation-based interprofessional education guided by Kolb's experiential learning theory. Clinical Simulation in Nursing，2014，10（5）：e241-e247.

[13] REES CE，MONROUXE LV. Theory in medical education research: How do we get there? Medical Education，2010，44（4）：334-339.

[14] TAYLOR DCM，HAMDY H. Adult learning theories: implications for learning and teaching in medical education: Amee Guide No 83. Medical Teacher，2013：83.

第二章 医学模拟的教学环境及形式

本章重点讲解模拟教学的环境要求、模拟中心的基本构成、常用医学模拟教学的模型分类以及模拟教学的主要形式。

第一节 适合开展医学模拟教学的环境

一、医学模拟教学对环境的基本要求

教学活动对其所处的环境有着比较特殊的要求，良好的教学环境是教学活动顺利开展、有效提升教学效果的重要保障。广义而言，教学环境同样是整个教学系统的不可或缺的组成部分，它需要与教学活动的特点和要求相适应，才能起到相辅相成的作用。例如，传统的理论授课，所需的环境是充足容量的、不受外界打扰的封闭空间，内部按听课形式布局即可；而基于问题的教学方法（problem-based learning，PBL）课程因为是采用小组化讨论的形式达到学习的目的，传统大教室的环境显然不是很适合，最适合的环境应该是相应容量的"围坐式"小型讨论室，这样才能营造最佳的讨论氛围，提升学习效果。每一个独立运作的教学环境可以称之为"单元"。对于教学类型多样、学员总数较多且分组学习的情况，为了形成整体学习氛围、提高管理效率、节约空间利用率、提升人员使用的便捷度，多会将不同类型的教学单元进行有序组合后集中化设置，形成教学区域/场所。

模拟教学是一种特殊类型的实践教学。它既不同于传统课堂教学，也有别于传统临床工作中的现场带教。具备独立开展模拟课程的教学单元是开展模拟教学的基本单位。模拟教学单元的环境要求中，最为重要的"关键词"是"模拟""实践"和"安全"。首先是"模拟"，实际上就是使学员能够在真实的或者高度拟真临床的工作环境中进行学习。此时，环境已经不只是提供一个场所，而是和环境中的事件一起形成"情境"，成为学习过程的重要组成部分，是"建构主义学习理论"的四要素之一。当然，出于环境对学习所起实际作用的差异性考虑，以及对费效比的考量，可以对环境拟真度进行适当调整：如单纯操作技术类的模拟培训，可以使用简单的环境布置，以节约成本；而综合能力类别的情境模拟课程，则需要尽可能在真实的环境中开展。其次是"实践"，也就是要保证学习过程中的实践不能因为环境限制而受到影响。这就要求在设计模拟教学环境时需要重点测算活动空间，以及环境中应该设置哪些设施设备（如强电插座的类型、位置；气、液体管道和端口设置等）。最后是"安全"，相对于其他的教学手段，模拟教学最大的优势在于安全！这里的安全，既是指在无须顾虑医疗安全的前提下，学员能够安全地开展完整的医学实践，也是指构建一个最适合学习的心理安全环境。心理学认为，心理安全是实现学习目标、提升学习效率的必要前提。因此，模拟教学环境既要保证一定的封闭性、隐私性，也要具备"心理舒适性"，如与实际工作环境和条件相似、提供非学习人员回避条件（如设置观察室、观察窗等）。

随着社会迈入信息时代，信息已经融入人们生活和工作的方方面面，甚至已经成为一种习惯。模拟教学对信息系统的需求度远高于传统教育。信息系统一方面成为教学过程中的有效工具，通过采集、存储、回放等功能实现高质量教学与考核；另一方面，信息本身也是教学内容的一部分，通过临床真实数据的转化和模拟，提供学员更加丰富的学习素材。所以，应该将模拟教学的物理环境和信息环境作为一个整体进行构建。

二、模拟教学场所的基本构成

为了高效使用教学资源、提高管理效率、方便人员使用，也为了满足特定类型教学工作——如客观结构

化临床技能考试（objective structured clinical examination，OSCE）等的需要，可以将多个模拟教学单元及其配套空间集中化设置，形成相对固定的开展模拟教学的区域 / 场所。这些场所按照规模和培训的多样性区分，常见的名称有××实验室、××中心、××医院等。这些名称之间并没有严格的界定。一般来说，场地规模较小、培训项目种类比较单一的场所，可以称之为"实验室"；中等规模且能够开展不同类型培训的场所，可称之为"中心"；而"医院"的命名一般是指具备独立运作资质和能力的模拟培训机构。命名中的另一项重要的考虑就是主体工作目标：如以临床技能教学与考核作为主体工作的场所可以将"临床技能""临床能力""教学""培训"等名词有机组合后出现在名称之中；也有因主体工作超越教学领域而统称为"医学模拟××"的命名方式。总体而言，模拟教学场所的命名应该与其工作特征和未来发展方向相匹配。

2017 年，由国内医学模拟专家共同制定的《医学模拟中心建设标准专家共识》对模拟教学场所的环境建设有很好的指导作用。以当下主流的医学模拟 / 临床技能中心（以下简称为"中心"）为例，一个功能齐全的中心至少包括三个功能区域：训练区、讨论区、办公辅助区。

1. 训练区　是开展模拟教学实践的主要区域，一般由多个不同类型和功能的培训单元组成。

（1）培训单元：国内很多中心采用以临床专业学科（如内科、外科、妇产科、儿科、护理、急救等）的相关培训特点来划分空间的建设思路，其优势在于"专室专用"，基本能做到随时使用；且室内的设备设施相对固定，管理方面的维护与整理比较便捷。但不足之处在于空间实际利用率低，很多空间因使用频度不高而大多处于闲置状态；另外，从发展角度的考虑，也不利于未来开展更加多样化的培训项目。

国外中心的培训单元多采用多功能化的建设思路，打破专业学科的限制，将相近需求的空间进行归并，每种类型的空间都可提供不同学科开展培训与考核。例如，不同操作技术培训与考核大多对空间要求相近且对环境拟真度要求不高，主要的区别在于培训与考核的内容与所使用的设备，因此可以共用同一类型培训单元——操作技能训练室；再如，手术室与产房、ICU 与抢救室的空间需求也是相近的，同样可以进行归并等。规划好培训单元的种类后，再通过充分而精确地计算相同类型单元的最优数量后，确定最终设置。这样的好处在于能够将空间使用效率最大化，高效率使用有限的整体空间，也能一定程度上增强空间拓展力；但同时也要考虑到将来对管理的要求较高，比如需要采用"预约制"使用、培训单元内的物品和场景经常需要变换等。总之，无论采用何种设置思路，都应遵循"培训环境需符合培训需求"的基本原则。而从推动模拟教学持续发展角度考虑，建议尽可能采用"多功能化"的建设思路。

（2）训练区布局：培训单元的合理布局既体现了一种建筑美学，更是将来有序、规范使用的坚强保障。通常情况，布局可以从相同类型单元相对集中设置、预测不同使用频度单元分别设置、培训单元与相关配套空间（详见下文）之间的密切程度等方面，以及根据标准化考试对功能单元、场地布局和人员流动的特殊要求进行综合考量，经过必要的权衡方能最终确定布局设计。一般而言，布局的设计比较考验设计师的综合能力。

（3）信息系统：模拟教学训练区实际上是临床工作和教学工作对环境要求的复合体，甚至对某些系统的要求更高，比如信息系统。随着信息时代的深入，信息已经融入人类生活的每一个细节之中，甚至已经成为习惯。教学内容本质上也是一种信息，模拟教学信息（包括文档、图片、控制指令、高精度音视频等）的数据量远大于传统教学。而信息系统是信息传播的有效载体，为实时、快速、无损地传送模拟教学信息，需要建设稳定、高速、高带宽、高容量、高处理能力的信息系统。常见的信息系统包含高速有线、无线网络（两者各有优势，互为补充）、高性能服务器、监控设备、多功能的综合管理软件等；也包含了语音、广播、环境音频、视频等终端设备。模拟教学信息系统还能够与医疗机构的临床数据系统进行对接，使海量的临床数据能够转化为教学数据，既丰富了教学素材，又能实现模拟教学与临床实践的无缝衔接。

（4）内设管路：为了实现模拟教学的高拟真度，也为了使学员在课程中能够真实地实践，有必要按照临床真实要求铺设训练区的内部管路：如医用气体管路、医用上下水管路等。当然，出于节约成本的考虑，可以省略部分对教学意义不大的设施设备，如层流设施、医用污水处理设施等。

2. 讨论区　模拟教学的讨论主要包括课程中和非课程中的两种讨论类型。课程中的讨论是课程的重要组成部分，是实现教学目标的重要环节，这也是有别于传统理论授课的主要差异。因此，课程中讨论空间的最佳选址应该是在训练室附近，甚至与训练室共同组成培训单元；而且该空间内部除相对固定的讨论环境布置外，还应配置相应的录制、回放等多媒体教学设备。非课程中的讨论主要包括集体备课、考前准备、管理会议等，同样是模拟教学及其场所良性运作的必要元素。该类型空间可以集中化设置、"弹性"设定容

11

量、按实际需求灵活布置内部环境和配置设施设备。

3. 办公辅助区 主要提供专职管理人员和教师的办公场所,以及实现资料存储、硬件存储、课间休息等辅助功能。其中,值得一提的是,根据国内外成熟医学模拟中心多年的使用经验:"硬件存储空间感觉永远不够用"。这是因为随着科技和模拟项目的快速发展,模拟教学涉及的新型医用设备、模拟设备、器材、耗材等层出不穷,新老设备的交替使用要求提供更多的空间用于存储。因此,建议在规模较大的模拟教学场所,可以设置多个存放不同种类硬件的储藏室,其容量比较充裕,位置"就近"于培训室,便于将来使用。

三、原位模拟

原位模拟(in situ simulation, ISS)是近年来出现的新教学模式,是指在真实工作环境中开展模拟教学与考核,参与者一般是真实工作状态下的各类人员。原位模拟使用真实医院环境,如急诊室、手术室、病房等医疗场所,以及医院大堂、走廊、电梯等其他非医疗场地,结合模拟人或标准化病人,开展模拟培训、综合演练与考核等。通过这种方式,一方面可以在任何合适的时间对医护人员和其他辅助人员进行培训与考察,提高他们的实际工作能力、纠正错误的工作习惯;另一方面有助于发现"局部医疗系统"(管理、硬件、预案、流程、诊疗常规等)中存在的系统缺陷,在无风险的前提下改善医疗条件、提高医疗质量。因此,原位模拟是医学模拟与医院工作整合的主要方式之一。

原位模拟的主要优势在于无风险性和物理高拟真度。物理高拟真度是通过使用真实医疗护理单元、真实的医疗设备等,所有参与原位模拟的人员在最熟悉的环境中和医疗条件下进行实践。这种特性一方面在心理上避免了由于环境陌生、设备不熟悉而造成的"恐惧感""排斥感",在培训和考核中省略了"适应环节",使参与者把更多的注意力投入到实践本身,因而能够最大程度减少模拟训练与真实医疗行为间的差异。另一方面,"局部医疗系统"是基于所处环境和医疗条件,以及医疗工作要求而建立起来的;换言之,环境和医疗条件发生了变化,将无法真实还原该系统。因此,只有通过原位模拟才能真实再现"局部医疗系统"中的各个要素,从而找出问题、持续改进、提高整体医疗水平。

这里介绍一次笔者亲历的原位模拟培训经历,供读者参考:

2013 年 9 月,美国某知名医院内科病房。主管医师和秘书预先在一间未收治病人的病房内放置模拟"病人"并完成调试。在病房不同位置临时安装两个监控摄像头,秘书位于隐蔽处监控整个场景并实时调整模拟人参数。以上准备工作,参训人员均不知情。主管医师通过病房配备的应急呼叫系统呼救,当天在岗的护士和助理护士、一线医师、病房药剂师、二线医师接到呼救信号后先后快速进入病房,秘书分别记录各自所花费的时间。各参训人员进入模拟场景时,除瞬间感觉出乎意料外,随即转入工作状态,直接启动"病人"抢救流程。经过该临时组建的抢救团队一系列的分工合作,期间"病人"情况还出现多次变化与波动,最终"病情"趋向稳定。秘书将整个抢救过程中的重要参数(时间节点、医嘱、操作等)详细记录在案。模拟演练结束后,主管医师根据"病情"变化、数据记录、视频回放等,与参训人员一同就抢救流程、操作规范性、领导力、团队协作等进行复盘,共同发现演练中存在的问题,通过反思找到参训人员各自的不足,以及将来改进的关键点。以上演练和复盘的全过程,就是一次标准的原位模拟。

综上所述,与在专用模拟场所实施模拟教学相比,原位模拟具有以下优点:①在真实医疗环境中,学员的心理舒适度更好,更加有利于学习;学习完成后也更能将学习成果应用于现实临床医疗工作之中;②随时可以开展教学活动,有利于提高便捷度和学习效率;某些"突发性"的原位模拟有利于减少参训人员的心理懈怠感或"刻意表现"力,更加真实地呈现实际工作状态,从而找出不足、提升能力;③教学环境就是工作环境,对专用教学设备设施、环境布置的要求不高,总体运行成本较低;④除对人员的培训与考核外,也有助于改进"局部医疗系统"中的缺陷。同时,原位模拟也存在以下缺点:①训练过程可能因各种因素而被中断;②非专用教学环境,某些教学条件的不足可能导致部分教学方法与手段无法实际运用;③可能无法进行精细模拟;④受众仅局限于特定工作环境中的人员,难以对较大范围的学员开展同质化的培训。

第二节 常见的医学模拟形式和技术

"模拟(simulate)"是一个动词,根据其"是对一种行为或者系统的模仿或再现(simulation is the imitation or representation of one act or system by another)"的定义,在现有技术条件下,医学模拟的形式可以按照"医学行为"中部分能够被模仿或再现的要素进行分类。例如：当培训与考核的重点涉及解剖和病理生理变化等，需对人体结构和体征的某些特征进行再现时，诞生了基于人体模型（mannequin）的模拟形式；当培训与考核的重点涉及诊疗预案、流程的设定与验证，以及建立基础临床思维模式等，需对思维、预案、流程中的元素进行再现时，产生了基于计算机和网络（computer and web）的软件模拟形式；当培训与考核重点在于医学行为中的各种人际互动时，由于智能设备尚无法达到技术要求，目前主要通过标准化病人／角色扮演（standard patient role-playing）的形式进行模拟；而随着科技的进步，尤其是材料科学、虚拟现实技术、触觉反馈技术等的快速发展，诞生了一批基于高新技术如虚拟现实和模拟触觉的模拟器（virtual reality and haptic simulators）、沉浸式虚拟环境（immersive virtual environments）等的模拟形式，这些形式主要再现某些临床操作、特定临床场景等。

一、基于人体模型的模拟形式

临床医学是一门实践科学。在得益于排除了医疗风险的前提下，临床医学模拟从诞生之初直至现在始终着眼于对临床实践技能的培训与考核。当临床实践技能中的操作性技术（包括技术动作、流程、规范）和部分非操作性技能（医疗情境下的临床处置、团队协作等，详见第四章）成为模拟培训与考核目标时，就需要提供"模拟人体"这样的实践对象以达成目标。而人体作为一种结构和生理功能极为复杂的有机生物体，人类至今尚不能完整认识和复制。因此，人体模型并非形态、结构、内部环境、生物特征、生理机制与真人完全一致的"复制品"，而是针对培训与考核的具体要求，突出再现某些人体特征，尤其是"特定外在表现"的模拟设备。

（一）局部任务训练器

1. 简要介绍　局部任务训练器（part-task trainers，PTT）是根据培训与考核需求，主要模拟人体局部解剖特征的模型，常用作单项或多项临床操作的实践对象。

2. 特点　以橡胶、乳胶、硅胶等材料模拟人体软组织，采用制模工艺表现体表解剖特征，也有采用倒模工艺提高拟真度，内部支撑多为硬质材料构架（一般不模拟骨骼形态）。而对人体内部器官（如膀胱、胃、气道等）的模拟，从生产成本考虑，往往只表现个别属性（如容量等），其他物理特征（如黏膜结构等）和生物特征等一般不作模拟。随着传感器技术和软件技术的进步，现在有一些PTT增加了操作技术数据采集和分析功能，如进阶版的心肺复苏模型可以采集按压和通气的客观操作数据等，结合内置标准评分量表进行自动评分，能够较好地提升培训与考核的效率和准确性。

3. 主要优点　①结构简单、自重较轻，使用便捷；②体积较小，便于存储；③价格较低；④可重复使用。

4. 局限性　①操作手感和解剖结构的拟真度直接取决于物理材质和制作工艺的优劣，质量不高的产品可能影响培训与考核的效果，而对高质量的追求同时意味着成本的增加；②"软组织"在有创操作后会留下痕迹，有一定的"提示"作用，不利于下一次使用；③无法模拟人体的出血、应激等生物特征，因此只能用于基本操作训练而无法用于手术培训。

5. 应用场景　PTT主要用于对相近人体部位的局部解剖结构有要求的单项或者多项操作技术培训与考核，是当前国内应用最为广泛的模拟设备，尤其适用于较大规模的医学生、住院医师和非医学背景人员的培训与考核。学习者可以在模型上学习技术动作、操作流程和操作规范，再结合相关知识学习、案例学习等，最终更加全面地掌握技术。

（二）综合模拟人

1. 简要介绍　综合模拟人的全称是"计算机控制的全尺寸人体模型模拟器（computer-controlled full-scale mannequin simulator）"。是一种可通过计算机控制的，拟真部分人体结构特征，表现部分生理、病理表征的全身人形模拟设备。常以"模拟病人"的角色应用于培训与考核之中。

2. 特点　以橡胶、乳胶、硅胶等材料模拟人体软组织，采用制模工艺或者倒模工艺表现体表解剖特征，内部支撑仍为非模拟的硬质材料结构，而内部"器官"也与PTT类似。综合模拟人与PTT最主要的区别在于它能够通过复杂的内部机械结构、计算机技术、传感器技术、虚拟技术等，模拟部分人体生理、病理表征，甚至通过"生理驱动技术"之类的人工智能（artificial intelligence，AI）技术，部分模拟人体的生物特征。比较常见的有：利用机械结构模拟胸廓的回弹、肺的缩张、眼睑的开闭、瞳孔的缩放、局部"血流"等；利用计算机软件显示生命体征、影像表现等；利用关键操作部位的传感器接收各种来自外界的信息数据并传入软件系统；

利用虚拟技术拟真输出声音信息、操作阻力等。某些技术水平更高的模拟人所使用的"生理驱动技术",实质上是一种较早开发的 AI 技术,通过程序设定和内部算法,可以不经后台操控,根据外界的操作自动做出相应的"反应";"反应"包含了前述的大部分表征,并且"反应"的过程更加接近真实人体反应,从而部分模拟人体的生物学特征。

3. 主要优点 ①功能丰富,用途广泛;②拟真度较高;③人形外观,适合模拟"病人";④软件操控界面人性化,使用方便;⑤预置案例,便于初学者使用;⑥可自主编程,利于个性化使用;⑦可重复使用。

4. 局限性 ①结构复杂,精密度高,维护难度大,故障率较高;②体积较大、自重较重,不利于频繁移动和存储;③不同模拟人的结构和功能存在差异,适用范围有侧重点,不存在"万能模拟人";④所模拟的物理、生理、病理表征和生物特征实质上都是外在表现,其工作原理与真实人体的生理机制完全不同;⑤设备价格昂贵,使用、维护、更新成本较高。

5. 应用场景 随着经济条件的提高和国内医学模拟的蓬勃兴起,很多医学院校采购了不同类型的综合模拟人,但实际使用情况依然堪忧!其原因很多人认为是综合模拟人功能繁多、操控复杂而致易用性差;或者用作损耗性操作时性价比太低;或者其预置案例太少,难以广泛使用等。实际上这是一种误解:一方面,综合模拟人的确功能较多、结构复杂,其操控系统的技术含量高;但是,随着多年应用过程中的不断改进,最新的软件界面已经非常友好,基本都是图形界面,仅需简单技术培训甚至看一下说明书即可学会。另一方面,尽管综合模拟人有很多可用于操作训练的功能,但其实它不是主要用于高强度、高损耗性的操作培训中,这类培训完全可以使用价格更加低廉的 PTT,很多研究都证明单就操作培训与考核的效果而言,使用 PTT 与使用综合模拟人并无任何差异。综合模拟人主要作为情境模拟教学中的"模拟病人"角色,情境模拟教学的主要教学目标在于非操作性技能(详见第四章)的培养,而不是"情境中的操作性技能培训"。因此,实际使用中在综合模拟人上实施的损耗性操作是非常低强度的。至于预置案例,由于情境模拟教学(详见第五章)是基于临床实际工作开展的教学形式,因此,其本地化、个体化特征明显,预置案例只是作为案例模板供教师参考,绝大多数具体教学案例需要教师后期自行开发、设计。

二、基于计算机和网络的软件模拟形式

传统的在培训现场使用实体模拟设备开展模拟教学的形式,尽管具有实践性强、整体拟真度高、学员与教师和互相之间的互动性强等无可替代的优势,但是也存在受硬件条件限制大、培训受众有限、培训时间难以自主安排、高水平教师数量难以满足需求等先天不足。2000 年后,随着计算机技术和互联网应用的飞跃式发展,诞生了一批基于计算机和网络的软件模拟形式(computer and web-based simulation),作为传统模拟教学的有效补充,推动了医学模拟教育的进步。

1. 简要介绍 计算机模拟培训与考核软件是通过图形化界面、后台控制程序和数据库等,虚拟呈现培训内容;通过人机交互,实现对学习者临床思维、临床诊疗流程和规范的培训与考核。这种模拟形式又包含单机版软件和网络版软件两种亚型。

2. 特点 目前大多数基于计算机和网络的软件模拟形式使用平面显示设备呈现教学内容,图像一般以二维或者三维建模的动画形式为主,有时可以配合图片、文字、录制好的现场音视频等。内容多为虚拟病人的就医过程、演示性的操作过程(如体格检查、穿刺术)、拟真的特殊医疗设备操作界面(如麻醉机)等。使用传统电脑或者移动设备作为硬件载体,人机交互一般使用键盘、鼠标、话筒或者触屏等常规输入方式。单机版和网络版软件的模拟形式基本一致,但特点有所不同。单机版软件主要面向个人或者小团队集体学习,程序的所有运行、内容呈现和人机交互依靠本地电脑/移动设备,可以不依赖网络环境,因此使用的灵活性较高,但软件性能受硬件性能、数据库容量的限制较大;网络版软件主要适用于多人或者多个团队的同时培训,程序的运行主要依靠服务器,本地电脑/移动设备作为内容呈现和人机交互的终端,软件必须依靠局域网或者广域网才能正常使用,因此使用范围受到一定限制,但由于大多数服务器性能强劲、数据库庞大,总体软件质量优于单机版。

3. 主要优点 ①硬件要求的特殊性不高,常规电脑或者移动设备即可满足条件;②培训对场地要求不高,时间灵活性大,尤其是使用移动设备可以不限场地和时间;③宽泛的适用对象,从医学生直至专科医师培训,都有相应的培训软件以供选择;④除软件使用指导外,一般不需要教师现场指导;⑤使用软件模拟的学习是一种自主学习方式,有助于学习者培养自主学习的习惯,高效利用"碎片化"的时间进行学习;⑥软件

可以对学习者的每一步操作进行记录,便于回顾、分析和评价;⑦软件支持个体化编程,有利于开发新的教学内容;⑧除基础硬件外,一般没有额外损耗,整体教学成本不高。

4. 局限性　①大多数软件的图像拟真度不高,高画质图像的软件必然大幅增加制作成本;②三维建模动画的软件对电脑/移动设备、服务器的硬件性能有一定要求,过低配置会导致画面不流畅甚至"宕机";③软件的程序和内容需要定期维护与更新,否则可能影响正常使用和培训质量;④不使用实体模拟设备的纯虚拟形式,学习体验比较单一;⑤由于当前人工智能技术尚不足以满足医学教育培训要求,因此现有软件主要通过预设程序和数据库支撑内容的运行,使学习过程比较机械;⑥单纯使用软件模拟的学习缺少"建构主义"教育心理学的学习四要素(详见第四章)和"库伯学习圈"理论中的"应用"环节,因而并非真正意义上实践中的学习,能够部分提高学习者的认知水平,但对实践能力提升的作用有限。

5. 应用场景　综上所述,基于计算机和网络的软件模拟形式作为一种较为新型的模拟教学手段,同时存在比较明显的优势与不足。其低硬件依赖性、使用灵活性和易用性、较低的教学成本(人力和物资)、自动化和数据化程度高、宽泛的适用对象、自主学习方式等特点都有利于在当前培训人数众多、教学时间和资源有限、教师资源不足、学习者自主学习能力低下的大环境中广泛应用。而比较单一的学习体验和机械化的学习过程,尤其是缺少必要的学习环节和要素,也决定了这种模拟教学形式只能部分满足教学要求,不能单独作为培养某项能力的教学手段,而需要联合其他教学手段尤其是真正的"实践中学习",方能最终实现教学目标。

三、基于标准化病人/角色扮演的模拟形式

由于目前的人造技术特别是硬件、AI技术的拟真度有限,难以再现临床情境中诸如人际沟通、患者体征、情感表达等重要元素,在教学实践中也难以从"实践对象"的角度给予学习者主观反馈信息,因此,很大程度上会影响培训与考核的效果。1963年,Howard Barrows提出了"程序化病人"(programmed patients)或者"模拟病人"(simulated patients)的概念并实际应用,随即被推广应用于各类培训与考核之中。20世纪80年代,Dr. Geoff Norman的心理医生团队基于这个概念正式提出了"标准化病人"(standard patient, SP)的名称。随着医学模拟的发展和进步,SP的适用范围也从教学领域拓展到教学以外的各种模拟场景中,其实际作用也从模拟"病人"角色拓展至"病人""家属""工作伙伴"等临床情境中更加多样化的角色。

1. 简要介绍　标准化病人是指经过精心挑选和标准化、系统化培训后,在医学模拟各类工作中,能够准确表现病人实际临床状况的正常人或者病人。狭义的SP仅指模拟病人角色的正常人;广义的SP可以是真实病人,也可以是模拟其他非病人角色的正常人,即角色扮演(role-playing)。狭义上的SP在国内各类临床技能考核中已经广泛使用,而广义上的SP随着情境模拟教学与考核的普及也必将得到飞跃式的发展。

2. 特点　主要通过真人方式表现病人和其他角色的语言、表情、姿态、部分阳性体征、行为、情绪表达等,有时还可以结合特效化妆技术强化对特殊病征的模拟,最终实现接近真实的角色与学习者之间人际交互。

3. 主要优点　①拟真度高,在SP能够实现的角色表现方面,其拟真度高于所有其他模拟形式;②互动性强,高水平的SP不仅能够精准表达各种预设的模拟要求,还能够针对学习者的现场表现,做出相应合理的"反应",与学习者进行现场互动;③反馈效果显著,SP的反馈包含实践中反馈和实践后反馈两种类型,前者是通过现场互动使学习者在第一时间感受到自己的语言和行为对对方造成的影响,从而既产生了更加明显的"真实感",又能实时修正语言和行为中的缺陷;后者是在实践完成后,SP能够从自身角度出发,通过对学习者的主观反馈帮助其反思、提升,或者通过主观评价使整体评价结果更加完整、全面;④安全性高,SP避免了真实病人反复暴露在学员生疏的技能面前,保护了病人的安全;同时也避免了学员在真实病人面前学习的焦虑情绪,保证了学习者的心理安全。

4. 局限性　①SP是一种"真人模拟",这也意味着SP的自身水平直接影响培训与考核的质量,当前国内大多数模拟教学机构对SP的遴选和培训还处于适用于基础临床技能培训与考核的初级要求之上,高水平SP的缺乏也限制了以提升临床能力为目标的情境模拟教学的发展;②SP的培训和应用必将增加人力成本,提高了教学总体支出;③SP绝大多数由正常人扮演,某些病征和阳性体征(如部分物理阳性体征、异常生命体征等)无法模拟;④SP的培养是一个非常专业和规范的项目,完整的培养通常包含招募、培训、评测、试运行、再评估与改进、日常管理等多个环节,其技术门槛较高,人力和财力投入较大,较难全面推广。

5. 应用场景 综合SP的优缺点，以及权衡投入产出比，在基础临床技能（主要是问诊和体检）培训与考核中可以应用经过标准化基础培训的"病人"角色SP；而在以临床实践能力和医学人文素养为目标的情境模拟教学与考核，以及非教学的医学模拟应用场景中，必须应用能够高拟真度还原所承担角色，并且掌握特定教学和心理学方法的SP，方能实现最终目标。

四、基于高新技术的多种模拟形式

随着科技的进步，各种新技术、新材料层出不穷，当今人类社会已逐步迈入人工智能时代、5G信息时代。模拟教学作为医学教育中新生事物，以及与科技融合度高的自身特点，必将成为高新技术在教学领域中最重要的试验田。

（一）虚拟现实和模拟触觉的模拟器

1. 简要介绍 虚拟现实（virtual reality，VR）技术是以沉浸性、交互性和构想性为基本特征的计算机高级人机界面。它综合利用了计算机图形学、仿真技术、多媒体技术、人工智能技术、计算机网络技术、并行处理技术和多传感器技术，模拟人的视觉、听觉、触觉等感觉器官功能，使用者能够通过语言、手势等自然的方式与之进行实时交互。使用VR技术的成熟教学设备绝大多数是非沉浸式的平面模拟设备。触觉模拟是利用实体触觉模型或者触觉反馈虚拟技术对学习者操作中的触觉进行模拟。其中，触觉反馈（haptic feed back）也是一种虚拟现实技术，是在虚拟现实系统中通过传感器、计算机软件和机械动力结构的联动，让使用者能够直接操作虚拟物体并感觉到虚拟物体的反作用力，从而模拟真实触觉感受。

2. 特点 此类设备通常不具备人体外观，而采用多样化的专用设备结构。使用平板式、头戴式显示设备呈现教学内容，显示图像主要为实时采集的操作影像（如基础腔镜技术训练箱等）或者三维建模的动画形式（如虚拟腔镜模拟器等），必要时可在主画面中插入相关图片、文字、录制好的音视频内容等。主要显示局部操作画面，除预置动画外，实时操作的动态画面也得以同步呈现。操作中使用真实或者接近真实的医疗器械，这也是硬件方面与计算机模拟形式最明显的区别之处。使用摄像头或者传感器技术传递操作信息，使用实体触觉模型（如腔镜训练实体模块、某些关节镜模拟器的关节腔模型等）或者虚拟触觉反馈技术模拟操作中的触觉感受。

3. 主要优点 ①专业化程度较高，专项技术培训的针对性强；②虚拟画面的拟真度高，某些高质量软件甚至可以达到"以假乱真"的水平；③交互性强，操作本身和操作对象的动态变化能够实时呈现在学习者眼前，学习者能够即时调整操作动作；④操控部件与相应临床真实器械的一致性高，能够大幅提升学习成果向临床应用转化的效果；⑤部分采用实体触觉模型（如前述关节腔模型）的模拟器，触觉拟真度高，学习者能够感受到操作中细微的触觉变化；⑥内置软件的设备相对于普通电脑，系统优化做得比较好，与硬件配置匹配度高，使用中较少出现"画面卡顿""宕机"等情况；⑦软件通常具备一定程度个体化案例编辑功能、操作数据统计和自动评分功能，能够更好地适应个性化培训需求，提高培训与考核的效率和准确度；⑧同时适用于培训课程和日常自主学习。

4. 局限性 ①除桌上型和头戴式设备，大部分虚拟训练设备体积较大，自重较重，不利于频繁移动和存储；②虚拟设备结构复杂、精密度高、维护难度大、有一定的故障率；③软件的程序和内容需要定期维护与更新，否则可能影响正常使用和培训质量；④触觉反馈虚拟技术目前尚不成熟，仅能实现对"粗触觉"（如阻力、压力、震动等）的模拟，很难实现对"精细触觉"（如位置、精确距离、纹理等）的模拟，而"精细触觉"正是大部分手术类操作最重要的前提；因此，使用这类技术的模拟设备有一定局限性，往往在非手术类操作培训（如内镜、介入、穿刺等）中总体使用效果较好，而在手术类培训（如虚拟腔镜、机器人手术等）中更加偏重对手术流程和规范性的培训，对操作手感的培训要求不高；⑤内置软件的客观操作数据报告依赖于传感器性能和程序设定标准，评价结果是基于预设评价指标，两者可能与临床实际标准之间存在偏差，因此一般仅做参考，不能直接用于对学习者的最终评价；⑥国外进口的虚拟设备一般技术水平和拟真度高，培训效果好，但价格昂贵，且专项专用，总体教学成本较高。

5. 应用场景 这类模拟设备主要用于对各种操作性技能的培训与考核，如要培训操作相关的非操作性技能，仍需结合其他模拟形式。需要注意的是：根据上文指出设备的局限性，尤其是在触觉反馈虚拟技术尚不成熟的现阶段，对手术操作类的培训不能仅仅依赖虚拟设备，可以与使用实体触觉模型的设备，以及基于生物组织或者动物的模拟形式相结合，通过"序贯式"的培训课程，提高培训质量。

（二）沉浸式虚拟环境

近年来热门兴起的"沉浸式 VR 技术"是使用头戴式显示设备、结合空间定位装置和强大计算机系统的新一代虚拟现实技术，能够让使用者在"虚拟世界"中感受和人机互动，实现强烈的"沉浸感"。这类设备目前主要应用于影视、游戏等娱乐应用场景。受制于"虚拟世界"的营造必须先将使用者隔离于真实世界之外的基本技术原理，加之"沉浸感"主要表现为视觉上的"身临其境"，缺乏对其他感觉特别是触觉的模拟，因此，现有使用头戴设备的"沉浸式 VR 技术"距离临床实践教育的教学要求还相差甚远，在医学模拟教育领域的应用仍处于探索阶段。

国内外的一些大学和实验室正在使用 VR 技术，努力开发一类不同领域和应用场景下的沉浸式虚拟环境软件，结合不同形式的硬件架构，为使用者打造高拟真度的虚拟环境，使之在接近真实的环境中开展各种培训、实践和交互。在医学模拟教学领域，目前主要基于头戴式硬件设备和"多方位显示面"的硬件架构开发相应软件。前者除了营造虚拟环境外，还可以通过操作手柄在虚拟环境中进行操作和交互（其主要特点已在上文简要描述）。后者以营造虚拟环境、使学习者产生"沉浸感"为主，实践活动仍采用其他模拟形式；现在也有利用高速网络，实时将真人图像传送至"显示面"之中，并且与实践中的学习者展开现场交互的尝试。总体而言，沉浸式虚拟环境可以为学习者提供学习过程中的"虚拟情境"元素，有效改善由于教学环境到工作环境的改变而出现学不能致用的问题，具有较为广阔的发展前景；但具体到各种软、硬件技术水平与教育教学要求之间的距离，尚需要广大技术专家、教育专家、医学专家的共同不懈努力，方能达到实际应用要求。

模拟只是一种手段，模拟教学环境与各种模拟形式实质上都是硬件的不同表现形式。而教学的核心内涵始终在于"教"的质量和"学"的效果，因此，硬件设施只是为教师和学习者创造了更加优质的教学条件，教学过程应该尽可能避免对硬件的迷信和依赖。另外，任何硬件都有适用性和局限性，不可能完全替代人的作用，也不可能完全还原临床真实工作状态，因此，医学模拟教师只有完全掌握硬件的特点，充分发扬优势，规避缺陷，才能最大限度提高教学效率，实现教学效果。

（黎尚荣　史　霆）

推 荐 阅 读

LEVINE AI，DEMARIA S，SCHWARTZ AD，et al. The Comprehensive Textbook of Healthcare Simulation. New York：Springer，2013.

第三章　操作性技能的模拟培训与评价

第一节　操作性技能的定义

一、定义

操作性技能（technical skills）指在临床实践过程中，为完成某个技术任务或医学操作，而要求医护人员具备的实践操作技能。

实施具体操作的技能，往往涉及获得某些特定的动作技能，也称为心因性动作技能（psychomotor skill）。动作技能是通过练习而巩固的、自动化的、完善的动作活动方式。它主要是借助于骨骼肌的运动和与之相应的神经系统部分的活动而实现的对器械的操作或外显的肌肉反应。它强调，这个肌肉反应是受内部心理过程所控制的，需要对相关的动作技能进行不断地训练和完善，但不同的操作者获得相关操作的知识和技能的速度是有差异的。

二、操作性技能的培训方法

随着对患者安全和医疗服务质量提升需求的增加，推动了基于模拟的医学教育（simulation-based medical education，SBME）的快速发展。传统医学教育的模式是："See one，do one，teach one"，SBME 作为一种教学方法，起着连接"see one"与"do one"的桥梁作用，其主要的一个教学目的，就是促进属于心因性动作技能的临床操作性技能的获得。此外，也可用于认知领域，例如知识的获得，以及情感领域，例如沟通交流的训练。

SBME 是住院医师操作性技能训练的基石，SBME 可通过不同程度的仿真来模拟临床真实场景，让学员在逼真的体验中沉浸式学习。大量研究证明，SBME 高效，教学效果可临床转化，可改善患者的预后。越来越多的证据表明，在模拟医学教育中，使用刻意练习与掌握性学习策略，可确保操作性技能，尤其是常规的临床技能，达到专家级水平。学员通过刻意、清晰、客观地练习，在有充足练习时间的情况下，所有学员都能达到掌握性学习。模拟医学结合刻意练习与掌握性学习，改变了学生只能在床边被动学习知识的局面。

刻意练习被广泛视为一种获得专家级水平操作性技能的主流教学策略。这套练习方法的核心是，假设专家级水平是逐渐练出来的，而有效进步的关键在于找到一系列的小任务让受训者按顺序完成。这些小任务必须是受训者正好不会做，但是又正好可以学习掌握的。完成刻意练习要求受训者思想高度集中，不仅仅是简单的重复训练，而是结合重点评估、分析和回顾的不断重复训练。刻意练习的目标，是持续的技能提升，而不仅是技能维持。"刻意练习"的理论目前已经被广泛接受，其教学效果已在多个专业领域得到了很好的证明，例如体育、表演艺术、写作、医学、商业及科学领域等。

掌握性学习，是一种教学策略和教育理念，它要求在进一步学习新的内容之前，学生对某一确定的知识、技能的学习都已达到了预定的精熟水平（例如理论测试需达到 90%），然后才能进入下一个目标。掌握性学习意味着在不限制学习时间的条件下，学员获得了基本的知识、技能、情感和专业能力，且能通过严格的测试。掌握性学习的核心原则是：所有学员都能达到卓越的水平，且所有学员测试结果是统一的，学员之间很少或几乎没有差别。目前已成为医学教学的一种新的教学模式。

刻意练习通常与掌握性学习模式相结合，将技能分解成一系列较小和更复杂的微技能。学员应用上一步获得的技能，来获得下一个技能（图 3-1-1）。这种学习模式在一系列学科例如体育和音乐中，都能改善技能表现。越来越多的证据也表明，其在医学教育中对操作性技能的提升具有明显效果。

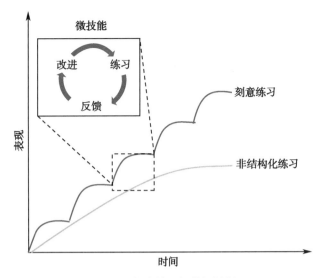

图 3-1-1 刻意练习与掌握性学习

第二节 操作性技能模拟培训的实现载体

一、标准化病人

标准化病人（standardized patients，SP）又称为模拟病人（simulate patients），是通过精心筛选，经标准化、系统化培训后，能准确表现病人的实际临床问题，以对医务人员的临床技能进行教学和评估的正常人或病人。

SP 最初由神经病学家 Howard Barrows 博士于 1963 年设计和开发，经历了 50 多年的发展，已从一种非正式的手段发展成为一种非常普遍、高度健全的模式，广泛应用于医疗行业不同类型学员各种能力的教学和评估中。在教学中，SP 主要被用于培训和考核医学生问诊、查体和人文沟通的能力。通过培训，SP 能持续再现所模拟患者的病史、语态、求诊时的表达特点和症状体征，并可以从患者的独特视角，向各级培训学员提供建设性的反馈。随着实践的成熟和经验的积累，SP 不仅应用在医学教学和临床技能培训中，还用在了美国、加拿大等多个国家的执业医师考试当中。

标准化病人优势包括：能高度真实地模拟各种临床患者；随时用于学习和开展评估；保护真实患者免受新手反复接触，降低学员在真实患者身上学习技能时产生的焦虑；公平性高，是标准化和可控制的，可为学员提供平等的学习机会。

标准化病人也面临着诸多挑战，如 SP 成本高、训练 SP 需要花费较大的精力和培训费用；某些客观条件和课程不能用 SP 模拟等。

二、模拟人

模拟人（simulator）由计算机驱动，能展示各种生命体征，如心率、血压、脉搏、呼吸、出汗、瞳孔反应等；可连接各种生命监测仪器，显示各种数据，如心电图、血氧饱和度等；可以接受各种干预治疗并呈现相应的生理反应，如给予升压药物出现血压变化、电除颤出现心电变化等；可以开展各种操作，如气管插管、静脉输液、穿刺、导尿、心肺复苏等；可以进行交流，后台由教师回答学员问题。

模拟人需要教师预先编辑好病例，再由操控员操控。训练开始后，模拟人将根据预先编辑好的病例，结合学员给出的干预治疗进行病情演变，学员干预正确病情好转直至治愈，干预错误病情恶化甚至死亡。

利用模拟人开展的情境教学，让学员处于沉浸式的仿真环境，学员的多种临床能力，包括临床思维、沟通交流、团队协作等得到训练，是较好的教学模式。但这种教学需要较好的病例编辑和训练后的复盘才能收到好的效果，对教师要求较高。另外，此类设备的购置和维护需要付出高额的成本，这也明显限制了这类模拟人应用于现有课程。

三、部分任务训练器

部分任务训练器（part-task trainer，PTT）展示的是部分人体结构，让学员专注于某个特定技能的训练，可以有效地训练新手的动手能力。部分任务训练器训练效果确切，价格低，易于维护，是最为常用的训练形式，几乎覆盖所有学科的训练。根据其解剖结构和功能的不同，具有不同的训练目的。根据其常用学科来分类，常用部分任务训练器有：

1. 内科常用模型 如心肺听诊、胸腔穿刺、腹腔穿刺、腰椎穿刺、骨髓穿刺模型等。

2. 外科常用模型 如皮肤缝合、清创缝合、外科换药、打结等模型，以及专科性比较强的，如胸腔闭式引流、关节穿刺、膀胱穿刺、前列腺检查、肛门指诊模型等。

3. 护理常用模型 如周围静脉穿刺、各种注射、胃管置入、导尿模型等。

4. 急诊科与麻醉科常用模型 如中心静脉穿刺、动脉穿刺、心肺复苏、气道管理模型等。

5. 妇产科与儿科常用模型 如分娩、盆腔检查、骨盆测量等妇产科各种操作训练模型等；儿科模型如新生儿护理、急救、穿刺等各种模型。

四、屏幕交互式模拟器

屏幕交互式模拟（screen-based simulation），简而言之，是将模拟内容载入计算机，以动态图和补充文本的形式在屏幕上呈现信息，包括使用虚拟患者、虚拟世界。操作者使用键盘、触摸屏或鼠标与用户界面进行人机会话、互动。屏幕交互式模拟器通常用于进行临床知识、临床思维的训练和评估，在评估临床医生的认知是否正确方面，这种模拟器表现出高效的记录和分析功能。

五、虚拟现实模拟器

虚拟现实（virtual reality，VR）是"应用于计算机模拟环境的术语，可以在现实世界和想象世界中复制出物体的实体"。虚拟现实与触觉模拟器通常会运行物理界面（例如腹腔镜设备、腹腔镜摄像头、支气管镜或结肠镜），该界面能复制用于临床实践的真实设备，包括感受、重量和控制器。外科和操作性比较强的专科人员倾向于使用虚拟现实和触觉模拟器。这些触觉模拟器专注于发展手眼协调和心因性运动技能，例如腹腔镜技术、关节镜技术、宫腔镜技术、支气管镜技术、胃肠镜技术、心脑血管介入技术等，模拟临床使用手术器械与设备，开展模拟手术。该类模型在视觉上能很好地模拟出术中的解剖环境，触觉上用各种力反馈技术模拟手术中常见手持设备的重量和触觉反馈。VR模拟器广泛应用于腹腔镜等多种手术的技能训练中。

优点：完全借助于计算机及网络，在训练时间和地点上灵活性高；模拟临床手术真实场景，对熟悉手术中关键部位解剖有较大帮助，同时能够开发不同难度的病例，开展阶梯训练课程；操作者的操作可以被记录并评价反馈，节省师资。

缺点：触觉感受与真实临床感受相差较大。编程和开发的前期成本高，价格通常比较昂贵，限制了其推广使用。

六、动物及人类尸体

1. 离体动物器官 离体动物器官已被广泛用于外科手术的训练，例如肠吻合、冠状动脉搭桥术或人工瓣膜置换术等手术技能，以及腹腔镜技能的训练。优点是能够较为真实地模拟出解剖结构和操作的手感，缺点是不能模拟出血、蠕动等生理反应，标本的处理等相对繁琐。

2. 活体动物 活体动物也常被用于外科手术技能的训练，例如胃肠外科和心血管外科手术技能，以及经皮冠状动脉介入治疗手术技能的训练。优点是不仅解剖和触感逼真，而且有出血等生理反应。对于活体动物，需要动物麻醉和进行动物手术的手术室，因此，使用活体动物进行手术训练的运营成本非常高昂。另外，从实验动物伦理角度，使用活体动物训练，必须通过实验动物伦理委员会的批准。

3. 人类尸体 尸体为训练外科技能提供了最高仿真的模型，尸体训练为学员提供了密切观察人体解剖结构和深入学习手术技能的机会，在没有时间压力的情况下，可自我反思，并从培训教师获得详细的反馈。尸体训练在部分国家被用于外科医生的技能培训。但由于伦理道德因素、来源有限，以及成本昂贵的原因，限制了其广泛的使用。

第三节 操作性技能模拟培训的学习曲线

一、学习曲线概念及构成

学习曲线指一定时间内获得的技能或知识的速率。学习曲线最初应用于飞机制造工业,随着飞机产量的增加,建造一架飞机所需的工时数是减少的,学习曲线反映熟能生巧。

20世纪70年代,学习曲线被引入医学领域中,用于描述微创手术中新术式的学习过程。随后广泛应用于外科手术技能水平评估、培训计划设计等医学教育和研究领域。学习曲线常以横轴表示反复次数(探索次数),以纵轴表示学习结果,通常为可测量的客观数值,如错误数、操作时长、操作项目评分等。

典型的学习曲线分为3个区段(图3-3-1),第一个是缓慢开始区,通常情况下,学习者刚接触某个领域时,有个逐渐了解熟悉的过程,此期间学习成效往往不是很明显;第二个是加速提高区,一旦学习者掌握了此领域相关基础和规律,在每次重复学习时,学习者表现出显著的学习收益,此阶段,学习效率最高;第三个是高原区,也称为平台区,学习者的学习速率会逐渐减慢,最终在特定的学习环境中,学习结果逐渐趋近于其最高水平。

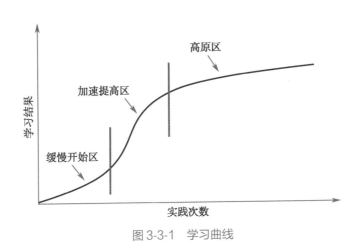

图3-3-1 学习曲线

二、操作性技能模拟培训学习曲线

随着医学模拟教育的不断发展及研究的深入,采用模拟手段进行刻意训练越来越被认为是一种有效的临床技能教学策略。许多研究表明,医学模拟培训能显著缩短训练时长,提升技能水平。

为了客观展现模拟培训特点,优化模拟培训课程设置,学习曲线常被用来描绘刻意训练过程。在各类操作性技能模拟培训中,为了绘制学习曲线,需要确立一个有效、可靠的学习结果测量指标。目前,常用的学习结果测量指标有操作(手术)时间、评分、反映操作(手术)难度的指标、操作过程和操作结果的描述指标等。例如,利用胸腔穿刺模型进行胸腔穿刺训练时,我们常以胸腔穿刺操作要点设立的评分表来进行每次训练的学习结果测量,此外,还可以将胸腔穿刺操作错误数、操作信心、操作时长等作为学习结果测量指标,从而多维度绘制学习曲线。为了从学习曲线中得出有意义的结论,所选用的任何测量变量应尽可能具有高效度,这里强调的高效度主要指学习结果测量指标能体现某项技能操作的掌握度,能真实反映该项操作的水平。但在实践过程中,我们往往选择更易于获取的测量指标来记录学习结果。

根据收集整理的学习次数和学习结果数据,采用散点图便可以描绘出学习曲线,此外也可运用统计软件进行拟合生成学习曲线。学习曲线可以用于描述个人学习某项操作性技能过程的特征,也可描述一组学习者的学习特征。如果对一个学习者实时测绘其练习某项技能的学习曲线,则可以足够精细地展示学习者从新手到精通的全过程。而一个学习群体的学习曲线则可以给我们提供一些非常重要的信息,例如,学习者必须刻意训练多少次才能达到熟练水平?该项技能的学习是否存在潜伏期(缓慢开始区)?可达到的最大学习成绩是多少？一种教学方法是否比另一种教学方法更有效？这些信息将十分有助于教育培训者制订更高效的培训计划。比如，有研究显示医学本科生进行 5 次腰椎穿刺模拟训练、4 次胸腔穿刺模拟训练，学习曲线即进入平台期。

此外，学习曲线可作为一种理想的评估指标。学习曲线可与形成性评价（formative assessment）紧密结合，对学习者学习过程进行持续观察、记录、反思，通过对比某项技能已经成熟运用的学习曲线，我们可以清楚某个学习者是否沿着正常学习路径行进，或学习面临困难需要及时干预。而学习曲线用于总结性评价（summative assessment）（又称终结性评价、事后评价，一般是在教学活动告一段落后，为了解教学活动的最终效果而进行的评价）仍有待于未来进一步研究。

如果在技能培训结束后仍继续追踪学习者表现，学习者掌握该项知识或技能的水平可能会呈现衰退现象，这是正常的遗忘过程，可以用"遗忘曲线"来表示。将学习曲线与遗忘曲线整合可绘制完整的能力发展和衰退周期，从而帮助学习者认识到他们何时需要额外的学习培训。

第四节　模拟培训与现有课程体系的整合

一、课程整合的定义和背景

"课程整合"就是指人才培养目标与社会需求的契合，教学资源的整合，课程内容的整合以及教学组织架构的整合。在医学教育领域，"课程整合"的概念不仅包括临床医学与预防和公共卫生的整合、医疗保健服务与全民健康促进的整合、医学教育与保健服务的整合，还涉及医学与人文整合等多个方面。早在 1952 年，美国西余大学就探索建立了以器官系统为基础的整合医学教育课程模式。1969 年加拿大麦克马斯特大学创立的"以问题为基础（problem-based learning，PBL）"整合课程模式在全球医学教育领域仍有重要影响。20 世纪 80 年代起美国哈佛医学院实施的"新途径"综合课程计划更是将医学与人文之间、基础医学学科之间、基础医学学科与临床医学学科之间进行整合，以知识集约的形式将医学有关理论及必要的知识重新组成课程集群，代替原来从基础医学到临床医学的数十门课程。

二、模拟医学与现有课程体系整合的意义

模拟是一种教学策略，模拟医学与现有课程体系的整合是课程整合的另一个思路，被认为是现有课程的一个补充。应用模拟达到成功的案例有很多。模拟课程是现有标准课程的一部分，而不仅仅是额外附加的。我们首先要确定课程的对象和培训的目的，然后思考为达到目的，课程应当包含哪些内容，哪些部分属于基于模拟可以得到更好的教学效果，这些部分应当应用何种设备，如何与其他理论和临床实践的部分相衔接，以及如何进行评价。

三、模拟医学与现有课程体系整合的实施过程

在本部分内容中，将通过 3 个案例进一步说明课程整合的过程，包括计划、实施和评估阶段。

【案例 1】　Binstadt 将模拟课程整合到住院医师课程中。他们在现有的急诊课程中，运用了成人学习原理和医学模拟教育，设计了一个基于急诊的人工智能模块，加入哈佛急诊医学课程中。他们首先创建了一个全面的学习目标列表，包括该急救课程中需要涵盖的核心内容。接下来，由住院医师项目组和模拟医学中心的专家组成专家小组，讨论及确定学习目标，并为每一个教学目标确定最佳的教学方法，包括大组授课、小组讨论、自主学习、模拟病人的应用、急诊科的临床教学。一旦确定了以上哪一部分更适合进行仿真模拟，就专注于开发这一部分特定的、针对学习目标的课程。

【案例 2】　邓迪大学将模拟课程整合到了 6 年的医学教学课程中。课程目标中已详细阐述医学生在 6 年训练中会学会什么。其中纳入了一个心脏冠状动脉病人模拟器。培训分 3 个阶段。第一阶段，应用模拟

器来讲解正常和不正常的病理生理，采用讲座的形式来进行授课，让学生熟悉正常的结构和功能，并帮助他们了解病理、病理生理和人体的关联性。第二阶段，应用模拟器进行临床技能培训。这些技能包括听诊心音、心率、心律等，并检查动脉搏动。这些会在小组课上来完成，并让学生在不依赖老师的情况下，能够判断常见的心血管疾病。第三阶段，学生将已经在模拟器学习的技能，运用到真实病人中。最后，模拟器还可应用于客观结构化考核（objective structured clinical examination，OSCE）中的一个站点，考核学生心音听诊技能。

【案例3】　在某医院，根据临床教学的进程规律，把诊断学的问诊、查体、病历书写、心电图阅读，外科手术学的无菌术、外科基本操作（切开、缝合、止血、打结），影像医学的阅片、实验诊断等一些操作作为临床基础技能课程部分，融合在相应的临床见习课程中。首先充分利用临床技能训练中心的模拟教具和条件，结合 SP 病人进行诊断学中问诊、体格检查的学习；利用手术学实验室的打结器、模拟切开缝合教具和实验动物进行外科基本操作的学习；利用实验诊断实验室、医学影像学示范教室的条件进行相关课程的学习。其次设立临床技能学课程，把心肺复苏、四大穿刺、无菌技术、腔镜技术、固定包扎等 20 余项操作，作为临床技能课程的教学内容，设立 18 学时理论课和 40 学时的实习课，配合专业课的教学进程进行同步教学。理论课采用结合操作视频的讲解方式进行，实习课安排在临床技能中心，用各项模拟教具进行单项学习和操作。

四、从学生角度看待模拟医学与现有课程体系整合

临床技能是临床医学专业学生必须掌握的，它对医学生今后从事临床工作起着重要的作用，模拟医学与现有课程体系整合有利于学生的发展，它打破了单纯"为了操作而操作"的传统思维，更强调学生将临床技能与临床思维相结合，联系临床实际，不是会操作就能得到理想的成绩。它吸引学生参与到教学中来，让他们知道自己不仅是一名学生，更是一名医生，充分引导学生的思维，不仅有效地激发了学生自主学习的热情，而且有利于提高学生的动手能力及临床思维能力，为今后的学习和工作奠定了基础。

五、模拟医学与现有课程体系整合遇到的挑战

课程整合不是一蹴而就的，它与开发一门模拟课面临的问题相似，要充分估计模拟医学与现有课程体系整合将遭遇的困难与障碍。模拟课程整合初始，需设立清晰的课程目标，在何时加入模拟、如何加入模拟、如何评价模拟效果是至关重要的。这需要教学管理人员的支持以及内外资源的调动，包括增加开发人员或调整内容时增加的成本。模拟医学教师是课程整合能否成功实施的关键，成功实施模拟课程整合需加强实践教学师资队伍建设，提供给教师技术支持和运行案例的机会，让教师在模拟医学教学上有更大的发展。最终，我们还需要通过不断地评估反馈来对整个课程整合进行评估。

第五节　操作性技能模拟培训的效果

理想状况下，一项医学操作性技能的模拟培训能够获得以下三个层次的效果：通过模拟培训，在模拟情境下学员的操作性技能显著提高；进而学员在临床实际操作能力明显提升；最终促进医疗质量与医疗安全的双提升。

操作性技能的模拟培训多见于体格检查、手术技能、专科技能操作（如腹腔镜、胃肠镜）等。模拟培训前后效果进行比较，即通过学员模拟情景下的技能操作表现，了解其对本项操作的熟练程度，从而去评估其对本项操作技能的掌握程度，评估内容包括操作相关知识、完成任务的时间、操作表现、操作中有效及错误动作的数量、操作成果及非操作性技能等。目前大量循证证据已证实：在相同培训时间内，与传统教学方法相比，模拟培训能显著提高学员医学操作性技能的知识、技能及临床思维水平。

基于模拟的临床技能培训能够提高临床医师的临床实践能力。在技能学习的早期阶段，模拟培训可以

加快初学者入门到熟练的速度,缩短在真实环境中的学习曲线。一项心血管介入的模拟培训——临床实证研究证明,与接受传统培训的介入治疗医师相比,经模拟器培训后的医生介入手术时间明显缩短、造影剂使用量减少。在腹腔镜、中心静脉穿刺、内镜、助产技术及眼科、儿科等专科操作技术中均有实证研究证实模拟培训的优势,但仍有许多专科性强的操作性技能模拟培训需要进一步研究探讨其临床转化效果。

模拟培训的最终目的是实现医疗质量与医疗安全的提升,操作技能模拟培训后的临床实践效果是医学教育管理者和教师们共同关注的一个主题。国内外相关研究显示,模拟培训对患者诊疗效果、安全,乃至医院运营等方面均有积极影响。来自美国西北大学的系列研究表明,相较传统培训方式,接受颈内静脉或锁骨下静脉穿刺模拟培训的住院医师,在内科 ICU 实践中其相应穿刺置管术的成功率显著提高,而穿刺次数、导管调整次数及动脉误穿率均显著下降;32 个月的跟踪研究提示,接受模拟培训的医师导致导管相关感染发生率较培训前显著下降。另外,宾夕法尼亚大学医院 2015 年数据显示,持续 4 年的产科急症模拟培训使其相关医疗事故的成本降低了 26%(2011—2015 年),从而在运营成本提升的前提下仍实现了创收。而在 David A. Cook 等人的荟萃分析中得出,模拟培训对学员照顾患者行为上的效果总体是没有得出有利影响;纳入的部分高质量研究表明,模拟培训可能存在潜在积极的影响。但是在对病人效果方面,目前仍显示出轻度负面影响。

可以看到,模拟培训对于临床医疗质量的积极作用目前缺乏充分的循证依据,此类研究难度大,在研究设计与实施中存在一系列不可控因素影响研究结果。例如,在对患者预后研究的入选者人数偏少,相关研究的失访率较高,有数据甚至高达 25%。所以能够体现在模拟培训层次优势的研究并不多,这需要医学教学管理者与实践者继续探索。

第六节 优势与不足

传统的床旁操作性技能教学,通常以见习为主,相关操作性病例可遇不可求,无法根据学生目前的学习阶段制订相应的操作性技能培训计划;此外,上级医师临床带教时也存在相互间差异性较大等多种问题。因此,将规范化、标准化、均质化的操作性技能模拟培训整合入目前的临床医学教育培养体系中有着重要的意义。将医学模拟教育应用于操作性技能培训中,是一种广受老师及学员欢迎的新型教学方法,普遍满意度很高,它能够给学生提供一个更安全的临床环境,使其可以反复练习直至在模拟情境中掌握该项技能。同时它可以缩短学生的学习曲线,使其能在较短的时间内掌握该项技能的相关理论及实际操作。在模拟器上达到精熟化操作水平能否转化成临床实操能力是所有医学模拟教育专家最为关注的问题,目前在部分基础操作性技能及专科操作性技能上得到了肯定的验证,但由于临床实证研究项目开展难度较大,相关研究仍较为局限,需要大量的高质量研究进一步验证。

医学模拟教育是一种新兴的教育模式,目前关于操作性技能模拟培训的有效性研究居多,优势比较明显;尽管如此,操作性技能模拟培训的不足之处也需要重视。不足之处主要体现在几个方面:①在目前的模拟手段下无法建立与临床医疗环境一致的模拟环境,学生可能需要花一定时间适应模拟教学活动;②大部分基础或专科操作性技能培训模型无法实现人机交互,医学人文不能得到很好的体现;③目前的基础或专科操作性技能培训模型无法达到与人体组织结构高度相似的仿真度,与临床实际操作手感存在一定程度上的差异。

医学技能训练也遵循"一万小时定律",无论是基础操作性技能还是专科操作性技能,都需要反复、刻苦地刻意练习才能达到较高水准。医学模拟教育可缩短训练时长,从而缩短医学人才培养周期,为临床医疗输送更多的优秀人才。总而言之,随着模拟教学手段的不断进步,操作性技能模拟培训在医学人才培养过程中将发挥着越来越重要的作用。

(田 京)

推 荐 阅 读

[1] GABA DM. The future vision of simulation in health care. Quality & Safety in Health Care, 2004, Suppl 1(Suppl 1): i2-10.

[2] JIANG G，CHEN H，ZHOU QH, et al. Learning curves and long term outcome of simulation based thoracentesis training in medical students. BMC Medical Education，2011，11：39.

[3] MILLER GE. The assessment of clinical skills/competence/performance. Acad Med，1990，65（9 Suppl）：S63-67.

[4] Nestel D，Groom J，Eikeland-Husebø S，et al. Simulation for learning and teaching procedural skills：the state of the science. Simulation in Healthcare，2011，Suppl：S10-13.

[5] PUSIC MV，BOUTIS K，HATALA R，et al. Learning curves in health professions education. Acad Med，2015，90：1034-1042.

[6] RYALL T，JUDD B K，GORDON C J. Simulation-based assessments in health professional education：a systematic review. J Multidiscip Healthc，2016，9：69-82.

第四章 非操作性技能的模拟培训与评价

第一节 非操作性技能的内涵和意义

医学作为一门专业性、实践性极强的自然科学,对医护人员的临床实践技能有着很高的要求。长期以来国内传统临床技能教学偏重临床操作技能的培训,以致在广大医护人员和学员的潜意识中,培养临床技能似乎等同于培训操作技能,这就使完成培训的学员在临床实践工作中存在重大缺陷,进而影响医疗工作的质量。随着医学教育尤其是临床实践教育学的不断完善和进步,越来越多的临床教师开始认识到非操作性技能(non-technical skills)的培养与操作技能培训同样重要,是青年医生临床胜任力的必要组成部分。那么,何为非操作性技能呢?

非操作性技能是相对于操作性技能而言的概念。在了解其定义之前,我们有必要首先了解什么是操作,什么是技能?操作就是按照一定的规范和要领操纵动作。临床操作就是按照规范的操作流程和技术要领,为病人实施诊断和治疗方面的动作。技能是运用已有的知识、经验,通过练习而形成的一定的动作方式或智力活动方式;技能可以分为动作技能和智力技能。由此可见,非操作性技能应该是一种智力技能,既可以独立运用到医疗实践之中,又是正确运用操作性技能的前提和保障。

根据 2013 年美国《病人安全杂志》的报告显示,估计全美每年死于可预防的医疗事故的人数达 21 万~44 万,是美国人第三大死因,仅次于心血管疾病和癌症。其中的绝大多数事故或者不良事件都不是由于单纯的操作技术不足所致,而是由于人为因素引起的,例如:对危重病情缺乏正确的情势判断、紧急情况下的慌乱和误操作、沟通不足导致信息不对称、未按照规范实施操作、监测不充分、没有反复核对药物或检查设备、缺乏有效的团队协作等。这份报告虽然体现的只是美国的情况,但同样能够反映其他国家的情况,也包括中国。这些人为因素中很大部分涉及本章重点讨论的非操作性技能。

为降低医疗事故和不良事件的发生率,各级医疗质量监管部门已经出台了大量医疗行为管理制度和规范,各临床专业学科也都制定了本专业的临床诊疗常规。但事实上正是由于医疗工作的高度复杂性和不确定性,制度、规范和常规并不能够覆盖全部的临床工作。此时,医疗活动的执行人即医护人员的非操作性技能培养就和医学知识教育以及操作性技术培训一样都是必不可少的。

尽管国际上对非操作性技能尚未形成正式的定义,但是通过广大心理学家、教育学家、医学专家的共同努力,目前对医学非操作性技能的类别和定义已经有了一定共识(表 4-1-1)。

表 4-1-1 非操作性技能内涵

类别	定义
态势感知	在一定的时间和空间中感知环境中的各种元素,理解它们的意义以及预测将来的状态
决策制定	决策可以被定义为做出一个判断或者一个选择的过程,有时也指为满足特定情况需要而采取的行动过程
沟通能力	沟通是信息、反馈或回应、观念和感受的交流。是一种管理工具,能提供知识、建立联系、创建可预测的行为模式、保持对任务的关注度
团队协作	根据 Salas 等人对团队的定义:是一个可以明确分辨的两人及以上的集体。团队成员相互作用地、动态地、互相依赖地、互相适应地为了一个共同的、有价值的目的 / 目标 / 任务而工作,每个人都被分配了特定的角色或职能来履行职责。团队成员的身份是暂时性的
领导能力	团队领导力是指导和协调团队成员行为的能力。包括:鼓励成员协同工作;评估成员表现;分配任务;培养必要的知识、技能和能力;激励;制订规划和组织实施;以及建设积极向上的团队合作氛围

类别	定义
压力管理	压力是人与环境之间的一种特殊关系。这种关系被认为是繁重的或者超出人们可控资源的，并且会危及人们的健康
应对疲惫	疲惫是一种与长时间工作、持续缺乏睡眠、身体的生物或昼夜节律不同步时仍有工作需求等相关的疲劳状态

以下通过两个实例说明非操作性技能在医疗事件中所起的关键性作用：

【案例1】　术中出血的处理。

某青年外科医师在行腹腔镜胆囊切除术的过程中，由于胆囊动脉解剖异常，术中突发胆囊动脉出血，出血量中等，但手术视野被血液遮挡。该医师首次遇到这种情况，慌乱中他在血液中对估计有活动性出血的组织连上数个钛夹，终于止住了出血，并完成了胆囊切除。术后2d患者出现明显的肝功能异常，进行性加重的黄疸，经检查发现止血用的钛夹钳夹于胆总管之上。上述案例通常会被归结于技术性医疗差错，但如进行深入分析，会发现该医师的手术技术、止血技术、局部解剖结构辨识并不存在缺陷，发生问题的真正原因在于突发危机情况下，医师无法按照正确的流程进行操作：即先冲洗并尽量吸除手术野的血液，然后辨识出血点后进行精准止血，避免损伤邻近组织，这是非操作性技能的不足所致。

【案例2】　请求麻醉科急会诊进行气管插管。

某日，当天值班的麻醉科医师接到某住院医师电话："麻醉科老师么？您好！我们这里××床的重症胰腺炎病人突然氧饱和度跌至70%，面罩吸氧也没有改善，上级医师让我请您急会诊，给予病人气管插管，谢谢！"未及追问，电话已经挂断。麻醉医师只得通过总机查询来电地点，再赶至事发病房进行抢救，时间比正常情况多花费了5min，这5min病人完全是在缺氧状态下度过，可能已经对重要脏器造成难以挽回的损害。究其原因，只是住院医师在电话会诊时未主动说明具体事发地点，这样一个看似微不足道的低级失误——沟通能力不足，却造成了严重的后果。

第二节　住院医师应具备的非操作性技能

住院医师不再是学生，是带着特定学习任务活跃在第一线的医务工作者。复杂的医疗环境和社会环境对其胜任力提出了极高的要求。从某种意义上说，他们每天需要面临和应对的问题甚至超过了高年资医师。因此，除临床工作必需的医学知识和操作技能外，非操作性技能的培养显得尤为重要。住院医师培养又是完整医学人才培养体系中的初级阶段，对其能力的培养和评价也要注重客观和务实。如住院医师在实际临床工作中大多担任"执行者"的角色，对其领导能力的培养就不必苛求。总体而言，住院医师应具备的非操作性技能包含以下三个方面：

一、认知方面的能力

认知方面的能力（cognitive）包括情境感知和决策制定。

（一）态势感知（situational awareness）

态势是指在一定时间内各种情况的相对的或结合的状态与趋势。医疗工作情境中的态势是以病人为核心，包括疾病本身、与疾病相关、与病人的个人和社会属性相关的各种情况的集合体，主要表现形式为各种信息的集合。感知是意识对内外界信息的觉察→感受→知觉的一系列过程，包括感觉过程和知觉过程。感觉是受到心理作用影响地接受信息；知觉是对感觉信息进行有组织的处理、进行理解认知。

住院医师的成长主要是在临床工作中的成长。情境感知能力也可以理解为完整的临床思维能力，主要通过收集信息、信息筛选、意义构建、预测近期结果四个步骤得以实现。

1. 收集信息 医疗情境中的信息不只是疾病信息和诊疗信息，是与病人相关的所有信息，包含了个人、家庭、人文背景等非医疗信息。这些信息也往往与疾病的发生、发展密切相关，有时候甚至对医生的临床思维活动产生关键性影响。收集信息的方式同样不止局限于询问病史、体格检查和辅助检查。正如祖国传统医学所推崇的望、闻、问、切，有时病人的一个细微的表情变化就可能是一条有用信息，而这个信息却是通过医师的仔细观察才能获得的。因此，应该采用一切合理手段尽可能完整地采集各类信息。

2. 信息筛选 信息可分为有用信息和无用信息两大类，有用信息依据实际作用还可以有高、低价值之分。在临床思维过程中对信息进行筛选非常重要，一方面有助于提升工作效率，另一方面避免一些无用的甚至是有矛盾的信息对逻辑思维产生干扰。信息筛选的过程主要依靠临床经验，经验不足时也可以多听一些其他人的建议。值得注意的是：①筛选过程中应该消除偏见，客观考量信息的价值；②不要仅凭个人主观想象就轻易否定信息的价值，哪怕以往有过类似经验，相同的信息在不同个体和情境下会表现出截然不同的价值；③筛选是动态变化的过程，有用和无用可以相互转换，随着信息的完整度不断提升，能够被筛去的信息逐渐增加，也有一些原先被误筛的信息可以重新启用。

3. 意义建构 意义建构（sense-making）的概念最早来源于瑞士心理学家皮亚杰（J.Piage）的建构主义学习理论（constructivism）。该理论诠释了外部信息是通过意义建构的方式——根据自己的经验背景，对信息进行主动地选择、加工和处理，而实现其价值的。外部信息通常来源于不同途径、不同时段；信息的实质只有内容和数据，本身并没有价值和意义。有时候信息会被人为赋予一些固定的意义，但是在特定的真实情境下，必须通过处理器（人脑/人工智能）的再加工和整合才能最终产生个人的意义或者说是自己的理解。相同的信息在不同情境下可能有不同的含义，看似无关的信息经过整合可以得出各种结论。

因此，住院医师需要在实践中不断培养对信息进行意义建构的能力。例如：一位因呕吐就医的患者实测血压130/90mmHg，心率偏快，就常规而言血压正常偏高；通过询问病史了解到患者既往有高血压史，未服药情况下血压为160/100mmHg，平时服用降压药后血压维持在120～130/80～90mmHg，因此认为当前血压基本正常；随后在询问呕吐细节时无意中了解到患者由于剧烈呕吐，今日未曾服药，且呕吐次数和量均较多，未额外补充液体；经过对以上信息的综合分析和整合，初步判断为血压异常偏低。以上案例说明：单纯的130/90mmHg这个信息只是一个数字符号，必须和其他信息——心率快、高血压史、日常服药后血压、今日未服药、呕吐频率和总量等信息进行再加工和整合才能产生最终的意义。

4. 预测近期结果 近期结果是疾病在一定时间内可能的转归。由于医疗干预措施对疾病造成的影响，疾病的最终转归是动态变化的过程，很难准确预知。预测近期结果一般是指对疾病在有限时间内各种变化的预估。根据医师临床经验和疾病复杂程度的不同，有限时间可长可短，正如初级棋手在普通棋局中可以有2～3步的预判，而高水平棋手在复杂棋局中可以预判后10步甚至更多是同样的道理。在确保客观性和准确性的前提下，这种预测能力对医疗工作尤其是保障病人安全有着至关重要的作用：通过预测可以初步判断疾病的急迫性，进而选用最优的诊治方案；通过预测可以提升对病程演进的动态掌控，有助于提高工作效率的同时消除盲区；通过预测可以实现更为有效的沟通，有利于医患认知的趋同和增强对抗疾病的信心，也有利于团队协作的开展。

（二）决策制定

医疗工作的目的是治病救人，所有感知的结果必将是做出决策，否则，感知就失去了意义。决策不一定表现为具体行动，比如通过对治疗措施和疾病变化的动态观察，做出治疗措施得当、有效的决策，继续观察病情变化而不需要实施其他的行动。决策制定（decision making）也包含了以下四个环节：

1. 发现问题 这个环节是紧随情境感知而生的，是追求事物本质的过程，也是制订应对方案的前提条件，在思维活动到行为活动中起到承上启下的作用。能够发现问题是住院医师实践能力的表现形式之一，是个人的知识、技术、思维、经验、心理表征等综合作用的结果，是一种需要刻意培养的能力。

2. 制订应对方案 医疗方案一般来源于工作常规或者指南，有时也会依据以往的经验。需要注意的是：方案应该尽可能做到有据可循，避免过分主观或者随意创新；由于病人的个体化差异以及外部因素对疾病的影响，方案也不能陷入"教条主义"，可以基于诊疗原则做一定的适应性调整；方案在制订过程中要考虑非医疗因素，以利于方案的执行；方案一般不是唯一的，制订首选方案和备选方案有利于应对不同的病情变化；方案不是固定不变的，应该根据病情变化而动态调整。总体而言，制订应对方案须建立在保证医疗质量、保障病人安全的基础之上。

3. 选择并执行一个方案　选择一个最优方案实际是对住院医师的全面思考问题、权衡利弊得失、充分有效沟通和医学人文关爱等综合能力的考验。针对同一个问题有多个备选方案，在为决策者提供更多解决问题的手段的同时，也意味着没有一个方案是完美的。此时，有些决策者会犹豫不决，有些会把选择的压力转移给别人，甚至有些会产生"算了，多一事不如少一事"的消极心态，这些都是不可取的。作为一名有担当精神、有高度职业责任心的临床医师，应该在综合分析评估、听取合理建议、充分有效沟通的基础上，与病人共同做出最有利于病人的选择。一旦确定选项，必须坚定无误地执行，直至下一次的评估。

4. 回顾结果　回顾结果其实不止局限于评价结果的好与坏，更重要的是通过回顾来反思从情境感知到决策制定全过程的得与失。这既是一种良好的工作习惯，也是一种工作能力的体现。通过回顾，可以发现信息采集中的疏漏，反思信息缺失对结果的影响；通过回顾可以发现临床思维的偏差，建立新的正确的思维方式；通过回顾可以发现方案中的缺陷，有助于改进方案，使方案更趋成熟；通过回顾还可以发现执行中的不足，有利于改变人们的行为等。总之，住院医师应该在回顾结果过程中，持续地提升各方面的能力。

二、处理人与人之间工作和关系的能力

处理人与人之间工作和关系的能力（interpersonal）包括沟通能力和团队协作。

（一）沟通能力

医疗工作中的沟通不仅是指医患沟通，也包含了医务工作者之间的沟通。沟通的目的在于传递信息、相互了解、协调一致和心理相容。在当前国内总体的教育环境下，自初级教育到高等教育的整个基础教育阶段，我们能够接收到的刻意性沟通训练是极为有限的。而医疗工作却是一项从工作对象到工作伙伴都离不开人的活动，这就要求我们在职业教育阶段更加需要强化对沟通能力（communication）的培养。

沟通能力的培养主要包含了以下四个主要方面：

1. 给出简洁、明了的信息　由于时间紧迫性和信息准确性，无论面对病患还是同事，都要尽可能使用精准而明确的表述，使对象能够在第一时间获取准确信息，并实时做出反馈。在与病患沟通时既要尽可能避免使用专用医学术语，又要解释清楚。这不仅是为了告知病情，还是取得病患的理解和信任、减少误会和化解矛盾的有效手段。

2. 包含语境和目的的信息交换　中国语言文化的博大精深要求我们对语境的掌控必须非常精准到位，相同的内容在不同的语境中会产生截然不同甚至相反的意义。在作为信息交换重要手段的沟通过程中，沟通者必须时刻关注语境和沟通目的，才能获取到准确无误的有效信息。

3. 用倾听来获取信息　相较于日常生活中的听见，倾听不仅仅是简单地用耳朵来听，还需要全身心地去感受对方的谈话过程中表达的言语信息和非言语信息。这点在采集疾病信息的过程中尤显重要，一方面可以避免打断信息提供者的思路、避免信息采集者的主观判断对信息提供者造成影响，另一方面很多的有效信息实际上是在不经意中表露出来的。

4. 要识别和处理沟通中的障碍　沟通障碍是人与人之间交流意见、传递信息时所存在的困难。有以下几种类型：①语言障碍，语言是交流思想的工具，但不是思想本身，加之人们的语言表达能力千差万别，因而难免出现理解上的误差；②观念障碍，每个人的社会经历、信念、对事物的态度和观点不同，不能避免沟通中的观念冲突；③气质障碍，不同个性、不同气质的人在交流信息时难免发生困难。因此，在沟通中需要采取恰当的手段，如精准表达、反复询问、全面沟通、换位思考等，以消除这些障碍，疏通渠道，使沟通畅通无阻。

（二）团队协作

现代医学实践早已经不是靠个人行为就能够完成全部工作的年代了，几乎所有的医疗工作都是基于团队完成的。比如技术最为高明的手术医师也必须通过与助手、麻醉师、护士的团队协作（teamwork）才能完成哪怕是最简单的一台手术。因此，可以说成熟的团队协作是成功的关键！

医疗工作中的团队实际包含了两种类型的团队：一种是长时间在同一环境下工作和成长起来的团队，最典型的是科室里的医疗小组，这种团队的成员相对固定，彼此熟悉，沟通顺畅，能力水平比较一致，成员之间比较默契；另一种是为应对特定医疗工作而临时组建的工作团队，比如某一天在急诊抢救室现场为抢救一名危重伤员而临时组建的抢救小组，这种团队的成员可能来自不同部门，彼此不很熟悉，沟通可能存在障碍，能力、专业特长可能完全不同，成员之间往往缺乏默契。显然，后一种类型的团队协作对成员更具挑战，相应的培训也主要针对这种类型。

住院医师作为医疗团队中的重要成员，一般来说承担了执行和具体实施的角色，有些时候也会暂时性作为领导者开展工作。住院医师需要与其他成员始终保持互相支持，避免单打独斗；需要消除彼此间的分歧，保证目标的一致性，在坚持真理的同时，也要学会必要的妥协和服从；要能够与他人充分交换信息，只有在充足信息的基础上，才能减少误解和误判的发生。当作为领导者开展团队协作时，除自身要做到上述要求外，能否有效协调成员的行动至关重要。

在团队协作实施医疗行为的过程中，每个成员无论担任何种角色，都应时刻注意自身的行为：

首先要互相监督表现。根据达-克效应（Dunning-Kruger effect）的表述：人们常常无法正确认识到自身技能中存在的缺陷，从而不断重复着错误的发生。通过团队成员的互相监督，有助于发现行为中的错误，比如胸外按压的频率过快反而会减少心输出量，而按压者往往无法主观意识到，通过其他成员的发现和提示，很容易得到纠正。

然后是充分交换和反馈信息。交换和反馈都是团队协作中信息传播的主要形式，其中交换属于主动提供信息的行为方式，反馈属于针对特定医疗行为提供带有因果关系信息的行为方式；两者的信息接受方可以是领导者，也可以是其他团队成员；反馈的目标指向性比较明确。反馈包括积极反馈和消极反馈，积极反馈又包括了正面反馈和建设性反馈；消极反馈又包括了负面反馈和无反馈。

疾病和医疗行为都是一个动态过程，任何判断和处置可能随时需要调整，这在急、危、重症的抢救过程中尤为明显。在现实临床工作中，很多的失误是由于信息不对称导致的，即团队成员采集到的疾病和医疗信息没有第一时间进行交换，或者不准确的信息误导了团队的决策者和其他成员，导致后者出现重大误判并采取了错误的进一步策略。

关于反馈，有些成员认为负面反馈应该及时做出，而正面反馈不必那么着急去说。事实上，正是由于对病情的判断具有"盖然性"——即所有的判断都可以认为是"假说"，因此，带有一定尝试性质的处置无论是否有效，信息都应该及时被交换或者反馈给决策者，以便确定下一步策略。

此外，提出建设性反馈也是每位团队成员必须具备的基本素质和能力。团队中的领导者往往由经验丰富、知识与技能全面的临床医师担任，一般来说他们的职称等级也比较高；担任其他角色的成员一般也都是专业人士。作为团队成员的住院医师，当对领导者下达的指令或者其他成员的医疗行为有不同见解的时候，应当勇于提出自己的观点，同时给出建设性的反馈。这不应该被看作是对领导者权威和其他成员专业性的挑战，而是为了改进工作中的缺陷，更好地保障病人安全。

综上所述，正确而及时的决策和实施必须基于充足的动态信息，所有团队成员的实时交流和反馈正是这些信息的重要来源。

第三是养成闭环沟通的工作习惯。所谓闭环就是信息从发起者经过传递最终回到发起者。团队医疗工作中的闭环沟通，一般是指团队中的领导者发出的指令，由执行者实施后第一时间告知执行完毕：例如主治医师（领导者）下达给病人"留置胃管"的医嘱，住院医师完成胃管留置后回复"胃管留置完成，接胃肠减压"。这种看似简单的工作模式，在实际工作中并不多见。究其原因，最主要的是没有在培训中刻意培养闭环沟通的工作习惯。

闭环沟通的现实意义在于：①作为以关注疗效和挽救生命为目的的医疗工作，诊疗措施的时效性在其中起到了关键的作用，闭环沟通能够确保医疗指令在第一时间得到执行；②医疗工作尤其是急、危、重症的抢救过程是极为复杂的，同一时间点可能有多项指令和措施需要立即执行，而每项措施又都是不可或缺的，闭环沟通能够让领导者确定每一条指令都得到落实，避免遗漏；③领导者需要对病情变化、检查结果、疗效等进行动态评估，以便制定下一步策略，这些信息也是基于上一指令的落实情况而做出的，否则可能出现误判，闭环沟通有助于领导者选择正确的评估时机；④医疗工作现场还可能存在大量非医疗元素的干扰，闭环沟通能够帮助领导者排除干扰、厘清思路、提高工作效率。要达成闭环沟通，必须确保三个基本要素，三者缺一不可，否则就不能称之为闭环：一是指令清晰明了，不产生歧义；二是指向明确，即明确指令的接受者和执行者；三是实时向领导者反馈指令执行情况，这个要素是对执行者提出的要求，即医疗团队中的住院医师、护士等成员必须做到的。

在实际工作中要切实做到以上行为，除了通过反复练习养成工作习惯外，每一位成员还要不断提升自身的团队协作意识和建立相互间的信任。

团队协作意识包括明确所有成员的角色与职责和了解个人的局限性两个要求。一方面，团队成员在工作初始阶段被赋予不同的角色和职责,随着工作的推进,尤其是需要应对一些预案之外的情况时,可能有必要对原先分配的角色或者人力资源进行调整和重新分配。这就要求每个成员除了明确自己的角色与职责外,对团队的其他角色与职责也要有充分的认识。另一方面,无论个人的临床经验多么丰富、临床能力有多强,个人在团队工作中都有其局限性,这一点是每个成员必须时刻牢记的。当然,在强调团队协作意识的同时,并不否认个人智慧和个人价值,个人的聪明才智只有与团队的共同目标一致时,其价值才能得到最大化的体现。由此可见,团队协作意识表现为整体配合意识,只有当个人表现真正融入团队表现之中,才能爆发出最大的能量。

除了团队协作意识,成员间建立相互信任同样重要。很难想象一个充满猜疑、缺乏信任的团队能够在工作中配合无间,这样的团队充其量只能称之为"一群人"!因此,相互信任是团队协作的基石。无论团队成员事先是否熟悉,工作中某个成员是否出现失误,这种信任应该贯穿团队协作的全过程。

三、个人资源方面的管理能力

个人资源方面的管理能力(personal resource)包括正确应对压力和疲惫。

心理学中的压力,是心理压力源和心理压力反应共同构成的一种认知和行为体验过程,通俗而言,就是一个人觉得自己无法应对环境要求时产生的负性感受和消极信念。而所谓疲惫,是指身体上的极度疲劳感和心理上的倦怠情绪。压力和疲惫的产生包含客观因素,也包含主观因素。

过度的工作压力和过度疲劳会导致紧张反应,主要表现在生理和心理两个方面。生理反应主要包括自主神经系统、内分泌系统和免疫系统的反应,心跳呼吸加速、血压升高、紧张性头痛、入睡困难、食欲缺乏或暴饮暴食、腹泻便秘、缺乏性欲等都是非常常见的症状。长期的压力性紧张状态还可能诱发高血压、冠状动脉粥样硬化性心脏病(简称"冠心病")、糖尿病、慢性胃肠道疾病、甲亢等。

中国医师协会《中国医师执业状况白皮书》的调查显示,在自我身体状况的认知上,仅 19.2% 的医师认为自己的身体健康状况很好;在身体对工作的影响上,22.3% 的医师认为自己的身体健康没有影响工作,31.1% 的医师认为身体状况对工作造成了中度以上的影响。被调查医师中 33.2% 的医师罹患一种疾病,5.9% 的医师罹患一种以上的疾病;被调查的医师在过去的一年中,有一半以上的人有这样或那样的症状。以上数据说明,当下中国医师的生理健康状态实不容乐观。心理反应包括对认知能力和情绪状态的影响。人脑的认知加工效率在紧张和疲劳状态下会全面下降,表现为注意力不集中、思维紊乱、健忘、先入为主的偏见、智力和判断力下降等,这些如果发生在医疗工作中,将造成极大的医疗安全隐患。负性的情绪状态主要表现为易怒、易激动、吹毛求疵、工作满意度下降、情绪低落、紧张、焦虑和抑郁等。长此以往,很容易对医疗工作产生职业倦怠感。

既然过度的工作压力和疲惫会对医师自身健康和患者医疗安全带来极大伤害,那么如何正确应对压力、有效消除疲惫就成为每个医师尤其是年轻住院医师必须直面的课题。随着我国经济文化水平的不断提升,相信外部环境一定会得到有效改善。而作为医师,也应该从以下八个方面做出自我的调整:正确认识和理解压力;保持沉稳的心态;合理规避压力源;积极疏导不良情绪;调整自身对职业发展的心理预期;不断更新知识结构;恰当处理人际关系;努力保持心理健康。

第三节　住院医师非操作性技能的培养和评价

一、基于实践教育学原理的培养方法

培养住院医师非操作性技能的教学方法多种多样,但是如果单纯采用理论授课和阅读教材的传统教学手段,将很难实现预期的教学效果。建构主义认为:知识不是通过教师传授得到,而是学习者在一定的情境即社会文化背景下,借助其他人(包括教师和学习伙伴)的帮助,利用必要的学习资料,通过意义建构的方式而获得。

情境、协作、会话和意义建构是学习环境中的四大要素或四大属性。情境:学习环境中的情境必须有利于学生对所学内容的意义建构,这就对教学设计提出了新的要求——医学非操作性技能是临床实践中的技能,必须在真实或者高仿真的临床情境中开展培训。协作:协作对学习资料的搜集与分析、假设的提出与验

证、学习成果的评价直至意义的最终建构均有重要作用。协作发生在学习过程的始终，是通过人际的互动与合作得以实现的。会话：会话是协作过程中的不可缺少环节。学习小组成员之间可以通过会话商讨计划、在协作中实时沟通、完成任务后通过会话进行回顾与反思，最终实现能力的提升。因此会话是达到意义建构的重要手段之一。意义建构：是整个学习过程的最终目标（详见第二节）。综上所述，获得知识的多少取决于学习者根据自身经验去建构有关知识的意义的能力，而不取决于学习者记忆和背诵教师讲授内容的能力。多年的临床医学教育实践表明：住院医师的非操作性技能正是在经年累月的临床工作实践中逐步积累和掌握的。

当下全国各住院医师规范化培训基地对住院医师的培养，基本都是采用临床工作中的培养为主、公共科目培训为补充的模式。这种让住院医师在工作中自觉领悟的培养和学习模式也存在明显的不足：学习周期长，住院医师可能需要10年乃至更长的工作经历才能逐步具备这些能力；个体差异大，每个人的悟性对能否掌握非操作性技能和掌握程度起到关键性的作用；受外部环境影响大，即便在同一个工作环境中，不同的工作经历也会对每个人的学习和成长产生不同影响；缺乏客观有效的评价机制；学习过程中的住院医师由于尚不具备这些能力，会对医疗工作带来安全隐患等。因此，一方面，可以在现有的临床教学活动中充分应用实践教育学原理进行教学方法上的改进，提升教学效果；另一方面，有必要通过特定的教学设计来刻意培养住院医师的非操作性技能。目前国际上公认有效的教学方法是通过医学情境模拟课程来培养非操作性技能。这种课程可以基于学员特点和培养目标进行针对性设计、有高仿真的临床情境作为学习环境、在高互动（协作与会话）中完成学习的全过程。

二、培养和评价的重点与难点

作为临床胜任力的重要表现之一，非操作性技能有别于传统医学知识和操作技术，它是以改善医疗质量为最终目标，是个人的思维和行为能力的体现，其内涵极为丰富而内容又较为抽象。总体而言，通过临床教学活动中的刻意培训和医学情境模拟课程相结合的方式，可以重点培养个人认知和处理人与人之间工作和关系这两方面的能力，而正确应对工作压力和疲惫这类个人资源方面的管理能力则需要住院医师在日常工作和生活中重点关注、体会和思考方能逐步养成。

每个人的思维和行为并没有固定的程式，也不可能对每个人提出所谓标准化的固定要求。因此，目前对非操作性技能主要是概念性总结性的表述，较难具化到每一步细节，这就给培训内容的设计、教学实施、培训后的客观评价带来一定的困难：

1. 培训使用的素材 临床典型案例来源于真实医疗事件，而医疗工作中的客观资料主要集中于医学知识和技术，较少涉及非操作性技能相关资料，因此需要临床教师在教学设计中具备分析并提炼出案例中非操作性技能元素的能力，将之应用到教案中去。

2. 真实医疗工作中存在大量不符合要求的非操作性行为，甚至可能已经对医疗效果产生负面影响，这就需要临床教师能够加以甄别，进行加工和改进后方能作为教学内容。

3. 学员在培训中的协作需要通过教学案例中的设定、教学人员（教师、助教等）的推动方能达成。

4. 教师需要能够通过引导，而不是采用点评、讲解、解答、纠错的授课方式，使学员自身能够在协作与会话中反思行为、建构意义。

5. 高仿真的情境模拟教学课程中，除了环境元素，其他与医疗事件相关的所有元素（包括故事演进、学员以外的角色扮演、特效化妆、特效道具、预设的情绪和语言表达等）都要紧密围绕教学目标设定，在追求仿真性与合理性的基础上适度表达。以上这些对教师和助教自身的教学能力提出了很高的要求！

对非操作性技能的评价可以通过设计评分量表结合被评价者的主观反馈得以实现。量表的内容主要是被评价者在实践中可被第三方辨识的具体行为，其信度和效度是否具备客观性、准确性、全面性、易用性是实现精准化评价的要点和难点。一般而言，情境感知、决策制定、沟通能力、团队协作和领导能力这五个方面，能够通过观察被评价者的行为来进行评价。如通过观察学员询问病史的完整性、条理性、针对性等来评价收集信息能力；通过观察团队工作中每个角色执行任务的有效性、角色之间的信息交流与互动、是否做到闭环沟通等来评价团队协作能力；等。量表的设计可以借鉴成熟的经验，但是由于每个真实医疗环境对医务工作者的行为都提出了不同的要求，因此几乎不存在完全通用的量表。评价团队可以基于自身情况对成熟量表进行适用性改进，还要通过实证研究工作，才能形成最终可用的量表。

　　值得一提的是,非操作性技能是一种比较抽象的能力,个人在某一特定时间、地点中所表现出的行为可能受到心理、生理、环境等多重影响;同时,量表无法真正反映出行为背后的深层次问题,量表的易用性以及评价者在使用量表过程中的主观性和差异性也会对评价结果产生影响。因此,通过量表只能部分评价个人的非操作性技能,必须辅以更多的手段,如采集被评价者的主观反馈等,才能尽可能真实地评价非操作性技能。总而言之,对非操作性技能的评价正是所有医学教育者未来探索和工作的方向。

（史　霆）

推 荐 阅 读

[1] 连庆泉,上官王宁. 麻醉医生非技术性技能. 上海:上海世界图书出版公司,2011.

[2] 中国医师协会. 中国医师执业状况白皮书.（2018-01-09）[2021-05-20]. http://www.cmda.net/u/cms/www/201807/06181247ffex.pdf.

[3] KODATE N, ROSS A, ANDERSON J, et al. Non-Technical Skills（NTS）for enhancing patient safety: achievements and future directions. Japanese Journal of Quality and Safety in Healthcare,2012,7: 360-370.

[4] PEDDLE M, BEARMAN M, RADOMSKI N, et al. What non-technical skills competencies are addressed by Australian standards documents for health professionals who work in secondary and tertiary clinical settings? A qualitative comparative analysis. BMJ Open,2018,8（8）: e020799.

[5] SHOJANIA KG, DIXON-WOODS M. Estimating deaths due to medical error: the ongoing controversy and why it matters. BMJ Qual Saf, 2017, 26（5）: 423-428.

第五章　情境模拟教学方法

第一节　情境模拟教学的理论基础及意义

情境模拟（scenario simulation）是指根据对象可能担任的职务或角色，编制一套与该职务或角色实际情况相似的任务项目，将他/她安排在模拟的工作情境中处理可能出现的各种问题，用多种方法来测评其心理素质、潜在能力的一系列方法。情境模拟教学是把情境模拟的理念应用于教学过程，是建立在有感染力的真实事件或真实问题基础上的教学。知识、学习是与情境化的活动联系在一起的。学生应该在真实任务情境中，尝试着发现问题、分析问题、解决问题。情境教学是众多的学习理论的实践（见第一章第一节），其中建构主义学习理论，成人学习理论，体验式学习理论，以及掌握性学习与刻意训练的教学理念在情境教学中都得到充分的体现。

情境学习理论认为，学习不仅仅是一个个体性的意义建构的心理过程，而更是一个社会性的、实践性的、以差异资源为中介的参与过程。知识的意义连同学习者自身的意识与角色都是在学习者和学习情境的互动、学习者与学习者之间的互动过程生成的，因此学习情境的创设就致力于将学习者的身份和角色意识、完整的生活经验，以及认知性任务重新回归到真实的、融合的状态，由此力图解决传统学校学习的去自我、去情境的顽疾。正是基于对知识的社会性和情境性的主张，情境学习理论告诉我们：学习的本质就是对话，在学习的过程中所经历的就是广泛的社会协商。而学习的快乐就是走向对话。简单说来，情境学习是指在要学习的知识、技能的应用情境中进行学习的方式。也就是说，你要学习的东西将实际应用在什么情境中，那么你就应该在什么样的情境中学习这些东西。"在哪里用，就在哪里学"这种方式的学习恰恰是医学教育中所需要的，因此基于情境模拟的医学教育应运而生，并逐渐在多个医学教学领域发挥了良好效果。

情境模拟教学对于非操作性技能来说是一种非常适合的方法。非操作性技能是一种智力技能，既可以独立运用到医疗实践之中，又是正确运用操作性技能的前提和保障。非技术操作性技能主要包括情境感知、决策制定、沟通能力、团队协作、领导力、压力管理、应对疲惫七个方面。

情境模拟教学对于教师提出了更高的要求和挑战，它需要教师精心地设计、组织和实施，同时要综合运用上面所提到的各类学习理论来指导整个教学过程，以达到更好的教学效果。目前我国各教学基地为更好开展模拟教学，建设了大量的临床技能培训中心或医学模拟教学中心。但很多医学模拟教学中心的课程中还主要以单项技能培训为主，而非技术操作性技能的模拟训练不足，没有充分发挥模拟教学在岗位胜任力培养上应有的作用，情境模拟教学正是解决这一问题很好的教学方法。如何适应目前基于胜任力的医学教育改革，建立适合的医学模拟教学课程，培养能够胜任情境模拟课程的师资，是模拟教学重要内容之一。

第二节　情境模拟教学的组织与实施

模拟医学教学和临床实践的目的一样是通过学员学习和实践操作提高其胜任力，最终实现保障患者安全、提升医疗质量的目的。每一次模拟教学的设计和实施均应对学员设计明确的教学目标和有利于实现教学目标的学习活动。因此模拟医学教育符合以胜任力为导向的医学教育（outcome-based medical education，OBME），是一种目的明确、目标清晰、规范化的教学模式。

一、需求分析

需求评估是以鉴别个体、团体、机构组织或社会需要为目的的收集和分析信息的过程。模拟医学教学应该从利益相关方的实际需求出发，以问题为导向进行模拟教学设计。基于问题的学习和问题解决的学习设计中的关键是问题是什么，所谓问题，就是理想标准与现实状况之间的差距。模拟教学的目的就是解决差距问题，只有找对问题才能分析问题，最终才能解决问题。

需求分析是指针对所设计的课程进行教学需求的评估，包括确定目标学员以及专业水平，定义培训的范围来引导教学，在教学开始时就要将需求具体化。教学需求可能来自各级医疗或教育教学管理单位、医疗教学单位、教师，也可能来自医疗护理从业人员、学员自身或者病人的期望。教学的主导实施者必须理解知识、技能和态度三者间的不同，才能更好地准确定位模拟教学从而达到效果。对学生或受训者来说，关注点可能放在学习的结果，包括知识学习的结果，技能提高的结果以及在人文态度方面的提高。此外，培训的花费必须和产出结果相符，比如病人的安全性产出和／或经济效应。

需求的评估可以通过文献回顾，围绕病人安全事件或提高医疗质量的行为研究数据的分析，也可以通过在实际临床工作或模拟环境进行直接观察，书面调查，问卷调查，案例收集，测试考核，当面或电话采访，和／或小组讨论来完成。明确具体、可描述的问题：如某个医疗护理团队管理运行现状、某个医疗事件应对处置情况、某类病人诊疗照顾效果、某类医疗护理从业人员临床胜任情况、某类医学生或培训学员的临床能力情况。与此同时，需要注意的是，尽管模拟医学教育是一种非常有效的教育学手段，但由于对于人力物力资源以及时间的需求较高，并且并非针对所有情况都是绝对有效的，所以在考虑实施模拟教学前需要充分进行资源和制约条件分析，以明确使用模拟教学可行、有效并且高效的可能性。

培训需求与问题收集完毕后，应进行归纳分析，归类整理，分解聚焦。将问题的解决转化成学习者在情境模拟教学不同情境中的不同学习活动，弥补相应的差距，从而解决特定的问题，最终完成特定的学习任务，所有情境模拟教学是需要基于解决特定问题和聚焦特定任务进行模拟教学设计与开发。

基于这些需求分析的结果，应该事先确定好教育计划中应该纳入的关键需求，如目标学员，专业水平等。目标观众方面要考虑到学习小组是单一专业的还是跨专业的，组内不同学员的不同专业水平，最合适的目标学员人数（表 5-2-1）。学员的专业水平不是由学员的培训水平来推测的，而是应该对学员进行评估以确定个体的出发点。每种类型学员的特点将影响到整个培训的教学设计和课程开发过程。

表 5-2-1　专业级别水平

专家级别水平	特征	基于模拟的教育设计的考量
新手	在实际情况下几乎没有任何经验可以用于判断	考虑预先作业来强化提高知识库
	用规则和分析推理来解决问题	教授课程内容更多而指导较少
		简化情境教案，通过提供多个情境案例来确保有更多的机会获得成功或合格
		使用临床情境中的暂停来实施行为中的反思
进阶初学者	具有足够的临床实际场景经验，可开始识别模式	考虑包括数个有轻微差别的情境教案以达到比较或对比的目的
	应用分析推理和模式识别法来解决问题	从常见的教案开始，过渡到复杂的教案
	通常不能确立优先级别	教授课程内容多而指导较少
		使用临床情境中的暂停来实施行为中的反思或行为后反思
胜任者	拥有更加丰富的临床经验	考虑挑战一些临床相对少见的问题，并继续积累经验
	开始全面地考虑问题	平衡教授内容与指导的比例
	更多使用模式识别法来解决问题	鼓励自主性，可在 debriefing 过程中采用自我反省
	采用分析推理解决不常见的和复杂的问题	
	感受到个人责任	

续表

专家级别水平	特征	基于模拟的教育设计的考量
熟练掌握者	具有丰富的既往经验。从既往经验中得出的观点来解决几乎所有状况	继续增加复杂性的情境案例，如和家属的沟通、团队协作、授权和主张
	能够全面地分析而不是"片面"地看待	讲授较少而指导更多
		从模拟教室中的经验中提炼出学习要点
专家	对于所有问题均有直觉的反应	利用技术性技巧和非技术性技巧来保证专家能持续应对挑战
	利用直觉来识别问题、做出应对和管理各种状况	鼓励专家在模拟和复盘过程中讨论、辅导和指导
		培训专家实施模拟并做复盘

目标学员的人数影响了课程的可实现性和时间安排。对于人数较少的单专业小组来说，一些可以适应于所有学员的课程就足够了。当目标听众包括整个部门或者单位，设计小组必须决定每次训练课程的最合适的学员小组人数，针对跨专业培训的合适的教辅人员，合理时间内提供适用于所有个体的训练频率，和完成课程需要的教学人员的数量。根据社会学习理论的描述，并非所有个体都需参加模拟学习，仅是观察模拟事件的过程就可受益。

二、确定教学目标

在明确问题并且充分评估资源和制约条件后，则应着手进行模拟教学设计，其中最重要的原则是以终为始，以预期教学结果导向，模拟教学的内容、学员学习任务、不同的模拟情境、教学流程等都需围绕预期特定教学结果来设计。

在课程设计中，教学目的和学习目标是非常容易被混淆，两者之间和而不同。教学目的是从教师的角度，预计课程需要达到的教学结果，相对比较概况。学习目标是从学员角度，预期通过学习，能够实现知识的扩充、态度的转变或技能的设定学习目标。在设计阶段的第一步是写下教学目标描述，用以测量培训活动是否成功。一般而言，教学目标设定应该是符合 S.M.A.R.T. 标准：具体的（specific）、可测量的（measurable）、可实现的（achievable）、与学员密切相关的（relevant），并且是在限定时间内能够完成的（time-bound）。下一步，要明确具体的学习目标。教学目标根据其所描述的内容，分为知识（knowledge）、技能（skill）与态度（attitude）三个层面。在设计阶段的第一步是写下教学目标描述，用以测量培训活动是否成功。目标描述应该是具体的，可测量的，可实现的，结果明确的，和有时间限制的。

学习目标反映的是培训课程对学员 KSA 方面带来的具体改变：你能否合理地预见到学员在项目结束时了解了什么和能够做什么？在人文态度方面的改变哪些是你预期达到的目标？对每一个目标而言，学员表现的陈述，一系列的条件和标准应该被整合在一起。相对技能而言，知识和态度方面的学习目标更不容易被观察到。应该使用强的行为动词来表达学习目标。学习目标应该被用强烈的具有行动力的动词记录下来（表 5-2-2）。

表 5-2-2 教学目标

维度	目标	词语应用举例
知识（K）	认知：学习者应该知道什么？	确定，列举，回顾，总结，分类，描述，解释，计算，区分，推导，组成
技能（S）	精神运动：学习者能够做什么？	整理、创建、建造、设计、实施、显示、修理、操作，草拟，使用，执行
态度（A）	情感：学习者的价值所在？	致力于、挑战、讨论、争论、听从、证明、整合、判断、质疑、解决、组合

三、教案设计与准备

在设置好目标和主题之后，下一步是在多种学习理论基础上，包括自我决策理论、经验学习理论和认知负荷理论,选择一种教学策略。自我决策理论,是指学员要有自主学习的意愿,假设学员都能主动融入学习小组,自我感觉具备能力,感觉具有自主权。在所有基于模拟的培训之初,通过建立参加的规则,和维持保密性,来创建一个安全的学习环境。经验学习理论是指成年学员通过经验学习,而且必须进入到一个持续的学习循环中,包括一个具体的经验(模拟),观察和思考的时间,抽象概念的形成(引导性复盘),新情境下的测试或试验(二次模拟或进入真实环境)。在这个循环中,尽管模拟和复盘规划得非常好,设计小组亦应该考虑到做一些预备工作和教学信息,特别对于初学者来说,他们本身没有什么既往的经验,学习更依赖于规则、流程和政策等。认知负荷理论(cognitive load theory,CLT),是指为了达到有效的学习,学员在学习过程中的认知负荷应该保持在一个最小化,因为短时记忆只能够保存有限的信息,受学员的认知负荷限制,每一次课程学员能掌握的学习内容有限,且由于模拟医学教学需要学员在应激(充满压力)的情况下进行体验式学习,故每一次课程中的教学目标不宜设置过多,以2~3个具体的教学目标为宜。若设置的教学目标过多,学员可能无法掌握超出其认知负荷部分的学习内容,导致无效性学习,对于师生的时间及教学资源是一种浪费,预备工作与模拟内容的复杂程度都应该与学员水平相匹配,否则会出现内容过多超过了学员的认知负荷的问题。

设计教学策略的第二部分包括选择与学员水平相匹配的适当的模拟形式或模拟技术,以及能够实现教学目标的最低配置为原则。模拟技术包括基于屏幕的模拟、任务训练器、高级模拟人、标准化病人,以及混合模拟工具(整合了任务训练器的标准化病人)。

一旦课程设计完成,需要开发教学人员、模拟练习、复盘指导和评估工具。临床专家,也可作为培训的教学人员,但应该先学习一下模拟教学设计、运行和复盘的方法。对于教学人员来说,很重要的是对成人教育原则的一个整体的理解,以便给学员创造心理安全。此外,教学人员还应该理解怎么设计模拟教学,不管是单纯的技术操作培训,还是综合的临床场景模拟,以及如何运行从而达到教学目的。最后,因为深度学习不仅限于发生在练习操作阶段,教学人员需要学习如何进行引导学习,如何进行复盘,如何在引导过程中要与学员层级相匹配。比如,对初学者进行复盘的时候需要更多的更直接的教学方法,反之,有能力的学员,甚至是专家级别的,可能需要更多的引导性的反思和发现其特定行为中的思维模式。一旦发现了一个思维模式,教学人员就能够在组内对该模式的多个方面引导讨论,从而引导更深入地学习。

一旦教学人员进行了足够的培训,他们就可以更好地融入模拟教学的设置中从而达到教学目标。在课程设置过程的设计阶段需要确定学习目标,而在设置阶段,需要确定具体的目标和临床内容。选择合适的学习背景非常重要,因为学习背景建立了学习与经历间有意义的连接,并且推动知识、技能和练习之间的联系。有人这样描述这一过程,确定在特定的专业背景中所需的胜任力,这些胜任力的评估与学习者关键性临床行为的表现绑定起来,而这些关键性临床行为则定义了这个专业。这一串的能力被称为可信赖的专业活动(entrustable professional activities,EPA)。EPA要求学员不仅拥有知识、技能和态度,而且要求在临床环境中通过特殊的事件运用以达到最好的结果。因此,设计团队需要确定作为模拟场景根基的EPAs。这样能够让学员不仅获得知识,还能获得在真实的临床场景中何时和如何使用知识的识别力。

接下来,设计团队必须运用基于触发事件的培训方法(event-based approach to training,EBAT)来定义预期行为。对于不同专业水平来说,任何一个能力的预期表现的列表都可能看起来不同。为了给这些行为创造机会,设计团队应该在临床场景的设计剧本中植入这些表现的触发点。触发点是给引导者为满足学习目标而提供必需事件的提示。表5-2-3中为举例说明在临床场景剧本中如何置入触发点。

表5-2-3　在情境脚本中设定触发点

教学目标	期待行为	触发点
新手	新手	无
参与此次活动后,学习者将可以展示无菌留置中心静脉导管的各个步骤	1. 手术衣和手套 2. 准备无菌区域 3. 手术部位的消毒 4. 确定合适的体表标志 5. 利用Seldinger技术完成中心静脉导管的留置	

续表

教学目标	期待行为	触发点
胜任者 参与此次活动后，学习者将可以做到如下事项： 1. 展示无菌留置中心静脉导管的各个步骤 2. 主张整个团队都要对于违反无菌原则的行为保持足够的警惕	胜任者 手术袍和手套 1. 准备无菌区域 2. 实施操作前的 time-out 3. 手术部位的消毒 4. 确定合适的体表标志 5. 利用 Seldinger 技术完成中心静脉导管留置 6. 确定那些违反无菌原则的行为并让整个团队都保持警惕	指导老师应该能够做到下列事项： 1. 鼓励学习者尽快开始操作 2. 放置静脉导管时跨越了无菌区域从而使得无菌区域被污染

　　预期行为和触发点的列表允许教育者能建立一个可控的标准化的学习经历。而且，这个列表可以很容易地与观察测量工具相结合，从而帮助开展更好地复盘和评估。对成功的 EBAT 培训来说，设计团队应该将学习目标与触发点相匹配，定义可接受的观察行为或者预期行为，做好情境模拟的剧本从而保证触发点全部都按计划运行。

　　最后，设计团队应该设置复盘指引能够概述复盘的各阶段，做好情节叙述文本，设计好每个阶段的提问问题。复盘的指引或者剧本能够帮助复盘的新手教师有规可循，从而指导其教学过程，保证所有的教学点都以一个标准方式实现。此外，指引可以结构化，从而满足双层目的：教师指引和评价教学人员复盘的能力的评估工具，比如为吸引人的学习经历打好基础、按事先组织好的方式引导复盘，为参与者的表现提供反馈。

四、案例的实施过程（课程介绍、案例运行与终止、教学引导）

　　课程应该试运行并不断改善。试运行的目的是为教学人员提供机会，测试课程是否可运行以及模拟教学是否可行。教学人员应该实践去创造一个安全环境，使用任何一个任务训练器，使用场景模版以执行触发点来实践指导任意一临床场景，并使用复盘手册来实践复盘。试运行可包括愿意参加和反馈的其他教学人员或一部分目标学员，从而进一步完善课程。在试运行中，设计团队应该决定该模拟活动是否允许教学人员进行适当的观察和评估这些预定义的胜任力，以及复盘指引是否能够恰当地推动这些关于胜任力的讨论。经过试运行之后，准备工作、模拟练习以及导师手册应该被再次修订并且尽可能再次试运行。

　　1. 课前准备　完好的课前准备是模拟课顺利实施的必要前提。课程开始前作为授课老师要做好各方面的准备工作，包括课程的场地、设施和模拟对象等（包括数量和功能正常）、课程相关文档和材料（课程中涉及的幻灯、视频、考卷、评估表、课后反馈问卷等）、学生来参与情境模拟课程的准备是否充分（包括必要的课前学习，如线上培训，是否需要有课前培训课程的证书等；通过先行组织者策略，提前将与情境模拟相关的学习资料发布给学习者，以便于学习者在认知层面上更好学习，为模拟实践做好准备）、自我准备（包括时间安排、着装、授课中可能的问题及解决方案等）。如有必要再次下发课程通知，确保学生准时参与课程学习，并告知学生模拟教学对于着装的需求等。

　　2. 课程介绍　模拟案例运行之前的介绍，应主要从教学、环境及心理三个层面进行介绍。①教学层面的介绍：引导学员关注模拟案例的教学目标，需要注意的是，此时主要是对该案例的总体教学目标进行介绍，通常无须具体详细描述具体教学目标，避免给予学员不必要的提示；②环境层面的介绍：主要向学员介绍所处的模拟环境和模拟设备，避免学员因为对于环境、设备、物品、人员的不熟悉而出现额外的认知负荷；③心理层面的介绍：告知学员在安全的环境中学习，降低学员在模拟过程中的心理压力，有利于保证模拟案例顺利运行，将学习效果最大化。具体包括此次课程的目标和内容，课程的形式和特点、课程中的注意事项（如洗手间位置、安全出口位置等）、学生的身体状况、模拟场地、模拟设备和模拟案例运行中可能涉及的人员（如标准化病人、标准化家属或标准化医务人员等）介绍和学生的分工，通过相关介绍让学生能够迅速地熟悉，并有利于拉近师生之间的关系，为后续课程的实施打下良好的基础。

　　3. 案例运行和终止　在情境模拟案例运行开始后，作为老师的主要职责就是观察和记录，目的是发现学生在案例运行中的不足和差距，为案例运行后的引导总结反馈做准备。为了保证案例运行，教师常常采用不同的策略和方法来引导案例的运行，常用的方法包括暗示、明示和直接指导。

（1）提示帮助：提示帮助学员达到学习目的或帮助学员解释或澄清模拟真实性（现实暗示）的信息；概念提示通过可编程设备、环境、或模拟病人或角色扮演者的反应，达到教学目标；现实暗示通过模拟中提供的信息，帮助学员感受到模拟的真实性。提示的方法包括暗示和明示。暗示是改变情境中的某些因素或参数，期待学生自主发现问题，例如在一个呼吸困难患者接诊的案例中，期待学生在案例运行的初期采取吸氧的方法改善患者的呼吸困难，如果学生关注到患者指氧饱和度降低但未采取吸氧的决策，这个时候可以在后台改变患者的指氧饱和度数值使其降得更低，看学生是否会注意到并采取吸氧的策略，这种方法就是暗示。明示则是直接告知某一结果，让学生根据老师的提示做出反应。例如上面呼吸困难的情境模拟案例中学生经过暗示仍不能锁定指氧饱和度下降的问题，这是老师可以直接告诉学生现在患者指氧饱和度明显降低，你要怎么办？这种直接的提示成为明示。

（2）直接指导：当老师发现学生在某一环节有明显困难，并且这一环节非常关键，可能会影响后续情境的发展变化，这是老师可以采用直接指导的办法来对于学生进行辅导。仍以上面的呼吸困难情境模拟案例的运行为例，当学生经过提示后仍无法对患者做出正确的决策时，为了让案例运行下去，由教师直接告知学生该如何做。

（3）叫停案例进行讨论：当经过上述努力案例仍无法按照教师预先设计的方向发展，为了避免浪费学生时间，可以考虑及时叫停案例运行，大家一起讨论发生了什么状况，由教师引导寻求案例运行的问题和解决方法，当大家能够达成共识后可以继续运行后边的部分。

作为模拟教学的教师应该善于观察，根据学生在案例运行中的状况选择合理的方式来保证教学目标的达成，要注意不要频繁叫停，因为这样会造成学员的困扰。但如果学员在运行案例过程中非常困难，作为教师要考虑评价学员是否做好课前准备、案例的设计是不是存在不足以及此次教学的目标难度是否不适合这类学生等。并在今后的课程中及时做出调整。另一方面，不要在一次案例运行中设置太多和太难的障碍，否则会明显打击学生的积极性，降低教学效果。

模拟案例具体运行的过程，整个过程中可能有若干关键事件点，模拟教学人员应密切观察模拟案例的运行，动态评估学员的认知水平，避免教学案例超出认知负荷，在适当时机下提供必要线索，保证学员主动触发关键事件。需要注意的是，关键事件的设定应与教学目标紧密相关。模拟案例的运行常需要进行一定的流程设定，特别是在使用高仿真模拟人的时候，有可能需要进行编程。目前，模拟设备控制主要有两种模式：完全程序化（programmed）与随机应变（on-the-fly）。前者的案例驱动完全依赖于事先设定好的程序，每一个生理参数的改变都在指定的时间内或学员进行了对应操作后进行切换，这对于案例的设计与细节思考，乃至模拟人编程技术都有较高的要求，也为现场线索给予增加了难度；而后者则完全是由控制人员根据案例运行现场的实际情况进行临时的参数设置，对教学人员的应变能力要求较高。事实上，也可以采用两者混合的形式（a hybrid approach），即预先编程好不同状态下的生理病理参数，但状态之间的切换、模拟人必要的反应则由教学人员现场根据实际情况进行控制。这种方式可能是更有利于模拟教学的实际操作，毕竟教师往往无法完全预测学员对于案例的可能反应，而完全随机应变则会明显增加控制难度和工作量。

五、情境模拟教学中进行复盘

1. 复盘的定义和价值　复盘（debriefing）是指在模拟案例运行结束后通过互动讨论的形式，在教师的引导下，教师和学员一起重新审视模拟过程，朝着共同的目标和未来的学习状态，触发学员反思的过程。让学员发现在模拟案例运行过程中暴露的问题，通过提问、讨论与反馈，探讨正确和错误行为背后的原因，通过启发学员反思和概念化，固化正确的认知和行为的同时发现自身不足进行改进，引导学员主动学习与提升，改正错误的做法，强化正确的做法。复盘过程中要善于鼓励学员对其在模拟活动中的各种表现和情况进行反思和反馈，复盘过程能够培养临床逻辑思维和提高批判式思维能力。

复盘是一种学习方法，更是一种行为习惯，是提升智慧的重要手段。复盘最早起源于围棋，通过复盘让棋手获得快速的进步，作为围棋术语，也称复局，指对局完毕后，复演该盘棋的记录，以检查对局中招法的优劣与得失关键。复盘，是棋手们增长棋力的最重要方法。

复盘致力于通过一种回顾与反思的方式，将实践的智慧与知识沉淀下来。复盘最大的价值是启动了内省。复盘者要有一颗谦卑、开放的心，随时觉察自己的短板，要在头脑中对做过的事情重新过一遍，看看哪里做得对，哪里做错了。做对的地方是因为自己的能力，还是偶然碰巧；做错的地方，如何才能改正，以后如果再遇到类似问题会如何处理。成功的事情，通过复盘发现真正促使成功的原因，以便继续成功；失败的事情，通过复盘发现失败的关键，避免下一次重蹈覆辙。复盘是行动后的深刻反思和经验总结，是一个不断学习、总结、反思、提炼和持续提高的过程。并且通过快速改正和优化，不断提升自己的能力，实现最快的成长。

2. 复盘的方法和形式　复盘是结构化的总结方法。复盘具有明确的结构和要素，必须遵守特定的步骤进行复盘，不仅回顾目标与事实，也要对差异的原因进行分析，得出经验和教训，才能算是一次完整的复盘。复盘环节往往要耗费比运行模拟案例更多的时间进行，也是教学人员最难以把握的环节。不同教学人员复盘的方式与风格有一定差异：如美国心脏协会采用的结构化支持性复盘（structured supportive debriefing，SSD）模式，具体表现为"收集信息（gather）—分析原因（analyze）—总结重点（summery）"式的 GAS 工具；哈佛大学医学院与波士顿医学模拟中心（Boston Center for Medical Simulation，CMS）提倡使用的"开诚布公地复盘"（debriefing with good judgment）模式，即主张—探询（advocacy-inquiry，AI）工具。针对复盘环节，有一些教育研究成果可以在一定程度上帮助提升质量，如波士顿 CMS 开发的模拟医学复盘评估（Debriefing assessment of simulation in healthcare，DASH）工具等。教师在复盘时要以实现学习目标为中心，因地制宜、因势利导、因材施教。合理应用此类复盘模式与对应工具，采用合适的方式评估复盘质量，不仅能够提升学员在模拟教学中的培训效果，而且是对教学人员教学过程的一种监督和管理，还对复盘和情境模拟环节有正向反馈作用，评价复盘的核心指标就是看是否紧紧围绕教学目标进行。恰当地使用教学质量管理工具还可以为教学研究提供相应的数据支撑。

复盘的形式也是多种多样，下面列举了文献中报道的一些特殊复盘形式：

（1）快速循环刻意训练（rapid cycle deliberate practice，RCDP）：这是以掌握性学习为重点的模拟情境，有人也称为停—走复盘。这一复盘过程的使用一直呈增长势头，因为其背后的理论有助于为学生提供更多的机会磨炼技能，特别是对于那些高风险的临床情境，如复苏。在 RCDP 过程中，学习者有机会练习一个技能集，直到掌握为止，然后以阶梯式方法逐渐添加更复杂的动作项。每个阶段结束后，进行小规模的复盘，并进行反馈和讨论。在传统的复盘中，学习者和教师在情境结束时进行复盘，可能在复盘后就没有机会立即重复实践情境了。这一复盘形式的精髓是将原先传统的复盘拆解为数个小的复盘分散在整个教学过程中。

（2）根据需要实施复盘（debriefing on demand）：在可能产生压力和焦虑的情况下，根据需要实施复盘有助于解决问题。一篇文献报道对新入职的住院医师进行了研究，检验了这种复盘模式的益处。当学习者在情境中发现在某个节点时他/她变得不知所措或困惑，教师在遇到这个问题时可以通过这种模式来引导复盘，帮助学习者解决复杂的问题。情境可以暂停，老师引导学习者进行快速的反思，之后情境可以继续。学习者发现，这一过程可以帮助他们澄清问题，减轻压力，从而有助于更有效地保留知识和转化技能。

（3）视频辅助复盘（video-assisted debriefing，VAD）：视频辅助复盘（VAD）理论允许学习者回顾情境中的实际表现，而不是回忆和依赖其他人来正确传递信息。但也有反对的意见，就是学习者往往不愿意自己的表现被录像。但这一过程已经被用于技能训练任务，如缝合和腹腔镜技术。这种特殊的方法还可用于远程指导。当多人参与模拟以及同时执行各种关键操作项目时需要监控，VAD 就是一种有用的工具。它还可以帮助学习者洞察一些主观行为，如肢体语言。

（4）导师引导与同行引导的复盘（instructor vs peer-led debriefing）：训练有素的导师培养需要大量的经费和时间。当拥有较多数量的学生时，可以采用同伴引导的复盘策略。虽然一些研究表明，参与复盘的同伴和导师相比在知识和自信方面几乎没有或只有极小的差异，但复盘的质量确实会存在一定的差距，这主要是因为导师提供了更多的反馈和解决方案。同伴引导复盘的另一个好处是促进了学习者之间的合作、相互尊重和联系。

（5）复盘引导者的书面工具：复盘的艺术需要培训和专业经验积累。书面工具被设计用来促进复盘，以确保复盘过程保持以学习者为中心，并保持开诚布公的态度。这些工具对新手复盘者尤其有益。这主要会帮助那些缺乏足够培训的导师避免不良的复盘过程导致学习者通过模拟获得新知的效果大打折扣，不良的复盘还可能减少学习者对于知识的保留，也可能创造一个不安全的学习环境。

（6）针对学习者的书面复盘：已经有研究来探讨在模拟完成后的阶段纳入书面复盘的可能性。该理论认为，书面复盘可以让学习者对自主学习过程有更深入的了解。学习者可以选择参加口头复盘，而不是写复盘日志。在这个小的队列研究中，学习者更倾向于参与口头复盘，因为他们觉得口头复盘可以获得了更多的收获，而书面复盘常常被认为是一件负担。

（7）共同复盘（co-debriefing）：共同复盘是多个复盘者共同参与复盘的过程，这会具有更多挑战性。不同的复盘者需要对该过程有共同的理解，并相互尊重。最近的一篇研究中强调了共同复盘可能出现的一些挑战以及如何防止这些问题发生。例如，共同复盘者应该相互面对面，通过更多的非语言线索来帮助协调对话，以及展开相应的复盘话题。共同复盘者还应认识到，他们对于复盘的贡献反而可能会导致另一个复盘者的思维被打断。

3. 复盘的其他注意事项　无论内容如何，复盘的根本是为学习者提供一个心理安全的环境。学习者和教师应该有一个共同的心智模型，并有一个潜在的假设，即每个人都想学习和改进他们目前的知识基础。通过情境模拟培训我们追求的是学生达到期望的成功（图5-2-1），但教学目标的达成不是一蹴而就的，需要学生在模拟实践中不断总结和提高，这就是模拟教学的关键所在。

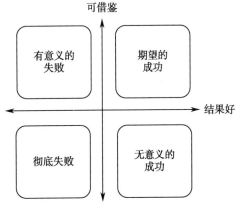

图 5-2-1　结果的可复制性和经验的可迁移度矩阵

有意义的失败是指虽然事情做错了，或者结果不好，但做事的人能够从中学到经验教训，搞清楚了失败的真正原因并找到了改善的措施，下次再做这样类似的工作，很可能就不会再犯同样的错误，这种犯错是有意义和有价值的，这种失败是值得宽容的，古语说：人非圣贤，孰能无过，试错是人类主要的学习方式之一。

无意义的成功是指虽然事情成功了，但不知道为什么成功，搞不清楚关键因素和机理，也可能是偶然的，不可复制或重现，意义并不大。通过复盘，搞清楚成败的原因，从中学习到经验教训。无论是跟书本学，还是跟别人学，经验的迁移没有了感性的认知，会损耗大部分，所以，最深刻最有效的还是跟自己学，因为人们最主要的学习途径就是从实践中总结经验教训。复盘，让思者常新。

六、学员的反馈和评价

在课程结束前作为教师要鼓励学员反馈此次教学的体验并对课程做出合理的评价，评价的目的是帮助教师发现课程中的不足以不断改进课程质量。学员反馈的形式可以多样，例如课程反馈问卷，让学生在没有压力的前提下完成公正的评价，并为学生预留一些开放性问题，让学生表述自己的想法和意见非常重要。

第三节　情境模拟教学中教师所承担的角色及教学技巧

情境模拟教学对于教师提出了更高的要求，需要教师具备基本的模拟教学理论和教学方法，善于观察和沟通，并能够在课程中促进学生反思和自我提升。我们将教师在情境模拟教学中的作用总结为下面六个角色。

1. 信息收集者　在情境模拟课程中教师首先是一位信息收集者，他所收集的信息涵盖教学的各个环节，包括案例设计过程中的教学需求信息；案例设计过程中的相关信息；课前准备的相关信息；课程介绍过程中通过和学生的交流要了解学生课前准备的情况；案例运行中教师更像是一部高速运转的摄像机，要通过细致的观察记录下学生的表现，为后面复盘做准备；复盘过程中也在不断地收集来自各方面的信息；课程结束后还要收集和课程评价相关的信息等。这些信息的获得是一名好老师的基础，因为情境模拟教学是有针对性的教学，教师收集到的这些信息对于老师分析学生至关重要，有了基于信息的分析才能了解每位学生的优点和不足，为他们做出个性化的反馈。

2. 设计开发者　教师是情境模拟教学的设计开发者，这主要是指在教案设计的过程中，作为教师做好设计规划才能保证模拟教学的顺利开展和实施。需要强调的是要开发出好的情境模拟教案不能单纯依靠一位老师的努力，通常需要有开发团队来完成，建议在开发过程中聘请专业方面的临床老师参与，也要有熟识模拟教学理论和方法的教师参与共同开发，如果涉及评价工具的开发就要有相应的评价专家参与开发过程。

3. 教学引导者　教学中教师要从传统教学中的讲授者转化为引导者，以教师为中心转变成以学员为中心，教育不是灌输，而是点燃火焰，教师的角色也转化为引导学员完成课前相关知识和理论的自学，课程中引导案例发生和发展，并设置合适的案例运行中止时间，复盘过程中也要注意不要把复盘过程变成批判会或小讲课，要帮助学生树立信心，通过自己的引导为学生创建一个积极的学习氛围，促进学生自我反思，自我总结和提高。

4. 评价考核者　模拟教学过程中融入了对于学生能力的形成性评价，为了确保经过模拟每位学员能够达到课程的目标，这样的评价是非常必要的。这就需要教师能够在教学中通过自己的观察和提问对于每一位学生做出合理的评价，并通过评价发现学生和教学目标之间的差距和不足，为学生能力成长提供合理的反馈意见。在形成性评价中作为老师要能够很好地理解评价标准，运用评价工具，并根据评价结果做出合理的判断。

5. 复盘实施者　情境模拟教学一个重要的学习环节就是复盘，复盘是以学习成效为导向的。不是追究功过得失，只是忠实地还原事实，分析差异，反思自我，学到经验或教训，以行动为目标。复盘，是看清问题的透视镜，是发现答案的探测针，是新知识和新认识的发动机，是高傲自满的终结者，是错误想法和做法的纠偏仪。精通复盘，就会有一种惊人的直觉，能够从纷繁复杂的现象中一眼抓住关键所在，找出解决问题的方法和途径。学习不是禁锢，而是启迪，因此对于教师要善于实施复盘过程，并善于引导学员反思。复盘实施者的工作不是简单地对学员的表现进行点评，也不是在进行小讲课，而是以言语或非言语方式引导学员进行讨论，成为讨论过程的引导者、激励者与促进者，更是讨论学习流程的维护者、危机处理者与反馈总结者。

6. 分析总结者　作为教师要善于自我复盘，通过学生在课堂上的表现，学生对于课程的反馈和评价完成。通过自我复盘发现自己在教案设计、案例引导和复盘过程中的优点和不足，对于优点要不断自我强化，对于不足则要深刻反思，积极寻找原因，并总结为未来课程改进方案或自我提升方案，为下一次教学实践做好准备。模拟医学教学能力如同临床医学能力本身，不是一蹴而就的。想要掌握模拟医学教学理论与方法，需要大量教学实践，经过不断分析总结和提高才能造就一个精品的情境模拟课程，从模拟教学新手成长为优秀的模拟教学教师。

在正确的时间，以正确的成本，用正确的方法，为正确的对象做正确的事情，是教师以不同角色设计与实施模拟教学的重要原则。

第四节　情境模拟教学的评价与改进

一、课程评价的意义

课程评价项目应包括学员的表现以及教育项目的有效性。评估计划应该伴随课程设置过程中设置完成。理想情况下，在运行教案前应该收集、分析和回顾数据，并且贯穿整个教案的过程，从而指导学员、教学人员和设计团队进行持续性的改进和提高。

二、课程效果的评价内容

目前有几种评估类型，包括形成性评价和结果终结性评价。形成性评价对应的是预先定义的能力，需要在培训过程的每一个阶段中进行评估，目的是确认培训过程中学员和项目相应改善的地方。相对应地，终结性评价关注判断个体在某项特定技能中的胜任力或者是否达到一个里程碑的结果。项目的终结性评价可能会决定项目是否已经产生影响，以及是否分配资源将该项目继续运行下去。

Kirkpatrick 描述了培训项目的评估的四个层次：第一层——反应，第二层——学习，第三层——行为，第四层——结果。第一层测量学员如何对培训做出反应和帮助确定课程题目，以免在课程中遗漏。这一步可通过一个事件后的调查问卷或专题小组讨论的形式完成。第二层测量学员在培训过程中实际学习到什么。为了测量学习结果，应在培训前和培训后使用 KAS 工具进行测量。这一步可通过在模拟或书面测试中观察预期行为来完成。培训前后的评估测量都是很有价值的。第三层评价描述的是学员在培训后行为是如何改变的，以及学员是否能够运用他们所学的。测量表现需要长时间的观察，可在真实的临床环境中或在模拟教学实验室中完成。在情境设计过程中应包括观察工具，且包括每个学习目标的关键预期行为。最后，第四层测量培训的影响力，使用上述的问题和目标表述。

三、如何通过评价的结果促进课程改进与提升

根据 Biggs 学习建构统一理论，评价考核是教学闭环中不可或缺的一部分，教学目标的设定、教学活动的开展与评估考核的执行应该是协调统一的。通过课前与课后的评估，可以获知学员的基线水平和学习效果；学员通过评价考核的结果（含同行评价）可以得知自身问题和改进方向。教学人员根据各方面评价考核结果以及学员对于课程的评估，可以有针对性地讨论改进课程本身，亦是对教学需求的再一次分析。

四、情境模拟课程建设的挑战和展望

1. 胜任力提升是个长程和循序渐进的过程 模拟医学课程需要整合到培训课程体系中才有价值和意义。从根本上来说，相比较传统教学方式如讲座、课程、工作坊等，SBE 是有很多优点的教学工具。但它不能替代其他教学方式，如理论授课，床旁教学和临床实践等，模拟培训只是整个培训的一个阶段，需要融入一个课程体系中，以达到各专业管理机构制定的胜任力或者学习目标。

2. 模拟课程建设中的核心是对于胜任力的解读和设计 这需要每一个模拟医学教育工作者在模拟课程设计中审慎思考。确定全面适合的学习目标对于医学教育者来说是个挑战。如何将胜任力还原成一系列临床任务，因为胜任力的评价需要在完成临床诊疗过程中进行综合评价。

3. 模拟课程实施过程中的时间和资源分配的挑战 学员不同阶段的时间安排也可能带来课程管理方面的挑战，因为他们还要同时平衡临床工作需求。尽管大多数学员都会在差不多的时间里完成培训，这点同传统课程一样，但还有部分学员可能需要更长的时间，这就需要增加培训资源的投入。

4. 模拟教学师资是保障课程开发和实施的关键要素 目前国内外均有一些模拟教学师资培训课程，但对于师资能力的评价标准尚不统一，仍需要大家共同努力。

5. 评价质量的不断提升也面临挑战 围绕胜任力评价的有效工具是保障课程质量的关键，但高质量评价工具的开发是一个复杂的过程，需要各专科的专家和模拟医学教育专家共同努力完成。

6. 全国共享课程开发 模拟课程大部分都是当地开发的，依赖于有模拟经验教学者，依赖于模拟实验室和设备的质量，以及参与者的参与情况。典型情况下，这些课程都是作为教学课程中其他内容的附加内容而存在。因此，需要推动发展标准化的，以学员为中心的，覆盖认证课程核心胜任力的课程。尽管各个学校、医院或专业都在近期都尝试开发模拟教学课程，但从国家层面或国际层面上对于标准化课程的接受度仍然是缺失的。

模拟医学教育的有效性已经得到充分证明，不仅有良好的学员满意度，而且能保证学员牢固掌握模拟教学的内容，同时能有效改善学员的表现并在实际临床工作中维持，越来越多的证据显示学员在临床工作中成功运用模拟教育培训时所学。经过严谨设计和实施的模拟教学甚至能取代部分的临床护理实践，这在目前临床教学资源有限的背景下有着极强的现实意义。模拟医学教育对保障患者安全、提升医疗质量有着积极的意义。

（刘继海 陈志桥）

推 荐 阅 读

[1] BOGUE R. Use S.M.A.R.T. goals to launch management by objectives plan.（2014-10-20）［2021-06-20］. http://www.techrepublic.com/article/use-smart-goals-to-launch-managementby-objectives-plan/.

[2] BROWN DK，WONG AH，AHMED RA. Evaluation of simulation debriefing methods with interprofessional learning. J Interprof Care，2018，19：1-3.

[3] CARRACCIO CL，BENSON BJ，NIXON LJ，et al. From the educational bench to the clinical bedside：translating the Dreyfus developmental model to the learning of clinical skills. Acad Med，2008，83（8）：761-767.

[4] CHENG A，PALAGANAS J，EPPICH W，et al. Co-debriefing for simulation-based education：a primer for facilitators. Simul Healthc，2015，10（2）：69-75.

[5] CORY MJ，COLMAN N，MCCRACKEN CE，et al. Rapid cycle deliberate practice versus reflective debriefing for pediatric septic shock training. Pediatr Crit Care Med，2019，20（5）：481-489.

[6] DALEY BJ. Novice to expert：an exploration of how professionals learn. Adult Educ Q，1999，49（4）：133-147.

[7] GRANT VJ，ROBINSON T，CATENA H，et al. Difficult debriefing situations：A toolbox for simulation educators. Med Teach，2018，40（7）：703-712.

[8] KIM SS，DE GAGNE JC. Instructor-led vs. peer-led debriefing in preoperative care simulation using standardized patients. Nurse Educ Today，2018，71：34-39.

[9] KRAIGER K，FORD JK，SALAS E. Application of cognitive，skill-based，and affective theories of learning outcomes to new methods of training evaluation. J Appl Psychol，1993，78（2）：311-328.

[10] MCMULLEN M，WILSON R，FLEMING M，et al. "Debriefing-on-Demand"：A Pilot Assessment of Using a "Pause Button" in Medical Simulation. Simul Healthc，2016，11（3）：157-163.

[11] SAWYER T，EPPICH W，BRETT-FLEEGLER M，et al. More Than one way to debrief：a critical review of healthcare simulation debriefing methods. Simul Healthc，2016，11（3）：209-217.

[12] SCHUMACHER DJ，ENGLANDER R，CARRACCIO C. Developing the master learner：applying learning theory to the learner，the teacher，and the learning environment. Acad Med，2013，88（11）：1635-1645.

[13] STEINERT Y，MANN K，ANDERSON B，et al. A systematic review of faculty development initiatives designed to enhance teaching effectiveness：a 10-year update：BEME guide no. 40. Med Teach，2016，38（8）：769-786.

[14] TEN CATE O，SNELL L，CARRACCIO C. Medical competence：the interplay between individual ability and the health care environment. Med Teach，2010，32（8）：669-675.

[15] ZHANG H，GOH SHL，WU XV，et al. Prelicensure nursing students' perspectives on video-assisted debriefing following high fidelity simulation：a qualitative study. Nurse Educ Today，2019，79：1-7.

第六章　标准化病人

第一节　标准化病人概述

一、标准化病人的概念

标准化病人（standardized patient，SP）是指经过标准化、系统化培训后，能够准确、逼真、可重复地表现出病例所要求的疾病特征、心理社会特征和情感反应，能够参与完成病史采集、体格检查、沟通交流、人文关怀等临床能力教学和考核工作的人员。一名非常成熟的标准化病人可以同时发挥三重作用——即承担表演者、评估者和指导者三重身份。

充当表演者，其作用类似演员，专门扮演病人（甚至病人家属）。作为评估者时，标准化病人回忆与医学生的互动过程，依据一定的评分标准，公正而客观地评估医学生的行为和表现。作为指导者，标准化病人要就医学生的表现提供反馈信息，准确指出他们的优缺点，并指导他们如何做得更好，帮助年轻医生进步和提高。标准化病人工作时，至少需要发挥表演者这一重作用。而后两重作用的发挥，则根据教学或考试目标调整，也同时取决于标准化病人的培训程度。

其中"标准化"这一概念强调在教学和考核过程中的规范性。即标准化病人需要在面对不同的学生时，表现出相同的言谈举止，执行相同的评分标准，从相同的教学目标出发，提供反馈，使学生的教学体验和考核标准相对一致。同时，"标准化"也指整个标准化病人群体。即在同一场教学和评价中，学生无论面对哪一个标准化病人，都能获得比较一致的病史信息，接受相同标准的评判，从而达到教学和考核的客观性和公正性。

与标准化病人类似的概念还有模拟病人（simulated patient，SP）、模拟家属（simulated family member）、标准化参与者（standardized participant）、模拟客户或秘密标准化病人（simulated client or unannounced standardized patient）等。

二、标准化病人的意义

1. 解决临床医学教育的需求与病人的安全和法律伦理的矛盾　临床医学是一门实践性学科，学习临床技能离不开与病人面对面的直接接触和交流。然而，随着法律法规的完善，患者的法律和维权意识提高，不论是病人安全的层面还是法律层面，医学生临床见习和实习都面临相对较大的阻力，标准化病人的应用能行之有效地解决以上棘手问题。

2. 优化教学和考试方法　传统的教育和考试，学生在书本上学，在试卷上考，重理论知识，轻实践操作，轻能力培养。标准化病人代替真实病人的教学，所呈现的临床场景和疾病，既可以配合学生的知识储备程度，配合教学和考核目标，又可以重复进行，保障病人安全。学生既有足够多的机会反复练习，又有犯错误机会，而不必担心后果。

3. 强化医学生人文关怀理念　培养以病人为中心的关怀服务理念是一个优秀医生必不可少的职业素质。标准化病人可以洞察学生交流方式的细微差别，可以有效反馈病人的亲身感受，包括医方的职业态度、语速、语言、沟通技巧、查体手法、仪表礼节等，用最直接的方式引发学生的同理心，帮助他们理解和践行人文关怀理念。

三、标准化病人的发展历史

首位标准化病人诞生在 1963 年的美国南加利福尼亚大学。Howard Barrows 医生培训一名艺术系的模特 Rose McWilliams 来扮演了一名截瘫的多发性硬化症患者。这名模特被公认为第一位标准化病人。此后标准化病人相关教学和考核不断发展,美国于 2004 年起在全美的执业医师执照考试(United States medical licensing examination,USMLE)中增加了临床技能考站并使用了标准化病人。

标准化病人教育者协会(the association of standardized patient educators,ASPE)是目前全世界范围内得到认可的国际性组织,旨在增进其成员的专业知识和技能,推动标准化病人教学法的研究发展,推广标准化病人教学最佳实践方法。2014 年,ASPE 起草了标准化病人教学和评估领域最佳实践大纲,涉及标准化病人安全、质量保障、案例撰写、标准化病人培训、标准化病人反馈教学和专业发展 6 个领域。

标准化病人目前已在全世界临床教学、培训、评估、考核等多个领域发挥着越来越重要的作用,已经广泛地应用于病史采集、体格检查、医患沟通、病人教育和病情告知等技能培训,面向人群已从临床医学专业的医学生、住院医师、专科医师等,逐步扩大到口腔医学、药学等相关医学学科。在欧美等发达国家标准化病人中,志愿者甚至是分文不取的无偿志愿者占到了相当的比例,但也已经不乏职业化的标准化病人以及职业化标准化病人培训师,极大地提高了标准化病人的质量,保障了医师资格考试的权威性和公正性。

标准化病人在我国起步较晚,1991 年才首次被引入中国。由华西医科大学(今四川大学华西临床医学院)等三家医学院培训了我国的第一批标准化病人。2015 年国家医学考试中心首次将标准化病人运用于国家级医学考试的探索和研究,极大地推动了标准化病人在我国的迅速发展。

第二节 标准化病人在医学教育中的应用

标准化病人教学法(SP methodology)本质上是一种情境模拟教学(scenario simulation),一般是教师根据教学目标和教学内容,有针对性地设计情境,并让学生扮演情境中的角色,模拟情境过程,让学生在高度仿真的情境中获取知识和提高能力的教学方法。

在这一过程中,教师成了观察者,设置与真实临床场景类似的模拟情境,通过规范化的评价量表,客观地观察学生的表现,发现学生在知识和能力上的不足,予以相应的教学和反馈,从而个性化地、针对性地提高学生的能力。学生真实地行使医师的职责,与标准化病人互动完成医学活动,在实践中发现自身缺陷,不断学习弥补,并将学习所得迁移至类似的情境,最终达到岗位胜任力的成长。学生真正成了学习的中心,不再是被动的受学者,而是积极的知识建构者。同样,当标准化病人应用于情境考核时,查查点也从单一的对知识的记忆和理解转变为知识的掌握和运用。

标准化病人目前已广泛应用于医学教育的形成性评价和终结性评价之中,按教学内容来划分,可以总结为以下几方面:

1. 问诊(inquiry) 问诊是采集病史的主要手段,是不可或缺的临床基本功。问诊时,医师采用对话方式,向病人及其他知情者询问疾病的症状、发生发展情况和诊治经过等信息,并经过分析综合而做出临床判断的一种。在问诊教学或考核过程中,标准化病人扮演病人,在模拟就诊情境中与学生互动,学生以接诊医师的身份向标准化病人询问病史,由指导教师或标准化病人对谈话过程进行评分和反馈。通过"学习—评价—反馈—再学习"的螺旋上升式学习方式,提高学生问诊技巧的掌握程度。

评价标准一般包括问诊内容和问诊技巧两部分。其中问诊内容根据案例内容不同而变化,但一般来说问诊的基本框架相似,强调问诊过程的完整性和规范性,也强调问诊过程中的条理性,体现临床诊断思维的过程。问诊技巧一般涵盖沟通技巧、仪表礼节和人文精神等方面。沟通技巧中强调对关键信息的引证核实,需要避免使用过多医学术语,避免无计划地重复提问等。仪表礼节中一方面强调医生职业形象的树立,一方面也强调恰当地应用肢体和非肢体语言。人文关怀方面,医生需要时刻关注患者对于疾病的理解和隐忧,关注患者对于医嘱的理解状况,必要时还要关注患者的经济状况和医疗花费。

2. 体格检查(physical examination) 指医师采用视、触、叩、听等检查手法,或借助简便的医疗器械,如压舌板、听诊器等,对病人的身体状况进行检测和计量的一系列方法。与问诊类似,学生在标准化病人身上完成体格检查,教师或标准化病人从专业角度对学生的操作流程、操作手法、职业态度等进行评估和反馈,指出并纠正不正确的手法,同时给予学生再次练习的机会,学习并实践正确的手法。

查体的评价标准一般也分为查体内容和查体技巧两部分。查体条目一般按头颈、四肢、心脏、胸部、腹部等解剖部位划分,具体条目通常因教学目标而异。但查体技巧要求相对类似,一般强调视、触、叩、听的手法、查体的系统性和顺序性，以及查体过程中的交流沟通和人文关怀。另外，标准化病人对于体格检查的教学或考核项目一般为无创检查，侵入性检查一般只涉及肛门指检、检耳镜、检鼻镜等相对低风险操作。

3. 沟通　沟通技能培训一般包括告知病情和治疗方案、向病人和家属告知坏消息、签署各种有创操作和手术知情同意书、与病人谈论敏感性问题（如艾滋病、性问题等）、病人教育等内容。其中向患方传递不愉快的消息、探讨一个敏感的话题被统称为困难谈话（difficult conversation），常见的困难谈话议题包括：询问性问题、询问药物滥用问题、评估自杀风险、告知不治之症、告知患者的突然死亡、承认医疗失误、处理家属的愤怒情绪等。

相较很多基础操作技能，沟通技能更为复杂和多变，所以良好的沟通能力，特别是困难谈话的技巧更离不开反复练习。标准化病人在学员心理完全的前提下，经常被用于训练各层级医生做医患沟通训练，模拟困难谈话过程。标准化病人可供学员们反复练习语言及非语言沟通技巧，更能结合病人的观感，最直接地洞察医生在眼神接触、肢体接触、语气语调语速等细节上的缺陷，有效评价临床医生沟通技巧并给予反馈，既帮助学员获得经验和信心，又避免在真实患者身上练习。

国外医学院校一般已建立相对成熟的以沟通为导向的课程体系，贯穿了医学教育的全过程，并对不同年级的学生制定了阶梯式的培养目标，系统性地加强医学教育中医患沟通的教学与评估。而国内医学院校这部分课程相对薄弱，发展水平参差不齐，适宜国情的医患沟通教育模式尚在探索之中。

4. 混合模拟（hybrid simulation）　是指同时运用 2 种及以上模拟教学手段营造模拟情境。当标准化病人与其他模拟教学手段（如高仿真模拟人）相结合时，学员既要在模拟人身上执行基本的临床评估和操作，又要与病人或家属练习沟通技巧，形成了一种互动式的模拟情境。这一模式更接近于临床实境，也增加了教学案例的复杂性和适用性。例如在胸腔穿刺术教学过程中，由标准化病人配合可穿戴式胸腔穿刺模型，学生首先需要向标准化病人告知胸腔穿刺术的必要性和风险，取得知情同意，在操作过程中，还需要严密监测患者的状态，当患者出现胸膜反应后，需要完成正确的处置。将标准化病人与混合模拟理念相结合，实现了"问诊—查体—沟通—操作"一套完整的模拟训练流程，目前已在儿科、急救等多个领域取得了满意的教学效果。

第三节　标准化病人的培训和管理

标准化病人目前已被公认成为医学相关专业学生问诊、查体、医患沟通等临床技能训练与考核的重要方法。加拿大、美国、韩国等多个国家都已在国家医师资格考试中普遍使用标准化病人考核受试者。一名出色的标准化病人可以承担表演者、评价者和指导者三种角色。标准化病人与学员在模拟情境中互动，标准化病人扮演病人，并观察学员的言行，随后提供当面或是书面反馈，以评估并帮助学员提高基本临床技能。这一过程要求标准化病人扮演逼真、评分公正、反馈准确，因而合格的标准化病人势必要经过严格的培训，只有培训和考核合格的标准化病人才能发挥最佳作用，服务于医学教学和考核。

一、标准化病人的招募

标准化病人的招募一般由医学院校和/或教学医院的标准化病人管理部门发起并组织。而标准化病人的管理部门通常都是医学院校或医院的医学模拟中心、临床技能中心、教务部、教学科等教学管理部门兼任。国内目前少有专门的管理公司、专业协会或政府机构负责标准化病人的招募和培训。

我国的标准化病人目前以公益志愿者为主，主要都是利用业余时间兼职服务，在招募时一般没有专业背景等门槛限制，大致只需要具备以下基本特质即可成为标准化病人候选人：愿意为医学教育真诚奉献；品行端正，责任心强，无不良行为记录；身体状况良好，无重大疾病或传染性疾病；具有较好的学习能力、记忆力和沟通能力。

一般来说，学习能力、记忆能力和沟通能力可通过培训提高，在招募环节最应纳入考量的是候选人的奉献精神、责任心和健康状况。另外还有以下弹性要求也常常出现在标准化病人的招募要求之中，供读者参考：一般要求标准化病人为非临床医学背景的人，具备良好的交流和口头表达能力，具有初中及以上文化程度，会说普通话，18~70 岁。

二、标准化病人的问诊培训

标准化病人常用于病史采集、体格检查、沟通能力等基本技能的教学和考核工作之中，根据他们具体工作内容的不同，常常将标准化病人分为问诊类、查体类等不同小组进行培训。

1. 培训的目标　不论何种类型，都应遵守标准化原则、一致性原则和公正客观的原则。具体到标准化病人工作中的三重角色来说，合格标准化病人应该做到：

（1）作为表演者时，应当模拟逼真，能按设计的病例恒定提供病史；采取病人首次被提问时呈现的典型被动反应；避免言语/非言语的暗示；按要求表现出病人的个性；遵循问答原则，即有提问才有回答，问什么答什么，回答既要标准化，又要恰当随机应变。

（2）作为评估者时，应当严格执行评分标准，公正客观。

（3）作为指导者时，应当严格遵照评分和反馈标准，从病人的视角提供反馈；为人师表，认真反馈，有效教学；给予学生重复练习的机会。

2. 表演和问答能力培训

（1）为达到准确扮演病人的目标，表演能力培训是标准化病人培训的基础。表演能力进而可以细分为模仿能力、观察力、想象力、表现力和专注力。

（2）问答能力是标准化病人区别于真实病人的最重要特征之一，标准化病人总是按照一定的"套路"与学员交流，既不会知无不言、言无不尽，也不会一言不发，刻意隐瞒，他们需要遵循问答原则，以"挤牙膏"的方式，相对刻意地提供病史信息。

3. 评分能力　培训评分能力要求标准化病人第一要准确记忆交流过程，第二要熟练掌握评分标准，第三准确评判学员的优缺点并打分。

4. 反馈能力　培训标准化病人相较具有医学背景的教师和医师，对病人角色有着更好更全面的理解，能够更容易站在病人的角度看待就医过程，能够更好地代表患者的立场、态度和看法。这也是标准化病人教学的优势所在。有效地反馈是一种教学能力的体现，要求标准化病人能深刻理解教学目标，掌握反馈教学要点，并掌握一定的沟通和教学技巧，让反馈更具有说服力，也更容易被学生所接受。

三、标准化病人的查体培训

1972年美国亚利桑那大学的儿科医生 Paula Stillman 首次将标准化病人应用于学生体格检查的训练。由此开启了标准化病人查体培训的篇章。查体用标准化病人大多数为正常的健康人，少数查体标准化病人可能具备个别轻微的异常体征；即使经过训练标准化病人能够模仿的异常体征也比较有限，故而，将标准化病人应用于体格检查教学或考核的重点，都是在于掌握查体项目和手法，而并非帮助学生识别异常症状和体征。特别是查体手法的指导方面，标准化病人作为直接与学生接触的一方，相比从旁观察的教师，更能体会学生触诊和叩诊的着力点、着力方向、力度等细节，其反馈的感受也更具体、更有说服力，更能激发学生的同理心和人文关怀精神。

1. 培训目标

（1）扮演病人时，应当采取病人被查体时呈现的典型被动反应；避免言语或非言语的暗示。

（2）作为评估者时，应当严格执行评分标准；公正客观认真记录，特别是在不便于直接观察时，认真感受和体会学生的查体项目和手法。

（3）作为指导者时，应当严格遵照评分和反馈标准；从病人的角度提供反馈；给予学生重复练习的机会。

2. 培训内容　查体条目、教学和考核目标决定了需要培训的体格检查项目。为了教授学生最常用的体格检查项目，需要标准化病人参与教学和考核的内容包含了从头面颈、四肢、胸部、心脏系统、腹部、神经系统等全身各个器官和系统的近200条查体项目，所以相应地，标准化病人培训时也需要对这样近200条项目逐一进行培训。

3. 查体技巧和手法　医师是否具备合格的查体技能，当然需要从内容和技巧两方面进行评判，所以视触叩听手法，检眼镜、检耳镜、检鼻镜使用技巧，人文关怀技巧，医患沟通技巧等也同样需要培训，培训师需要清楚告知标准化病人什么是正确的查体手法，什么是规范的检查器具使用方式，什么是良好的沟通技巧等。

4. 反馈能力　标准化病人在进行查体反馈教学时，仍然包含内容和技巧两个方面内容，最重要的是一定要给予学生再次练习的机会，并从患者的角度告诉学生手法是否正确，是否给病人造成不适。例如在反馈腹部深触诊这一项目时，需要首先明确告诉学生腹部深触诊检查的使用范围，深触诊的目的是什么，深触诊可能触及哪些器官，以及深触诊的正确手法是什么样的。最后让学生完成检查，并告知感受。

四、沟通案例中标准化病人的培训

能够有效与患者、患者家属和同事同行进行沟通交流是所有医学生和医生的必备技能。借助一场成功的医患沟通，医生能够更全面地收集患者的疾病信息，从而做出更准确和全面的诊断，能够与患方建立和保持更融洽的医患关系，提高依从性，减轻患者的担心与焦虑，提高就诊满意度。而掌握良好的沟通技能，则需要恰当的方法和反复的训练。与标准化病人或模拟病人进行会面，一直以来都被认为是训练医患沟通技能最有效的方法之一，也是医学教育的热门话题之一。用于医患沟通训练的标准化病人，其培训要求和过程也稍有不同。

1. 培训目标　沟通案例相对前文中提到的问诊或查体案例更具有戏剧性，实际的训练过程也更接近戏剧表演，更具戏剧张力，难以避免一定程度的即兴发挥和临场应变。为了完成既定教学目标，控制训练过程，训练沟通能力用的标准化病人，首先需要他们充分理解案例的教学目标，掌握教学意图，从而掌握即兴表演的尺度，让一切即兴表演既合理又始终维持在案例框架内，不至于离题太远，甚至本末倒置。第二，这类标准化病人更强调表演能力，需要他们彰显角色性格，表现出患者的情感状态和真切的临场反应，甚至需要他们用情绪带动受训者，让受训者充分融入情境，保证情境模拟训练的真实性。

2. 表演能力培训　培训内容大致同前，模仿能力、观察力、想象力、表现力和专注力培训都需要涉及，且建议根据案例要求，适当延长表演培训时长。此外培训过程中还需要强调，第一，培训师和标准化病人需要共同围读案例剧本，明确案例的教学目标和表演标准，讨论角色人物的性格特征、情绪基调、社会背景、与受训者会谈时的情绪状态和临场反应，规定表演"边界"和"程度"，不过度渲染戏剧冲突而冲淡教学目的。第二，标准化病人多次彩排和试演，培训师可借助录像等手段提高培训效率。

3. 反馈能力培训　反馈过程中，第一，强调站在患者立场的反馈，充分表达患者的感受，从而引发受训者的反思和改进，彰显沟通训练中的人文色彩。第二，强调反馈要围绕案例教学目标。沟通训练的过程中，标准化病人的体验和看法往往主观性较强，若任由标准化病人从自身感受出发进行反馈，则在面对不同受训者或多个标准化病人表演同一案例时，往往难以做到教学的标准化和一致性，因此最好能在事前规划反馈大纲，要求标准化病人每次都遵循大纲要求逐条反馈，以提高反馈教学环节的标准化和一致性，保证每个受训者能够获得相同的教学体验。

第四节　标准化病人的考核和质量控制

标准化病人参与医学教学和考核，并可能扮演着考官和教师等至关重要的角色，对培训和考核对象的成长起着一定的促进作用。因此，在其正式踏上岗位前，我们必须对其进行考核，判定其是否已达到培训的目标，是否已具备表演、反馈、评价三方面的能力，以确保其能胜任未来的工作要求。标准化病人应执行严格的准入考核，考核合格方能上岗。同时工作过程中，还应该设计各种定期考核和评估，以保障标准化病人的教学和考核质量。

一、考核内容

1. 表演能力考核　对案例信息记忆的准确程度；角色扮演的真实程度。
2. 评分能力考核　对学员/考生行为记忆的准确程度和观察的敏锐程度；打分的规范和合理性。
3. 教学能力考核　反馈讲解的条理性；反馈讲解内容的正确性；与学生之间的教学沟通能力；是否提供学生再次练习的机会。

二、考核方式

采用情境模拟考核。选取没有接触过案例的高年级学生来扮演学生或考生与标准化病人在模拟场景中完成问诊或查体，1～2名熟悉问诊或查体教学的教师作为考官，全程观摩互动过程并同步打分，打分内容既包括标准化病人的评分内容，也包括专用的标准化病人考核表。考官比较标准化病人和自己的打分差距，对标准化病人存在的问题给予反馈并给出考核结果。

三、标准化病人的质量控制

1. 日常考核。
2. 三方反馈 标准化病人、教师，以及被教学或考核的学生通过填写反馈调查表等形式反馈任何意见和建议。
3. 定期工作总结会。
4. 定期考核。

第五节 标准化病人重点问诊查体示范案例

重点问诊（focused history taking）是指针对就诊的最主要或单个问题（现病史）来问诊并收集除现病史外的其他病史部分中与该问题密切相关的资料。重点查体（problem-focused physical examination）是指基于问诊中的诊断假设和计划，为了排除可能性较小的疾病，寻找支持诊断的依据，而进行的有的放矢的体格检查。重点问诊查体考核一般面向高年级临床医学生或住院医师、甚至年轻的主治医师，考核目标包括问诊和查体的内容与技巧，更包括临床诊断思维、病情告知能力和医患沟通技巧。模拟的场景一般是门诊或急诊。

本章中所列举的标准化病人重点问诊查体示范案例，适用于客观结构化临床考试（objective structured clinical examination，OSCE）。考站时长：15min，模拟场景为门诊或急诊。

示范案例包括病例简介、检查者任务、重点问诊内容评分表、重点问诊技巧评分表、重点查体内容评分表和重点查体技巧评分表六大部分。其中重点问诊和查体内容评分表评分条目数量不等，一般不超过25～30条，而重点问诊和查体技巧评分表为统一的等级评分量表，具体评分标准详见案例。

【案例】 胸痛

1. 情境地点门诊。
2. 考试时间15min。
3. 病例简介和任务

病例简介：患者男性，60岁，已婚，公务员，因胸痛数天来诊。体温（T）37.5℃，脉搏（P）78次/min，呼吸（R）20次/min，血压（BP）140/80mmHg。

检查者任务：完成重点问诊、重点查体（不需重复检查生命体征），与病人讨论初步诊断和诊治计划。

4. 病例摘要

主诉：反复胸痛20d。

现病史：患者20d前开始胸骨后疼痛，为呈压迫性痛或紧缩感伴有窒息感觉。开始半月仅感间断性胸骨后疼痛，1～2d发作一次，持续3～5min。最后5d来应酬较多，得不到很好休息，疼痛有所加重，每日发作2～3次，持续10～15min。工作劳累，饱餐、情绪激动时易发作。休息或舌下含化硝酸甘油可缓解。发作时伴轻度恶心。患病以来，睡眠差，易疲劳，食欲可，二便正常，体重无改变。

其他相关病史：既往体健，30年前有胃病病史，治疗后痊愈。无高血压、糖尿病病史。吸烟20年，每天1/2～1包。饮酒7年，经常性，每次2～3瓶啤酒。父亲患高血压15年，2年前因脑血管意外去世。

体格检查：T 37.5℃，P 78次/min，R 20次/min，BP 140/80mmHg。神志清楚，口唇和甲床无发绀，颈静脉不充盈，心肺腹无异常，双下肢不肿。

5. 标准化病人培训脚本

医生："您好，我是××医生，今天我来了解您的病情，希望您尽量配合。"

病人："好的，谢谢您，×医生。"

医生:"请问怎么称呼您(态度和蔼亲切)?"

病人:"我叫××。"

医生:"×先生,您这次来医院是什么问题?"

病人:"我主要是这里痛"(手指前胸胸骨后的位置)。

医生:"您痛了多长时间了?"

病人:"反反复复的,大概有20天了。"

医生:"您这种痛是一阵一阵的还是一直痛?"

病人:"一阵一阵的,间断发作。"

医生:"是什么样的疼痛,可以描述一下吗?"

病人:"有时是像有东西压在胸口,有时像是有人用手攥住了心脏的紧缩感,还伴有窒息的感觉。"

医生:"这个疼痛会牵扯到其他地方吗?"

病人:"没有。"

医生:"每次发作要痛多久呢?"

病人:"现在发作了要痛10~15分钟。"

医生:"这个疼痛这20天来有什么变化吗?"

病人:"开始半个月只是这里疼(手指胸骨后),间断的,1~2天疼一次,每次大概3~5min。最后5天每日发作2~3次,持续10~15分钟。"

医生:"这5天加重,你觉得有什么原因吗?"

病人:"不清楚,近1个月来工作较忙,尤其是最近5天,应酬较多,得不到很好休息。"

医生:"这个疼痛还有什么情况会加重呢?"

病人:"工作累,吃得太饱,生气时都容易发作。"

医生:"什么情况可以缓解呢?"

病人:"休息一会儿,或者含个硝酸甘油,就能好点儿。"

医生:"除了痛,您还有其他什么不舒服吗?"

病人:"好像没有,主要就是痛。"

医生:"好的,除了本次生病的情况外,我还想了解一下您过去的身体情况,过去身体怎么样?"

病人:"我过去身体挺好的。"

医生:"有没有得过什么疾病?"

病人:"30年前得过胃病,不知道算不算?"

医生:"有没有得过高血压?"

病人:"没有。"

医生:"有没有患过糖尿病?"

病人:"没有。"

医生:"您吸烟吗?"

病人:"吸烟20年了。"

医生:"能说说具体的量吗?"

病人:"每天半包到1包吧。"

医生:"您喝酒吗?"

病人:"经常喝。"

医生:"喝了多长时间了?"

病人:"大概7年了。"

医生:"能具体说说吗?"

病人:"就是可能每周都会喝几次啤酒,每次能喝两三瓶。"

医生:"您母亲身体怎么样?"

病人:"还不错。"

医生："您父亲身体怎么样?"

病人："父亲2年前因脑血管意外去世了,生前一直有高血压。我会不会有一天和我爸一样啊?"

医生："您不要紧张,我还要再进一步了解一下您的情况。首先我先简单总结一下我们之前谈到的内容,您是20天前开始出现这里的疼痛(手指胸骨位置),为呈压迫性痛或紧缩感伴有窒息感觉。开始半个月仅感间断性胸骨后疼痛,1~2天发作一次,持续3~5分钟。最后5天来应酬较多,得不到很好休息,疼痛有所加重,每日发作2~3次,持续10~15分钟。工作劳累,饱餐、情绪激动时易发作。休息或舌下含化硝酸甘油可缓解。发作时伴轻度恶心。没有高血压、糖尿病病,30年前得过胃病。平时吸烟20年,每天1/2~1包。饮酒7年,经常性,每次2~3瓶啤酒。父亲患高血压15年,2年前因脑血管意外去世。是这样的吗?"

病人："是的。"

医生："您还有什么想补充的吗?"

病人："没有了。医生您认为我得的是什么病?要不要紧啊?"

医生："您别着急。下面我还要为您进行体格检查,然后再和您讨论一下关于您的病。"

(完成重点查体)

医生："我已经做完了查体,进一步了解了您的情况,谢谢您配合。"

病人："那我到底得了什么病啊?实在痛得厉害!"

医生："我很理解,请您不要担心,您听我慢慢说。初步判断,您可能是得了冠心病,具体我们还需要进一步检查。"

病人："要怎么检查,怎么治疗呢?"

医生："首先为了明确诊断,需要去做心电图检查……"

医生："治疗上,要注意休息,监测需要,口服的药物包括……"

6. 评分表 包括重点问诊内容评分表(表6-5-1)、重点问诊技巧评分表(表6-5-2)、重点查体内容评分表(表6-5-3)和重点查体技巧评分表(6-5-4)。

表6-5-1 重点问诊内容评分表

考生姓名: 考号:

问诊内容得分: 分

重点问诊内容评分表	55分
(1)检查者自我介绍(姓名、职务和作用)	2分
(2)询问病人的姓名	2分
(3)发病:20d前开始自觉胸骨后疼痛,间断发作,逐渐加重	2分
(4)持续时间:近5d为10~15min	2分
(5)性质和程度:呈压迫性痛或紧缩感伴有窒息感觉	2分
(6)部位:胸骨后	2分
(7)频率:开始半月仅感间断性胸骨后疼痛,1~2d发作一次,持续3~5min。最后5d来每日发作2~3次,持续10~15min	2分
(8)放射痛:无	2分
(9)诱因:不很清楚,但近一个月来工作较忙,尤其是最近5d,应酬较多,得不到很好休息	2分
(10)伴随症状:轻度恶心	2分
(11)缓解因素:休息或舌下含化硝酸甘油	2分
(12)加重因素:工作劳累,饱餐、情绪激动时易发作	2分
(13)一般情况:睡眠不好,易疲劳	2分
(14)30年前患胃病	2分
(15)无高血压,糖尿病病史	2分
(16)吸烟20年,每天1/2~1包	2分
(17)饮酒7年,经常性,每次2~3瓶啤酒	2分
(18)父亲患高血压15年,2年前因脑血管意外去世	2分

续表

(19)患者反复提问:我得了什么病? 　　参考诊断:冠心病劳力性心绞痛	2分
(20)患者反复提问:我需要怎么治疗? 　　参考回答:答到其中1条给分 　　　　①完善心电图、心肌标志物等辅助检查 　　　　②对症治疗:休息、监测血压、硝酸甘油、阿司匹林等	2分

重点问诊技巧评分表

最差1分,最好5分,标准参见《重点问诊技巧评分标准》

收集资料的技巧	5分
交流的技巧	5分
医生态度、融洽的医患关系	5分

表 6-5-2　重点问诊技巧评分标准

评分	5分(最好)	3分(一般)	1分(最差)
收集资料的技巧	组织安排合理,提问目的明确,重点突出,能按顺序提问,问题清楚:由一般提问开始(你哪里不舒服?)或直接提问(你疼了多长时间?是钝痛还是锐痛?),让病人思考清楚,真实回答。引证核实资料时,应用以下提问,例如"你提到对青霉素过敏,用后究竟有什么反应?"小结:应用小结技巧。	组织安排一般,提问有时遗漏,然后再重新追问。部分问题欠清楚,有时用了诱导性提问(如:你从来没有这种症状是吗?)、暗示性提问或连续性提问(如你有心脏病、高血压、糖尿病、癌症的家族史吗?)小结欠佳或没有小结。	组织安排不合理,提出问题不明确和/或重复提问,问题不清楚难以回答,未能引证核实资料。
交流的技巧	检查者做出令病人满意的答复,了解病人想要提出的问题,并提供足够的信息。语言通俗易懂,避免难懂的医学术语,检查者主动鼓励病人提问,既能获得更多的信息,又能弄清原来的信息。使用体语正确,如适当的视线接触。适当使用鼓励性语言如"继续讲,我明白"等鼓励病人说出病史,不打断病人,适当应用停顿技巧。	检查者能给病人一些信息,但不明确病人想要问的问题或不能鉴别病人是否理解其意思。谈话中有时出现专业用语或行话。有时打断病人或有较长而尴尬的停顿。不能抓住时机及时鼓励病人提问。	检查者忽视病人真正需要或对信息的要求,谈话中多次出现专业用语或行话,检查者不给病人提问的机会,出现不适当的体语如:用笔频繁敲击桌面。
医生的态度、融洽的医患关系	检查者穿着整洁的工作服,尊重病人,态度认真。关心、同情病人,使病人感到舒服,建立了良好的医患关系。	工作服不够整洁,不够尊重病人,无明显的同情心,也无责备和厌烦病人的言行。不能时时使病人感到舒服。	衣着脏乱。言行使病人感到不舒服,不尊重病人。

表 6-5-3　重点查体内容评分表

查体内容得分:　　分

重点查体内容评分表	45分
(1)洗手	2分
(2)检查口唇黏膜颜色:有无发绀	2分
(3)检查甲床有无发绀	2分
(4)检查颈静脉:未充盈	2分
(5)听诊肺部,至少听诊双下肺野	2分

续表

(6)触诊心尖搏动和心前区震颤(无震颤)	2分
(7)在左胸第五肋间叩诊心脏浊音界	2分
(8)听诊心尖区	2分
(9)听诊胸骨左缘第二肋间	2分
(10)听诊胸骨右缘第二肋间	2分
(11)听诊胸骨左缘三、四肋间	2分
(12)听诊三尖瓣区	2分
(13)腹部触诊:有无压痛	2分
(14)腹部触诊:肝脾有无肿大	2分
(15)检查双下肢:无水肿	2分

重点查体技巧评分表

* 最差 1 分,最好 5 分,标准参见《重点查体技巧评分标准》

体格检查系统性与规范化	5分
重点器官系统检查	5分
查体技巧	5分

表 6-5-4　重点查体技巧评分标准

评分	5分(最好)	3分(一般)	1分(最差)
体格检查系统性与规范化	系统性强,从头到足有条不紊,查体认真、细致,重点突出,基本按列出的条目顺序进行。能遵循视、触、叩、听顺序(腹部例外)。	注意到系统性,照顾全身,次序可能有颠倒,但主要列举条目顺序正确。	系统性不强,只注意局部不及全身。
重点器官系统检查	重点查体安排有序,详尽完整(同前)。	重点查体基本按顺序进行,无明显遗漏。	重点查体粗糙,有重大遗漏。
查体技巧	视触叩听的方法规范、正确,检查熟练,节奏适度,与患者有一定交流,注意患者反应。	视触叩听的手法基本正确,但不熟练,注意与患者交流,未造成患者不适。	手法不规范,不注意交流及反应,引起患者不适。

（蒲　丹）

推 荐 阅 读

[1] 潘慧. 标准化病人概述. 北京:人民卫生出版社,2019.

[2] 万学红,陈红. 临床诊断学. 3 版. 人民卫生出版社,2015.

[3] CLELAND JA, KEIKO A, RETHANS JJ. The use of simulated patients in medical education:AMEE Guide No 42. Medical Teacher, 2009, 31(6):477-486. DOI:10.1080/01421590903002821.

[4] LEWIS KL, BOHNERT CA, GAMMON WL, et al. The Association of Standardized Patient Educators(ASPE)Standards of Best Practice(SOBP). Advances in Simulation(London), 2017, 2:10, 2-8. DOI:10.1186/s41077-017-0043-4.

[5] MAY W, PARK J H, LEE J P. A ten-year review of the literature on the use of standardized patients in teaching and learning:1996-2005. Medical Teacher, 2009, 31(6):487-492.DOI:10.1080/01421590802530898.

[6] WALLACE P. Coaching standardized patients:for use in the assessment of clinical competence. New York:Springer Publishing Company, 2007.

第七章 医学模拟与考核评价

本章重点讲解医学模拟作为一种技术手段和方法在各类医学考核评价中的使用，包括优缺点，开展的方法，主要的特点。

第一节 模拟技术在考核评价中的应用概况

一、模拟技术在考核评价中的应用起源与现状

随着科学的进步与理念的更新，模拟技术在医学教育领域当中的应用与日俱增，以确保在更加逼真的环境里整合学生的知识、技能以及职业态度。医学教育领域中关于模拟的学术性文章大约60年前就已出现，但仅在30年前才广泛应用于考核评价中。

美国毕业后医学教育认证委员会（Accreditation council for graduate medical education，ACGME）认为模拟技术是考核临床操作能力的最佳方法。此外，模拟技术也可运用于评价学生的患者管理计划、临床思维能力，以及职业精神等。由于模拟技术的可重复性极强，采用模型或电脑可以提供标准化的考试形式与流程，因此被许多国家应用于大型且重要的医学考试中。例如，加拿大皇家医师学会采用电脑、模型以及标准化病人（standardized patients，SP）进行国家内科医师认证考试；美国内科协会采用模拟技术进行临床技能考试；美国医师执照考试运用SP进行体格检查与病史采集等。

目前，我国的医师资格考试、住院医师规范化培训结业考试，以及各专科的技能考试等都广泛运用了模拟技术。模拟技术主要应用于病史采集、体格检查、临床操作等环节。病史采集和体格检查主要采用SP与考生进行互动。SP是受过专业训练的标准化病人，在极大程度上接近真实患者的情况，能够尽可能还原真实的临床医患沟通情境，不仅考查学生的专业知识和技能，还考查学生的人文素养及医患沟通能力。

临床技能操作根据考核内容的不同，会使用不同的模型，例如胸腔穿刺对应胸穿模型、静脉穿刺对应静脉穿刺手臂模型等。考生通过在局部模型身上的操作，展现真实的临床技能水平。由于模型的高仿真性，运用模拟的技能操作考试能够在确保病人安全的前提下，最大限度地还原真实临床环境。

针对专科技能的评价与考核也开始引入模拟技术。比如，腔镜和内镜就是采用虚拟仿真技术模拟手术台上的腔镜操作和内镜操作。显微外科的显微镜下血管吻合技术，则是利用模拟血管来对专科医生的显微缝合技术进行考核。模拟技术已经成为医学教育评价的常规手段。

二、模拟技术在考核评价中的等效性

运用模拟技术进行临床相关能力测评，是否能够反映考生的真实水平，是该技术是否可持续发展并推广运用的关键条件。用于衡量一套评价方法（工具）是否有效的两大指标为信度与效度。信度指可重复性，即该评价手段是否可以对不同的考生展示出相同的考试情境。效度指准确性，即某项评价手段所测验的考生水平是否准确反映了考生的真实水平。

模拟技术以"高信度"著称，可以标准化患者的多个变量，并为多名考生呈现出一致的，可重复的情境。专家认为，模拟技术的仿真度和效度是正相关的，即仿真度越高，越能反映出考生的真实水平。此外，模型内部如有探测器可记录考生操作数据，且对模型进行定期维护和校准，同时设定精确的针对模拟考试的评分标准，并对考官进行考前培训，统一评分标准，都有助于提高模拟技术在考核评价中的效度。

由于模拟技术具有极高的信度，配以专业的考题设计与考官培训，也能达到较高的效度，目前模拟技术

在医学考试,尤其是技能操作考试中得以广泛应用。专家认为,模拟技能操作和真实临床操作具有等效性。

三、模拟技术在考核评价中应用的优势与不足

随着模拟技术的兴起,利用模型、SP、高仿真模拟人、虚拟仿真技术等手段对医学生的临床技能、临床思维,人文沟通等各方面能力进行考核评价已经常态化。模拟技术用于评价具备一些共同优势:①安全性强,避免考生使用真实患者练手,从而降低医疗风险,提升患者安全;②可控性强,在模拟环境下,一切条件都是可控的,不会存在临床上的诸多变数,从而确保考试的正常进行;③可选择性强,一些模拟仪器或模型可以储存多个病例或呈现多种临床症状,从而可以扩大考核评价的内容范畴,为考官提供更大的灵活性。

除以上共同优势之外,不同的模拟技术,在考核评价的应用中,有不同的优势和劣势。

(一)局部模型在考核评价应用中的优势与不足

局部模型是应用范围最广的考核评价工具。其优势除了安全性和可控性以外,还有客观性(标准化)。同一个模型,可以被反复操作。也就是说,对于数十名甚至数百名考生而言,他们的考试对象都是同一个模型,不存在因为考试对象不同所导致的分数差异。如果是用真实病人考试,每名考生所面对的病人都不一样,即考试对象不一样,这将大大影响不同考生的得分,从而影响考试的客观性。

但是,局部模型也有局限性。一方面,局部模型的仿真度不够。在临床上,医生面对的是一个完整的,有血有肉的人。而在技能考试中,考生面对的可能只是一只手臂,或者上半身。这样的模拟环境不利于考生还原真实的临床情境,在人文沟通等能力方面容易有所欠缺。另一方面,某些局部模型的设计不够完善,使得操作困难。譬如,穿刺模型常见的问题是穿不出液体,但是考生的手法完全正确,甚至有时连临床穿刺经验丰富的考官也无法穿出液体。这种情况下,考官打分就会陷入两难。因为评分表中往往会以是否穿出液体作为一个给分项。换句话说,因为模型本身的问题,考生的分数可能会受到影响。这将影响考试的有效性和公平性。

(二)标准化病人在考核评价应用中的优势与不足

标准化病人是在病史采集、体格检查两个考站中常用的模拟手段。其优势除了安全性和可控性之外,主要是仿真度高。相较于纯粹人工制作的模型,标准化病人是真实的,带有感情,可以正常沟通的人,与临床患者在外表特征,心理活动等方面高度相似,能够最大限度地还原真实临床场景。这对于临床技能考试而言,具备非常好的效度,即能够真实并准确地测出考生的临床能力。此外,标准化病人还具备灵活性和创新性。灵活性是指:标准化病人可以模拟广泛的临床案例,尤其是在病史采集环节,可以任意选取病例。创新性是指:标准化病人能够向考生提供及时的、建设性的反馈,从独特的患者角度衡量考生能力。通常在正规的客观结构化临床考试(objective structured clinical examination, OSCE)中,标准化病人和考官都各自具有一份评分表,相对于传统的评分模式,即分数完全由考官定夺,该模式参考了多方意见,实现了评价体系的建设性创新。

然而,标准化病人也存在一定的局限性。首先,有别于不知疲惫,具备高度客观性的局部模型,标准化病人在漫长的考试时间之后,也会倦怠或焦躁,其发挥(面对考生时的表现)以及评分(对考生的评判)可能因此受到影响,从而削弱了考试的一致性,导致前期的考生和后期的考生所面对的考试对象以及打分标准不完全一致,进而影响考生成绩。此外,培训标准化病人需要耗费时间、金钱和精力,对于培训师的要求很高。我国目前的标准化病人培训体系尚未规范,在许多医学院校,标准化病人的选取十分随意,甚至没有受过正规培训,这将大大影响考试的质量。

(三)高仿真模拟人在考核评价应用中的优势与不足

高仿真模拟人目前还没有纳入大型医学考试当中,主要用于情景模拟课程的课堂测试。其优势除了安全性和可控性之外,主要是为评价考生团队合作能力、临床思维能力,以及人文沟通能力等综合素质提供一个可重复操作的手段。也就是说,高仿真模拟人的出现,弥补了传统医学教育评估体系关于综合临床能力评价的空缺。此类模拟人一般自带数据存储功能,如果使用频次高,日积月累之后,用于考核评价的病例和数据将会自动存储在模拟人上,形成庞大的模拟医学试题库,方便日后的考核评价。

然而,高仿真模拟人目前在我国大多数医学院校的普及程度不高,老师和学生大多处于摸索阶段。在起步阶段,高端模拟人也存在一些有待改进的问题:首先,价格昂贵。高端模拟人的价格基本都在百万以上,还有后期的维护费用以及培训师资如何使用高端模拟人的费用,使得高端模拟人批量化进入考核评价

领域变得相对困难；其次，操控复杂。此类模型往往带有高端的仪器设备，包括监护仪、平板电脑等，对于大多数临床带教老师而言，需要做充足的培训，熟悉模拟人的使用流程。并且，模拟人的成功运转需要预先录入符合教学目标的病例流程，类似电脑程序员的编程工作，要求教师先写好病例或教案，这对于适应传统教学的老师来说也是一大挑战，增添了教师的教学负担；再次，信号不稳定。高端模拟人往往都需要连接局域网，对于信息化技术要求较高。目前高端模拟人在真实使用时，容易因为断网、信号不稳定、死机等问题影响教学和考试的正常进行。在国外先进的模拟医学中心，高端模拟人的运行通常是由专业技术员（工程师或IT人员）在后台操控，临床带教老师只需发号施令即可。而在我国大部分的医学模拟中心或临床技能训练中心，极少有全职的工程师能够全程跟随课堂，而临床带教老师缺乏相应的电脑和工程技术，在模拟人运转不良时难以及时纠正，从而影响教学效果。

（四）虚拟仿真系统在考核评价应用中的优势与不足

虚拟仿真系统在医学教育界主要以腔镜、内镜、虚拟手术系统等交互式界面为代表，一般都包括显示屏、操作仪器和配套设备，具有极强的视觉效果，一定的触觉效果，多数带有评分系统，可以对操作给予自动反馈。虚拟仿真系统除了安全性和可控性之外，最明显的优势就是为高级技能考核评价提供了有效手段，而且视觉仿真度高，能够结合临床病例，较好地还原出真实临床情况，从而测出考生的临床水平。

然而，同高端模拟人一样，虚拟仿真系统的应用也存在相应的有待完善的问题：目前的虚拟仿真技术在模拟力反馈方面还有一定差距，因此在评价操作性技能时与真实的临床实践评价等效性有待进一步提升；此外，价格昂贵，使用和维护复杂：作为高科技设备，虚拟仿真系统的运行机制非常依赖专业开发公司，一旦出现问题，普通的医护人员、教学人员可能无法解决。而在考核评价体系中，考试工具的稳定性十分重要。这就使得虚拟仿真系统要推广到日常的考核评价中，仍需进一步简化其使用和维护流程，提高稳定性和便捷性。

四、模拟技术在考核评价中的未来发展方向

由于模拟技术在形态与功能方面的多样性，不同的模拟技术分别呈现出不同的优缺点。在现有条件的基础上，为了最大限度地提高模拟技术在考核评价中的应用效果，多种模拟技术混合使用将成为常态。例如，在评价学生综合临床能力时，可采用SP和局部模型混合的方式，以同时评价学生的沟通能力和操作能力。之外，模拟虚拟培训系统带有评价反馈功能，如目前的CPR模型，部分虚拟腔镜训练器。该功能具有节省考官、实时反馈、相对客观、使用方便、效率高等优点，随着模拟技术日益成熟，这类模拟设备将在考核评价中得到越来越多的应用，将成为未来的热门方向。

目前在大型考试，如国家医师资格考试和住院医师规范化培训结业考试中，所涉及的考试项目多为病史采集、体格检查，以及基本临床技能操作。然而，随着我国持续推进住院医师规范化培训，并逐步展开专科医师规范化培训，将会有更多更复杂的临床技能、临床思维，以及综合能力评价运用模拟技术。除了局部模型用于单一技能考核，高仿真全身模拟人也将运用于团队合作、临床思维以及综合能力的评价。诸如腔镜、内镜等虚拟仿真系统也将会更大规模地运用于专科医师考核，以提高患者安全，并将考试内容与流程同质化。

除了大型考试，本科生见习与实习出科考试、住院医师轮转出科考试等也经常应用模拟形式进行考核。随着形成性评价这一概念的兴起，教师在临床技能中心上课时，也可以利用SP、模型或虚拟仿真系统对学生进行测试，以巩固理论知识、强化技能操作，提升教学效果。

总而言之，模拟技术在医学教育考核评价中的地位将会日趋重要，并将运用于更加宽广的考核范围与更加多元化的考核形式中。模拟技术本身的特性尤为适合技能操作、沟通能力，以及职业精神相关的考核评价。在我国医疗改革的大背景下，模拟技术对于改善医患关系、提升医疗质量、强调患者安全，将发挥不可替代的作用。

第二节 评价标准建设的原则

在各个阶段的医学教育中，针对学员行为表现的评价对于衡量教育的效果非常有必要。在实施评价计划之前，我们要先明确几个问题：哪些能力或指标是需要进行评价的？评价需要考虑哪些因素？评价目的

是什么？良好的评价有哪些标准？在本节中将结合上述问题，对评价标准建设的原则进行阐述。

一、胜任力及核心胜任力模型

在以提供安全有效的以患者为中心的医疗服务背景下，医学教育开启了以胜任力为导向的教育模式改革，近二十年以来，全球范围内的各类学术机构和专业组织进行了大量关于医师核心胜任力的研究，形成了多个具有影响力的核心胜任力框架。胜任力模型对医师应该具备哪些能力提出了具体的要求，并将其应用到医学教育与考核认证中，贯穿医学教育的整个过程。因此，胜任力模型中的指标是评价医师是否符合岗位要求的理想标准。

以美国为代表的欧美发达国家近年来进行了大量的研究与实践，提出的核心胜任力模型受到全球广泛关注，并将其作为医学教育、培训和考核的依据。下面列举了美国、加拿大、英国等国家较为代表性的医学生/医师核心胜任力模型，虽然表述上有所不同，但实质内容有很多共同之处。美国毕业后医学教育认证委员会（Accreditation Council for Graduate Medical Education，ACGME）确定了美国住院医师培训后需要具备的 6 项核心胜任力，包括：①医学知识；②患者诊治；③人际沟通能力；④职业素养；⑤基于实践的学习和改进；⑥基于卫生大系统的实践。加拿大皇家医师学会提出了加拿大医学教育指引体系（Canada medical education direction system，CanMEDS），该模型认为医师应具备以下 7 种角色能力：①医学专家；②沟通者；③合作者；④领导者；⑤健康倡导者；⑥学者；⑦为患者提供高效的以患者为中心的治疗专家。英国综合委员会在 2013 年修订的优质医疗实践中提出住院医师应具备 4 个方面的能力：①医学知识、技能和表现；②医疗质量和安全；③沟通、合作与团队精神；④维持信任。以核心能力为导向的住院医师培训及考核模式已逐渐成为主流，最具代表的为 ACGME 提出的住院医师 6 大核心胜任力。

国内医学教育在核心胜任力这方面的研究起步较晚，发展相对滞后，国家卫生健康委员会（原国家卫生与计划生育委员会）于 2014 年 8 月制定的《住院医师规范化培训内容与标准（试行）》中提出："住院医师规范化培训以培育岗位胜任能力为核心，依据住院医师规范化培训内容与标准分专业实施。培训内容包括：医德医风、政策法规、临床实践能力、专业理论知识、人际沟通交流等，重点提高临床规范诊疗能力，适当兼顾临床教学和科研素养。"在此基础上，中国住院医师培训精英教学医院联盟通过反复调研与论证，于 2018 年 9 月 14 日发布了中国首个住院医师核心胜任力框架共识，提出了我国现阶段住院医师应具备的 6 大核心能力：职业素养、知识技能、病人照护、沟通合作、教学能力及终身学习。

二、评价的多维度

在确定了哪些能力需要被评价之后，接下来要考虑被评价者所处的发展阶段及能力评价的等级。

Dreyfus 兄弟提出技能的获得一般要经过"新手—高级学徒—合格者—熟练者—专家"这五个阶段。依据这一模型，评价标准也必须依据评价者的发展阶段而发生变化。在评价设计之初，评价表应该能区分被评价者所处的不同的发展阶段，如对于新手应该设计与新手能力相匹配的评价内容和评价量表，而对于熟手或是专家，那么相配套的内容和评价标准也应该不同，即在评价设计时应根据评价对象所处的不同阶段而设计不同的难度。此外，为了确保新手已经学会执行某些任务所需的系统过程，评价中通常使用涵盖了重要步骤的核查表；相比之下，专家会制定更为全面的方法来解决问题，并知道哪些步骤可以跳过，若依据核查表进行打分，得分可能比新手还要低，因此针对高级学员或专家，使用整体等级评价表更适合。

能力是一个潜在的概念，如何对其进行测评并判断一个人是否达到了基准性胜任能力要求呢？20 世纪 90 年代，美国医学教育家米勒（George A. Miller）对医学能力进行了分类，分为四个等级（即米勒医学能力金字塔）：包括第一层次知道概念（knowledge），第二层次知道原理（competence），第三层次正确展示（performance），第四层次实践中做到（practice）。米勒金字塔不但对于医生获得医学能力的过程具有一定的指导作用，也对医学能力的测评具有一定的参考意义，建议对应米勒金字塔的不同等级选择适合的评价标准。如知道概念和知道原理等级的能力可以采用笔试和口试的方法进行有效评价；而 OSCE 考试与基于模拟的评价（simulation-based assessment，SBA）则最适合展现为何等级；迷你临床练习评估（mini-clinical evaluation exercise，Mini-CEX）、操作技能直接观察（direct observation of procedural skills，DOPS）、360°评价等评价方法则适用于评价在临床实践中的实际表现。值得注意的是，评价很多时候不仅仅局限于某一种能力或某一个层次，在一次评价过程中可能会应用到多种评价方法（图 7-2-1）。

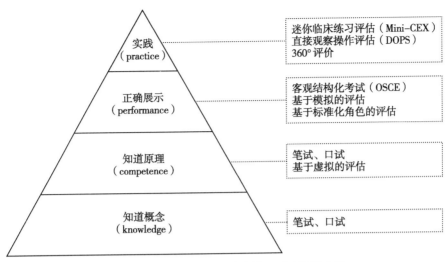

图 7-2-1 弥勒医学能力金字塔及对应评价方法

三、评价的目的

评价除了在基本培训和认证这个过程之外，还包括贯穿整个职业生涯的定期常规性重新评价。进行评价的可能原因有许多，在基于成果的模式中最重要的是预测学习目标是否已经完成。此类教学成果的测量不仅仅确定个人是否达到或没有达到最低标准，也着眼于改善和提高教学质量。

根据评价目的的不同一般分为总结性评价与形成性评价两种类型。如评价主要用于确定学员是否或在多大程度上实现了教育目标，此为总结性评价，通常发生在一个教学单元的结尾，通常涉及特定的分级或分类的赋值，诸如"通过或不及格"，以总结性评价为目的的评价标准不仅要具有良好的信效度，还要有很好的区分度，如何定义评价项目的等级或分值权重将是重点。若评价主要承担识别专业领域的薄弱点，以直接朝着最终改善的目标去进行继续学习，此为形成性评价，形成性评价通常被认为是教育系统中的独特环节，但这一环节正是教学和评价互相交叉的地方，形成性评价必须注意给予形成性反馈，以免有意外的负面影响。因此以形成性评价为目的的评价标准更倾向于教育属性，对信效度的要求相对较低，更注重内容的实际性与指导性。

四、评价对教育的影响

权威评价的一个明显后果就是能影响到教师对教学、学生对学习的选择。只是承认学习者会根据学习的内容和考试的要求以不同的方式来调整自己的学习动机这还不够，我们应该利用这一现象，有意地设计评价系统，以引导学习者向我们期望的方向努力。评价的教育影响指评价促进学生做出教学积极意义的准备。评价的催化效应指评价在某种方式上提供了结果和反馈，并创建、提高和支持教育，进一步推动了学习。这种催化效应能影响医学教育培养方案及课程设置，为医学教育改革提供动力。然而，有时考试对教育和学生的影响可能是意想不到的和消极的，例如使用核查表按照执行动作来评分，那么考生可能学会钻评分表的空子，通过声明或执行诸多在实际工作中不会做到的操作步骤，从而得到较高的分数。如果被评价者提前获知核查表的内容，可能变相地促使死记硬背的行为，这样的行为也会导致评价结果的不可靠性。为了避免评价带来的消极影响及减少潜在的效度威胁影响，可以尝试对评价条目赋予不同的权重，将过度行为和不必要的患者管理策略纳入扣分处理。

五、良好评价的标准

在前面我们已经讨论了很多与评价标准密切相关的因素，为了提高评价的质量与结果的有效性，在建设评价标准时通常需要考虑以下几点：

1. 明确三大要素，即明确评价的目标及内容是否与教学培训目标一致；明确此次评价的目的是形成性评价还是总结性评价；明确被评价者所处的发展阶段。

2. 根据最适原则选择评价方法,可以是单一的评价方法,也可以是多元的评价方法。

3. 评价的教育影响及催化效应,应该能够产生量化的、叙述性的反馈,并与后期的教学与学习的改进直接相关联。

4. 信度与效度是衡量可信度与有效性的金标准,尤其是一个高规格通过性考试(如医师资格考试或住院医师规范化培训结业考试),必须满足监管机构和对患者负责的相关标准,以及对考生的公平性和公信度。

5. 进行可行性分析,评价应该是实用的、现实的和明智的,要考虑到环境和背景,基于模拟的评价除了要考虑硬件配置的可行,还要考虑专业技术需求及人力成本。

第三节 评价工具的设计及信效度

评价工具是指与评价方法紧密联系,用来衡量或判断考生的能力表现,并进行某种类型的分数赋值的量表。可以用于评价和判断被评价者表现的工具不计其数,但无论这些开发的工具是否在之前被证实过可靠有效,都不能直接拿来使用,一方面这些工具的内容会很快过时,另一方面工具的信效度证实建立在使用该工具所得到的数据之上,一旦该工具在新的或不同的环境中使用,都需要重新认证信效度。本节将介绍如何用科学的方法设计出有效的评价工具。

一、在基于模拟的评价中最常用的两类评价工具

在基于模拟的评价中目前国际上最常用的两类评价工具是核查表(checklist)和等级评分表(rating scale)。在设计评价工具之前应先确定采用哪种类型,我们先来了解一下这两种类型评价工具的具体特征及区别。

1. 核查表 核查表是对模拟教学中的行为或结果进行列表,对这些行为或结果进行逐项评价。核查表通常是"二分型"的,用"是"或"否"("执行"或"不执行")表示。核查表清单对应的是该项目的最佳操作流程,流程越细化,评价的客观性越高。当需要学生掌握某个项目的具体操作过程时,通常会选择核查表,针对初级阶段的学生常常采用这种类型的评价形式。优点是评价项目具体客观,即使是非专业人士经过短期培训后也可以作为评价人。缺点是在体现学员能力水平上存在不足,只能判断是否执行了某一个动作,但是对执行该动作的质量无法区分高低(表7-3-1)。

表7-3-1 心肺复苏操作核查表

任务	完成	未完成
评价现场环境		
评价患者意识		
启动呼救		
评价患者循环呼吸		
实施胸外按压		
开放气道		
实施人工通气		
使用 AED		

2. 等级评分表 等级评分表是对某项任务完成整体情况进行分级评价,以具体任务为单位,将评价表现中的数个通用参数作为一个整体来评价完成质量,通常采用5级评分法,1分——极差,2分——差,3分——一般,4分——好,5分——很好。与核查表相比,等级评分表采取一个更整体、更全面的观点看待被评价者的表现,而不是仅关注某个单独的方面,可以更好地评价某项任务的完成质量,有效地评测特定指标,尤其是那些复合型或多维度的指标,如沟通交流技巧和团队协作等。缺点是等级评分表没有具体的细则,与核查表相比其评价较为主观,必须由经过培训的专业人士进行评价,在评价前必须要对任务的不同等级形成共识,对等级做出清晰明确的定义(表7-3-2)。

表 7-3-2　心肺复苏操作等级评分表

任务	等级				
	1	2	3	4	5
患者评价	1	2	3	4	5
胸外按压	1	2	3	4	5
开放气道	1	2	3	4	5
人工通气	1	2	3	4	5
使用 AED	1	2	3	4	5
球囊辅助通气	1	2	3	4	5
双人配合	1	2	3	4	5

等级说明：1. 很差，不能接受需要补考；2. 较差；3. 平均，能接受的少数缺陷；4. 较好；5. 优秀，超出期望。

由于两种类型的评价工具都有其优缺点，可以将两种评价形式结合在一起进行评价。

二、评价工具的设计方法

前面已经介绍了国际上常用的两类评价工具，国内在模拟教学与评价中使用的评价工具大部分属于核查表的类型，通常对评分细则赋予了具体分值。由于国内的医学模拟教育起步较晚，目前尚缺少国内公认的用来评价医学生临床能力的测评工具，评分标准各级各类院校之间有较大的区别，通常由各医学院校的专家小组自行设计使用，设计过程大都缺乏科学性、严谨性，较少有对评价工具进行信度、效度检测的报道。然而，要想通过评价得到客观、真实、有效、系统的结果，并能对模拟教育的发展提供更多的支持证据及改革依据，用科学严谨的方法设计出具有较高信效度的评价工具至关重要。

为了保证评价工具的权威性及较高信效度，通常使用德尔菲专家法（Delphi method）完成评价工具的制定。德尔菲法本质上是一种反馈匿名函询法，其核心是通过匿名方式进行几轮函询征求专家的意见，由设计小组对每一轮意见汇总整理，作为参考资料，再发给每一位专家，供专家分析判断，提出新的意见，如此反复，意见逐步趋于一致，得到一个比较一致且可靠性较大的结果。

经典德尔菲法在第一轮专家咨询时提供一系列开放式问题，请专家自由回答或提供信息，优点是可以收集到丰富信息，但工作量极大，研究周期较长。改良德尔菲法在第一轮专家咨询时直接提供结构化问卷供专家判断评分，同时鼓励专家尽可能多地提供建议和补充观点，其最大的优点在于为所有的专家提供了一个共同的基础框架，既能增加研究结果的准确性，又缩短了研究周期。目前多使用改良德尔菲法进行评价指标构建及评价工具研制。改良德尔菲法具体操作步骤及注意事项如下：

第一步：首先要确定评价的对象、评价的目的，选择相关人员成立研究小组，研究小组的主要任务是拟定初期评价表内容、研究确定咨询专家、编制专家咨询表、发放回收专家咨询表、对专家意见进行整理、分析等。初期评价表内容通常结合文献查阅、专家访谈、小组讨论等方式拟定。

第二步：编制专家咨询表，包括背景资料介绍、专家一般资料问卷、初期评价内容咨询表、详细的填表说明、回收期限、联系人及联系方式等。备选条目的重要程度依据五分法分为 5 个等级：很重要、重要、一般、不重要、很不重要。专家对条目的熟悉程度也分为 5 个等级：很熟悉、熟悉、一般、不熟悉、很不熟悉。判断依据分为理论分析、实践经验、同行处了解、直觉四类。专家依据咨询表内容，逐条提出自己的意见并说明理由，包括删除无关条目，添加遗漏的相关条目，修改已列条目内容等。

第三步：选择确定合适的专家进行函询，德尔菲法的关键是对专家的选择，选择的专家应具有一定的代表性和可靠性，根据相关研究，选择的专家人数以 15～50 人最为适宜。在确定专家入选时，要根据专家选择的三个原则（代表性、权威性、积极性），综合其他方面选择专家，应涵盖医学专科、模拟教育、心理计量学三大领域的专家。

第四步：安排专人负责发放回收专家咨询表，可以采用邮寄或 E-mail 等形式进行。随着现代信息化技术的发展普及，采用电子邮件的方式更方便快捷。

第五步：将第一轮收集的咨询反馈表进行整理汇总，并根据反馈意见修改咨询表内容，将所有专家反馈列在一张改进清单里，所有的反馈信息都匿名化，所有的改进建议都重点标出。

第六步：将修改后的第二轮专家咨询表分发给各位专家收集意见，每名专家就是否同意增添、删除、或修改某条目投票，以便做第二次修改。逐轮收集意见并为专家反馈信息是德尔菲法的主要环节。收集意见和信息反馈一般要经过三四轮，直到可以得出比较统一的意见为止，最后对专家的意见进行综合处理，编制成正式的评价工具。如果是用于高风险评价的评价工具，可以增加预评价测试环节，通过信效度检测进行验证，确保评价结果能真实有效地反映评价目标。

应用德尔菲法也存在不足，即评价结果受专家主观制约，德尔菲专家法的可靠性程度可用专家积极系数、权威程度、专家意见集中程度及专家意见协调程度等指标来衡量。专家积极程度是指专家对本项研究关心的程度，主要是通过调查问卷的回收率来表示，一般而言，达到 50% 的回收率为可接受，达到 60% 表示回收率好，超过 70% 的回收率说明专家积极性高；专家权威程度一般由专家评分的判断依据和专家对问题的熟悉程度这两个因素决定，相关研究表明专家权威程度系数>0.7 表示有较好的可信度；专家意见集中程度是用指标重要性赋值均数（Mj）进行表示的，数值越大说明该指标的重要性越高；专家意见协调程度用变异系数和协调系数来表示，主要是体现所有专家对指标意见的一致性，同样可以衡量咨询结果的可信程度。

三、评价的测量学指标

目前，由于模拟培训与评价在国内的普及以及统计测量学的广泛应用，研究者普遍运用相关测量学指标来解释评价的质量和结果。在上一节提到的关于评价的催化效应，就是基于对评价结果的分析与反馈。对于医学类的总结性评价，包括实践能力考核均可以使用教育测量学指标进行评价，通常用信度、效度指标对评价结果的可靠性及有效性进行验证评价，对于选拔性质或者竞赛性质的考核评价，通常还用难度、区分度来进一步解释考核结果的合理性、有效性。

1. 信度指标信度（reliability） 又叫可靠性，是反映测量结果受到随机误差影响程度的指标，是评价测量质量的最基本指标。是指采用某种评价工具所测量的结果在不同条件下所具有的可重复性，是对测量的一致性程度的估计。测量结果的稳定性或一致性越高，信度就越高，表示该测评工具越稳定。比如同一个人连续 7d 用电子秤测得的体重数基本一致，说明这个电子秤具有高信度。对于信度的检验主要采用重测信度分析及内在一致性分析。

重测信度是指用同一工具、两次或多次测定同一研究对象，所得结果的一致程度。重测信度用重测相关系数来表示，相关系数越大，则重测信度就越高，研究工具的稳定性越好。

内在一致性是指组成研究工具的各项目之间的同质性或内在相关性，内在相关性越大或同质性越好，说明组成研究工具的各项目都一致地测量同一个问题或指标，其信度越高。对于一致性信度的检验，有项目折半分析法和克伦巴赫（Cronbach）系数法两种方法，克伦巴赫（Cronbach）系数法是目前评价中使用最广泛的信度测评方法，它能够反映出考核指标的一致性程度和内部结构的良好性。信度系数要求在 0.6 以上，>0.7 是认为信度较高，达到 0.9 以上为最好。

2. 效度指标效度（validity） 也称有效性，通常是指考试结果能否准确地表明所要测量的特征或功能的程度，或指某一测量工具在测量某项指标时所具有的准确程度，是评价测验或量表质量的又一重要指标。比如 7 个体重完全不同的人用同一电子秤测量，测得的体重数相近，没有正确地反映出 7 人体重的不同，说明这个电子秤的效度很低。效度是一个相对程度上的概念，只有高低之分，没有"有""无"之分。效度有结构效度、内容效度、效标关联效度三大类。

内容效度是指评价量表的内容与预定要考核评价内容的一致性程度，即评价量表内容对所要考核评价的全部内容的代表程度。内容效度分析最常用的方法是专家判断法，由多个学科的专家对测验题目及评价标准与所涉及内容范围的符合程度进行判断。要提高量表的内容效度，最重要的是量表条目内容与医学生或住院医生所要求学习的课程目标一致，即评价的目标要与医学教育内容相符；其次是指标内容要正确反映学生所处的水平。

结构效度又称构想效度，是指一个测验分数能够说明所要测量的理论结构和特质的程度，举个例子，如果我们要测量住院医师的职业胜任力，那么就要构想住院医师职业胜任力的组成方面，并且要构想出与其相应的测量工具，哪一种构想更贴近住院医师职业胜任力的本质特征，哪一种方案的结构效度就高，否则就低。通常用因子分析法进行结构效度的验证。

效标关联效度法是另一种检验测试效度的常用方法。这种方法首先要寻求一种可靠的效标，然后求出测试结果与效标的相关系数，该相关系数则为效标关联效度，通常利用积差相关法求效标关联效度，效标关联效度值一般在 0.4～0.8 之间。效标关联效度可以用一个公认有效的量表（金标准）作为效标，如果缺乏公认的"金标准"量表，也可以用自主评定的方法作为效标。

信度与效度并不是相对孤立的两个方面，既有区别也有关联。信度是结果一致性的程度，效度是结果准确性的程度，信度反映了考试中随机误差的大小，而效度反映了考试中系统误差的大小。信度是效度的必要非充分条件：信度低，效度必然低；信度高，效度未必高。另一方面，效度是信度的充分非必要条件：效度高，信度必然高；效度低，信度未必低。因此，高信度是高效度的前提。

3. 难度　难度指测评项目的难易程度，是评价考题及评分标准拟定得好坏的指标之一，同时也是反映考试质量的重要指标之一，可以衡量评价内容是否适合学生的知识和能力水平。通常以难度指数 P 表示，P=X/W（X 为某题全部考生的平均得分，W 为该题的满分）。项目的难度对测量的信度与效度产生直接影响。对于测试的难度，按 P 值划分等级，一般认为：P<0.3 为难题，0.3<P<0.6 为较难，0.6<P<0.8 为中等，0.8<P<0.9 为较简单，P>0.9 为简单。

4. 区分度　区分度也叫鉴别力，是指测试题目对学业水平不同的学生的区分程度。是评价测试质量，筛选试题的主要依据。单从区分度来看，对于以选拔为目的的常模参照测验，其数值越高该题目被采用的价值越大。根据相关研究报道，区分度在 0.4 以上为优良；0.30～0.39 为合格；0.20～0.29 为尚可，但需修改；0.19 以下为差，应该淘汰。

在相同因素下，信度会随着区分度的变化而变化，而且信度改变的敏感性大于区分度，也就是说信度会随着区分度的提升而提高，而且增长幅度比区分度更快。

难度和区分度都是相对的，是针对一定范围的测验者而言。一般来说，较难的题目对于高水平的被试者区分度高，中等难度的项目对于中等水平的被试者区分度高，较易的项目对于相对低水平的被试者区分度高。难度与区分度的关系不能简单数字化、概括化，而是需要将难度与区分度结合评价性质、评价目的与要求、命题立意、设计思路和教学实际等多方面一并考虑。

第四节　OSCE 的设计与实施原则

客观结构化临床考试（objective structured clinical examination，OSCE）最早由英国 Dundee 大学的 Harden 教授于 1975 年提出，是一种客观评价医学生和医师临床能力的考试工具。OSCE 主要通过事先设计好的一系列标准化模拟临床场景，使用模型、标准化病人或真实病人来测试考生的临床能力，考生在规定时间内依次完成各模拟场景中规定的任务，由考官或标准化病人对其表现进行评价；测试内容主要包括临床技能操作、临床资料的收集、文献检索等。

1993 年，在美国中华医学会（China medical board，CMB）的资助下，OSCE 被引入我国，三所医学院校率先采用 OSCE 考核评价临床技能。2003 年，由 CMB 资助、国际医学教育组织实施的"全球医学教育最低基本要求（global minimum essential requirements in medical education，GMER）"教学项目在我国 8 所医学院校开展。自此，OSCE 逐渐被广泛应用到我国各大医学院校的临床医学教学及考试中。目前，医师资格考试实践技能考试、各省市住院医师规范化培训结业考试实践技能考试也采用了 OSCE 模式。

OSCE 不只是一种具体的考核方法，而是提供了一种客观、有序、有组织的考核框架，从多个方面评价医学生的临床综合能力，包括知识、技能及职业素养。典型的 OSCE 具有如下几个特点：①有多个考站，从多个方面测评考生能力，每个考站考察学生的一种能力，每种能力可在一个或多个考站进行考察；②考核方式多样化，有些考站通过笔试的形式回答问题，有些考站则需要进行相关技能操作或与病人进行沟通、采集病史等；③整场考试均经过精心规划，提前设计考试蓝图，有明确的考核内容、考核目标、考核项目等；④所有考核项目均使用详细且客观的考核评分表，每个考站由两位及以上的考官对考生的表现做出评价，以保证考试的客观性及可靠性；⑤ SP 或病人在面对不同考生时的表现应相同或几乎相同，以保证考试测量标准的同致性。

现今，OSCE 已被广泛应用于各种医学生和住院医师的考核评价体系中，目前常用的 OSCE 考核形式主要是分站考核，共有 6～20 个考站不等，每个考站的考试时间为 5～20min 不等，所有考生均需轮转每个考站，整场考试的时间为 2～3h。根据考核内容的不同，考站一般可以分为以下几类：① SP 技能考站。此类考站主要通过 SP 的配合来进行评价，考查考生的问诊和体格检查技能，一般由考官和 / 或 SP 来对考生的表现进行考评；②非 SP 技能考站。此类考站通过某些模拟的设备或装置来进行，考查考生的临床技能操作掌握情况，考生需完整演示操作过程，如胸穿、腰穿、换药拆线等，一般由考官来对考生的整体操作过程进行考评；③非操作技能考站。此类考站不需要考生进行技能操作，以笔试或机考为主，考查考生的辅助检查结果的判读、文献检索、病例分析等其他能力，一般由考官或计算机直接评分。

作为一项临床综合能力评价的重要教育工具，OSCE 的组织既要有丰富的理论基础，又要具备很强的实践能力，一般主要从以下几个方面着手设计和实施。

一、OSCE 的团队构建

一个有组织的 OSCE 团队主要包括考务团队、考官团队及 SP 团队，其中考务团队是考官团队和 SP 团队的枢纽，将三个团队连接到一起，以保证 OSCE 的顺利运行。

1. 考务团队　我国大部分医学院校的 OSCE 考务工作主要由教学管理部门来完成，考务团队中，有领导者、管理者、计划者、计时员、数据管理者、数据分析者、督察员、用物安排者等角色。为了保证 OSCE 的顺利实施，考务团队的培训是必不可少的。根据每次考试任务的不同，OSCE 考试的人员安排以及所需要的物料会有所不同，这就要求考务团队必须经过专业的培训，清楚了解考试的重要性及考试前后的各项工作事宜，有明确分工，才能更好地开展考试。

2. 考官团队　一个标准化的考官团队是保证 OSCE 考核评分信度的必需条件，考官的评分不仅取决于标准化的评分标准和考官考前培训，更与考官的临床经验有密切联系。因此，在构建 OSCE 考官团队时，一般会选择考试相关学科的临床医生或护士。有些院校在 OSCE 考核过程中也会使用由 SP 来担任部分 SP 考站的考官，有研究表明，SP 的考核评分与临床医生作为考官的考核评分具有很好的相关性。不论考官由何种人群担任，不同考官对同一考生的表现会产生不同的评分结果。因此，为了保证考试评分的标准性和客观性，所有考官在每次考试前都需进行统一培训，在考官之间形成统一的评分标准及评分要求，保持评分尺度的一致性，确保考试的信度和效度。

3. SP 团队　标准化病人是 OSCE 考试的重要组成部分，需要有专人来招募、培训和管理。一般 SP 都是由健康的志愿者或者是有某些特定临床体征的真实病人来扮演，由各医学院校自主培养或在社会上招募。他们的主要任务是遵循病历脚本标准化地模拟真实的临床病人状态，回答考生的问诊或者接受相关的体格检查，并且要保证在不同考生之间保持同样的表演标准。一个合格的标准化病人应该要有一定的医学知识储备、有良好的表演能力和沟通能力，并且还要具备评价反馈能力。

二、OSCE 的蓝图设计

在保证了 OSCE 的团队建设之后，设计 OSCE 的考试内容就是重中之重了。OSCE 的考试内容，需根据考试需求及考试目标等来确定设计考试"蓝图"，为整个考试的实施提供指导，进而确定考试的主题及选取合适的病案、评分标准、考官、SP 等，以保证考试内容具有代表性，能有效评价学生的综合临床能力，保证考试质量。

考试蓝图的制定需明确几方面的内容：①明确所要考查的临床能力，选择考查的临床技能及相关内容，要与教学目标相一致；②事先确定好考试的时间、考站总数、考站时间长短，为了达到良好的考试信效度及考试可行性，通常 OSCE 考站的数量控制在 14~18 个，每个考站的考试时间为 5~10min；③选取的考试题目具有代表性，能反应课堂中所教授的内容，覆盖所要测试的临床实践能力，保证测试效度；④考核题目所代表的知识内容和学习水平应有梯度，难易程度按比例分配。

OSCE 考试病例的设计和编写是整场考试的重点，选取何种考站类型及考察形式，每个考站选取什么病例来作为考核主题，都是在制定考试蓝图之后需重点确定的事项。一般病例编写人员会在考官团队中抽选，或由相关领域的专家来进行指导。为了更好地编写考站病例，一般会从参考文献中选择一个已经成熟的案例来作为模板，或由本院校的相关专家组织讨论集体编写。通常技能类考站病例编写要涵盖以下几个方面的内容：

1. 考站信息　包括考核主题、考生水平、考核目标、本站考试时间。

2. 给考务人员信息　包括考试所需用物耗材数量、考场布置标准、SP 考站所需 SP 的年龄性别等相关特征。

3. 给考生信息 即考试题干,包括本站考试任务、考站模拟场景、考生在本考站的身份及其他补充信息。

4. 给考官信息 包括考官角色、考生本站考试任务、考站模拟场景、需要由考官提供给考生的信息、其他与考站相关的临床信息或临床指南。

5. 给标准化病人信息 包括所扮演角色的性别、年龄、职业、知识水平,主诉及现病史、考试过程中应该说和不应该说的、特定问题的特定标准化回答模板及其他注意事项。

此外,最重要的是评分标准的设计。一份合格的评分标准,既要能高信度地使不同考官评价考生能力时保持一致性,也要高效度地区分不同考生的能力水平差距。一般考站病例的编写和评分标准的设计由同一个专家或同一个团队来完成,评分标准所有的条目都是对考试目标的反应,需紧跟考试目标来编写,考官使用和 SP 使用的评分标准也应相一致。具体关于评分标准设计已在本章第三节详细说明,此处就不再赘述。

三、OSCE 的项目实施

OSCE 考试蓝图设计完成并不表示已经可以进行一场合格的考试。对于一场 OSCE 考试,所有的考务人员需有统筹安排,考生、考官、SP、考务等多方人员需要协调,各个方面都会影响到考试的运行,考前要做好万全的准备。

1. 考官管理 整场考试需要有专人来负责考官的整体安排,在考前明确每位考官所在考站及具体考试时间,考试中负责引导考官至相应考站,作为考官与考务人员之间的联络员,如有任何疑问及时传达解决。每次考前都要对考官专门进行培训,保证考试信效度,并制定专门的考官考务手册。考官考试手册一般包括以下几方面的内容:①考试背景、考试目标、考试方法、考站设计、考试时长、考试时间等介绍;②考官执考流程:考试前、考试中、考试后各个时间段考官需执行的各项任务及注意事项;③考官执考要求。

2. SP 管理 确定考试内容、考试时间后,需从 SP 库中选择合适的 SP。通常每个考站需准备一个以上 SP,以避免 SP 长时间工作产生疲劳,影响考试效果。一般会提前向 SP 下发病例脚本,考试 1~2d 验收 SP 扮演的病例,如有同一个案例由不同 SP 扮演,需保证一致性。此外,如需 SP 作为考官做出评价,还需额外进行培训,以保证考试的信效度。

3. 考生管理 与以往的传统考试不同,OSCE 考试是多站式考试,多个考站同时开始考试,考生每次进入一个考站考试,到时间后轮转至下一考站,直至考试结束。因此,需要在考前明确每个考生的考站轮转顺序,包括从哪一站、哪个房间开始,按什么方式去轮转,以及精准到每站考试时长、每站轮转的时间、每站用物设备还原时间、是否需要中途休息站、休息站时长等时间分配,并提前下发给考生。为了保证考试顺利运行,考生考试过程不受其他因素影响,考试时需设置有专门的考生引导员,负责考试时核验考生身份、引导考生进、出考站及考站轮转。

4. 考务管理 在一场大型考试中,考务需要完成的工作众多而繁杂,是整个项目的基础保障,所有的工作都由其组织、协调、参与,明确的分工能提高考试执行的效率。

(1)考场布置:考务人员需在考前根据考试要求在考站内摆放相应的物品,并在考试期间保证各考站模型模具运行良好、及时补充用物耗材。值得注意的是,在布置考站时,需要考虑到考站的空间大小及试题所需要模拟的考站环境,例如,考察查体的考站,需要摆放有诊疗床,模拟病房或门诊检查室的环境。

(2)考试材料保管、试卷收集整理:需配有专门人员负责考试期间考官评分标准、考官评分表、SP 脚本、SP 评分表、学生题卡等考试材料接收、保存、发放和收集,并严格遵守保密规定。

(3)考试计时、监控:多站式的考核中,为了保证考生有秩序地轮转,需有人负责考试计时,在每一站考试开始及结束均有提示。另外,有些院校在考试过程中会用到视频监控设备,因此需要有专门的技术支撑人员来负责维护视频设备的正常运转。

(4)志愿者组织、培训:OSCE 考试的技能操作站,有时会需要有助手的帮助,通常会选择志愿者加入。此外志愿者还在考站轮转期间,帮助把每个站点的考试物品全部归位还原以备下一轮考试。所有的志愿者在考前也要经过专门培训,向志愿者详细介绍考试流程及考试过程中的职责,并强调安全保密原则。

(5)后勤保障:考务人员中还要有负责各类标识的制定粘贴的管理人员,负责维持考试秩序的安保人员,负责考生、考官医疗保障的医务人员,负责考试花销的核算、工作人员劳务费发放的财务人员,负责工作人员及考生的餐饮的后勤保障人员等。

四、OSCE 的评估与反馈

OSCE 的目的是检验学生的学习效果,因此考试之后的考试成绩整理和统计分析也是 OSCE 实施中必不可少的一环。考试成绩统计分析应及时反馈给学生和带教老师,以帮助发现学生知识的薄弱点,为学生后续的学习和老师以后的教学提供指导和改进的方向。

此外,对于整个 OSCE 运行的质量也需要进行评估检验、改进再评估。通常会采取问卷调查或座谈会的方式,了解考生、考官对于考试的反馈,找出影响考试质量的因素加以改进。或者可通过一些教育学的方法对考试的信效度、难度等进行评价,进而了解此次考试的质量,为之后的考试提供参考。

(吴　静)

推 荐 阅 读

[1] 戴菲菲,刘鹏,陈飞. 基于德尔菲法和层次分析法构建住院医师规范化培训核心人文素养评估体系. 中国医学伦理学, 2018, 31(10): 1344-1348.

[2] 董卫国. 客观结构化临床考试教程. 北京:人民卫生出版社, 2017.

[3] 刘鹏,苏义,史兆荣. 英国 GMP 对我国住院医师核心能力评估的借鉴. 解放军医院管理杂志, 2018, 25(3): 295-297.

[4] 刘瑞森,医生职业胜任能力与医师资格考试制度探析工程研究——跨学科视野中的工程, 2014, 6(2): 213-220.

[5] 时文馨. 临床医学专业学位硕士研究生临床实际能力考核指标体系的研究. 青岛大学, 2013.

[6] 张勤,涂文记. 客观结构化临床考试理论与实践手册:基于北京协和医学院的经验. 北京:中国协和医科大学出版社, 2018.

[7] Levine AI., DEMARIA TR.S, SCHWARTZ AD, et al. 模拟医学. 吕建平,译. 北京:人民卫生出版社, 2017.

[8] SCALESE RJ, OBESO VT, ISSENBERG SB. Simulation Technology for Skills Training and Competency Assessment in Medical Education. Journal of General Internal Medicine, 2008, Suppl 1(Suppl 1): 46-49.

[9] Sondra Z, Kachur EK, Kalet A, et al. 客观结构化临床考试(OSCE):计划和实施 OSCEs 的 10 个步骤及其他标准化病人的应用. 李海潮,主译. 北京:北京大学医学出版社, 2018.

第八章　医学模拟与科学研究

第一节　医学模拟研究的内涵与国内外研究热点

模拟医学的发展依赖于高质量的模拟医学研究的开展,通过模拟医学的研究能够客观评价模拟医学的教学效果,优化模拟医学的教学方法,拓展模拟医学的应用范围,完善模拟医学的结构体系。

医学模拟的研究主要包括两个方面:一方面是将医学模拟教学作为研究对象,旨在通过医学模拟技术和手段,提高教学效果,并通过有效的模拟医学教学评价反馈体系,保证教学质量。另一方面是将医学模拟技术作为研究手段,旨在临床工作中,通过医学模拟技术优化疾病诊断、治疗及康复等过程,进而更好地改善病人预后,提高诊疗质量。

医学模拟教学的发展经历了以下三个阶段,而当前模拟医学教学的相关研究也是围绕着这三个阶段而开展的。

第一阶段为硬件建设,主要是指模型的改进和医学模拟中心的环境建设。近年来,国家高度重视模拟医学教育,并投入了大量教学经费用于医学模拟中心的硬件建设,使得我国大型医学模拟中心在硬件建设方面已达到了国际先进水平。模拟医学中心的硬件建设是模拟医学顺利发展的前提条件,因此国内外已广泛开展了针对模拟医学中心建设标准的研究。由中国医师协会毕业后医学模拟教育专家委员会和中国医药教育协会医学模拟教育专业委员会共同起草的《医学模拟中心建设标准专家共识(2017)》对近年来我国及国际模拟医学中心建设研究进行了较为全面的总结,对我国模拟医学中心建设起到一定导向作用。

第二阶段为软件建设,包括模拟课程设置、师资队伍培养、运行管理机制、评价标准、中心持续发展等方面。虽然我国目前的模拟医学硬件建设接近国际先进水平,但是软件建设与医学教育先进的国家相比仍有一定差距,如目前国内模拟医学相关教材较少、课程体系尚不健全、鲜有多中心的模拟医学研究等。因此需要开展更多的符合我国实际情况及现有医学教育模式的软件建设研究,以进一步建设模拟医学教学师资队伍,改进模拟医学教学效果,完善模拟医学教学体系。

第三阶段为模拟医学教学的质量改进与效果观察。主要是通过总结教学过程中受培训人员的评价及相关数据,评估医学模拟教学效果,分析是否可以促进临床能力提升、医疗质量改进以及医疗安全的提高,发现教学中存在的问题,并对教学方式、方法进行改进,提升模拟医学的教学效果。该阶段的研究是模拟医学教学研究的重点,也是国内外模拟医学研究的热点。

未来,医学模拟将被整合到医院运营、管理、临床医疗等各个层面,完善各种诊疗管理流程、促进医院建设,提高医疗质量。医学模拟技术在临床医疗中的应用范围正在逐渐扩展。利用医学模拟技术,如三维重建、3D打印、增强现实等技术,可在疾病的诊断和治疗过程中,更加形象、具体、准确地为临床医生提供疾病信息,并协助临床医生制订诊疗方案,为疾病精准诊疗提供强有力的保障。

第二节　医学模拟的研究内容与方法

医学模拟以教学培训与评价考核作为主要手段,因此教学与评价深植于其基因中。Walsh 等人于2018年分析了模拟医学领域最高引的 100 篇研究文献,发现这 100 篇最高引的文献主题主要涵盖:干预手段、工具评估/开发、表现评价、用户评估、课程体系开发五大方面。本节则围绕着五大方面,针对常见主题进行简要剖析。

一、教学模型与形式的研发与改进

教学模型是模拟医学硬件建设的重要组成部分，是实现模拟医学教学目标的有效工具。我国最古老的医学教学模型可以追溯到南宋时期的王唯一铸造的针灸铜人，现代医学模拟人可以追溯到挪度公司生产的复苏安妮，20世纪60年代南加利福尼亚大学计算机控制模拟人 SimOne。经过近一个世纪的发展，医学模拟教学模型从简单到复杂，从单一到综合，研发出多种教学模型，按照功能特征大致可分为局部功能训练模型、计算机交互训练模型、生理驱动模型和虚拟现实训练模型等。伴随教育技术的进步和医学教育的发展，为满足不断提高的医学教育的需要，教学模型的改进从未停止，近些年来主要的进步包括：

1. 基础解剖模型的改进　主要包括：①改进模型的解剖结构，使其更加接近人体结构，如中心静脉穿刺、硬膜外穿刺置管模型；②改进模型的材质，使其操作的手感更加接近人体组织，如用于缝合训练的人造肉；③增加操作评分系统和实时反馈装置，使得学员的操作正确与否能及时得到反馈，如心肺复苏模型，按压幅度是否正确能得到及时、直观的反馈。

2. 计算机交互训练模型的改进　由于智能语音识别技术的高速发展，已有在此技术基础上进行人机对话交互训练模型的研发。同时，计算机交互训练模型还可在手机等移动终端进行操作使用，打破了训练时间和地点的限制，更加有益于学员进行课前预习、课后复习以及利用碎片化时间进行学习，使学习更加便捷。

3. 生理驱动模型方面的改进　重点在升级改进模拟人的驱动软件，使其可模拟更多的生理和病理体征，病历库更加完善，便于教师开展更好的情境教学。电脑端和模拟人的连接由原来的有线连接转变为无线连接，更加便于操作。

4. 基于虚拟现实及增强现实技术的训练模型的改进　这是近年来发展比较快的一类模拟训练设备，这类模型主要用于专科操作技能培训，腹腔镜手术、宫腔镜手术、关节镜手术、超声心动等。其主要的改进是提高视觉仿真度与触觉的力反馈。触觉技术是本类模型改进与研发的重点，以往触觉技术的研发一直专注于设备的提醒功能，比如手机或手柄的振动反馈。随着技术的进步，目前更加专注于自然的触感，还原操作时真实交互的感觉。例如腹腔镜下手术，改进触觉反馈功能，让学员体验到实际分离、切割和缝合的感觉，进一步体验到类似临床真实操作的感觉。

二、模拟医学教学方法设计与教学法（instructional design and pedagogy）的研究

（一）模拟教学课程的设计与开发

目前教育课程开发的最佳实践强调用六步法来识别问题，并进行全面的需求评估，以确保教育和人力资源的合理配置，评估教育干预的影响，也从管理角度确保投入的回报最大化。教育课程开发的具体步骤包括：第一步，识别问题和整体需求评估；第二步，目标学习者的需求评估；第三步，目的和特定可测量的目标；第四步，教育策略；第五步，实施；第六步，评价和反馈。因为课程开发过程的每一步都需要评估、评价和特定的反馈这一点很重要，因此，它们是教育和模拟研究的自然目标。

（二）模拟教学方式方法的研究

现代医学教育强调以学生为中心，强调胜任力的培养。在这个教育理念指引下，产生很多教育教学方法，如以案例为基础（case-based learning，CBL）的教学模式、以问题为中心（problem-based learning，PBL）的教学模式、以团队为基础（team-based learning，TBL）的教学模式、微课程（micro lecture）、大规模开放在线课程（massive open online courses，MOOC，即慕课）等。随着现代教育技术进步，模拟技术成为医学教育的重要教学手段，模拟教学已经成为理论教学到临床实践教学的重要桥梁，模拟教学已经整合到各类医学人才培养体系中，成为医学人才培养过程中重要的一个环节。在长期的实践过程中，模拟教学也形成一些具有自身特点的教学方法，本节从以下几个方面进行概述。

1. 基于局部功能训练模型或虚拟训练设备开展的操作技能训练　是开展最普遍的、最常用的培训方式。借助模型做单一基本操作技能训练，如胸腔穿刺、心肺复苏等；借助虚拟仿真器械开展的各项专科技能训练，如腹腔镜、气管镜操作训练等。这类教学方式主要目的是规范操作手法、熟悉操作流程，可以用于医学生、住院医师甚至是专科医师的训练。

2. 情境教学（scenario-based learning）　利用各种教学模型、设施设备模拟临床场景，结合一定的病例，

让学员置身于模拟的临床场景，对相应病例进行诊治。这个过程不但对某些操作技能进行训练，更关键的是即在模拟临床情境下，学员的临床决策能力，团队管理，团队协作、情景意识，交流沟通等多种能力得以训练。比较成熟的课程如危机资源管理模拟培训（crisis resource management，CRM）。

3. 混合模拟（hybrid simulation）　根据培训目的，混合应用几种模拟形式开展教学，如标准化病人与各种操作模拟的混合使用、SP 在情境教学中的使用等。这种教学方式有助于在做技能训练的同时，融入人文关怀、沟通交流等能力的培养。

4. 原位模拟（insitu simulation）　在真实的临床场景中，而不是模拟中心开展模拟教学。能够让学员体会到临床工作的氛围、压力，从而更好地训练学员的非操作技能（non-technical skills），同时，一些原位模拟可以与医院管理整合，用来优化医疗流程，发现已有流程中的不足。

5. 跨专业培训（interprofessional education，IPE）　IPE 是指两种或两种以上的专业相互学习以达到改善合作和服务质量的教育过程，是以"器官系统为体系"的教学理念融入模拟教学。模拟教学可以提供多种教学环境支撑 IPE 开展，如情境教学、虚拟现实（virtual reality，VR）、增强现实（augmented reality，AR）等可给学员提供丰富的、可视化的有关该系统医学知识，模拟临床常见疾病诊疗流程，横向、纵向解读各学科之间的联系。

6. VR/AR/人工智能（artificial intelligence，AI）及互联网技术的应用　目前医学教学资源局限于二维的文本、图像、声音、动画、视频等形式，学生的个性化、差异性学习需求不能很好地得到满足，无法更好地模拟临床场景，最终导致教学过程体验不佳、学习效果不理想。随着第五代移动通信技术（5th generation mobile networks，5G）技术的开发及应用，VR 教学与 5G 通信技术深度关联，让虚拟现实技术更广泛、更有效地应用到模拟医学之中，模拟教学走向智能化、学习趋向自主化、学习环境日益丰富化、学习资源更加多元化等方面。模拟医学教学将呈现教学内容情境化、学习过程模拟化，为学员提供沉浸式、实践式、交互式的虚拟现实教学和培训环境。5G、VR、AR 及 AI 技术的融合，将为模拟医学教学带来全新体验的"超级视野"，将以前所未有的方式去感受模拟医学。"互联网+"技术的发展，将使模拟医学教学不再拘泥于时间、地点等客观因素的限制；医院数字化服务及医疗大数据将为教学、科研提供更加全面的资料；远程诊断、远程影像、远程监护、远程技术指导、远程手术操控等远程教学将更好地服务于模拟医学教学。

（三）模拟教学效果的评价

模拟医学教学可以应用于各层次学员的学习，而且在各专业的应用频率及范围正在逐渐增加。医学模拟技术的应用可以让学员在保障病人权益的前提下学习必需的操作性和非操作性的临床技能，前者依据专业和学习阶段的不同有一定差别，后者包括医患沟通、团队合作、临床思维等。模拟医学教学方法有很多，各种模拟技术可以相互结合，并能与传统教学方法进行互补，因此课程设计逐步趋于多样化。与此同时，对教学效果评价的重要性也突显出来。通过及时获得教学相关的资料，包括反馈、考核成绩等，并对其进行分析，评估课程设计的合理性和对学员学习效果的影响，进而不断改进和优化课程设计，最终达到提高学员能力和改善病人预后的目的。

模拟医学教学效果评价的内容可以用 Kirkpatrick 四层次模型进行概括。

层次一，反应（reaction），即学员对接受模拟医学教学的感受。学员和教师是教学活动的直接参与者，通过座谈、调查问卷等方式调查学员对课程的感受，可以了解教学方式方法是否得当，以不断对课程进行改进，最终使课程能够最大限度地满足学员的学习需求，并达到最佳教学效果。Nancy M. Brim 等人为了统计学生接受模拟医学教学的经历并评价模拟医学教学对学生内科学学习效果的影响，开展了一项长达 6 年的前瞻性研究，研究选取了 327 名哈佛医学院三年级学生作为研究对象。在此期间，学生首先学习了一门针对心肌缺血的模拟医学课程，之后陆续进入医院学习内科学课程。研究人员在这段时间对所有学生进行了问卷调查，以统计学生对该课程的看法和评价。统计结果表明，几乎所有学生认为该门课程有益于内科学课程的学习，多数学生表示模拟医学课程应该作为内科学学习中的常规部分，且建议增加学习时间。而且，与传统教学方法相比，学生更喜欢模拟教学方式。综上，模拟医学课程在教学中有很好的反响，并且有益于相关课程的学习。

层次二，学习（learning），即学员接受模拟训练后知识、技能和态度等提升的情况。教学的目的之一是提升学生的理论知识及技能水平，通过对教学前后或不同教学组学员成绩的比较，可以明确模拟教学的有效性及实用性，从而进一步推广模拟医学教学的应用，并改进教学方法。Adrien Cuisinier 等人为了研究一项以模拟为基础的多发性创伤课程对医学生一线处理多发性创伤能力的影响，开展了一项前瞻性研究。该研究选取重症监护病房的实习生作为研究对象。研究人员首先对学生在接受培训前处理模拟创伤病人的能力进行了评估，之后学生参加了多发性创伤课程，并在课程结束后再次对学生处理模拟创伤病人的能力进行了评估。通过对课程前、课程后学生的技能操作成绩进行数据分析可以得出，学生培训后的成绩较培训前明显提高，说明模拟医学教学技术的应用有助于提高学生的临床技能。

层次三，行为（behavior），即学员是否将模拟训练中获得的知识、技能和态度等应用于临床，在临床实践中出现行为的改变。模拟训练的目的之一是让学员在真正接触临床前便对临床工作有一定的心得和感知，从而更好地适应临床工作。因此，针对这一方向的研究也十分重要。Heinz R. Bruppacher 等人为了确定模拟为基础的训练和互动研讨会这两种教学方式哪种会让学员在临床中更好地为病人进行心肺分流术，进行了一项前瞻性单盲随机对照试验。两组学员同时学习了心肺分流术的教学大纲，之后分别进行了高仿真模型训练和互动研讨会。研究采用麻醉医师非技术技能全球评定量表和预期临床行动检查表的方式对学员进行考核。研究人员在学习前后对学员进行停止病人心肺分流术的操作过程进行考核，结果显示，两组学员在学习前表现相似，而在学习后，模拟训练组的表现明显好于研讨会组，说明模拟训练可以更好地训练该技能。

层次四，结果（result），即学员的行为是否改善了病人的预后。医务人员需要将学到的知识应用于病人的救治，改善病人的预后和生存质量。因此，针对模拟训练对病人预后影响的评价是十分重要的。Hassan Khouli 等人的研究目的是探究中心静脉置管中无菌操作的最佳教学方法。研究采用单盲随机对照试验，研究对象为 47 名第二年和第三年内科学住院医师。将这些学员随机分为实验组及对照组。首先对两组学员进行了中心静脉置管的培训，最后考核内容是学员的无菌操作和导管相关性血流感染（catheter-related bloodstream infection，CRBSI）发生率。考核结果表明医学模拟训练结合视频教学学习的学员 CRBSI 的发生率与未接受培训的学员相比明显降低，提示应用医学模拟技术对中心静脉置管及无菌操作进行培训效果显著。

目前国内外均有很多评价模拟医学教学效果的研究，但与国外的研究相比，国内关于模拟医学教学对病人预后影响的研究较少，在实验设计、数据统计等方面与国外的研究尚有差距。

通过模拟医学课程的质量评估结果支撑模拟教学的发展。完善的质量评估体系是模拟医学课程体系建设质量的保证，对学员、教师、课程的评估是教学评估体系的重要内容。学员主观评估是模拟医学课程考评体系中的重要环节，对于促进操作性和非操作性课程发展及软硬件设施建设有着积极的作用。但评估仅仅是一种手段，其目的在于促进模拟医学教育提高培训水平和教学质量，检验模拟医学课程质量的最终考核标准应为学员在实践工作中是否具备解决临床实际问题的能力。

（四）促进模拟医学从单一课程向课程体系、学科方向转变

目前，国内外对于模拟医学课程体系建设尚未统一，一般运用多种教学理论，如建构主义理论、社会学习理论、经历式学习理论、反思性实践理论等，建设多种形式的单一模拟课程，如技术型课程及情境模拟课程来创建拟真的环境，让学员进行演练学习。国内的模拟医学课程除了针对相应的医学教育工作者及各个层次的医务人员以外，还包括一些非医疗专业的社会群体，如飞行员、空中乘务组、警察、消防员等。通过模拟各种工作场景中的突发事件进行急救培训，快速提升不同社会群体对常见公共卫生突发事件的应急处理水平，在普及全民医疗知识的同时也扩大了模拟医学在社会中的影响，因此课程建设更加容易得到各方面的支持与资助，促进了我国模拟医学学科理论体系的构建。模拟医学课程体系建设是一个系统工程，其课程设计遵从既定的设计原则，设计过程复杂多样而又有规律可循。研究模拟医学师资团队建设、课程的设置与构建、课程的运行与维持、课程的评估与改进是提高模拟医学课程建设质量的关键。紧跟信息时代各项技术的最新发展，探索及设置具有先进医学理念、应用前沿信息技术、适合中国国情的模拟医学课程，最终达到培养合格临床医师的目的。

三、效果测量方式的开发

对于学员的临床能力的评价可参照 Miller 金字塔原理对学员的知识及临床技能进行终结性评价。对课程的评估可采用调查问卷、标准化评分、场景模拟规范化诊疗流程考核、客观结构化临床考试等形式。教学评估可用前瞻性研究、回顾性研究等研究方式对以模拟为基础的训练项目进行观察和研究，前文提到的

Kirkpatrick 四层次模型则可用来评估教学效果。而不管是何种内容或形式的效果测量都需要借助测量工具去实现，因此针对测量方式方法的研究是必不可少的重要方向。

因为模拟需要人员通过实际发生对应具体行为产生相应结果，因此基于模拟的评价方式本质上是一种行为学层面的评价方式，故不再是传统意义上医学理论考试评价中笔纸测试可以解决的评价方式。而影响到模拟评价的因素主要包括三大方面，即评价人员（rater）、模拟呈现形式（simulation）以及评价工具（assessment tool）。

评价方式方法并不会无中生有，需要耗费人力物力去开发和验证，才有可能保障能够通过此类评价工具衡量出有效的结果数据。2018 年医学教育领域有关评价的顶级会议"渥太华会议"提出了《2018 良好评价框架共识》，里面提到了良好的评价应在信度、效度、可行性、公平性、教育影响力、催化效应和可接受性上有体现。而其中，良好的评价应具备信度、效度以及可行性这三大最基本的特征。

（一）针对评价的信度与效度研究

信度（reliability），也称为可靠性，意味着操作的一致性。在教育考试的背景中，信度是一个由评价方法创造的数据属性，并且代表在相似的条件下，从跨越多个管理部门的考试中获得的考试成绩的具有可复制性，即再测信度，包括等价性与内在一致性等方面，这一点对于高利害考试尤其重要。由于信度是保障评价有效实施的基础，在没有确保评价工具所得数据可靠的前提下，是无法机进行任何有效性的讨论的，故现今对于评价信度的研究是非常重视的。而模拟评价由于受到评价人员、模拟呈现形式以及评价工具三方面的影响，因此在研究模拟评价的信度时，也应该从这三方面去进行研究与设计，保障在模拟研究的实施过程中获得的数据不会因为这三方面来源的因素改变，而成为模拟研究的混杂因素（confounding factor）。

如果说信度是一种在测量中收集的数据属性，而效度（validity）则是这些数据的剖析特征。效度不是给定评价方法或一个特定测试分数的内在属性；相反，它是我们基于这些分数是有效的（或无效的）所得出的推断和做出的判断。因此，建立效度并不简单地像指导一项评估研究，并计算一些效度系数。相反，验证过程需要建立一个架构并论点前后一致，基于理论依据和经验证据的积累，去支持（或反驳）评估结果的预期解释。效度的概念非常依赖于明确评估的目的，且需要考虑到相关特定背景发生的其他因素。

考虑到模拟评价在保障信度的过程中就已经说明了评价进行的特定背景，其实本质上已保障了效度的要素，故常常在模拟评价研究的过程中，信度与效度的问题会同时研究。

（二）针对评价工具的可行性研究

每当研究是否有必要做某件事情的时候，此时最需要进行的是需求分析。而当需求分析表明，基于模拟的方法在理论和教育领域将是针对一个问题的评价的最佳解决方案时，我们常常会非常投入地去针对其信效度进行研究，其可行性则成了容易被忽视的方面。模拟评价的可行性决定了该种模拟形式是否可以长时间、大规模地用于某种评价考核环节，对于高利害考试的研究（而这种研究往往是某一项考试形式可否推广使用的关键）显得尤其重要。模拟评价的可行性常常面临以下挑战，主要包括成本挑战（人力、物力、财力），技术挑战，时间挑战等。

四、教学的临床转化（translation to clinical practice）

McGaghie 认为应该把医学教育研究视作为一种转化科学（translational science），因医学教育研究中的干预手段可以最终影响临床实践。而模拟教学作为医学教育中的一类代表，也应视为一种转化科学。McGaghie 将（模拟）医学教育干预手段所能产生的影响效果分为 T1、T2、T3 三个层次，分别具体对应在模拟实验室中、临床实践过程与临床转归与社会三个层面产生影响（表 8-2-1）。同时，从转化科学层面审视模拟医学教育能够带来的影响，恰好也与 Kirkpatrick 模型所提出的四层次教学效果有一定的对应关系。所以，将二者进行联系有助于对于模拟项目能够带来影响力的探讨研究。值得注意的是，根据 Cheng 等人于 2017年分析了 2012—2016 年五年间在国际模拟医学年会（international meetingon simulation inhealthcare，IMSH）收录的研究摘要最终能否转化为同行评议的研究学术论文，其结果提示，尽管随着 Kirkpatrick 证据等级的升高，所收录的摘要数量明显减少，但相应内容被学术期刊收录的可能性却明显提高（具有 Kirkpatrick 第四级证据的研究，其发表的可能性为仅有 Kirkpatrick 第一级证据的研究的 12 倍），医学研究领域对于教学的临床转化的重视程度可见一斑。

表 8-2-1 医学教育干预手段对 T1、T2、T3 层级成效的影响

医学教育干预手段	T1	T2	T3
提升改进	知识、技能、态度专业素养	患者照护与实践	患者转归
作用对象	个人与团队	个人与团队	个人与公共卫生
场景层次	模拟实验室	临床实践	临床实践、社会
对应 Kirkpatrick 层级	1. 反应；2. 学习	3. 行为	4. 结果

第三节　模拟医学教学研究的设计与实施

通过不同的研究方式对以模拟医学教学项目进行观察和研究是最常见的一类模拟相关研究，涵盖面很广，本节仅介绍带有模拟元素的医学教育质量改进类研究。

一、模拟医学教学类研究的主要步骤

模拟医学教育质量改进类研究，究其本质都是在不同层面对模拟医学教学的效果进行评价，即针对某一类人群，通过引入新的教学技术（如不同的模拟形式），或将现有的教学方式进行调整或整合等形式的干预措施，以原有的教学方式作为对照，探讨该干预措施的好坏成效。而此类研究的根本目的，是探索医学教育层面的质量提升改进（quality improvement，QI）。

针对不同的干预措施在具体到不同的观察内容时，可有更为细致的评估方式。调查问卷、视觉模拟量表及其他量表、反馈方式可用于观察学员接受模拟医学教学后的感受；理论考试和技能考试可以评价学员培训前后的知识和技能水平。通过对学员接受培训前后病人并发症的发生率、某些指标的改善率等情况进行调查统计，可以得出培训对病人预后产生的影响。此外，还可通过荟萃分析和文献综述对已发表的文献进行总结，进而评价模拟医学教学的效果。最后，应用统计学方法对获得的资料进行分析并得出结论。模拟医学教育质量改进类研究进行的主要步骤如下：

1. 研究目的　在设计研究之前，需要明确研究目的，即验证某种模拟为基础的教学方法的有效性，可以为理论或操作成绩的改善情况，或者为病人预后的提高情况等。

2. 设计研究方法　通常可选用前瞻性研究、回顾性研究等研究方法。前瞻性研究即为从现在的研究时间点开始，追踪学生在现阶段学习的课程对其未来某些行为的影响；回顾性研究即为以现在的结果为基础，与既往某一时间点的相应指标进行对比研究。

3. 课程设计与开发　根据教学目的进行课程设计，应具体到所需教学模型、课程形式、课程周期等细节。课程设计与开发过程应保障课程在实施阶段能做到均质、统一，避免产生差异从而导致对所收集到的数据产生污染。

4. 实施分组教学及评价　评价学员对模拟医学教学的看法、学员知识水平或临床工作能力时，可将学员随机分为实验组及对照组，并保证学员的基础数据没有统计学差异。实验组学员单独应用模拟医学教学方法或联合应用其他教学方法进行培训，对照组学员应用传统方法进行教学。根据研究的内容确定观察项目。

5. 数据收集　①学员反馈：采用调查问卷、量表等方式收集学员对课程的看法。②理论及技能考核：应用考试成绩评价各组学员培训前后的知识水平，技能考核应包括完成质量及时间。③病人或工作人员评价：可以让病人及医院工作人员对学员在临床工作中的表现进行客观评价，以明确学员是否将模拟训练中获得的知识、技能和态度等转换到临床环境中。④临床观察：对培训前后临床不良事件的发生率、病人生存率等进行统计，可长期、分阶段观察。核查表和等级评定量表是常用的两种观察测量法，不仅可以用于学员对模拟课程的评价，还可以用于评价学员在操作和临床中的表现。

6. 统计学分析　获得上述数据后，可以应用不同的统计学软件和方法对各组间学员对课程的满意度、学员理论与技能考核成绩、病人临床不良事件发生率等数据进行分析对比，并得出结论。

7. 研究结果的转化与发表　在得到研究结果后，研究人员应尝试积极地将研究结果进行某种形式的记录，并在一定范围内进行转化与传播。值得注意的是，因为研究设计的结果具有不确定性，应考虑在正式实

施研究之前,对该研究进行预实验,对研究设计流程、教学实施过程、数据收集与统计方式都有一定的掌握后,方可进行实证研究,避免人力物力财力与时间的不必要浪费。

二、确保模拟医学教学类研究成果的关键

前文介绍了模拟医学教学类研究的实施步骤,但并不意味着按照该步骤推进的研究都能最终取得成功(即经得起同行评议的发表)。若希望所进行的模拟医学教学类研究取得成功,应重点考虑以下若干点。

(一)提出具体、可行、有意义的研究问题

1. 研究问题(research question)是研究主题方向在明确了具体受众人群后的细化,后续研究设计、实施、结果解读与讨论均是在尝试回答该研究问题。既然提出的问题要能回答,问题本身应该足够具体,也要可回答。

2. 研究问题应该在实时操作层面具备可行性,否则哪怕问题再好,也无法通过具体的设计与实施去尝试解答,整个研究是否可以做则无从谈起。

3. 因为本身针对某一具体受众人群,所以应该与该类人群高度相关,是当前有待明确且能产生一定影响力的问题,因此研究问题要有意义。

(二)明确预期成效,以终为始

预期成效,类似于一个方程式的因变量,其本质是衡量研究问题是否已回答的标准,即在一项研究中,研究者认为达成了这些成果(不管结果是阳性还是阴性),就视为研究问题得到了解答。这些预期成效应该是一些具体的教学成效指标,如学员满意度、某项技能的习得或临床工作、患者转归的改善情况。一项成功的模拟教学研究,应该是针对该研究问题首先明确预期成效,再进行后续细化设计的。同时,这些预期成效的达成还应该是教学或临床实践过程的一些关键问题,即体现研究问题有意义。

(三)明确既定目标人群,进行合适的干预

明确研究问题的过程,也是确定目标人群和干预手段的过程。目标人群往往就是该项研究中的教学对象,即某类专业里处于某一水平的学员。而干预手段就是引入新的教学技术(如不同的模拟形式),或将现有的教学方式进行调整或整合等。Cheng 等人曾把不同的干预进行了归纳(表 8-3-1)。

表 8-3-1　以模拟作为教育干预手段的研究常见类型

类型	描述
体现临床变化	加入不同的仿真度的模拟教学工具,体现临床变化,来丰富教学过程,让学员有接近临床真实工作的体验
认知过程的互动	通过远程教学、VR 等增加知识教授过程的互动性
课程整合	在原有课程体系教学中加入模拟教学的环节,来提升课程效果
分布式练习	在保障同等教学时长的前提下,通过改变学员学习的时长分步(如一次性 8h 的课程与 8 次 1 小时课程)来改变教学效果
反馈	增加学员接受反馈的机会与时间(如增加互动讨论、复盘的环节)来提升学习效果
团队练习	在以学员个体为主的培训方式基础上增加或改为使用团队学习(如急救团队、原位模拟)
多重学习策略	在原本单一的学习策略基础上增加应用其他学习形式学习相同或相近内容的机会
反复练习	增加练习机会,或使用刻意练习(如同一强化技能训练,或同一主题的多个情境案例演练)

(四)规划合理的研究设计

研究设计不同于教学设计,需要考虑以下问题。

1. 研究对象的筛选　符合目标人群标准,避免混杂了不属于既定目标人群的学员纳入的研究的教学体系中,产生干扰;因此需要提前设立目标人群的纳入/排除标准。

2. 研究对象的分组　应考虑并明确选出了目标人群后是否分组、如何分组、是否随机;何为实验组,何为对照组。

3. 干预手段实施的时机与结果衡量的时机　研究技能的习得(描绘学习曲线)时是否要在应用干预手段之前进行基线测试或前测,然后与干预以后的后测进行比较;研究技能的遗忘(描绘遗忘曲线)时进行基

线测试,并是否在不同的时间点进行后测。

4. 研究的伦理问题　除了研究是否会侵犯到参与试验的人员的人身权益问题以外,也要关注到教育公平性问题,即避免出现因为研究实施的原因导致在明知会一部分学员获益(如提高学习成绩)的情况下让另一部分学员无法获益。这种情况若无法在研究设计过程中保障学习公平性的时候,可以在完成研究并发现确实让部分学员获益后对在研究中未获益的人员进行补充培训,保障学员学习权益(可不在研究设计过程中体现)。

好的研究设计应可以在文字描述之余,通过描绘清晰地研究设计工作流程来体现,这也是许多同行评议的期刊需要研究人员在投稿过程中提供的内容。

(五)利用或改进现有的评价工具(assessment instrument)

以评价教学效果的研究应充分利用现有的评价体系或工具进行能否得到阳性结果的成效判定,如广泛认可并使用的临床操作技能、团队配合、沟通等方面的评分表、满意度评价表、心理学的自信心测量工具,甚至模拟器自带的打分装置等。许多评价工具可以在学术网站、已经发表的期刊论文中找到,如提高医疗质量与患者安全的团队策略与工具(strategies & tools to enhance performance & patient safety, Team STEPPS)中关于团队配合的评分量表。当没有现成的评分工具可以使用时,则可以考虑改编或调整现有评分工具,或根据临床实践指南等开发新的评价工具。值得注意的是,改编、调整乃至开发新的评价工具本身,就是一项新研究过程,在研究结果发表时应有对应描述,或单独进行评价工具开发、修改过程的结果发表。

以上我们介绍了如何探索模拟教学干预措施效果的研究模式。事实上,这种探索模拟教学干预措施效果的研究,类似于临床研究,围绕目标人群(population)、干预措施(intervention)、对照设立(control)与实验设计、成效(outcome)判定这4个关键点在符合伦理的前提下去回答具体、可行、有意义研究问题,我们称之为模拟教学研究的PICO模型。

三、经典模拟医学教学类研究实例分析

模拟医学教学已越来越多地应用于基础和临床医学教学,各专业都在设计适合本专业不同阶段学员的课程,以达到更好的教学效果。通过对教学效果进行评价可以发现,学员的理论成绩和技能操作水平在培训后得到了明显提高。通过加强训练和反复练习,学员在临床工作中的表现明显提高,包括处理问题的自信心和沟通能力等,且手术并发症、新生儿产伤、血管内导管相关血行感染(catheter-related blood stream infection, CRBSI)等不良事件的发生率也明显降低,改善了病人的预后,学员对模拟教学的评价很高。在观察过程中,也可及时发现培训项目的不足和各种模拟方式的优点,有助于优化课程设计。

而在研究人员在探索针对模拟教学效果的研究过程中,有一类研究成了经典。这项由美国 Diane B. Wayne 等人于 2005 年发表在医学教育领域最有影响力的《学术医学》期刊上介绍针对内科住院医师进行高级心脏生命支持模拟培训课程改良的随机对照试验值得我们深入揣摩。

该研究(图 8-3-1)将 38 名第二年内科住院医师随机分为 A 和 B 两组(各 19 人)后,进行了高级心脏生命支持技术实施的基线测试(测试1),后 A 组在 3 个月的内科轮转期间进行了 4 次 2h 的高级心脏生命支持情境模拟课程,同期 B 组仅进行正常内科轮转。在第 3 个月末时再次进行高级心脏生命支持技术实施的测试(测试2),此时已发现 A 组住院医师在处理各种心血管紧急情况时的处理能力表现明显好于 B 组学员。但该实验并未在此时结束,而是研究人员让学员继续内科临床轮转,区别在于此时 A 组学员仅轮转,不参加后续模拟培训,而 B 组学员则在轮转期间补上了 4 次 2h 的高级心脏生命支持情境模拟课程,并在总轮转第 6 个月末时安排两组学员第三次接受高级心脏生命支持技术实施的测试(测试3),此时发现 A 组学员能基本维持高水平的心血管急症处置能力,而原本处置能力相对不如 A 组的 B 组学员则在对应处置能力上有明显提升,达到与 A 组相当的水平。

该项研究是一个随机对照试验,进行了随机分组,进行了前测(基线测试),实验组进行了干预(轮转期间加入模拟培训),对照组无模拟干预(仅轮转),后进行了后测(测试2)。此时实验组测试结果优于后组则可支持模拟干预手段的有效性。但本研究的一个亮点在于测试 2 后进行了两组的干预措施交换,并进行测试3。此时交换前原本测试结果较差的一组其测试表现获得了同等的提升,不仅进一步证明了模拟干预手段的有效,更保障了两组学员的教育公平性。该研究虽然仅 Kirkpatrick 第 1 和第 2 层级进行了评价,但却在

教学效果的检验论证上做到了极致。该类随机对照交叉研究因为其目的是检验某种教学手段是否能通过掌握性学习（mastery learning）的课程编排方式获得教学效果进一步提升，而得名掌握性学习类研究（mastery study）。

需要说明的是，并非所有的模拟教学研究都要以此为蓝本进行设计与实施，此类研究也有其在可行性方面一些局限性或不可大规模复制性。不同的研究因研究问题的差异可以有诸多不同的研究设计。好的研究设计只需要能够回答所提出的研究问题即可。

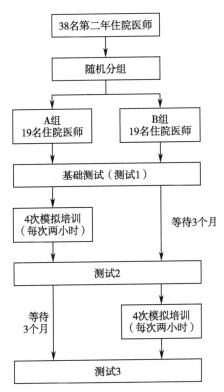

图 8-3-1　模拟医学教学类研究实例设计流程图

第四节　模拟医学研究的展望

现代模拟技术用于医学教育是近年来国际上医学教育技术和方法的重大进展，提高了教学质量。模拟医学的教学为临床工作构建知识传输体系，临床工作对模拟医学提出新的挑战。随着模拟技术不断在临床上应用，模拟医学教学的知识结构将不断更新。

近年来，随着科技的快速发展，计算机图像处理、医学成像技术与外科技术相结合，有效地实现了人体断面数据收集，让人体器官形态虚拟取得了长足的发展。在外科学、妇产科学等领域对于病人进行病变三维重建，以清楚显示病变大小、部位、形态以及与周围血管的关系，不仅提高了诊断准确性，同时能够精准判断手术的可切除性，尤其对于疑难复杂的病例，有效评估手术风险，大大减少手术引起副损伤的可能。模拟技术的进步使数字化的 3D 临床解剖模型代替了解剖图谱，使通过个性化的实质脏器三维重建模型进行疾病的诊断分析、仿真手术、术前彩排、规划手术、手术导航等全新的诊治模式，代替了二维图像的诊治模式。同时也推动了外科理念的发展，如微创外科、数字化微创外科、损伤控制外科、精准外科等，为外科学的未来开辟了道路。例如在肝胆胰外科方面，术前对肝脏储备功能和肝脏的体积进行准确的评估和计算，对肝脏占位病变模拟手术，测量残肝体积，清楚地了解肝内外各管道系统，提高了诊断的准确性和手术可切除性，有效评估手术风险。在肝移植方面，充分显示肝动脉、门静脉、肝静脉及胆道系统的走行关系，可用于术前进行供肝体积测定及血管和胆道的重建。在胆道疾病方面，通过三维重建评估肝门部胆管癌的分型和手术可切除性，还可观察肝内胆管结石的病人胆管狭窄的部位、程度和长度。在胰腺疾病方面，再现胰腺的解剖结构，了解病变的性质及形态结构。对于门静脉高压症可以观察门静脉高压的分型情况，判断门静脉内血流情况，拟定最佳的治疗均有明显的优势。在骨科方面，通过高分辨率 CT 和 MRI 的原始数据，医生可以利用 3D 软件重新构建个体化的人体组织，并将其打印成实际物体。这种实物除了在精确度、分辨率等方面优于传统的平面影像学图像外，更具有传统影像学资料所不可比拟的立体感与可触摸感。另外，在 3D 打印基础上进行手术模拟，制定个体化手术导板以及作为植入物的塑形模具，以达到更好的术后效果，尤其在脊柱外科复杂的病例中价值优于常见病例，符合成本效益原则。目前应用增强现实技术将影像学信息重建后与现实的病变重合，用于手术导航，对于复杂病变的手术操作给予更精确地指导，有效地降低了手术风险。这些模拟技术的临床应用拓展了模拟医学教学内容，同时也将在教授过程中不断完善医学模拟技术。

目前我国对于模拟医学教学非常重视，并得到了快速发展。首先，在课程设置方面，模拟实验室、模拟手术室、模拟病房、模拟医院等模拟医学设施在实际中得到了合理的应用。现阶段重点是系统课程的制定、合格师资的培养及专职管理团队的设立，以提高模拟教学模型的使用频率，提升课程教学质量。进一步增强软件建设，在基础培训、初级培训上广泛开展对中高级医务人员及复杂场景的专题培训，进一步规划提高医疗安全质量的教学。制定模拟医学教学标准，出版相应的教材、音像和教学软件，规范模拟医学教学要求，研发创新型模拟医学产品。教育部统筹制定模拟医学虚拟仿真教学项目，具备高质量、不浪费资源等优点，可以分阶段、由浅入深地规划课程体系内容，使不同层次学员得到相应层次的训练并且达到同质化标准。其次，在师资培养方面，国内各大模拟中心可举办短期师资培训或继续医学教育课程并提供实践教学机会。课程内容包括教学与学习理论概述、模拟医学教育简介、模拟教学设备的操作技术、反馈原理及常见问题处理等。后续可开展模拟医学专业课程，包括模拟医学教学实习、成人学习的基本原理、教育研究方法、教育技术、学习成果评估、项目设计与评估、领导与组织改革和论文写作等。在基础教育理论学习之外组织模拟医学专业技能的培训，如增强技术的案例开发、情境设计和反馈策略等。第三，在教学质量方面，对于模拟医学教学的质量进行监控和反馈，应用客观数据证实所开展的模拟培训是否提高学员临床能力，有助于及时发现问题，改进培训方案，从而改进医疗质量，提高医疗安全性。

总之应从模拟医学专业课程、理论研究、相关学术组织和学术交流等方面正确认识我国模拟医学学科发展现状。积极借鉴国外先进经验，勇于创新，结合中国实际情况，做好顶层设计，进一步完善我国模拟医学学科体系建设。搭建更多的学术交流平台，扩大模拟医学理论体系的内涵和外延，以构建具有中国特色的模拟医学学科体系，推广医学教育新模式和方法。模拟医学不局限于临床医师临床前教育和培养，还可在院前医疗急救、健康管理、康复医学和医院管理等领域中应用模拟技术，积极探索急救医学、全科医生培养和康复医学等各领域的多元化应用体系，以促进健康中国战略目标的实现。随着 5G 技术的应用将开辟医学模拟技术发展的新时代。5G 高速率、低延时的特性使虚拟现实技术实时传输成为可能，为模拟医学教学提供更便利的学习条件，扩大了医学模拟技术的应用范围。

未来，随着技术发展，生理驱动模拟系统会有更加真实的临床沉浸感，有助于训练学员的临床问题分析、解决及与病人沟通的能力。多功能模拟人搭载不同的疾病模块后，再结合仿生技术、计算机技术、网络技术以及虚拟现实技术，可实现各种场景下的模拟训练，为医学知识的形象化提供更多可能。各类医学模拟训练的综合开展，使学习者在获得知识和技能的同时，增长经验，增强自信心，为从事临床工作打下坚实的基础。随着医学模拟技术的迅速发展，应用尖端的模拟技术将可能成为未来医师资格考核和认证的标准手段，以促进医教共同进步。

（李　力　张学文）

推 荐 阅 读

[1] 姜冠潮. 中国医学模拟教学现状与未来发展思考. 高校医学教学研究（电子版），2017，7（01）：18-22.

[2] 吕建平，向月应. 中外模拟医学学科发展对比与思考. 中国医院管理，2018，38（02）：66-68.

[3] CHENG，A，AUERBACH，M，HUNT，E A，et al. Designing and conducting simulation-based research. Pediatrics，2014，133（6）：1091-1101.

[4] KIRKPATRICK DL. Evaluating training programs: the four levels. San Francisco: Berrett-Koehler, 1994.

[5] MCGAGHIE, WC. Medical education research as translational science. Science translational medicine, 2010, 2 (19): 8.

[6] WAYNE, DB, BUTTER, J, SIDDALL, V J, et al. Simulation-based training of internal medicine residents in advanced cardiac life support protocols: a randomized trial. Teaching and learning in medicine, 2005, 17 (3): 202-208.

第九章　医学模拟与系统整合

本章介绍如何利用模拟技术促进整个医疗保健服务体系的发展与完善，开发创新的模拟模式，集成整个医疗系统朝着促进患者安全及改善质量方向发展。

第一节　模拟医学在现代医学中的地位

根据国际模拟医学协会（society for simulation in healthcare，SSH）的定义，模拟医学是通过"教学、考核、研究及系统整合"四种策略来提高患者安全及医疗质量的技术手段。系统集成是将模拟手段集成到医疗机构的培训和服务系统中，从系统的层面提高患者安全及医疗质量。在过去二十年中，医学模拟技术在医疗教育领域为医疗工作者提供安全的学习环境，帮助医疗工作者练习操作技术；模拟技术还可以提供团队合作的场景，提升团队技能，有效地帮助评估和改进组织流程。

根据经典的学习理论框架 Kirkpatrick 模型，衡量学习效果可以从四个层面进行：最底层是学员的主观感受，然后是学习效果（包括笔试及技术操作）；第三是临床行为的改变；第四是患者的临床转归。过去十几年有越来越多的文献研究了医疗模拟技术的教学效果，很多数据已经证明模拟教学有如下优点：提高医务人员对技术操作的信心，提高知识水平，提高医护人员的临床技术操作水平，但模拟技术直接改善病人转归的大规模数据仍然缺乏。这可能有两个主要原因：①目前的科研结果的范围比较广泛，特定专科专业的数据量还不够，从统计学上还不能显示出阳性结果；②患者的转归是由多方面因素构成的，很多与医务人员个人技术操作无关的其他因素我们没有考虑或者无法测量。

医疗行业已经不仅仅是单纯的生物行为或医护人员及患者的互动，医疗行为存在于一个复杂的社会技术系统中。有很多因素决定了医疗行为的结果。医疗质量改善的先驱 Donabedian 医生在 1965 年就提出了其著名的医疗流程框架，其核心思想是除了患者的病理生理情况决定其转归，改善医疗流程对病人的预后同样有重要的影响（图 9-1-1）。

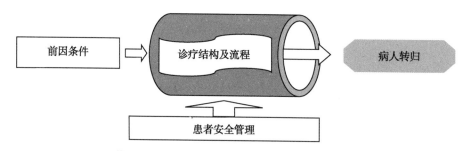

图 9-1-1　患者安全策略（Donabedian，1965）

医疗系统包括多个层面的子系统，包括从顶层的社会医疗体系、保险系统、支付体系；医院诊所层面的医疗服务运营、医疗团队与患者及家属的互动、医务人员的技术水平、团队合作；患者生理层面的疾病及器官系统的关系；疾病的生物特性、分子机制及基因表达等。这些所有的子系统无时无刻不在互动中，通过各种复杂的链条联动影响到医疗系统的整体输出（患者的转归、医务人员的感受、医疗机构的运营成本）。系统论认为，系统的最大输出不一定是子系统输出的各自的最大化。医疗服务的系统输出/价值可以定义为医疗质量（病人转归+安全+服务）/费用。高质量的医疗服务不仅仅是培养优秀的医护人员。医疗行业必须不断地为社会及患者群体提供高价值的服务来完成其社会使命。

　　医疗差错（medical errors）是对当前医疗服务系统（healthcare delivery system）发展的一个极大制约。1999 年，美国国家医学研究所（Institute of Medicine，IOM）发布了里程碑的报告"人非圣贤孰能无过"，提到美国每年发生多达 98 000 例可预防的医疗死亡事件 2013 年最近的数据估计，每年有超过 40 万人死于可预防的医疗死亡差错。IOM 提出高质量的医疗保健应该包括如下特征：安全、有效、以病人为中心、及时、高效和公平。

　　随着科学技术的进步，人类对疾病发病机制的认识及治疗有了极大的进展。新的诊疗手段、新的药物及疫苗、新的检测手段及生物标记物、新的器械及新的有创或无创治疗手段都时无刻不在改变医务人员与患者相互交流的方式。传统的医疗模式受到了来自政府监管机构、工业技术界、更重要的是患者的要求来进行变革以适应社会发展的需要。美国国家科学院工程研究所和医学研究所在 2005 年《新的工程／保健合作关系》联合报告中首次提出了利用系统工程学的技术来帮助医疗行业进行系统分析，报告鼓励医疗工作人员与工业工程师（industrial engineer）、人因工程师（human factor engineer）、临床信息学专家（clinical informatician）等进行合作，来建立更好的医疗服务系统。

第二节　应用系统论的观点改善医疗服务体系

　　系统是由相互作用的子系统组成的，这些子系统共同运作以达到某种目的。系统旨在吸收输入信息，以某种方式处理它们，并系统产出包含由目标、宗旨或共同目的组成。复杂系统"不能通过孤立的研究部件来理解。系统的本质在于各部分之间的相互作用，以及从交互中产生的整体行为。这个系统必须作为一个整体来分析"（西北大学，2011 年）。

　　如何应用系统论的观点来分析及改善医疗服务体系，对医疗行业既是新的挑战也是新的机会。医疗安全是医疗服务体系的系统属性，具有独特的社会技术特征，与其子系统密切相关：人员、技术／硬件／软件、流程组织、外部环境等。医疗系统除了这些子系统之外，还包括各个子系统之间的连接关系。这些连接关系对子系统及整体系统的输出都有深刻的影响。我们需要从系统层面全面了解系统的薄弱环节，才能有效可行地设计及实施系统性的患者安全干预措施。通过特定的针对不同子系统的干预措施，才有可能对其他子系统影响，同时避免各个子系统之间的冲突及不同步，最终改善医疗系统的整体输出。否则，一个子系统中的改变通过可能会给其他子系统带来意想不到的后果，而且这些干预的结果并不一定会改善整个系统的性能。

　　过去，由于传统统计分析方法的局限性，医疗系统分析问题时，主要是专注于病人转归作为结果，往往通过很多假设来减少系统的复杂性，把复杂的问题进行简化，使问题局限于少量的变量。例如，临床试验通常是通过随机对照形式来假设那些没有观察或记录到的变量对患者的预后没有影响。但现实中，医护人员的技术操作水平、团队合作效率、工作流程、物理空间等因素对患者转归都有影响。

　　在工业界中，解决问题的第一要义是对问题的本质及复杂性进行深入的了解，然后才能有的放矢地进行改善及提高。研究复杂系统虽然可以直接在真实系统上进行，但由于成本及时间的局限性，在真实系统的研究及改善往往耗时，而且有可能对系统的日常运行有影响。所以工业界借助系统建模来研究系统。系统模拟可以是物理模型，例如工业界的物理模型或医疗界的各种动物模型，这些都是牺牲一部分（可能是很重要因素）系统特性的系统模型。这些模拟可以减少研究成本，但不得已牺牲了一些很重要的系统特性。由于数学及计算机技术的进步，工业界开始采用大量数学模型来模拟复杂系统，为解决问题提供新的方向。数学模拟也包括传统的解析模型，但当系统的变量过于繁多，传统的解析方式是无法处理的。所以系统模拟技术可以通过采集系统数据，通过计算机进行运算来得出系统输出。

　　计算机建模与仿真技术已经广泛应用于复杂及高风险的行业，如航空、航天等，改善生产线运营效果、交通运输系统的效率等。计算机模拟已经被认为是超越实验和理论的科学第三部分，成为不可缺少的工具，用于建模、预测和检验人类在这些复杂社会 - 技术系统中的表现和系统评估，同时开发及测试不同的系统改善策略。这种建模和仿真功能无法完全替代在现实社会中的实践及改善，而是通过在计算机的虚拟世界中大大提高了制造和决策中的质量和安全性。通过在计算机虚拟世界的多次反复设计不同的系统及子系统配置，寻找可能的几个优选方案进行真实世界的试验及改善（图 9-2-1）。这个优化的过程本身有极大的优势，减少试验成本,缩短试验周期(计算机算法可以让时间变快),避免对真实系统造成可能损害。更重要的是计算机模拟提供了快速迭代的平台,可以让试验失败更快,更便宜,提高了把新产品(物品、流程或人员)输送到市场的时间,这样就极大提高了创新的效率,这对任何机构在社会及市场的竞争中都非常重要。

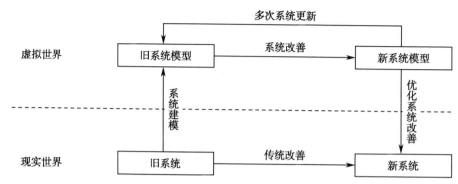

图 9-2-1　利用计算机虚拟世界优化改进系统

医疗行业的未来发展,除了在生物学方面的进步,需要更多的是在组织机构上的变革。专注于系统的思考将从根本上改变未来医疗服务的组织方式。改善患者安全的策略包括重新设计医疗服务系统以防止错误发生;设计程序使错误发生时随时可见,且可被拦截;以及设计程序以便在未检测到错误但被截获时减轻错误的不利影响。它还包括减少错误、降低复杂性、优化信息处理、智能自动化、减少变更的不利影响的策略。医疗专业人员可以将模拟手段作为新的创新测试平台,深入了解临床过程的复杂性并改进系统。例如,在临床诊疗实施之前测试新患者的诊疗流程;通过提前识别潜在系统的薄弱环节,设计解决方案避免其导致危害。通过基于模拟技术促进卫生系统层面(单位、医院和社会)的患者结局改善和组织变化仍需要进一步的探索和应用,以真正实现价值潜力的增值(即最佳系统影响)。

第三节　模拟技术在系统整合中的应用

模拟技术在系统整合中的应用可以发生在两个层面:横向整合与纵向整合。

一、横向整合

将医学模拟教学与医院内其他机构整合。医学教育在传统上与临床及科研往往是分别独立的运营体系。目前医学模拟技术除了在院校教育、住院医师及专科医师培训中有应用,也越来越多地应用于继续教育来保证医疗行业人士的终身学习,特别是帮助医务人员知识的更新和不断提高。其次,越来越多的医学模拟培训不仅仅局限于本学科专业的培训,而是可以通过多学科的模拟演练促进学科及团队的配合。如在急诊室场景下有急诊科与创伤外科、骨科对多发伤的集体演练,这种模拟场景的学习目标是探讨在大规模群体伤的情况下,如何协调各个科室的资源,如何将多名患者从急诊室根据病情需要,安全地转运到手术室或危重医学科或病房。又如在手术室场景下,产科、麻醉科、手术室、新生儿科进行产科危重症合并新生儿复苏的场景演练,通过这种多学科培训(interprofessional education,IPE)保证在模拟培训中心的技术能够平移到临床工作中。确保每个人在每次临床行为中都做得好非常难。以医务人员洗手为例,即使在一百年前就证明有效,但目前整体医疗系统对洗手执行得仍然不好。在对技术操作的临床应用进行扩展及保证同质化、标准化是极大的挑战。即使学员在模拟中心很好地掌握了某些技术,在临床实际应用的时候,也有很多其他因素(环境等)对技术的实施造成影响。

医学模拟案例除了由导师开发外,还可以与医院临床安全及质量改善部门进行合作。很多真实的案例可以作为医学模拟的素材,在模拟中心重现复杂的临床场景,可以帮助分析差错的根源,另外那些病历也可以帮助设计新的临床场景来训练医护人员。目前医学模拟中心在很多医院的管理架构也在改变,一些机构开始把医学模拟设置到医疗质控部门而不是传统的医学教育部门,这点可以将模拟中心的输出成果(高质量的医务人员)与临床工作更紧密地结合,确保模拟中心对临床工作的促进可以用数据来量化及衡量。这种架构需要大量的临床信息系统的支持,但目前的电子病历系统(electronic medical record,EHR)及医院信息管理系统（hospital information system，HIS）发展尚不完善，所以医学模拟中心也可以作为电子病历系统及医院信息管理系统开发及测试的极佳场所，探讨不同的设计方案，来帮助将电子病历的新设计整合到高效的临床工作流程中。

二、纵向整合

将医疗人员与医疗系统的其他子系统进行设计及改善。如可以应用模拟人在医院内部进行原位模拟（in-situ simulation）。因为模拟中心的局限性，医疗系统的复杂属性往往不能体现。传统的模拟教学往往只是追求病人病情的真实性（包括症状、生命体征及实验室检查等），但往往忽略了大量医疗系统的特性（物理环境、电子病历、工作流程等），这些特性与临床行为密切相关。临床安全及质量问题很多不是由于医疗人员的个人水平，很多时候往往是系统设计的不足造成人容易犯错误。所以更好的策略是医务人员一起参与设计高可靠的可以容错的医疗系统。应用模拟技术可以深入理解医疗系统的复杂性，揭示不同医疗子系统之间的相互关系，确定复杂系统中的重要变量，进而建议不同的患者医疗质量及安全的改善措施。

第四节　计算机模拟在系统整合中的应用与发展

除了物理的模拟外，计算机虚拟模拟仿真可以可靠地应用于临床流程改造及系统分析设计。常见的计算机仿真模拟技术包括：离散事件模拟（discrete event simulation）、系统动态模拟（system dynamic）及智能体模拟（agent based simulation）。这些不同的技术手段采取不同的策略对现实世界的复杂性进行建模及分析。多种模拟技术的组合是目前更成熟的方法来深刻理解业务流程的复杂性及提供更好的技术解决方案。这些技术是从工业/系统工程（industry/systems engineering）起源的，已经在生产制造、仓储物流供应链、交通运输、机场设计及人流调配等不同行业得到应用。其优点包括以比较低的成本来分析了解复杂业务系统；提供多种解决方案为现实世界测试提供建议；通过量化不同的业务流程及资源配置，测算不同解决方案的投入产出比。在监管非常严格的医疗行业进行创新，需要提前规避风险。目前计算机模拟软件往往提供用户友好可视化界面帮助医疗工作人员与模拟技术团队更好地沟通。医疗行业已经在急诊室优化流程、减少患者拥堵、医疗资源的配置及调控、流行病治疗策略的评估、医疗政策的规划、医疗电子设备的审批等领域得到验证。随着软件技术的不断提高，电子病历与基于物联网的传感器的应用，从真实世界收集医疗大数据用来建模已经越来越容易，计算机仿真模拟技术被服务在一线的临床医务人员所接受，将极大促进医疗行业对医疗系统复杂性的认同，有助于开发出更好的创新解决方案，促进医疗质量及患者安全的提高。

计算机模拟在医疗领域的发展还存在一些挑战。系统模拟需要大量的数据来支持建模。目前的电子病历系统有大量病人的数据，但还缺乏医务人员工作流程的数据，有关工作流程及人员资源配备的数据还不是很容易采集。采集这些数据的设备还不能满足大量数据采集的需要。另外除了患者的转归外，是否应用医院的运营数据和患者体验来衡量医疗系统的输出还没有得到大家的共识。由于各自行业的教育背景不同，医疗行业与工业界还需要更多的沟通及学习，了解各自的词汇及思维方式，探讨新的解决方案。医学教育目前缺乏系统论的教育，大部分医务人员对这个领域都比较陌生，所以接受这些系统论观念都比较难。计算机模拟技术在医疗行业的广泛应用还需要时间。

医学模拟不仅仅是一种强大的教学工具，计算机仿真模拟更像是一个实验室，在这里我们可以创建和重建、测试和复试、建模和重新模拟医疗保健是如何设计和运行的。我们不能仅满足于其应用于技能训练的模拟。我们拥有一个强大的工具，可以帮助我们更快更有效地解决关于医疗保健未来如何发展的难题，包括成本、医疗保健、治疗计划、培训质量等。

过去二十年来模拟技术在医学教育中带来了深刻的变革，除了继续应用于教育培训外，未来如何利用新的模拟技术手段，积极拓展模拟技术在医疗行业的新应用及对未来新医学的贡献，既是挑战，也是机会。模拟医学专业是医疗行业变革的推动者之一，是打破成规、推进创新、敢为人先的代名词。模拟医学之所以很重要，是因为在未来，医疗保健的发展和变化是必然的。当我们知道如何创造和掌控这些变化时，通过对人群、实践、流程和系统产生的影响，模拟医学专业同行需要促进合作与交流，助力高质量的医疗服务系统的变革与创新。

（董　越）

推 荐 阅 读

[1] COMMITTEE ON QUALITY OF HEALTH CARE IN AMERICA INSTITUTE OF MEDICINE.Crossing the quality chasm: a new health system for the 21st Century. Washington, D.C.: The National Academies Press, 2001.

[2] COOK, DA, HATALA R, BRYDGES R, et al.Technology-enhanced simulation for health professions education: a systematic review and meta-analysis. JAMA, 2011, 306(9): 978-988.

[3] DONABEDIAN, A. Evaluating the quality of medical care. The Milbank Memorial Fund quarterly, 1966, 44(3): 166-203.

[4] JAMES, JT. A new, evidence-based estimate of patient harms associated with hospital care. J Patient Saf, 2013. 9(3): 122-128.

[5] KOHN, LT, CORRIGAN JM, DONALDSON MS, et al. To error is human: building a safer health system. Washington, D.C.: National Academy Press, 1999.

[6] NOLAN, TW. System changes to improve patient safety. British Medical Journal, 2000, 320(7237): 771-773.

[7] POOL, R. The third branch of science debuts. Science, 1992, 256(5053): 44-47.

[8] Schmidt, E, Goldhaber-Fiebert SN, Ho LA, et al. Simulation exercises as a patient safety strategy: a systematic review. Annals of Internal Medicine, 2013, 158(5): 426-432.

第十章　模拟医学的发展与未来

第一节　模拟医学新技术

模拟医学教育的发展历程最早可追溯到计算机和航空模拟的发展，模拟教学虽然是在医学领域是一个相对较新的领域，但在航空等其他高风险行业中已经应用了很长时间。

医学教育也经历了较长时间的发展与观念转变，在转变为以胜任力为基础的系统化、掌握式学习后，模拟医学教育在医学教育中的积极作用和广阔前景才逐渐为医学教育领域认可。诸多学者于21世纪初期提出，在未来医疗环境中使用模拟作为解决问题的必要技术和在现代医学教育课程开发中引入模拟仿真技术的重要性，并提出相关概念如"基于模拟技术的医学教育"被定义为利用模拟手段复制临床场景的任何教育活动。还有学者对模拟医学研究的相关文献进行了回顾以梳理其发展，主要对1970—2007年间发表的约250篇关于医疗卫生领域相关模拟医学的研究论文进行了回顾，文献中公开的应用模拟医学的研究结果、实施报告、项目资金来源以及使用的软件等做了分类整理。国内学者在2010年后开始结合医疗实践进一步明确了模拟医学教育在医学教育发展中的地位及其必然趋势，也是我国顺应国际医学教育发展潮流的改革必然之选择。但上述研究均没有对模拟医学教育的概念有明确的界定。

可见模拟医学教育概念仍处于尚未规范化界定的情况，但从研究结果来看，模拟医学教育的积极作用和意义是显而易见的。医学模拟允许学员通过有意识的实践而不是学徒式的学习来获得临床技能。仿真工具可以替代真实的病人。毫无疑问模拟医学教育能明显减少医疗差错，有效提高临床技能，保障患者和医疗安全，符合医学伦理，已成为评估医学生和医师能力的重要依据。即使出错学员也可以从中吸取教训，而不用担心伤害病人。因此模拟医学教育以其安全性、可重复性、训练相对真实、内容规范、手段丰富等优势已广泛应用于临床教学。当然现有模拟器有不同的类型和分类，它们的成本根据它们与现实的相似程度或"逼真度"而有所不同。基于模拟技术的学习成本可能是昂贵的。但如果使用得当，但在考虑风险的情况下它可能反而是最划算的。

一、新材料和电子技术

人造器官是医学模拟中重要的组成部分。所谓人造器官，就是指用来代替人体某一器官功能的人工装置。进入20世纪80年代，由于新材料、化学工程、电子技术及自动控制技术的发展和进步，人造器官犹如雨后春笋。目前，除了脑和肠之外，几乎所有的人体器官都可用人造器官来替代。关于人造器官的设想早期来源于英国医学家威尔逊的预言：人类将在自己身上安装各种人造器官。随着现代科学技术的进步，该预言正逐渐成为现实，未来可预见的场景可能变成人体器官像汽车零配件一样磨损了就送去修理，损坏了则到"修理厂"去更换新件，人体中的极大部分"零件"都有备件，可供随时更换。

有多项研究介绍了数字医学产生与发展的背景与形成过程，在此基础上探讨了数字医学的基本概念与内涵。数字医学是信息社会发展进程中应运而生的新兴学科，它是医学与信息学、电子学、生物学、管理学、机械工程学、工程物理学等诸多学科相交叉的前沿科学；数字医学应用技术涉及信息技术、数字技术、通信技术、微电子技术、新材料技术、先进制造技术等多种高新技术，这些技术与医学相结合，形成了以数字化技术为核心的数字医疗检测技术、数字医疗诊断技术、数字医疗治疗技术、数字医疗监控技术和数字医疗康复技术等，它们全方位渗透到基础医学、临床医学、预防医学、康复医学等各个学科，使传统医学理论方法、工作模式和运行机制等都发生了翻天覆地的变化，并将医学推进到一个前所未有的新高度。

国外近期研究也广泛介绍了博物馆中展示的医学模拟器项目，比如有的计算机驱动的全尺寸模拟人，可提供逼真的生物医学场景,可以眨眼、说话、呼吸、有脉搏,并能准确地反映人类对医疗条件和干预措施的反应。这项技术在医学教育中已在广泛应用。

二、虚拟现实(virtual reality,VR)、增强现实与混合现实(mixed reality,MR)

近期,一种可用于临床教学的移动增强现实(augmented reality,AR)杂音模拟器广泛运用研究。医学培训往往需要教育者和受训者运用大量以经验为基础的知识,倾听和识别杂音是医学生基础培训的一部分。该研究提出了一个可穿戴的服装系统,开发的移动 AR 杂音模拟器提供心脏杂音模拟以促进医学生学习经验。Rochlen L R 等(2017)开发了第一人称视点 AR 训练器以解决许多以人体模型为基础的培训存在的内部解剖结构不可见的限制,增强现实眼镜提供了相关的内部解剖地标投影,提高了中心静脉导管插入的准确性。参与者经过一段时间的练习后,可在没有使用 AR 投影内部解剖的情况下将针插入人体模型。参与者完成的一项简短的调查,描述了他们对增强现实技术的看法。使用 AR 技术的支持率达到了 77.5%,认为能够看到内部解剖结构有帮助者达到了 92.5%。

另外,虚拟现实(virtnal reality,VR)、AR 与混合现实(mixed reality,MR)在医疗实践和教育中已开始崭露头角,多项研究证实他们可以帮助卫生专业人员更好地理解这些应用,并利用这些技术来提高医疗质量,而且随着技术的进步,移动设备逐渐以可穿戴设备为主。研究发现,VR、AR 和 MR 在医学教育和培训、外科仿真、神经康复、心理治疗和远程医疗等领域的应用日益广泛。VR、AR 和 MR 设备能够改善传统医疗护理的不便,减少非技术操作导致的医疗事故,降低医学教育和培训的成本。这些技术的应用提高了医学教育培训的有效性,提高了诊疗水平,改善了医患关系,提高了医疗执行效率。

随着我国高等医学教育体制改革的不断深化,招生规模和层次的不断增加,技术更新的速度日益加快,传统的医学实验教学手段,由于受到教师资源、场地、仪器和设备的限制,已经不能完全满足医学生实验教学的需要。二来由于多媒体网络技术的快速发展,增强现实技术将作为一门新兴的科学技术,通过科学技术模拟仿真后,再叠加到现实世界使人类感官感知,把在现实世界中很难体验到的实体信息 - 视觉信息、声音、味道、触觉等,使人类得以感知,进而达到超越感官的体验。将其应用于精品课程网页上,医学生们可以随时地自由选择时间学习,调动学生的学习性,并且通过实验测试的内容,可以增加人机的交流互动性。这两者都有助于完善现有的医学教育模式。

三、人工智能

人工智能(artificial intelligence,AI)在模拟医学方面的应用通常是某种专家系统或者决策支持系统的方式。学术研究方面,Baldwin C(2004)在相关模拟国际学术会议上提出了模拟技术为应用于手术操作的人工智能奠定了基础。还指出仿真可以用来模拟当前的环境,并使用不同的调度算法和资源分配进行实验,直到得到最优的操作方法。所以如果计划安排得当,在实现的第一次迭代之后就可以获得显著的结果;然而有一个问题是临床工作人员和操作资源的不协调会造成潜在的问题。因此模拟技术只是整个 AI 引擎的一个关键组件。模拟技术的进一步发展,以及模拟与其他科学领域的关系,不仅将为人工智能奠定基础,还将为未来多年的医疗保健行业提供实时管理和主动决策的构建提供可能性。

国内在该领域内的研究开展较晚,以介绍性报道为主,介绍了"达·芬奇"手术机器人系统的组成、功能以及在各类外科手术中的具体运用,分析了手术机器人对比传统腔镜技术的技术优势,及当前临床应用的瓶颈,并对微创外科手术机器人的发展进行了展望。世界上第一例横跨大西洋的机器人辅助远程手术和其技术实现过程,最后对外科手术机器人的发展及应用前景进行了展望等。

第二节 整合模拟教学实践

一、临床实践与临床相关学科的整合

如何提高医学生基本实践技能一直是困扰临床医学教育的一个难题。国内研究者通常对模拟医学在该方面的应用表达了积极的看法。目前研究广泛认同模拟医学教育技术在引导医学生进入临床角色、提高医学生的临床实践能力及评估医学生的临床知识掌握情况等方面的应用,并取得良好的效果。同时,将模拟

医学应用在诊断学教学的各个环节，能够培养提高医学生的各项临床技能、沟通技巧和综合诊断技能，是未来医学教育发展的主流，更是与世界医学教育接轨的必然。

目前国内广泛认同以模拟医院的方式构建临床实践教学平台，利用各种医学模型、多功能模拟人，采用模拟教学，强化医学生临床实践基本能力的培养。既缓解生均病床数严重不足的矛盾，亦可减轻临床教师压力，规避床边教学的医疗风险，增加学生实训机会，建立实时教学反馈和效果评价。在模拟教学过程中，应强化学生"尊重与敬畏生命"的意识，认真对待每一次训练，扬长避短，从而达到培养医学生临床实践能力的目的，促进医学人才培养质量的不断提高。并且认为医学模拟教学是利用各种模拟技术和手段，与现代电子技术、通信技术、计算机编程技术、多媒体技术紧密结合，再现真实的临床医学的工作场景，各种现代技术以计算机技术的发展为基础得到快速提升，使医学模拟教学取得了巨大进步，现代医学教育也逐步进入了全新的模拟教学时代。其经验性学习最大化及风险最小化，使医学模拟教学成为现代医学教学改革的必经之路。

国外则报道了高度仿真的病人模拟已经广泛应用于健康护理专业学生临床实践教学，尤其在过去的二十年里，模拟器采用了真人大小的人体模型，在经过训练的操作人员的控制下模拟真实的病人进行培训。另外出现了针对学生课外沉浸式模拟课程的实践教学案例，对参加模拟课程的学生设计了一系列不同的医疗保健场景。

二、基于模拟中心为中心的医学模拟教学整合

模拟医学教学需要一定的设备和专业人员配置等要求，这使得配套开展模拟医学教学工作的模拟中心建设在模拟医学教学的发展中也呈现出一片欣欣向荣的情况。基于模拟技术的医学教育（simulation-based medical education，SBME）的快速发展使得越来越多的参与医疗和卫生保健教育和培训的机构正在世界各地建立模拟中心，并开展设计和设置相关模拟方面的课程和培训。

2011 年，国际医学模拟协会（Society for simulation in healthcare，SSH）推出了医学模拟导师认证（certified healthcare simulation educator，CHSE）。通过问卷调查法从参与者反馈来看通常是出于个人职业目标。同时也表示，CHSE 提供了一个专业化的标准。为解决卫生保健教育的模拟状况尚未在全球范围内得到评估的问题，研究人员调查了全球 42 个模拟医学中心，研究结果表明，虽然对模拟技术有极大的热情，但在医疗保健教育中使用模拟技术的范围现阶段仅限于特定领域，且在许多机构中没有列入预算项目，一定程度上影响了它的发展。

三、模拟医学作为整合式医学教育评估手段的探索

对模拟医学在医学教育中所起到的作用在国内外也采取了多种方式对其进行评价研究，有研究为了确定基于模拟的课程对四年级医学生考试成绩和急诊医务人员满意度的影响，通过随机对照研究，采用交叉设计的课程形式和匿名轮换结束满意度调查。参与者被随机分为两组，一组以模拟开始轮转，另一组以小组讨论开始轮转。在轮转中所有参与者随后都完成了相同的选择题考试。结果表明与小组讨论相比，模拟形式的材料遗漏的问题明显更少，模拟的平均分也比小组讨论的平均分略高。满意度调查结果显示学生们认为模拟的压力更大，但也更令人愉快，更紧张刺激，更接近实际临床环境。通过定量化的评估手段，认为基于模拟的培训课程确实产生了可衡量的积极效益。与小组讨论相比，学生在学习上平均分上表现出较小的进步，但显然对基于模拟的课程更为满意。

Robertson B 等（2010）开发和修改了加强临床表现和医疗安全的团队策略与工具（team strategies and tools to enhance performance and patient safety，Team STEPPS）。利用 TeamSTEPPS 课程对医学护理专业学生进行团队训练并进行了评估。213 名学生参加了一个 4h 的团队训练项目，其中包括讲座和小组训练练习。在教育干预前后进行知识和态度的评估。利用录像对团队技能的认可程度进行评估。结果表明，参与者知识（$P<0.001$）、态度（$P=0.004$）差异具有统计学意义。学生们能够在视频短片中辨别出团队技能的存在和质量。且绝大多数情况下学生们在成功操作的视频中对团队技能的认可程度要比在其他视频中更高。Acton R D 等（2010）也对模拟训练对学生学习的影响程度进行了评估，任务（如穿衣服、戴手套、缝合等程序性操作）在一系列相互关联的课程中通常是单独教授的，评估了学生在新模拟课程推出前后，在执行未经预演的程序时，完成这些任务的能力变现。Pringle J D 等（2010）为确定学生重复在线模拟以获得最佳成

绩的最佳次数，以及性别和额外的指导是否对所获得的成绩有影响进行了研究。结果表明，在网络环境下进行模拟时，经过两次仿真运行后，通过转换和会话分数的测量，表明学生将获得最大的收益。另外指出额外的指导可能是有益的，但研究结果显示并不显著，而在性别效应方面差异确实存在，男性比女性表现得更好。

Khan K 等（2011）为了解决在传统的课堂上难以教授和评估的非技术技能、决策和临床推理、诚信、同理心和同情心等教学工作。将一系列模拟技术应用于临床植入，用于在安全的环境中加强卫生保健专业人员的学习，为使用模拟技术来增强患者安全性建立了一个论据。Meier AH 等（2012）对 Team STEPPS 课程能否有效地教授高年级医学生团队技能进行了评估，设计了单组干预前和干预后研究。将 TeamSTEPPS 模块集成到现有的住院医生选修课中。课程包括互动教学课程、讨论小组、角色扮演和录影的身临其境的模拟场景。通过对干预前后录像模拟场景的自我评价分数、多项选择题考试分数和绩效评分的提高。评审员根据 TeamSTEPPS 和更详细的非技术技能评估工具（non-technical skills，NOTECHS）对视频进行评分。Orledge J 等（2012）将重点介绍模拟在医疗保健培训中的一些应用，并指出评估手段从以前对模拟训练的评估通常来自学员的评估，转向了将模拟训练与实际的病人结果联系起来，并证明了模拟训练可以实现长达 1 年左右的技能保留。结果也显示了对健康教育的积极影响，已成功地应用于高风险检查，并揭示了系统和患者安全问题。该研究还回顾了一些研究，总结这些研究说明的模拟如何对患者的预后和技能保留产生积极影响，揭示与患者安全相关的系统问题，以及模拟如何用于认证和其他高风险检查等方面。

国内学者认为应用和推广模拟医学教学是伦理学的要求和必然趋势，是医学模式转变的要求，是低成本提高医学生临床经验的重要手段，也有助于提高教师队伍素质。并提出了在模拟医学教育中如何评估模拟教育也成为医学教育工作者的重要任务。核查表和分级评定表是两种常用的评估工具，核查表适用于对初级阶段学生进行流程考核，而分级评定表适用于对高年级学生进行综合能力考核，也可联合应用。根据评估工具的特点及教学目标，制定适合教学任务的评估工具，有利于正确评估模拟教育，促进其发展。伴随医学模拟技术的快速发展和医学人才培养模式的变化，医学模拟教育在各类医学人才培养中的重要作用日益凸显。为了更好地培养医学人才，我国许多临床医学院/住院医师规范化培训基地都筹建了或拟筹建临床技能培训中心或医学模拟中心，但如何科学地建设和运营这些医学模拟中心，使其在医学人才培养中发挥更好的作用，促进医学人才培养质量的提升并保障医疗安全，国内目前尚缺乏统一有效的标准。对医学模拟的培训和评估的统一标准提出了需求。

第三节　模拟仿真资源共享

一、大规模开放在线课程

大规模开放在线课程（massive open online courses，MOOC）是基于开放网络的资源发布和学习管理系统基础上开发的大规模在线课程模式，全球各地任何学习者只需要一个联网电子设备就可以通过它学习。有研究结合"互联网+"与 MOOC 在医学教育中的应用，从医学精品资源共享课的蓬勃建设、医学 MOOC 的迅速蔓延、后 MOOC 时代的到来、医学立体化教材的隆重出台、社会性互动软件的灵活运用、可穿戴设备 Google 眼镜与远程教育等方面，介绍了"互联网+"在医学教育中的应用模式。并从构建自主、共享、动态的教学新氛围与构建新型师生关系两方面探讨了"互联网+"在医学教育中的应用优势，强调"互联网+"模式与传统医学教育应有机结合与融通，同时完善信息质量评估、学习诚信检验、大数据处理应用，为其可持续发展提供了一定思路。医学虚拟实验平台采用计算机虚拟仿真技术和网络技术，在医学实验教学中发挥着巨大的作用，使医学实验操作简单化，有助于提高学生的积极性和学习效率。通过虚拟实验的真实感和立体感，使学生模拟实验的全部操作过程，可加强学生的主观能动性和对知识的理解力，使学生掌握基本的操作技能和运用知识的能力，克服传统教学方式呆板、师生间互动不足、趣味性不强的弊端，真正提升医学的实验教学价值。医学虚拟实验平台可为学生提供随时随地的实验服务，为虚拟实验远程教育的发展提供广阔前景。

二、其他交流平台

MOOC 的原型是 2007 年 8 月大卫怀利教授在犹他州州立大学开展的一个开放给全球有兴趣学习的人来参与的研究生课程，在成为开放课程之前，这门课本来只有 5 个研究生选修，后来变成有 50 个来自 8 个国家的学生选修。随后在 2012 年左右 MOOC 概念的大型开放式网络课程平台不断兴起，但之前通常小范围的在线课程网站和论坛是当时信息技术条件下的重要信息资源分享平台，在医学模拟教学领域也不例外，如 Meier A H 等开发了一个基于 web 和模拟的课程来辅助医学生开始外科实习工作，通过一个在线教育网站，并使用李克特量表（likert-scale）进行信心评估和了解课程。参与者被要求提供关于模拟器体验的反馈。在进入临床的第一周，他们再次被要求填写信心问卷反馈。Zary N 等开展的基于网络的患者模拟（web-activated simulation of patients，WASP）项目，旨在促进现实和交互式虚拟患者（virtual patient，VP）在医学和医疗保健教育中的应用。WASP 侧重于超越精通技术的教师，将基于模拟的教育集成到健康科学课程中，使虚拟病人的创建和使用更加容易。该项目致力于为基于网络的虚拟病人的设计 / 创建、管理、评估和共享提供一个通用的平台。本研究的目的是评估是否有可能开发一个基于网络的虚拟病例模拟环境，其中整个病例创作过程可能由教师处理，并将足够灵活地用于不同的医疗学科。WASP 系统的构建是为了支持虚拟病例的轻松编写、管理和呈现。案例创作环境有利于教师在没有计算机辅助的情况下创建完整的病例。

Kaufman D 等（2009）将传统的著名医学教育方法——基于问题的学习（problem-based learning，PBL）转移到了在线环境中，将其转化为一个模拟环境，学生可以在一个无风险的环境中合作练习他们的技能。该研究描述了一个概念模型的设计和一个软件平台的开发，使学习者能够在线协作讨论 PBL 案例。早期测试结果非常有益，这主要是得益于该工作是基于早期大量工作构建完成的 ENJEUX-S 在线游戏平台。这项工作也使得该平台从在线游戏扩展到了在线模拟。通过对本科生进行的第一次 PBL 模型测试成功后，该计划将 COMPSoft 应用于医学院，并对模型和平台进行综合评价研究。Lateef F（2010）则介绍了早期的模拟训练平台，并积极看待基于模拟的医学教育成为一个平台，为学习缓解道德紧张和解决实际困境提供一个有价值的工具。基于模拟的培训技术、工具和策略可用于设计结构化的学习体验，也可作为与目标团队合作能力和学习目标相关联的度量工具。它已广泛应用于航空、军事等领域。在医学领域，仿真为跨学科医疗团队的培养提供了良好的空间。现实的场景和设备允许再培训和实践，直到一个人掌握程序操作。

Palaganas J C（2012）指出了跨专业教育（interprofessional education，IPE）逐渐被认为是患者安全的关键，并通过专业组织推荐和认证机构作为医疗保健教育的标准实施。新兴的跨领域合作催生了跨领域平台的诞生，随着技术和观念的日益普及，模拟医学理所当然地从教育的角度也成了 IPE 的首选工具。Torrente J 等（2014）提出了一种教育游戏开发方法（educational game development approach，EGDA），专注于使用经济有效的方法教授过程性知识。目前其已被应用于医疗保健领域的七款教育游戏的创建中，并在每次体验后不断完善。并从两个方面对 EGDA 进行了评价。首先，对创建这些游戏所需的工作量和成本进行估计，并与当前的行业标准进行比较。其次，讨论了知识获取和学生接受度的影响。研究结果表明，EGDA 可以让游戏开发变得更加廉价，这对于增加基于游戏的学习和可伸缩性至关重要，同时确保所生成的游戏具有较高的教育价值。这表明了游戏开发平台在医疗教育领域中应用的巨大潜力。

模拟医学是一门将成为未来医学实践教学主流的教育学科。我国模拟医学学科建设还处于起步阶段，与国外发达国家相比明显滞后。从模拟医学专业课程、专科医师培训、理论研究、相关学术组织和学术交流等方面对国外模拟医学学科发展现状进行了分析，并对比我国模拟医学学科发展现状，提出要积极借鉴国外先进经验，勇于创新。进一步完善我国模拟医学学科体系建设，搭建更多学术交流平台，扩大模拟医学理论体系的内涵和外延，以构建具有中国特色的模拟医学学科体系。

（黄　钢）

推 荐 阅 读

[1] EYCK R P T, TEWS M, BALLESTER J M. Improved medical student satisfaction and test performance with a simulation-based emergency medicine curriculum: a randomized controlled trial. Annals of Emergency Medicine, 2009, 54（5）: 684-691.

[2] KHAN K, PATTISON T, SHERWOOD M. Simulation in medical education. Medical Teacher, 2011, 33（1）: 1-3.

[3] LATEEF F. Simulation-based learning: Just like the real thing. Journal of Emergencies, Trauma & Shock, 2010, 3（4）: 348-352.

[4] ORLEDGE J, PHILLIPS W J, MURRAY W B, et al. The use of simulation in healthcare: from systems issues, to team building, to task training, to education and high stakes examinations. Current Opinion in Critical Care, 2012, 18（4）: 326-332.

[5] PALAGANAS J C. Exploring healthcare simulation as a platform for interprofessional education. ProquestLlc, 2012: 217.

[6] ROBERTSON B, KAPLAN B, ATALLAH H, et al. The use of simulation and a modified teamSTEPPS curriculum for medical and nursing student team training. Simulation in Healthcare: The Journal of the Society for Simulation in Healthcare, 2010, 5（6）: 332-337.

[7] ROCHLEN L R, LEVINE R, TAIT A R. First-person point-of-view-augmented reality for central line insertion training: a usability and feasibility study. Simulation in Healthcare Journal of the Society for Simulation in Healthcare, 2017, 12（1）: 57.

[8] SULLIVAN M, NYQUIST J, ETCHEVERRY J, et al. The development of a comprehensive school-wide simulation-based procedural skills curriculum for medical students. Journal of Surgical Education, 2010, 67（5）: 0-315.

[9] TORRENTE J, BORRO-ESCRIBANO B, FREIRE M, et al. Development of Game-Like simulations for procedural knowledge in healthcare education. IEEE Transactions on Learning Technologies, 2014, 7（1）: 69-82.

[10] ZARY N, JOHNSON G, BOBERG J, et al. Development, implementation and pilot evaluation of a Web-based virtual patient case simulation environment-Web-SP. BMC Medical Education, 2006, 6（1）: 10.

第二篇

各论　医学模拟在各学科教学中的应用

第十一章 医学模拟在内科教学中的应用

第一节 模拟技术在内科教学中的应用简介

随着经济和科学技术的发展，医学模拟教学逐步成为医学生教育的有利工具，贯穿了院校医学教育、毕业后教育以及继续医学教育全过程。众所周知，内科学教学在医学生和住院医师的培养过程中占据了很大一部分比重，不论是病史采集、体格检查、患者沟通，还是诊断思维训练、诊疗操作训练等各个临床诊疗过程，均是内科学教学中所要完成的部分。作为临床教学的第一线课程，内科学极为重要，而医学模拟教学在内科学教学中也发挥了重要的作用。

早期的仿真模拟人主要是为麻醉科和急诊科而设计的，它可以复制模拟一些生理反应，对药物做出应答，以及模拟气道管理的过程，最适用于麻醉以及高级生命支持等场景的模拟，因此，早期医学模拟教学在内科学教学领域并没有广泛应用。然而，随着计算机技术、仿真模拟技术的发展，以及医患矛盾的加剧，患者维权意识提高等，模拟教学安全性、可重复性等优势愈发突出，成了医学教育的重要工具，而内科学也成了应用模拟教学技术最广泛的学科之一。与其他学科相同，内科学教学在所涵盖的医学本科教育、毕业后教育、继续医学教育中，模拟教学均得到了广泛的应用。

一、医学本科教育

（一）诊断学教学

诊断学教学主要涵盖体格检查、病史采集、辅助检查结果判读三个方面的内容。医学生在学习基本体格检查方法时，最常见的教学方式通常是同学之间互相查体，此方法让学生只能熟悉正常健康人的体格检查特征，而对于异常体征的了解甚少。随着模拟教学方法的逐渐渗入，有些医学院校已成立标准化病人库，邀请健康的或有异常体征的患者加入，参与诊断学教学过程。此外，一些心肺听诊触诊电子模拟人、腹部触诊电子模拟人也应用于体格检查的培训中。这些模型可以模拟多种心、肺、腹正常及异常体征，如各种心脏杂音、肺部异常呼吸音、肠鸣音，以及心前区搏动、胸膜摩擦音等各种情况，不仅可以培养医学生识别正常及异常体征，也可用于医学生临床技能水平的测试和评价。已被证实是一种有效的教学工具（图11-1-1）。

除了在体格检查的培训过程中采用标准化病人模拟患者进行培训外，标准化病人也应用于医学生病史采集、医患沟通等过程的训练。专业的标准化病人在模拟教学中会扮演患者的角色，医学生在与标准化病人的互动过程中，可以有效地帮助他们学习如何面对患者，与患者沟通，以及如何快速有效地获取相关病史，不仅可以培养医学生有序进行临床问诊，选择性地重点查体等临床思维能力，也提高了医学生的人文沟通水平。另外，虚拟仿真等技术也逐步应用于医学生的临床思维培训中，利用虚拟仿真平台构建的电子标准化病人，可以形象生动地展现患者的各种症状及体征，同时也可以模拟问诊场景与使用者进行互动，甚至还能展现部分辅助检查的结果，将普通的标准化病人以及计算机辅助模型的功能进行组合可帮助医学生全面地学习诊断学中疾病的病史采集、体格检查、辅助检查结果判读等内容，提

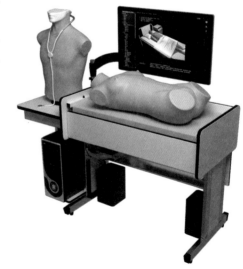

图 11-1-1　心肺听诊及腹部查体模拟人

高临床思维能力,更好地掌握疾病诊断的方法。

（二）内科学临床实践教学

医学生的内科学临床实践教学主要以理论知识结合临床见习和实习为主。在见习、实习教学过程中,学生需要掌握临床常见的基本技能操作,以及内科常见疾病的诊疗方法。传统的教学模式主要以床旁带教为主,基本临床技能操作的培训,主要采用的是学生观看操作视频结合见习实习时观摩临床带教教师操作的方式,而这样的教学方法,学生无法真正理解掌握,只能死记硬背,不利于学生学习。并且,现代的医疗氛围以及医患关系不能保证每个学生在见习实习过程中都能观摩到相关的临床操作,也不允许学生直接用真实的病人来练习技能操作。因此,模拟教学的方法在医学生基本临床技能操作的教学中得到了广泛应用。内科学常见的基本技能操作包括胸腔穿刺术、腹腔穿刺术、腰椎穿刺术、骨髓穿刺术以及心电图操作等(图11-1-2)。这些课程主要以使用局部模型为主,主要教学目的为掌握上述操作的适应证、禁忌证,规范操作流程,学会根据不同的临床情况选用合适的操作方法。模拟教学的使用,可以让学生进行反复的操作练习和强化,在进入临床工作之前掌握临床操作的基本方法、改正操作中的问题,从而减少医疗差错的出现,提升医学生的整体综合能力。

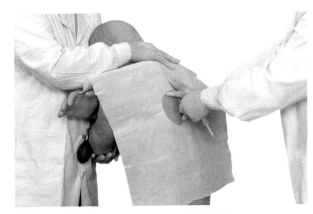

图 11-1-2　胸腔穿刺模拟训练

除了单项基本技能操作之外,在医学生见习实习期间,典型内科病例的诊治方法也是医学生需要掌握的内容。目前,有很多国内外医学院校已经将高端生理驱动模型投入到了医学本科教育过程中。高端生理驱动模型可以高仿真地再现临床各种场景,让医学生能够安全、反复、无顾虑地接受培训。医学本科生在疾病的诊治方面教学目标一般较浅,集中在以让学生掌握相关疾病的临床表现、相关辅助检查以及相应的治疗原则为主,因此,本科教学的情境模拟课程的设置也较为简单,主要为了让学生对临床情境形成一个感性的认识,将所学的理论知识用之于临床实践,是对临床见习实习过程中无法接触到相关疾病的补充。

（三）临床技能评价

医学模拟的手段不止应用于教学,在医学生的临床技能考核评价中也发挥了重要的作用。医学生在医学本科学习的第四年第五年通常要进行相关的考试来评价其临床能力。目前,使用最多的是客观结构化临床考试,它以借助模型以及标准化病人等模拟医学临床场景的方式,来考核医学生的病史采集能力、体格检查、辅助检查判读能力、医患沟通能力、临床技能操作能力等,从而评价医学生的临床综合能力,同时也能借此反映学生的学习水平,找到知识薄弱点,为后续的学习提供指导。

二、毕业后医学教育

医学模拟教学作为目前医学教育中的新兴教学方式,不仅在医学本科生的基本临床技能培训中广泛应用,随着模拟技术的不断发展以及教学需求的增加,逐步向本科教学以外的研究生教育以及住院医师规范化培训教育延伸。目前,大约有90%的医学院校以及教学医院在毕业后教育中开始应用医学模拟教学。与本科教学中主要以基本技能操作培训为主不同,毕业后教育中模拟教学除了继续巩固学员的基本技能操作外,更注重于对他们专科技能操作、临床常见疾病以及危急重症的综合判断处置、团队合作、医患沟通等能力的培养。

例如,消化内镜检查是一项侵入性的高风险操作,对操作的医生有很高的技能要求,传统的教学方式以现场观摩后在老师的指导下完成操作的学习方法为主,但这种教学方式增加了患者的风险。因此,计算机化的虚拟电子内镜为消化内镜这一操作技术的培养提供了很大的帮助。目前,很多虚拟现实的消化内镜模拟器,不仅包含有多个临床病例,并且通过力反馈、触觉反馈等技术,让操作者有真正临床操作的感觉,学员可以在临床实践之前反复操作训练,从而更好地帮助训练以及提高操作技能,同时也保证了医疗安全。

除了利用虚拟现实的计算机辅助模型进行一些专科技能培训之外,在毕业后教育阶段应用得最多的,是利用高仿真的生理驱动模型模拟一些临床危急场景,从而培养学员的临床综合处置能力、团队合作能力及医患沟通能力。内科常见的危急重症，如恶性心律失常、心肌梗死、上消化道出血、急性呼吸困难等，在学员的临床轮转学习过程中，见到的机会并不多，就算是有机会碰到，因为临床情况较为紧急，老师很难在抢救的同时兼顾带教，因此对于学员临床能力的培养存在不足。而情境模拟教学，模拟了临床常见的典型危急案例，再现真实的临床情境，让学员身临其境地进行临床诊治，安全、无顾虑地反复培训直至掌握。例如利用情境模拟的教学方式，再现各种心律失常所致的心搏骤停情况，以让学员掌握不同情境下高级生命支持的处置流程，同时利用这种形式形成救治小组以提高学员的团队合作能力及沟通技巧。越来越多的带教教师和学员均反馈此种教学方式能够更好地帮助他们提高临床综合能力，情境模拟的教学方式在国内各大住院医师规范化培训基地中的应用也越来越广泛。

三、继续医学教育

对于临床工作人员的继续医学教育，医学模拟教学同样也开始得到应用。每年各大医院新入职的临床医务人员，临床能力以及技能操作水平参差不齐，需要通过模拟教学的方式对技能操作等进行进一步的巩固和温习。另外，一些专业的专科技能操作，例如支气管镜检查、呼吸机的使用及机械通气、血液透析技术、血管介入技术（图 11-1-3）、心脏超声检查等，这些专科技能操作很多都是在临床工作之后才逐步学习的，使用模拟的训练器让初级的临床医生在面对患者进行操作前学习专项操作的技术流程，反复练习，不仅能提高临床能力，同时也能保证患者安全，提高医疗质量。此外，随着医疗技术的不断发展，新的医疗技术和手段会不断地应用于临床，模拟教学可以为临床医生模拟真实的临床环境提供标准化的临床模型，以用于临床医生接受新技术手段的培训。医学模拟的教学手段，将在临床医生的学习过程中贯穿终身。

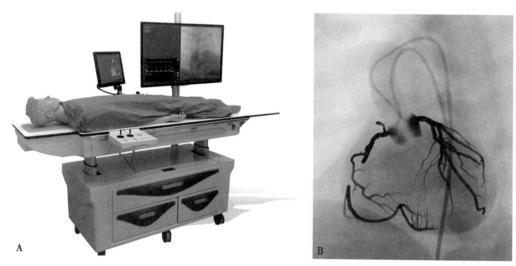

图 11-1-3　血管介入模拟训练
A. 血管介入手术模拟器；B. 模拟心脏造影。

四、开展模拟教学的主要困难

随着医学模拟教学在内科学教学中逐步成为常规的教学方式，国内外已经建设有大量的医学模拟培训中心，越来越多的教师开始接受这种教学方式并加入模拟教学团队中来。然而，在医学模拟教学的发展中，仍然存在困难。首先，不同于理论教学和以往的传统带教，模拟教学的方式需要耗费更多的人力、物力以及财力。模拟教学大多需要模拟场地和模拟设备的支撑，这就要求模拟中心的建设需要有一定的规模，虽然我国已有不少院校建设有模拟中心，但是因为缺乏统一的建设标准，房间以及模型的规划使用参差不齐，中心的管理人员也配备不足，有很多医院购买了高端的模拟人，然而没有专业的技术工程师能帮助其使用模拟人，从而导致很多模拟人使用率并不高，模拟教学课程也不能得到很好的发展。其次，模拟教学课程需要教师投入大量的时间和精力去备课，与模拟中心沟通、排练，进行前期试讲。另外，模拟人的构造虽然很大程度上向真人模仿靠近，但与真正的患者表现仍然存在差异，模拟的触诊、听诊等体征也与真实的患者有一定差异；并且，模拟人大多数情况只能模拟病人的一种或几种体征，并不能模拟患者的全身状况，这些情况对于刚接触模拟教学的学生来说，在课程过程中可能并不能全神贯注地进行救治，反而是将注意力放在模拟人这个新鲜的事物上，从而得不到很好的教学效果。不同年资学员可以开设的模拟教学课程见表11-1-1。

然而，虽然模拟教学在发展过程中存在诸多困难，但是较于传统的教学方式，它有一定的优势，是对传统教学的补充，是理论教学和床旁实践教学的桥梁。作为一种新兴的教学方式，模拟教学为医学教育灌入了很多的新鲜性及多样性，为临床教学提供了更广阔的平台。我们相信，随着医学教育的不断发展，模拟教学的应用会更加广泛，在内科学教学中的应用也会更加有的放矢，惠及医生的整个学习生涯。

表 11-1-1 不同年资学员可以开设的模拟教学课程

医学生/一年住院医师	高年住院医师/专科医师
体格检查、静脉与动脉穿刺	机械通气
吸氧、吸痰、描记心电图	胃镜技术
心肺复苏、电除颤、电复律	肠镜技术
胸穿、腹穿、腰穿、骨穿	纤维支气管镜
心包穿刺、留置胃管、导尿术	血管介入技术
三腔二囊管、穿脱隔离衣	血液透析
情境教学	心脏超声检查

第二节 内科基本技能的模拟训练与评价

可利用模拟技术进行培训与考核的内科基本技能很多，覆盖各个三级学科，主要用于医学生和住院医师的培养，包括体格检查、吸氧、吸痰、动脉穿刺、静脉穿刺、胸腔穿刺、腹腔穿刺、腰椎穿刺、骨髓穿刺、留置胃管、导尿、描记心电图、三腔二囊管置入等技能的训练。本节重点介绍心电图描记、胸腔穿刺、腹腔穿刺、腰椎穿刺术、骨髓穿刺模拟训练的开展。

一、心电图操作

（一）培训目标

1. 掌握心电图检查的适应证、禁忌证。

2. 掌握心电图的操作方法及注意事项。

3. 掌握正常心电图、房室肥大、心律失常、心肌缺血、心肌梗死的阅图。

（二）适应证

1. 心脏节律的确定。

2. 心律失常的分析诊断。

3. 心肌梗死患者的诊断及其演变的观察。

4. 房室肥大、心肌缺血、药物和电解质紊乱等的辅助诊断。

5. 心脏起搏器植入前后患者的心电检测。

6. 各种危重患者抢救的心脏监护。

7. 手术前评分和手术中的心脏监护。

8. 动物实验及运动等其他医学科研领域的应用。

（三）相对禁忌证

皮肤状况不适合电极吸附，如胸前皮肤大面积破损或药疹等。

（四）操作用物准备

1. 物品及设备准备 标准化病人，符合国家质检部门标准要求的心电图机、导联线、电源线、笔、分规。

2. 材料准备 导电膏、棉球、酒精、心电图记录纸。

（五）主要操作步骤

1. 操作前准备 ①与患者和家属沟通，解释心电图检查目的、方法和需要配合的事项；②注意隐私保护，室内温度适中，检查房间电压是否正常；③连接好心电图机地线、电源线、导联线，接通电源，打开心电图机开关,检查或安装心电图记录纸;④核对申请单,如患者姓名、性别、床号、临床诊断等。

2. 体位　仰卧位(必要时也可采取半卧位),放松肢体,平静呼吸,充分暴露手腕、脚踝及前胸。

3. 皮肤处理　酒精去脂,必要时剃毛发。将导电膏涂于放置电极处的皮肤上或涂于探查电极接触皮肤面。

4. 安放常规 12 导联心电图　探查电极肢体导联:腕关节内侧和踝关节上方内侧,RA- 右上肢,LA- 左上肢,RL- 右下肢,LL- 左下肢。肋间隙的选择:胸骨角两侧分别与左右第 2 肋软骨相连,第 2 肋骨下的间隙为第 2 肋间隙,依次向下数至第 4、第 5 肋间隙。胸前导联:V_1 胸骨右缘第 4 肋间,V_2 胸骨左缘第 4 肋间,V_3 在 V_2 与 V_4 连线中点(常先确定 V_4 位置),V_4 左锁骨中线第 5 肋间,V_5 左腋前线,V_6 左腋中线,V_5、V_6 导联均与 V_4 导联同一水平(图11-2-1)。

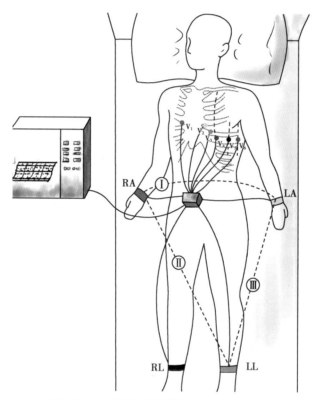

图 11-2-1　标准 12 导联心电图电极安放示意图
RA. 右胳膊;LA. 左胳膊;RL. 右腿;LL. 左腿。

5. 病情需要记录 18 导联心电图时,加做 V_7、V_8、V_9、V_{3R}、V_{4R}、V_{5R} 导联。V_7 位于左腋后线,V_8 位于左肩胛线,V_9 位于左脊柱旁线,V_7、V_8、V_9 导联均与 V_4 导联同一水平,V_{3R} 位于右胸对应 V_3 位置,V_{4R} 位于右胸对应 V_4 位置,V_{5R} 位于右胸对应 V_5 位置。

6. 右位心时,常规标准记录后,加做反接肢体导联和胸导联(左右上肢反接,V_1、V_2 反接及做 V_{3R}、V_{4R}、V_{5R})。

7. 新生儿及婴幼儿肢体细小、胸部窄小,安放肢体电极时,可利用软布或软纸垫放于患儿四肢一侧,以便肢体电极固定,胸导联金属电极之间不能互相碰触,可分批安放,如先做 V_1、V_3、V_5,后做 V_2、V_4、V_6。

8. 设定纸速为 25mm/s,等待基线稳定后,摁下心电图机的记录按钮,描记心电图。每个导联记录长度不少于 3~4 个完整的心动周期,并同步记录节律导联(V_1、Ⅱ导联),必要时可延长标定的记录时间(常规记录为 10s)。

9. 将探查电极从被检者身上取下,清洁皮肤,协助整理好被检者衣物及被子。告知被检者检查结果或取结果报告的时间、地点。

10. 操作后处理　①记录完整的心电图标明患者姓名、性别、年龄、检查日期和时间。手动记录或加做导联要标明导联名称,不能仰卧位的患者注明体位;②关闭心电图机,拔掉电源,拔除地线,整理好导联线,电源线,地线,为下次使用做好准备;③阅图,给出心电图诊断,并判断是否需要进一步操作。

（六）注意事项

1. 安放探查电极时,按照导联线上的标记辨识,严格按照标准位置安放,注意不要将导联线接反或位置放错,比如左右手接反,上下肢接错或 V_1~V_6 导联位置放错。

2. 女性乳房下垂者应托起乳房,将电极球安放在乳房下的胸壁上,不应安放在乳房上。

3. 加做 V_7~V_9 导联时,安放电极后,被检者必须仰卧位,不应取侧位描记心电图。

4. 对电压过高描记失真的导联,应选用半电压标准描记,即 1mV=5mm。

5. 对急性缺血性胸痛患者(如急性心肌梗死患者),首次心电图应做 18 导联记录,并将胸导联放置部位做好标记,以便进行动态观察比较。

6. 胸前记录标准位置处皮肤若有破损者,需避开此处皮肤。若胸前皮肤大面积破损者,可选择只做肢体导联。若肢体导联不能正常部位安放,如手腕处骨折后石膏固定,可将上肢记录电极向下移至手掌处或向上移至手臂处。以上情况均需在描记的心电图纸上标明。

7. 取下记录电极时,若为吸球电极,注意先将吸球挤压松动后再取下,避免直接拔除。

8. 新生儿及婴幼儿因皮肤娇嫩,操作时注意电极轻吸轻取,检查时间不宜过长。

9. 对酒精或导电膏过敏,或记录电极吸附时间过长,局部皮肤会出现红,痒,皮疹或小水疱,一般无须特殊处理,严重者可予抗过敏治疗。

10. 检查前后,要注意洗手。

（七）模拟教学应用示例

【案例】 患者男性,47 岁,无诱因出现反复腰部疼痛 2 年余,CT 示:右侧输尿管上段结石,右肾多发结石。既往因"急性心肌梗死"急诊行冠状动脉造影 +PCI 术。术前常规检查心电图。患者心电图示(图 11-2-2),根据心电图结果,请选择是否需要进一步心电图操作。

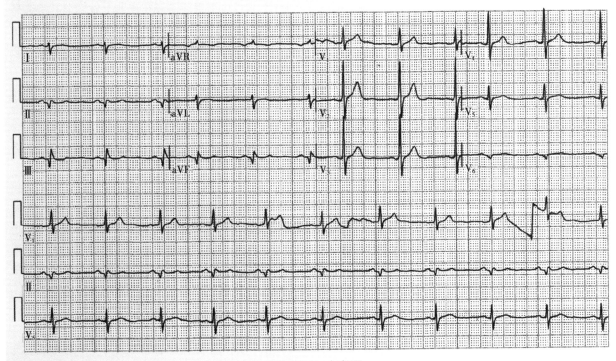

图 11-2-2 心电图

要点分析:阅心电图(窦性心律;陈旧性下壁心肌梗死;V_6 导联病理性 Q 波,V_1、V_2 导联 R/S>1,考虑正后壁心肌梗死;电轴右偏),通过心电图结果判断需要加做 V_7~V_9 及 V_{3R}~V_{5R} 导联,并加做心电图(接好 V_7~V_9 及 V_{3R}~V_{5R} 导联后应将患者体位恢复为仰卧位,在记录好的心电图纸上标明 V_7~V_9 及 V_{3R}~V_{5R} 导联)。

胸腔穿刺术（视频）

二、胸腔穿刺术

（一）培训目标

胸腔穿刺术适应证和禁忌证、操作要点、并发症识别及处理要点。

（二）适应证

1. 诊断性穿刺，以确定积液的性质。

2. 穿刺抽液或抽气以减轻对肺脏压迫，或抽吸脓液治疗脓胸。

3. 胸腔内注射药物或人工气胸治疗。

（三）相对禁忌证

出血性疾病及体质衰弱、病情危重，难于耐受操作者应慎用。

（四）物品及设备/人员/其他资料准备

1. 与病人和家属沟通并签署穿刺同意书　告知可能的并发症：气胸、出血、感染、损伤周围组织、血管、神经、胸膜反应、药物过敏、手术不成功、麻醉意外、心脑血管意外、其他不可预料的意外。

2. 准备用物　穿刺包、手套、络合碘、无菌棉签、5ml注射器、50ml注射器、2%利多卡因注射液、可待因片、胶带、多余胸腔积液容器、试管等。

（五）主要操作步骤

1. 与病人沟通　介绍自己，核对姓名、性别、床号等，询问有无药物（特别是局麻药）过敏史，同时嘱咐患者操作前注意事项（是否排尿、避免空腹等）。

2. 再次确认患者的病情、体征　测量脉搏和血压、再次胸部重点查体，查看X线片和检查报告（B超），确认需要的操作无误。

3. 选择合适的体位，确定穿刺点　①患者体位：患者取坐位，面向椅背，双手前臂平放于椅背上，前额伏于前臂上，不能起床者，可取半卧位，患侧前臂置于枕部。②穿刺点选择：A. 诊断性穿刺、胸腔穿刺抽液、胸腔给药，先进行胸部叩诊，选择实音明显的部位进行穿刺，穿刺点可用甲紫溶液在皮肤上做标记。常选择肩胛下角线7～9肋间或者腋后线7～8肋间（坐位），腋中线6～7肋间或腋前线5～6肋间（半卧位）。B. 包裹性胸腔积液，可结合X线及超声波定位进行穿刺。C. 胸穿抽气：穿刺部位一般选取患侧锁骨中线第2肋间或腋中线4～5肋间。

4. 消毒铺巾　用络合碘在穿刺点部位，自内向外进行皮肤消毒2遍，消毒范围直径约15cm。解开穿刺包，戴无菌手套，检查穿刺包内器械（注意穿刺针是否通畅，与之相连的橡皮管是否通畅和密闭），铺盖消毒孔巾。

5. 麻醉　局部麻醉：以5ml注射器抽取2%利多卡因2ml，在穿刺点肋骨上缘作自皮肤到胸膜壁层的局部麻醉，注射前应回抽，观察无气体、血液、胸腔积液后，方可推注麻醉药。

6. 穿刺过程　①先用止血钳夹住穿刺针后的橡皮胶管，以左手固定穿刺部位局部皮肤，右手持穿刺针（用无菌纱布包裹），沿麻醉部位经肋骨上缘垂直缓慢刺入，当针锋抵抗感突然消失后表示针尖已进入胸膜腔，接上50ml注射器，由助手松开止血钳，助手同时用止血钳协助固定穿刺针；②抽吸胸腔液体，注射器抽满后，助手用止血钳夹紧胶管，取下注射器，将液体注入盛器中，记载并送化验检查，诊断性穿刺抽液量50～100ml；穿刺抽液解压首次不超过600ml，以后每次不超过1 000ml；③若需胸腔内给药，在抽液完后，将药液用注射器抽好，接在穿刺针后胶管上，回抽少量胸腔积液稀释，然后缓慢注入胸腔内；④气胸胸腔穿刺抽气，在无特殊抽气设备时，可以按抽液方法，用注射器反复抽气，直至病人呼吸困难缓解为止。

7. 标本送检　①脓胸或考虑为脓胸时应送检：常规、生化、病原学（无菌试管留取标本，行涂片革兰氏染色镜检、细菌培养及药敏试验）等。②结核性胸腔积液或考虑为结核性时应送检：常规、生化、结核抗体、病原学（抗酸染色、结核菌培养）等。③癌性胸腔积液或考虑为癌性时应送检：常规、生化、CEA、病检或液基薄层（至少需100ml，并应立即送检，以免细胞自溶）等。

8. 操作后处理　①胸穿完毕后拔出穿刺针，按压、消毒穿刺点，覆盖无菌纱布，以胶布固定，让病人静卧休息；②术后再次复测病人脉搏及血压，并观察术后反应，注意并发症，如气胸，肺水肿等；③气胸抽气后应复查胸片，明确气胸变化情况。

（六）主要并发症识别与处理

1. 胸膜反应　穿刺中出现头晕、气促、心悸、面色苍白、血压下降,则停止操作,平卧、吸氧、皮下注射0.1%肾上腺素0.3～0.5ml。

2. 气胸　可由以下原因引起:穿刺过深,伤及肺;抽液体过程中患者咳嗽,使肺膨胀,被穿刺针刺伤;在更换注射器或拔除穿刺针时气体漏入胸腔。少量气胸观察即可,大量需要放置闭式引流管。但如患者是机械通气,气胸可能会继续发展,甚至成为张力性气胸,应注意观察,必要时放置胸腔闭式引流管。避免气胸应注意:①进针不可过深过快;②避免患者剧烈咳嗽;③更换注射器时防止漏气;④拔针时要患者呼气末屏气。

3. 复张性肺水肿　胸腔积液引流速度不能过快,每次引流的液体量应小于1 500ml。如果引流量太大,会导致受压肺泡快速复张后引起复张性肺水肿,表现为气促,咳泡沫痰。治疗以限制入量,利尿为主。

4. 腹腔脏器损伤　穿刺部位选择过低,有损伤腹腔脏器的危险,故尽量避免在肩胛下角线第9肋间和腋后线第8肋间以下进行穿刺。

5. 血胸　一般情况下穿刺过程中损伤肺、肋间血管多数可以自行止血,不需要特殊处理。但偶有损伤膈肌血管或较大血管,凝血功能差的患者云引起活动性出血,出现低血压、出血性休克,需要输血、输液、闭式引流,甚至开胸探查止血。

6. 其他并发症　包括咳嗽、疼痛、局部皮肤红肿感染,对症处理即可。

（七）引导性反馈

1. 局部麻醉程度不够　麻醉针进针过快,推注麻药过少,容易导致胸膜反应(迷走亢进,心率血压下降,严重者导致心搏骤停),故应该特别注意缓慢逐层浸润(每进针1～2mm注射局麻药物1～2ml)。

2. 橡皮管连接不紧密　可能原因为抽液注射器与橡皮管不配套导致密封性差或者抽液过程对橡皮管牵拉力过大。容易导致空气自橡皮管断开或不紧密处进入胸腔,导致气胸。故应该选择密封性好的橡皮管,抽液时避免过度牵拉橡皮管。

3. 穿刺过程中未密切观察患者反应　可能原因为术者及助手过于关注操作过程及缺乏对患者的人文关怀,因此不能及时发现患者的主观不适或异常生命体征。由于不能早期识别或处理并发症的发生,导致不同程度的机体损害,严重者危及生命。因此术中术者尤其是助手应严密观察患者情况(如痛苦表情、出汗、面色苍白等)及生命体征(有心电监护者),可使用简单交谈的方法与患者交流主观感受,同时判断意识状态。

（八）模拟教学应用示例

【案例】　患者女性,56岁,发热半个月,进行性呼吸困难1周。胸片提示右肺大片高密度影,B超提示右侧大量胸腔积液,需进行右侧胸腔穿刺抽液术。穿刺过程中出现面色苍白、头晕、胸闷不适,心电监护提示心率、血压下降。请做必要检查并处理。

模拟场景设置要点:模拟人需可坐立或半卧,右侧胸腔可穿刺抽液、可实时监测生命体征变化。

要点分析:胸腔穿刺过程中出现突发心率血压下降,排查低血糖可能后,首先考虑胸膜反应,可能与麻醉不充分、穿刺动作不轻柔有关。治疗应立即拔出穿刺针、处理穿刺点,同时扶患者平卧,吸氧、皮下注射0.1%肾上腺素0.3～0.5ml。

三、腹腔穿刺术

（一）培训目标

掌握腹腔穿刺术的适应证和禁忌证;掌握不同腹腔穿刺术的操作方法和注意事项;掌握不同情况下腹腔穿刺点的选择。

腹腔穿刺术(视频)

（二）适应证

1. 腹腔积液性质不明,协助诊断。

2. 大量腹水引起严重腹胀、胸闷、气促、少尿等症状时,适当抽放腹水以缓解症状。

3. 腹腔内注入药物。

4．腹水浓缩回输。

5．人工气腹。

（三）禁忌证

1．肝性脑病前期（Ⅰ期）。

2．严重电解质紊乱。

3．广泛性肠粘连。

4．肝包虫病。

5．巨大卵巢囊肿。

6．明显出血倾向。

7．妊娠中后期。

8．肠麻痹、腹部胀气明显。

（四）物品及设备／人员／其他资料准备

1．物品准备　腹腔穿刺模型、腹腔穿刺包、消毒用品（手消毒液、棉签，络合碘）、帽子、口罩、持物钳、一次性注射器（5ml、20ml、50ml 规格，根据穿刺要求选择）、无菌手套、无菌纱布、胶布、一次性腹带、药品（2% 利多卡因，0.1% 肾上腺素）、血压计、听诊器、皮尺、送检标本的试管及试管架、盛腹水的容器等、记号笔、锐器盒、黑色垃圾桶、黄色垃圾桶。

2．环境准备　为血液—体液隔离的患者进行操作时需设置清洁区、潜在污染区和污染区。

3．其他准备　为传染病患者进行操作时，根据隔离要求准备相关物品，如 N95 口罩、鞋套、护目镜、隔离衣、一次性防护服。

4．资料准备　血常规、凝血功能、电解质、腹部超声检查结果。

（五）主要操作步骤

1．操作前准备　明确适应证；排除禁忌证；确定要行何种腹腔穿刺术（简称腹穿）（诊断性腹穿、腹穿放液、腹腔内注药）；与患者和家属沟通，说明穿刺的必要性及可能的并发症，签署腹穿同意书；准备和检查用物。

2．患者准备　核对患者信息及相关检验检查；询问药物过敏史；嘱患者排空膀胱；对患者进行心理安抚；确定生命体征平稳；摆放适合的体位（平卧、半卧或稍左侧卧位）。

3．确定合适的穿刺点　常见穿刺点有：左下腹脐与左髂前上棘连线中外 1/3 交点；脐与耻骨联合中点上 1cm 偏左或右 1.5cm 处；侧卧位脐水平线与腋前线或腋中线之延长线的交点（常用于诊断性穿刺）；右下腹脐与右髂前上棘连线中外 1/3 交点（麦氏点，常用于诊断性穿刺）；B 超定位。

4．消毒铺巾　以穿刺点为圆心，用络合碘由内向外画圆形擦拭，消毒范围直径不小于 15cm，共消毒 2～3 遍。（如果是碘酒则要先用碘酒消毒 1 遍，再酒精消毒 2 遍）。用持物钳打开穿刺包第 1 层，戴无菌手套，打开穿刺包第 2 层，检查消毒指示卡，铺孔巾。检查包内器械（必须检查穿刺针是否锐利，与之相连的橡皮管是否通畅和密闭）。

5．麻醉（局部麻醉）　核对麻醉药，以 5ml 注射器抽取 2% 利多卡因 2ml，在穿刺点先打一个皮丘再垂直进针，自皮肤至腹膜壁层逐层做局部浸润麻醉。麻醉完毕后按压片刻，操作过程中注意观察并询问患者有无不适，注射前应回抽，观察无气体、血液、腹水。

6．穿刺过程　①先用止血钳夹住穿刺针后的橡皮胶管。术者一只手固定穿刺处皮肤，另一只手持穿刺针由麻醉处垂直刺入腹壁，待感到针尖抵抗感突然消失时，表示针尖已穿过腹膜壁层，即可行抽取和引流腹水。②诊断性穿刺可直接用无菌的 20ml 或 50ml 注射器和 7 号针头进行穿刺。③若大量腹水应采用迷路进针（先垂直后倾斜 45°～60° 进入 1～2cm，然后再垂直刺入腹膜层），大量放液时可用针尾连接橡皮管的 8 号或 9 号针头，助手用消毒血管钳固定针头、夹持橡皮管或用输液夹子调整放液速度。④如需腹腔注药，则用注射器抽取所需注射药物（可由助手在腹水抽出后再辅助配制），接上橡皮管，边回抽边注药（注意一定要回抽见到腹水后再注药）。

7．标本送检　根据病情需要腹水分别送常规、生化、细菌培养、病理等检查。但应注意抽取的第一管标本应舍弃或不送常规。送检病理学检查时加用抗凝剂防止肿瘤细胞自溶。

8．操作后处理　①腹穿完毕后拔出穿刺针，按压、消毒穿刺点，覆盖无菌纱布，以胶布固定，让病人静卧休息。②术后再次复测病人脉搏及血压，测量腹围，观察术后反应，穿刺点有无渗血、渗液，注意并发症。大量放腹水患者术后用腹带将腹部加压包扎，遇穿刺孔继有腹水渗漏时，可用蝶形胶布或涂上火棉胶封闭。③收拾医疗用物，分类处理医疗垃圾。

（六）主要并发症识别与处理

1. 麻醉药过敏和腹膜反应　局麻和穿刺过程中患者出现头晕、恶心、心悸、气促、脉快、面色苍白，甚至血压下降，此时需立即停止操作，予以吸氧、输液，皮下注射 0.1% 肾上腺素 0.3～0.5ml，监测生命体征及病情变化。

2. 感染　术后穿刺点出现红肿渗液，腹膜炎症状加重，甚至出现发热等全身感染表现，发生后局部皮肤予以消毒抗感染并保持干燥，感染明显者根据经验选择敏感抗生素予以静脉抗感染治疗。

3. 出血　术后出现腹部大片瘀斑、腹壁血肿或血性腹水，严重者出现血压下降、休克。发生后局部给予腹带压迫止血，全身使用血管收缩药和止血药，严重者可行介入治疗，血小板低和凝血功能异常者输注血小板、补充凝血因子。休克者加强补液、抗休克治疗。

4. 内脏脏器损伤　实质脏器和空腔脏器损伤均可引起出血，患者出现血性腹水，血压下降，严重时发生失血性休克，处理见出血部分；空腔脏器损伤还可导致腹腔感染加重，严重者发生感染性休克，此时应加强抗感染处理。

5. 其他　如肝性脑病（患者出现神志意识改变，计算力、定向力下降，扑翼样震颤阳性）、消化道出血（呕血、黑便）等。肝性脑病者予以低蛋白饮食，补充支链氨基酸，纠正电解质紊乱，祛除诱因；消化道出血者予以特利加压素或生长抑素等降低门静脉压力，应激性溃疡者可予以质子泵抑制剂，并加强补液，维持有效血容量。

（七）引导性反馈

1. 准备工作做到位　①术前认真核对患者基本信息（姓名、性别、年龄、ID 号等）；②仔细确认适应证和禁忌证；③签署知情同意书；④询问过敏史，认真核对麻醉药物；⑤嘱患者排空膀胱；⑥物品准备要齐全。

2. 穿刺点选择易错误　①腹部查体和检查资料（腹部影像学）需核对仔细；②考虑特殊情况下的穿刺（如穿刺部位有损伤、腹部肿块、肿大脾脏等情况时要避开；包裹性积液时需 B 超定位或引导下进行）。

3. 要遵守无菌原则　手套破损或被污染后要及时更换。

4. 术中应密切观察患者生命体征及不适症状　出现麻醉药过敏和腹膜反应时予以积极处理。

5. 腹水引流不畅时可稍移动穿刺针或稍变换体位，进针不宜太深以免伤及肠管，术时嘱患者尽量不咳嗽，以免伤及内脏，进入腹腔后宜缓慢进针以免刺破肠管，回抽时应缓慢抽吸，防止网膜或肠面堵塞针头。

6. 腹腔放液不宜过快过多　肝硬化患者一般一次放腹水不超过 3 000ml，过多过快放液致腹压骤减，可诱发肝性脑病、电解质紊乱、消化道出血等并发症，但在静脉输注白蛋白的基础上（一般放 1 000ml 腹水补充 6～8g 白蛋白）可以适当增加放液量，且术后需予以腹带加压包扎。

7. 注意腹水送检的顺序和项目　①顺序错误（第 1 管不能送常规检查）；②重要项目漏检，延误诊治（如结核、肿瘤等）。

8. 术后密切观察有无出血和继发感染的并发症，术前复核患者的凝血功能，动作规范，轻柔，穿刺点避开腹部血管。注意无菌操作，以防止腹腔感染。

9. 医疗垃圾处理　①生活垃圾应扔黑色垃圾袋；②沾染血液体液等医疗垃圾应扔黄色垃圾袋；③针头等锐器应扔锐器盒。

10. 虚假的人文关怀　如全程与患者无沟通或无效沟通（机械性询问），导致不能及时发现问题并处理。

（八）模拟教学应用示例

【案例】　患者男性，50 岁，腹胀伴气促 20d。查体：T 36.5℃，P 92 次 /min，R 22 次 /min，BP 100/70mmHg。心肺听诊无异常。腹膨隆，腹肌稍紧，无压痛反跳痛，肝未及，脾肋下可及（Ⅰ线：4cm、Ⅱ线：8cm、Ⅲ线：-2cm），移动性浊音阳性。血常规：白细胞（WBC）5.5×10⁹/L，血红蛋白（Hb）90g/L，血小板（PLT）70×10⁹/L。凝血功能：凝血酶原时间（PT）18s，活化部分凝血活酶时间（APTT）45s。B 超：肝硬化、脾大、腹水。患者诉腹胀难忍，请予以相应处理。

模拟场景设置要点：腹腔穿刺全腹模块模型（内置肿大脾脏），腹部查体时可触及肿大脾脏。生命体征监测。患者腹胀难忍，伴气促，需要放腹水缓解压迫症状。放腹水2 000ml时，患者腹胀有所缓解，但继续放腹水过程中，患者出现头晕。

要点分析：①患者大量腹水难以忍受，需行腹腔穿刺术放腹水减轻腹胀；②查体时于反麦氏点处触及肿大脾脏，此处不能作为穿刺点，需选择其他穿刺点进行腹腔穿刺术；③放腹水过程中，患者出现头晕等不适症状时应立即停止放腹水；④肝硬化患者第一次放腹水不能超过3 000ml，大量放腹水后需予以多头腹带束腹，避免腹压骤减导致血压下降或休克等并发症，观察患者血压脉搏确保生命体征平稳，同时询问不适表现并予以安抚，必要时予以补液和白蛋白。

四、腰椎穿刺术

腰椎穿刺术（视频）

（一）培训目标

腰椎穿刺操作要点、适应证和禁忌证、并发症识别。

（二）适应证

1. 留取脑脊液做各种检查以助中枢神经系统疾病如感染、蛛网膜下腔出血、脑膜癌病等的诊断。

2. 测定颅内压力和了解蛛网膜下腔是否阻塞等。

3. 动态观察CSF变化以助判断病情、预后及指导治疗。

4. 注入放射性核素行脑、脊髓扫描。

5. 注入液体或放出CSF以维持、调整颅内压平衡，或注入药物治疗相应疾病。

（三）禁忌证

1. 颅内压明显升高，或已有脑疝迹象，特别是怀疑颅后窝存在占位性病变。

2. 穿刺部位有感染灶、脊柱结核或开放性损伤。

3. 明显出血倾向或病情危重不宜搬动。

4. 脊髓压迫症的脊髓功能处于即将丧失的临界状态。

（四）物品及设备/人员/其他资料准备

1. 物品及设备准备 模拟人，腰穿包、无菌手套、测压管、络合碘、弯盘、麻药、注射器、胶布、棉签。

2. 材料准备 凝血功能和血常规、颅脑MRI或头部CT检查结果。

（五）主要操作步骤

1. 操作前准备 与患者沟通，解释操作目的、过程、可能的风险、需要配合的事项，核对凝血功能和血常规、颅脑MRI或头部CT检查结果排除禁忌证，检查患者眼底，判断是否存在眼底水肿，签署知情同意书。必要时术前镇痛或镇静治疗。

2. 体位 一般均采用左侧卧位，侧卧硬板床上，背部与床沿垂直，头向前胸弯曲，双手抱膝贴腹部，躯干尽可能弯曲呈弓形。

3. 穿刺点 选择双侧髂嵴最高点连线与脊柱相交处，相当于第3～4腰椎棘突间隙，也可在上或下一腰椎间隙进行。

4. 消毒铺巾 洗手，戴帽子、口罩，以穿刺点为中心，由内向外环形消毒皮肤，直径至少15cm，络合碘消毒至少2遍，注意勿留空隙，棉签不要返回到消毒区域。检查穿刺包有效日期，打开穿刺包外层3/4，戴无菌手套，再打开穿刺包外层剩余1/4及内层，检查穿刺包内器械是否齐全及完整，检查消毒指示卡有效性，注意穿刺针是否通畅，铺盖无菌孔巾。

5. 麻醉 核对2%利多卡因，皮下注入麻药形成皮丘，逐层浸润麻醉各层组织，直至椎间韧带；进针过程中保持负压，如无液体或鲜血吸出，则继续注射；如有鲜血吸出，且体外凝集，则提示损伤血管，应拔针、压迫，平稳后更换穿刺部位或方向再行麻醉。

6. 穿刺过程 术者用左手固定穿刺皮肤，右手持穿刺针以垂直背部，针尖稍向头部的方向缓慢刺入，成人进针深度4～6cm，儿童2～4cm。当针头穿过韧带与硬脊膜时，有阻力突然消失的落空感。此时可将针芯慢慢抽出（以防脑脊液迅速流出，造成脑疝），见脑脊液流出后再将针芯插入（图11-2-3）。

7. 测压 测压前摆好体位，伸展头颈，下肢缓慢伸直测压，连接测压管，判断是否正常（正常40～50滴/min，压力80～180mmH$_2$O），脊髓病变疑有椎管阻塞可选用压力动力学检查，包括压颈试验和压腹试验。颅内压高嘱脱水降颅内压，测压结束后移去测压管。

8. 压颈试验 正常时压迫颈静脉后，脑脊液压力立即迅速升高，解除压迫后迅速降至原来水平，示蛛网膜下腔通畅；若压迫颈静脉后，不能使脑脊液压力升高，则为压颈试验阳性，示蛛网膜下腔完全阻塞；若施压后压力缓慢上升，放松后又缓慢下降，示有不完全阻塞。凡颅内压增高者，禁做此试验。

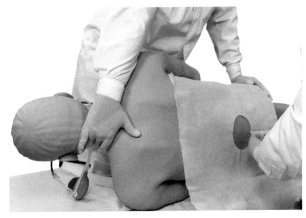

图 11-2-3 腰椎穿刺

9. 压腹试验 以手掌压迫患者的腹部，脑脊液压力迅速上升，松手后迅速恢复初压水平，说明穿刺针在椎管内；如无上述反应，表示穿刺位置不当或穿刺针不通畅。颅内压增高或怀疑颅后窝肿瘤者禁做。

10. 送检 撤去测压管，收集脑脊液2～5ml立即送检，如需做培养，应用无菌试管正确留取标本，留取标本时注意顺序正确：生化、常规、细胞学。术中观察患者反应：如头晕、面色苍白、出汗、心悸或生命体征变化等，如有反应，则立即停止抽液并对症处理。

11. 术后处理 术毕将针芯插入，快速拔出穿刺针并局部按压，消毒穿刺点，覆盖纱布，胶布固定。交代术后注意事项，嘱去枕平卧4～6h。

（六）主要并发症识别与处理

1. 低颅内压综合征 指侧卧位腰椎穿刺脑脊液压力在60～80mmH$_2$O以下，较为常见，患者于平卧时头痛减轻或缓解，坐位立位时加重，多因穿刺针过粗，穿刺技术不熟练或术后起床过早，使脑脊液自脊膜穿刺孔不断外流，引起腰穿后颅内压降低所致，一旦出现低颅内压症状，宜多饮水，卧床休息，严重者可每日滴注生理盐水1 000～1 500ml，一般5～7d缓解。

2. 脑疝形成 在颅内压增高时，当腰椎穿刺放脑脊液过多过快时，可在穿刺当时或术后数小时内发生脑疝，造成意识障碍、呼吸骤停甚至死亡。因此，需严格掌握适应证，怀疑颅后窝占位病变者应先做影像学检查明确，腰穿时发现颅内压增高时，立即给予脱水剂，不宜放液。

3. 腰背痛及神经根痛 因穿刺不顺利或穿刺针损伤神经根所致，多为暂时性，一般不需特殊处理。

（七）引导性反馈

1. 穿刺点的定位 以髂后上棘连线与后正中线的交会处为穿刺点，一般取第4～5腰椎棘突间隙为穿刺点，也可在第3～4腰椎棘突间隙穿刺。选定穿刺点后做标记。如遇穿刺损伤血管，要在上一个或下一个椎间隙重新穿刺，切勿在第1～2腰椎间隙以上穿刺，以免损伤脊髓。

2. 穿刺过程中未密切观察患者反应 术中术者尤其是助手应严密观察患者情况（如痛苦表情、出汗、面色苍白等）及生命体征（有心电监护者），可使用简单交谈的方法与患者交流主观感受，同时判断意识状态。

3. 穿刺过程违反无菌原则 ①熟知无菌原则重要性和必要性；②熟练掌握操作全过程；③穿刺过程中严格分辨无菌区、无菌物品；④手套、用物若不慎污染，及时更换。

（八）模拟教学应用示例

【案例】 患者男性，25岁，突起精神行为异常1周，查体可见患者颈抵抗明显，双侧克氏征阳性，头部CT未见明显异常，请做必要检查并处理。

模拟场景设置要点：该操作的模拟人需满足当穿刺针抵达模拟黄韧带，阻力增大有韧性感；突破黄韧带有明显的落空感，即进入硬脊膜外腔，有负压呈现（这时推注麻醉药液即为硬脊膜外麻醉）；继续进针将刺破硬脊膜和蛛网膜，出现第二次落空感，即进入蛛网膜下腔，将有模拟脑脊液流出。

要点分析：①患者青年男性，突起精神行为异常，伴脑膜刺激征阳性，应首先考虑颅内感染可能；②头部影像学检查排除颅后窝占位，检查患者无其他禁忌证后立即完善腰穿穿刺加测压检查，脑脊液送检明确诊断。

骨髓穿刺术（视频）

五、骨髓穿刺术

（一）培训目标

骨髓穿刺术操作要点、适应证和禁忌证、并发症识别及处理要点。

（二）适应证

1. 用于血细胞形态学检查。

2. 用于造血干细胞培养。

3. 免疫学、细胞遗传学、分子生物学检查，病原生物学检查等，以协助临床诊断、观察疗效和判断预后等。

（三）禁忌证

1. 相对禁忌证 晚期妊娠的孕妇。

2. 绝对禁忌证 血友病等存在显著的凝血异常没有纠正。

（四）物品及设备/人员/其他资料准备

1. 物品及设备准备 模拟人，骨髓穿刺包、骨髓穿刺包、注射器、络合碘、棉签，胶布；局部麻醉药、无菌纱布2～3块、无菌手套2副、血压计、载玻片10张以上、EDTA抗凝管、肝素抗凝管、采血针、洗手液。

2. 材料准备 骨髓细胞学图片。

（五）主要操作步骤

1. 操作前准备 与患者沟通，解释操作目的、过程、可能的风险、需要配合的事项，签署知情同意书。洗手，戴帽子、口罩、无菌手套；检查操作器械。询问患者血友病史和麻药过敏史。

2. 体位 采用髂前上棘和胸骨穿刺时，病人取仰卧位；采用髂后上棘穿刺时，病人取侧卧位；采用腰椎棘突穿刺时，病人取坐位或侧卧位。

3. 穿刺点选择 首选穿刺点：①髂前上棘穿刺点，髂前上棘后1～2cm处，该处骨面平坦，易于固定，操作方便，危险性极小；②髂后上棘穿刺点，腰椎两侧、臀部上方突出的部位。备选穿刺点：①胸骨穿刺点，胸骨柄、胸骨体相当于第1、2肋间隙的部位。此处胸骨较薄，且其后有大血管和心房，穿刺时务必小心，以防穿透胸骨而发生意外。但由于胸骨的骨髓液丰富，当其他部位穿刺失败时，仍需要进行胸骨穿刺。②腰椎棘突穿刺点，腰椎棘突突出的部位。

4. 消毒铺单 消毒范围直径约15cm，消毒2～3遍。

5. 麻醉 皮下注入麻药形成皮丘；沿切口方向，形成一个2.0cm长局部皮肤麻醉区域；逐层浸润麻醉各层组织，直至骨膜；进针过程中保持负压，如无液体或鲜血吸出，则注射麻醉药；如有鲜血吸出，且体外凝集，则提示损伤血管，应拔针、压迫，平稳后更换穿刺部位或方向再行麻醉。在骨膜表面以穿刺点为中心，行多点麻醉，充分麻醉周围骨膜。

6. 固定穿刺针长度 将骨髓穿刺针的固定器固定在适当的长度上。髂骨穿刺1～1.5cm，胸骨穿刺约1.0cm。

7. 穿刺 操作者左手拇指和示指固定穿刺部位，右手持骨髓穿刺针与骨面垂直刺入，若为胸骨穿刺则应与骨面成30°～40°角刺入。当穿刺针针尖接触骨质后，沿穿刺针的针体长轴左右旋转穿刺针，并向前推进，缓缓刺入骨质。当突然感到穿刺阻力消失，且穿刺针已固定在骨内时，表明穿刺针已进入骨髓腔。如果穿刺针尚未固定，则应继续刺入少许以达到固定为止。

8. 抽取骨髓液 拔出穿刺针针芯，接上干燥的注射器（10ml或20ml），用适当的力量抽取骨髓液。抽取的骨髓液一般为0.1～0.2ml，若用力过猛或抽吸过多，会使骨髓液稀释。如果需要做骨髓液行流式细胞学、细胞遗传学、分子生物学检查或细菌培养，应在留取骨髓液计数和涂片标本后，再分别抽取1～2ml，以用于以上检查。若未能抽取骨髓液，则可能是针腔被组织块堵塞或"干抽"，此时应重新插上针芯，稍加旋转穿刺针或再刺入少许。拔出针芯，如果针芯带有血迹，再次抽取即可取得红色骨髓液。

9. 涂片 将骨髓液滴在载玻片上，立即做有核细胞计数和制备数张骨髓液涂片。骨髓穿刺术后还应取患者外周血片3～5张一并送检。

10. 拔针和加压 固定骨髓液抽取完毕，重新插入针芯。左手取无菌纱布置于穿刺处，右手将穿刺针拔出，并将无菌纱布敷于针孔上，按压1～2min后，再用胶布加压固定。嘱患者保持针孔处干燥2～3d。

11. 穿刺后处理 ①复测患者生命体征;②穿刺结束后,冲洗穿刺针,将用过的手套、注射器、纱布放入指定的医疗垃圾桶,将穿刺包放在指定的回收地点;③术后确定取材是否合适,必要时多部位穿刺或骨髓活检术;④术后嘱患者穿刺处保持干燥,有异常咨询医生。

（六）主要并发症识别与处理

1. 穿刺点出血 血液系统疾病患者因血小板减少,穿刺部位可能止血困难,应延长按压时间。

2. 取材不佳 因为疾病本身原因或抽吸过多骨髓液,可能出现取材不佳。此时应多部位穿刺或行骨髓活检术,如考虑疾病本身引起骨髓增生不佳,考虑胸骨穿刺。

3. 干抽 患者合并骨髓纤维化时可以出现干抽,此时应考虑骨髓活检术。

4. 重要脏器损伤 穿刺过于暴力,特别是胸骨穿刺掌握不好,容易造成胸骨后重要脏器的损伤;应注意穿刺针角度,固定好合适的穿刺针长度,动作稳定轻柔,避免用力过猛。

（七）引导性反馈

1. 骨髓穿刺前应检查出血时间和凝血时间,有出血倾向者应特别注意,血友病患者严格掌握适应证,凝血功能未纠正禁止骨髓穿刺检查。

2. 骨髓穿刺针和注射器必须干燥,以免发生溶血。

3. 穿刺针针头进入骨质后要避免过大摆动,以免折断穿刺针。胸骨穿刺时不可用力过猛、穿刺过深,以防穿透内侧骨板而发生意外。

4. 穿刺过程中,如果感到骨质坚硬,难以进入骨髓腔时,不可强行进针,以免断针。应考虑为大理石骨病的可能,及时行骨髓 X 线检查,以明确诊断。

5. 做骨髓细胞形态学检查时,抽取的骨髓液不可过多,以免影响骨髓增生程度的判断、细胞计数和分类结果。

6. 由于骨髓液中含有大量的幼稚细胞,极易发生凝固。因此穿刺抽取骨髓液后立即涂片。

7. 局部穿刺部位感染时,应该换部位穿刺。

（八）模拟教学应用示例

【案例】 患者男性,32 岁,因乏力伴腹胀 20 余天就诊。查体:贫血貌,皮肤无出血点,浅表淋巴结无肿大,腹软,脾肋缘下 5cm。血常规示:WBC $109.8\times10^9/L$,中性粒细胞（N）52%,淋巴细胞（L）25%,嗜酸性粒细胞（E）10%,嗜碱性粒细胞（B）3%,Hb 90g/L,PLT $519\times10^9/L$。外周血镜检可见幼稚细胞。

模拟场景设置要点:骨髓穿刺模型［带腕带标明姓名、性别、年龄、床号。换药车、屏风、检查床或操作台（用于摆放模型）］。骨髓穿刺后出示骨髓片,进一步询问考生需要进行的细胞遗传或分子生物学检查和可能的治疗。

要点分析:白细胞升高的诊断和鉴别诊断。患者白细胞明显升高,轻度贫血,血小板升高,外周血可见幼稚细胞,结合骨髓细胞学表现应考虑慢性粒细胞白血病可能。治疗以伊马替尼靶向治疗为主。

六、心包穿刺术

（一）培训目标

心包穿刺术操作要点、适应证和禁忌证、并发症识别及处理要点。

（二）适应证

1. 心包腔穿刺术常用于判定积液的性质与病原。

2. 有大量心包积液或心脏压塞时,穿刺抽液以减轻症状。

3. 结核性或化脓性心包炎时,穿刺注药。

（三）相对禁忌证

1. 主动脉夹层破裂。

2. 出血性疾病如:严重血小板减少<$50\times10^9/L$,正在接受抗凝治疗者。

3. 心包积液过少,心尖部 10mm 以下,局限性积液不能穿刺。

4. 疑穿刺部位有感染者或合并菌血症或败血症者。

5. 体质衰弱、烦躁不安、不能合作者。

（四）物品及设备 / 人员 / 其他资料准备

1. 物品及设备准备　心包穿刺模拟人、心包穿刺包、引流管、消毒用品、2% 利多卡因、无菌手套；胶带、500ml 容器、250ml 生理盐水、备用心电图机、抢救药品、心脏除颤器和人工呼吸器。

2. 材料准备　X 线胸片、超声检查结果。

（五）主要操作步骤

1. 操作前准备　与患者沟通，解释操作目的、过程、可能的风险、需要配合的事项，签署知情同意书；洗手，戴帽子、口罩、无菌手套；检查操作器械。

2. 体位　半卧位。

3. 检查血压和心率，并做记录，上心电监护，建立静脉通路；再次查体、查看检查报告（心脏超声单）和 X 线片，确认需要的操作无误。

4. 穿刺部位　①剑突下与左肋缘相交的夹角处；②左侧第五肋间，心浊音界内侧 1～2cm 处；③心脏超声定位处。

5. 消毒铺巾　常规皮肤消毒，用络合碘自穿刺点中心向周围 15cm 范围消毒皮肤 3 遍。解开穿刺包，戴无菌手套，检查穿刺包内器械，注意穿刺针是否通畅，铺盖消毒孔巾。

6. 麻醉　局部麻醉：以 5ml 注射器抽取 2% 利多卡因 2ml，在穿刺点肋骨上缘作自皮肤到心包壁层的局部麻醉，注射前应回抽，观察无气体、血液、心包积液后，方可推注麻醉药。

7. 穿刺过程　持穿刺针并用血管钳夹紧胶管按选定部位及所需方向缓慢推进，带负压进针。若左第 5 肋间或第 6 肋间心浊音界内 2cm 左右进针，使针自下而上，向脊柱方向缓慢刺入；若剑突下进针，针体与腹壁成 30°～40° 角，向上、向后并稍向左刺入心包腔后下部；当刺入心包腔时，感到阻力突然消失，并有心脏搏动感，退针少许，即固定针头，助手协助抽液（此时应注意看心电监护有无期前收缩）。

8. 如需留置引流，固定引流管缝线固定引流管，局部消毒，敷料覆盖，固定。

9. 穿刺后的观察　①复测患者生命体征；②询问患者有无气促、咳嗽咳泡沫痰；③体征上注意有无痛苦表情、出汗、面色苍白、血压下降；④观察引流袋内的情况，及时夹闭；⑤必要时复查心超。

（六）主要并发症识别与处理

1. 胸膜反应　穿刺或置管过程中或置管后出现头晕、气促、心悸、面色苍白、血压下降，应立即停止操作，平卧，吸氧，皮下注射 0.1% 肾上腺素 0.3～0.5ml。预防为麻醉要完善。

2. 肺水肿　表现为引流后突然出现气促、咳泡沫痰等。置管后排放液体速度不能过快过多，（使大量体循环静脉血回心可导致肺水肿）。交替关闭、开放引流管，可预防肺水肿发生。严密观察引流量，以及时夹闭引流管，治疗以限制液体入量、利尿为主，必要时可使用小剂量激素处理。

3. 重要脏器损伤　①心脏压塞：穿刺过深、可能致心肌损伤、严重时心脏压塞。要注意穿刺深度成人不要超过 3～5cm；严密注意患者反应和观察心电监护有无室性期前收缩，注意带负压回抽有无血性液体，一有血性液体，立即停止抽液，观察是否凝固，如凝固，则不再穿刺；术前嘱咐患者勿咳嗽及因不适活动身体，如有需要，先举手示意，待同意后再进行。遇到心脏压塞，紧急引流，必要时输血。②气胸和血胸：穿刺部位位于心包裸区之外侧，致肺损伤，引起气胸和血胸。穿刺损伤血管，导致血胸。穿刺时要使针沿肋骨上缘进针以防范。出现气胸及血胸时进行抽气和抽液处理。③肝脏损伤：剑突下穿刺时，肝脏淤血肿大，可能导致肝损伤，穿刺时尽量偏左肋缘。出现肝脏损伤，要进行腹腔穿刺抽液诊断，必要时开腹手术。

（七）引导性反馈

1. 穿刺部位的选择　一般多选择心包裸区；最好在 B 超定位和引导下穿刺，剑突下穿刺要注意由于肝脏淤血肿大，避免损伤肝脏出血破裂。

2. 引流袋的管理　术后注意观察引流量的多少，对于引流速度快的要及时夹闭，夹闭前注意冲管，防止引流管堵塞；引流量少的，要注意观察有无堵管，定期挤压引流管以保持管腔通畅；复查超声心动决定拔管时机。

（八）模拟教学应用示例

【案例】　患者女性，65 岁，乳腺癌术后患者，接受化疗治疗，气促 1 周，加重 1d。查体：BP 90/76mmHg，P 110 次 /min，R 30 次 /min，大汗，躁动不安，颈静脉怒张，请做必要检查并处理。

模拟场景设置要点：模拟人需能进行心包穿刺，可模拟生命体征变化或通过指示牌模拟生命体征变化。穿刺液体为红色，需进行判断是否出血。穿刺抽液，可以缓解，但效果不佳，只有引流能完全缓解，其他处理无效。

要点分析：乳腺癌患者，突发气促加重，时间短，原因可能为化疗药物心肌损伤心力衰竭、肺栓塞、心包积液等。应逐予以排除。听诊心音遥远，结合叩诊烧瓶心，脉压小，颈静脉怒张，应先考虑心包积液可能，需要进行紧急心包穿刺引流。

第三节　内科专科技能的模拟训练与评价

内科学的各个三级学科有很多操作性的诊疗技术需要专科医师掌握，如气管镜技术、胃镜肠镜技术、机械通气、介入治疗、超声、透析技术等。模拟教学在这些专科技能的培训中同样起到非常重要的作用，能够达到熟悉操作流程，规范操作手法，缩短在患者身上学习曲线的目的。随着我国专科医师培训的开展，模拟培训逐渐成为很多内科专科诊疗技术的重要培训考核手段。本节以气管镜技术、胃镜肠镜技术、机械通气三项技术为例，介绍内科专科技能模拟培训的形式、培训内容和优缺点。

一、支气管镜技术

自 1897 年，有"支气管镜之父"之称的德国科学家 Gustav Killia 首先报道了用长 25cm，直径为 8mm 的食管镜为一名青年男性从气道内取出骨性异物，从而开创了硬直窥镜插入气管和对支气管进行内镜操作的历史先河，经传统硬质支气管镜、纤维支气管镜发展至现代电子支气管镜，为气道疾病的诊疗带来变革性改变，并开创"介入性肺脏病学"，目前临床上常硬质支气管镜、电子支气管镜联合使用。

支气管镜基本操作技术是呼吸内科、胸外科、麻醉科、重症医学科、儿科以及急诊科等相关临床专业的关键临床技术，支气管镜基本操作是重要的临床基本技能，在临床多学科有重要应用价值。支气管镜医师的培训需要较为漫长的过程，英国胸科协会建议支气管镜初学者至少应在指导下完成 100 例支气管镜操作才能胜任这项技术。但支气管镜技术是一项有创侵入性操作，可能导致喉头水肿、出血、气道穿孔、气道梗阻、感染等并发症，所以要求临床医生操作熟练，尽量减少并发症的发生，这些问题成为在患者身上开展支气管镜医师的培训主要困难。

研究显示支气管镜模拟训练系统可以切实提高临床实际操作经验和操作规范性。相比传统的培训方式，新学者通过模拟气管镜可以更快地提高气管镜操作技术。通过虚拟技术的应用，培训独立操作支气管镜专科医师的时间可由 3 个月缩短至 1 个月，经过培训的医生的自信心好；同时，经过虚拟支气管镜操作系统培训后，初学者在准确性方面（观察到支气管树的比例）已经达到能熟练进行支气管镜检查术的呼吸科医生（至少进行过 50 次的支气管镜操作）的水平。

支气管镜技术模拟训练基于所用的模拟器可以分成两类：一是用支气管镜结合普通支气管模型开展的基本技能训练，常用于初学者的基础技能练习；二是用支气管镜虚拟训练系统开展的培训，主要用于有基础的学员进行支气管镜下各项操作培训。

（一）支气管镜操作基本技能训练

训练者使用真实的气管镜，结合气管树模型进行训练，可快速熟悉镜下气管、支气管的走行和解剖形态，掌握支气管镜的操作流程、技巧和手法；并且可模拟超声支气管镜下淋巴结图像，训练经支气管淋巴结穿刺活检技术（endobronchial ultrasound-guided transbronchial needle aspiration，EBUS-TBNA）。

1. 支气管树模型简介　模型安装有头部，支气管树由专用的硅橡胶制成，向下移行为声门—气管—主支气管—肺叶支气管—肺段支气管—第 5 级支气管，与人体支气管相仿，主气管上附着有穿刺部，可用于 EBUS-TBNA 的训练（图 11-3-1）。支气管镜可从口腔插入咽喉部，一直到第 5 级支气管，硅橡胶可产生与人体类似的弹性反应，嵌在穿刺部位的淋巴结，通过超声支气管镜可逼真显示，并进行淋巴结穿刺训练。

2. 支气管镜下常规操作训练

（1）训练目的：①熟悉内镜下支气管的走行方向，掌握 1～4 级支气管镜下解剖结构与位置；②掌握支气管镜的操作流程、复合手法（前进、后退、旋转、屈曲）的使用；③掌握支气管腔内病变活检术（刷检、钳检）。

（2）使用器械：气管树模型、纤维支气管镜、活检钳、毛刷。

（3）操作步骤：①经声门入镜，观察气管，沿其到达隆突后按先健侧再患侧（无病灶者按从左至右）的顺序依次观察双侧 1～4 级支气管（左侧：左主支气管—左上叶—左上叶上部—尖后支—前支—左上叶下部—舌上支—舌下支—左下叶—背支—内前、外、后基底支；右侧：右主支气管—右上叶—右上叶尖支—后支—前支—右中间支气管—右中叶—内侧支—外侧支—右下叶—背支—内、前、外、后基底支）；②到达病变部位行刷检或钳检。

（4）操作技巧：①双手配合操作，动作协调、轻柔，顺序流畅、正确，镜体不触碰气管壁；②到达病变部位附近，经支气管镜活检孔道送入毛刷或活检钳，进行刷检或钳检，镜体与病变方向、远近适宜，便于正确到达病变部位；③活检钳头部全部伸出镜体后再嘱助手开钳，以免损坏支气管镜的活检孔道。

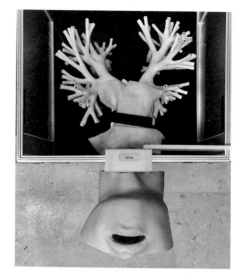

图 11-3-1 BF 气管树模型

（5）考核标准：①能否正确区分各段、叶支气管；②支气管镜触及支气管壁的次数；③支气管镜是否正确到达病变支气管处；④操作过程的流畅度；⑤刷检或钳检的定位是否准确，取材是否满意。

3. 超声引导下经支气管纵隔淋巴结穿刺

（1）训练目的：①熟练纵隔淋巴结的镜下定位；②熟悉超声镜下淋巴结的声像；③掌握经支气管壁纵隔淋巴结的穿刺步骤和要领。

（2）使用器械：超声支气管镜、水囊、外鞘管、穿刺针、负压注射器。

（3）操作步骤：①将水囊安装于超声镜前端并检查其密闭性；②将穿刺针插入外鞘管后插入超声镜工作孔道；③调节穿刺针外鞘长度并固定位置；④超声下找到腔外纵隔淋巴结，避开软骨环进针；⑤反复推进抽拉针芯 2～3 次将针内组织推出，然后退出针芯，接 20ml 负压注射器并打开；⑥ B 超实时引导下反复抽吸 20～30 次；⑦退针，获取标本（穿刺针内芯推出）。

（4）操作技巧：①进针注意角度和出针点，避开血管；②穿刺常用突刺法和推进法，出针时注意与助手配合用力刺入；③进针前将外鞘和穿刺针均向外拉出到最外点并锁止，针芯向外拔出 0.5～1cm，然后沿工作孔道插入，注意插入时将镜头提出至气管隆嵴上位置并避免镜头前端弯曲；④刺入后轻轻转动手柄使针头在超声下清晰显现，根据病变深度合理调整进针深度；⑤抽吸时快进慢出，注意观察负压注射器内有无液体（代表血液）抽出。⑥拔针前先关闭负压注射器，将针拔出至最外侧并锁止，然后再顺工作孔道拔出穿刺针，观察穿刺点处出血情况；⑦每个病灶在不同位点多次穿刺，可选择前中 3 个位点分别穿刺。

（5）考核标准：①能否正确定位各纵隔淋巴结；②水囊、穿刺针、外鞘管的正确安装；③EBUS-TBNA 的完整操作步骤；④操作过程的流畅度；⑤进行淋巴结穿刺的准确性、流畅性。

（二）支气管镜技术的虚拟训练系统

内镜诊疗虚拟训练系统，是以计算机技术为基础，利用虚拟现实技术，重建人体气道，结合力反馈技术，对呼吸内镜医师进行内镜检查、治疗训练的设备。目前虚拟支气管镜虚拟系统产品较多，功能相近，一般都包括计算机、模拟支气管镜、交互式界面，以及相应的模拟训练软件（图 11-3-2A，图 11-3-2B）。

1. 支气管镜虚拟训练系统的功能

（1）模拟支气管镜操控方法与真实的支气管镜相似，通过手柄部的控制杆实现。在手柄部位还有固定、抓取图像的按键及吸引控制键。

（2）系统可提供不同的病例供操作者选择，学习支气管镜经鼻插入呼吸道，观察声门、气管及各级支气管。可模拟操作过程中的各种场景，如患者的呼吸运动、咳嗽、分泌物、出血等情境。

（3）系统可提供不同的病例供操作者选择，可模拟支气管镜下发现支气管腔内病变，可进行活检、刷检和穿刺的模拟训练；在相应叶、段支气管内进行灌洗模拟训练；在相应穿刺部位进行 TBNA 的模拟训练。

（4）系统带有评价反馈，可对操作全程进行自动录像，保存练习记录，查看成绩，便于后期点评分析。

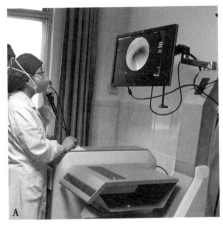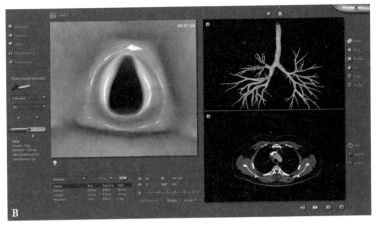

图 11-3-2　虚拟支气管镜虚拟系统

A. 支气管镜虚拟训练系统；B. 支气管镜探查训练界面。

（5）可编排不同难度、进度及内容的课程。

2. 培训的效果　虚拟支气管镜操作系统能够准确提供上、下呼吸道模拟图像和支气管镜检查路线，并且能够在操作时给予操作者即时反馈，模拟实际操作的场景，为初学者提供接近真实支气管镜操作的学习感受，学员可以借助虚拟支气管镜系统进行模拟操作练习，根据系统提供的操作信息了解自己掌握最薄弱的部分，重复练习，有针对性地提高自己的操作能力，避免了初学者在患者身上操作时造成的损伤。国外研究显示，使用虚拟支气管镜系统进行支气管镜操作培训和考核可明显提高学员的支气管镜操作水平，是一种有效的气管镜操作培训和考核工具。其在国内的应用也逐年增多，将成为该项技能主要培训和考核手段之一，为专科医师考核认证体系建设提供参考。虚拟模拟器主要不足之处是力反馈与真实操作上仍有一定差距，随着未来虚拟现实技术发展，可能会弥补这部分不足。

二、消化内镜技术

自 1868 年，德国医生 Kussmaul 制成硬式胃镜以来，胃镜经历了由硬式至可曲、有纤维至电子的发展历程。继 1957 年美国医生 Hirchowz 首先使用纤维胃镜之后，相继进行了大量的研究与实践。随着消化内镜技术的不断发展，各种附件的应用，与计算机及图文处理系统的有机结合，成为现代消化系统疾病诊断、治疗中不可缺少的工具。除了传统的检查功能，在胃肠镜下开展了越来越多的诊疗工作，如内镜下黏膜切除术（endoscopic submucosal dissection，ESD）、内镜下逆行性胰胆管造影（endoscopic retrograde colangiopancreatography，ERCP）、超声内镜（endoscopic ultrasonography，EUS）引导下治疗等，对消化内镜医师的技术也有了更高的要求。

由于消化内镜的诊断和治疗是一种侵入性的有创性的操作，不可避免地会给患者带来不适，甚至有可能发生穿孔、出血等医疗意外，因此对操作医生提出了更高的技能要求。此外，在操作消化内镜过程中，需要通过观察显示器中的二维影像来判断消化内镜在体内的位置，进而通过操作旋钮来控制消化内镜，不熟练的医生很可能会在体内迷失方向，无法完成操作，或者遗漏重要的病变，增加检查的时间。因此，消化内镜的培训显得尤为重要。

传统的消化内镜教学通过模型操作训练、动物体内训练、自学练习、操作示教、临床实践教学进行。近年来现代医学教育技术的进步为消化内镜技术开辟了新的培训模式，有证据显示基于模拟虚拟的操作技能培训能够提升学员消化内镜的临床操作能力，已成为主要内镜技能培训方式之一。目前消化内镜技术模拟训练根据所用的模拟器可以分成两类，一是用真实消化内镜设备结合普通消化道模型开展的基本技能训练，常用于初学者的基础技能练习；二是用消化内镜虚拟训练系统开展的培训，主要用于有基础的学员进行镜下各项操作培训。

（一）消化内镜基本技术模拟训练

1. 胃镜基本技能训练　利用各种模型结合胃肠镜进行训练，优点是用相对真实的胃镜进行训练，触觉反馈和立体感觉与真实操作相近，但不足是相对操作变化较少，适合流程和基本操作手法的训练。

（1）常用的训练模型：胃镜模型训练有胃镜与 ERCP 训练模型及整体的内镜检查模型。模型包括食管、胃、十二指肠各部器官，可以操作定位。

（2）训练目的：学习和实践胃镜与 ERCP 操作技术，可以反复训练胃镜检查的进镜退镜手法操作及 ERCP 的插管技术。

（3）操作步骤：胃镜从口腔插入后，依次进入食管、胃、十二指肠，反复观察正常食管、胃、十二指肠黏膜图像，及学习各种疾病典型的图像，包括食管静脉曲张、胃息肉、胃溃疡、胃癌早期等共六种病变情况。

（4）操作技巧：操作过程中，需动作轻柔，循腔进镜，需注意进入食管、胃内翻转、进入幽门、进入十二指肠降段插镜、进镜以及旋镜技术，仔细观察食管、胃、十二指肠黏膜及病变情况，不留死角。

（5）考核标准：①能否完成食管镜、胃镜、十二指肠镜及逆行性胰胆管造影术的操作；②完成食管镜、胃镜、十二指肠镜及逆行性胰胆管造影操作时间；③能否正确诊断病变及正确描述病变。

2. 肠镜基本技能训练

（1）常用的训练模型：肠道训练模型有乙状结肠镜检查模型及结肠镜训练模型。模型具有肛门、直肠和结肠等结构特征，可观察大肠轮廓和肠腔内结构，提供多种肠道病变供诊断，可练习肠道摄影技术。结肠镜训练模型结肠管密封，尚可用于注气和抽气，模型还具有插入大肠时的活动感觉。

（2）训练目的：学习和实践肠镜检查训练操作，可以反复训练肠检查的进镜退镜手法操作。

（3）操作步骤：肠镜从肛门插入后，循腔依次进入直肠、乙状结肠、降结肠、横结肠、升结肠、盲肠，练习肠道摄影技术。反复观察正常直肠、乙状结肠、降结肠、横结肠、升结肠、盲肠黏膜图像，及学习各种疾病典型的图像，如肠内增生性结肠息肉和癌变，识别良性和恶性病理变化。

（4）操作技巧：操作过程中，需动作轻柔，循腔进镜，缓慢退镜，仔细观察直肠、乙状结肠、降结肠、横结肠、升结肠、盲肠，及观察肠内增生性结肠息肉和癌变，识别良性和恶性病理变化，不留死角。

（5）考核标准：①能否完成肠镜操作及肠道摄影；②完成肠镜的时间；③能否观察到肠内增生性结肠息肉和癌变，及识别良性和恶性病变。

（二）消化内镜技术的虚拟训练系统

随着计算机技术的发展，20 世纪 80 年代，在计算机技术高速发展的基础上，虚拟现实内镜模拟器诞生。消化内镜虚拟训练器通过模拟消化内镜操作环境，使得内镜学习过程可视化，并具备可参与性，让内镜学员能更好地学习到消化内镜操作技能。它的问世同时给内镜学员提供了一个安全的教学环境，可以安全有效地进行全方位训练，提高其方向认知能力、手眼协调能力和操作诊断能力，目前虚拟现实技术已逐渐应用于消化内镜的培训。

1. 消化内镜虚拟训练系统的功能　目前较广泛使用的虚拟训练系统均采用了人体解剖视觉重现和力反馈技术、触觉反馈系统等，使模拟器的画面清晰、脏器逼真，在使用过程中，模拟患者可给予相应的触觉反馈，这使得操作更为真实，加深了使用者对操作的感觉体会。内镜学员通过模拟器可以进行手眼协调的训练、常规上下消化道检查，还可以练习治疗息肉、处理紧急出血、取石等（图 11-3-3A，图 11-3-3B）。此外，还有 EUS 训练模块以及 ERCP 训练模块。EUS 模块可以模拟消化内镜扇扫探头及环扫探头，训练临床医师如何使用超声并在超声下辨别各种解剖结构，可模拟 EUS 操作的全过程，训练学员进行各种消化道病变的 EUS 检查。ERCP 训练模块可以提供学员练习十二指肠侧视镜，训练运用窥镜找到十二指肠乳头，乳头插管，乳头肌切开以及练习支架置入术及取石术。

2. 培训的效果　虚拟消化内镜模拟系统有着几大优势，包括：①视觉感受更为逼真，虚拟现实技术可以实现消化道解剖结构和病变可视化，有一定的力反馈，且一旦操作过程有失误，模拟器会有一系列的反馈，如器官变形、出血、穿孔等；②可重复，可以让内镜学员进行重复练习，操作失败后不会造成任何损坏，并且可立即重新开始操作；③与动物实验相比，节约培训时间和成本；④与在患者身上进行实践教学相比，降低培训风险；⑤可以根据一些指标对操作者水平进行客观评价，并建立学员档案，制订个性化培训计划，提高培训效率。但虚拟消化内镜训练系统也有其局限性，主要是力反馈的效果与真实的操作尚有差距，病例的开发相对困难。此外，模拟训练对学员的自信心及爱伤观念的培养不如临床实践的效果好。随着现代教育技术进步和生物仿真材料的改进，尤其是增强现实技术和人工智能技术的进步，与人体结构更加接近的模拟器将在未来内镜培训、考核评价中发挥越来越重要的作用。

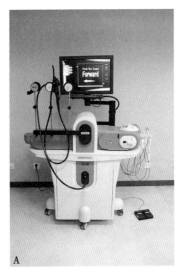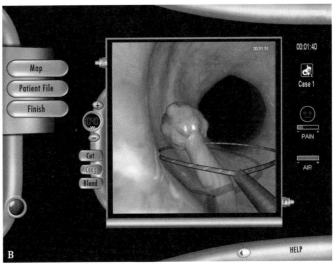

图 11-3-3 消化内镜虚拟训练系统

A. 胃肠镜虚拟训练系统；B. 肠息肉套扎训练界面。

三、机械通气技术

机械通气是近代危重症医学里程碑式的生命支持技术。1832 年 John Dalziel 提出利用密封箱进行辅助呼吸支持。1876 年法国医生 Eugene Joseph Woillez 根据密封箱原理发明了铁肺。1920 年德国医生 Philip Drinker 发明了第一台电驱动的铁肺呼吸机并被广泛应用于脊髓灰质炎患者的治疗，显示出极大的优越性。1952 年 Bjorn Ibsen 首先使用正压通气治疗呼吸衰竭获得成功，机械通气从负压通气改为正压通气后，丹麦哥本哈根市脊髓灰质炎患者的病死率从 87% 下降到 15%。50 余年过去了，机械通气的患者病死率已经明显下降，但病情越来越复杂，病种越来越多。同时，随着技术的发展，高新技术在呼吸机中得到应用，出现很多新的智能通气模式，对 ICU 的医师和呼吸治疗师提出了更高的要求。

机械通气是 ICU 患者管理不可或缺的一部分，在呼吸危重症的治疗中具有极其重要的作用，经过多年来医学理论的发展及呼吸机技术的进步，已经成为涉及气体交换、呼吸做功、肺损伤、胸腔内器官压力及容积环境、循环功能等可产生多方面影响的重要干预措施，并主要通过提高氧输送、肺脏保护、改善内环境等途径成为治疗多器官功能不全综合征的重要治疗手段。

机械通气是一项非常复杂的技术，需要深入了解心肺系统及相关的病理生理知识和呼吸机相关知识。随着技术的进步，机械通气方面的知识为临床所需。肺保护通气策略、俯卧位通气已经被证明可以降低重度 ARDS 患者死亡率。然而，将这些机械通气知识转化为现实的治疗效果在临床非常滞后。使用模拟人进行高仿真模拟可以让学生在逼真的环境中互动学习，这可能是对传统课堂教学的有益补充。研究表明，学员在使用模拟人做高仿真呼吸治疗培训过程中，通过与模拟人的互动、呼吸参数的调节等，能够充分锻炼学员处理复杂病例的决策与信心，使得学员机械通气管理能力显著提高。北美及欧洲一些国家，机械通气由专职呼吸治疗师操作，有规范的本科课程，我国也已有不少医学院校技能培训中心开设了针对不同层次学员的机械通气技能培训课程。

（一）机械通气模拟教学所使用的模拟肺简介

在机械通气模拟训练培训中，模拟肺能够模拟出患者各种形式的呼吸，包括正常的呼吸和病态呼吸，如慢性阻塞性肺疾病（chronic obstructive pulmonary disease，COPD）、急性呼吸窘迫综合征（acute respiratory distress syndrome，ARDS）、严重急性呼吸综合征（severe acute respiratory syndrome，SARS）等呼吸系统疾病；可以模拟患者自主呼吸，也可以作为被动模拟器与呼吸机响应。目前较为常用的模拟肺依据其结构分为机械性模拟肺和基于计算机软件的仿真模拟肺。

机械性模拟肺是根据人肺部系统呼吸运动方式而设计的机械装置，外形简单，不是人体的解剖模型，可以较为精确模拟正常生理或病理状态时肺的顺应性及气道阻力，是临床医学教学、培训的有力工具，也用于检测各种呼吸机性能指标。

仿真模拟肺能够模拟出各种形式的呼吸,可以模拟患者自主呼吸,进行流量触发和压力触发,同时也可以作为被动模拟器与呼吸机响应;可以进行编辑脚本,设置各类线性、非线性肺参数和胸壁参数,且模型参数可以实时更改和监测;曲线功能包括流量、压力和容积时间曲线和呼吸环曲线;能够按照设定保存所有数据,并进行后续分析评估等(图 11-3-4)。

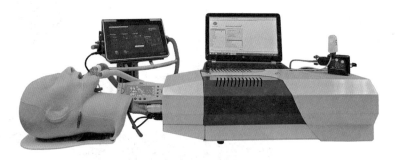

图 11-3-4 心肺仿生系统

（二）应用仿真模拟肺开展机械通气培训

使用真实的呼吸机,连接仿真模拟肺或机械模拟肺,适用于呼吸力学学习及开展机械通气和处理机械通气相关问题的能力进行培训与考核。如规范评估呼吸系统顺应性、气道阻力、内源性呼气末正压,机械通气模式和参数的建立和调节,压力上升时间/流速设置不合理、不能触发、误触发、气道压增高等机械通气常见问题的处理等。

培训的大致过程包括:首先,教师要根据培训目的设计脚本,设定模拟肺参数,如肺顺应性,气道阻力以及自主呼吸等参数等,模拟各种呼吸系统疾病;之后,学员通过显示器能看到该模拟患者的各项呼吸监控指标,如呼吸形式、呼吸机的波形、血气分析等,并据此对该模拟患者做出评估;学员根据自己的判断和教师的要求对呼吸力学做出判断、提出自己的处理意见、自己调节呼吸机,开展治疗,并观察呼吸机调节后处理的效果,做出再调整,并就教师提出的特定问题,做出口头回答或操作呼吸机应对(图 11-3-5)。以下举例介绍几项主要训练。

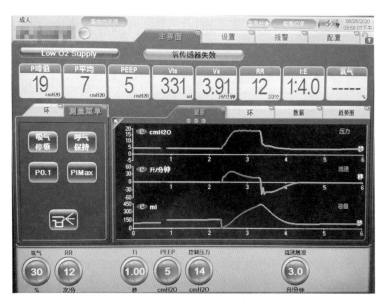

图 11-3-5 模拟肺整体控制界面

1. 呼吸力学练习

（1）训练目的:培训学员进行基础呼吸力学测定,以监测机械通气患者病情并制定呼吸机设置。

（2）操作步骤:如 COPD 患者的模拟机械通气力学参数测定,使用模拟肺步骤如下:

1）设置模拟肺参数:肺顺应性（compliance）为 80ml/cmH$_2$O,气道阻力（resistance）35cmH$_2$O/（L·s）,呼

吸努力的强度 0cmH$_2$O,自主呼吸频率均设为 0 次 /min。

2)连接医用呼吸机,可见呼吸监测界面:波形、潮气量等。

3)学员调整呼吸机模式和参数为:容量控制模式(VC),方波,呼气末正压(PEEP)为 0cmH$_2$O。

4)启动呼气末暂停,测量出内源性呼气末正压(PEEPi)。

5)启动吸气末暂停,测量出平台压及气道峰压。

6)利用力学方程:气道压 = 气道阻力 × 流速 + 潮气量 / 顺应性 + 呼气末正压,可计算出患者的气道阻力及顺应性。

2.肺复张手法练习

(1)训练目的:训练学员采用肺复张手法处理 ARDS 患者顽固性低氧血症。

(2)操作步骤:如 ARDS 患者血氧饱和度低需,要行肺复张:

1)设置模拟肺参数:肺顺应性(compliance)为 20ml/cmH$_2$O,气道阻力(resistance)10cmH$_2$O/L/s,呼吸努力的强度及的自主呼吸频率均设为 0。

2)连接医用呼吸机,可见呼吸监测界面:波形、潮气量等。

3)学员调整呼吸机模式和参数为:压力控制模式,PC 10cmH$_2$O,PEEP 30cmH$_2$O,关闭所有报警,持续 40s 至 1min,同时观察患者生命体征的变化并记录。

4)根据血氧饱和度的变化及吸氧浓度,逐步下调 PEEP 水平,每次 2cmH$_2$O 左右,观察 3~5min,直至出现血氧饱和度的下降,则增高 PEEP 1~2cmH$_2$O 并维持。

5)注意复查动脉血气分析,评估肺复张效果。

(三)培训效果

机械通气虚拟模拟器作为教学工具出现,为机械通气学习提供了便利。仿真模拟培训能模拟多种临床机械通气场景,降低了机械通气教学中对各种临床状况处理的教学难度;可以无限重复操作,也利于更多的学员学习,低了医疗设备和材料采购及维护的成本,减少培训耗时和增加练习机会;可以降低患者的风险。目前普遍被视为一种有效的学习工具,能有效实时反馈学习过程,提高临床技能。Khanduja 等人提倡推广仿真模拟来进行机械通气培训,欧洲呼吸医学会呼吸医学教育专家已经开始致力于为欧洲呼吸危重监护病房临床医师制定标准的机械通气培训方案。因此,仿真模拟培训可以用于临床教学,发挥基础作用,提供有效的培训和评价经验。

此外,仿真模拟培训也可以发现和纠正临床实践中存在的错误,有助于将住院医师的教学重点放在他们无法胜任的问题上。但是,机械通气虚拟模拟器的使用仍不是当今机械通气培训的标准做法,考虑到医疗实践和教学的复杂性,以及其作为教学工具的可行性尚需更多医学培训的验证。近年来随着计算机和网络信息的发展,已开发出机械通气虚拟模拟器,只需访问网络就可轻松获得并用于教学。这种技术资源成本低,获取容易,便于向全球广大的医学生、教师和医疗保健专业人员提供基于网络的虚拟机械通气培训。机械通气训练的虚拟仿真还只是刚刚起步,未来仍有很多内容需要完善。

第四节　内科常见急危重症的情境模拟训练

一、心搏骤停情境模拟训练案例

(一)培训目标

1.尖端扭转型室性心动过速的识别及药物处理。

2.心搏骤停的处理流程。

3.急救过程中的团队协作。

(二)物品及设备 / 人员 / 其他资料准备

1.物品及设备　准备高端模拟人、心电监护仪、抢救车、操作床、除颤仪、导电糊、电极片、纱布、气管插管包、听诊器、鼻导管面罩、简易呼吸器、100ml 生理盐水、硫酸镁、肾上腺素、注射器等。

2.人员准备　导师、助教、学员 4~5 人。

3.资料准备　尖端扭转型室性心动过速心电图、心室颤动心电波、直线心电波正常心电图。

（三）课程实施

1. 环境介绍 模拟急诊室，同学作为急诊医师，接诊这名患者（模拟人有生命体征，有瞳孔对光反射，可以进行交流，对治疗有反映）。要求通过必要的问诊、查体、辅助检查等来明确诊断并给出治疗。桌上有一些可供使用的物品，如需其他物品，可以提出。药物治疗给出口头医嘱即可。

2. 流程说明 如诊断及处理正确，患者病情好转，生命体征也会出现相应的变化；如果不正确则患者可能出现病情恶化，直至死亡。整个模拟过程 8～10min，需要 4～5 人通过团队协作完成，结束之后会对整个过程进行回顾总结。

3. 案例 患者张三，男性，60 岁，突阵发性发心悸胸闷 30min。患者濒死感，伴出汗；心率 70～230 次 /min，呼吸 25 次 /min，血压 90/60mmHg，血氧饱和度 92%。既往冠心病病史，近 1 个月双下肢水肿，服用呋塞米。

4. 课程流程图（图 11-4-1）

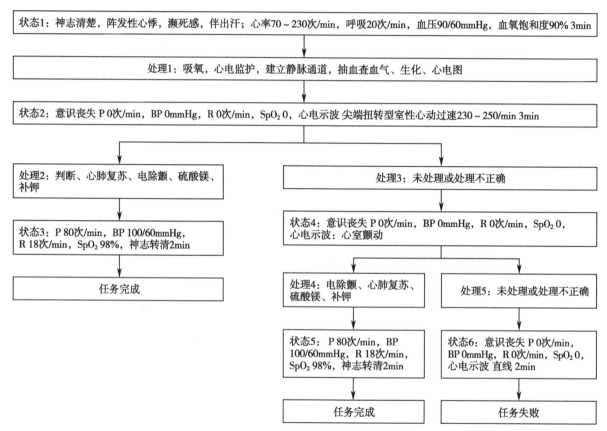

图 11-4-1 课程实施流程图

（四）引导性反馈

引导性反馈是情境模拟教学的核心，通过帮助学员重新审视模拟情境，促进学员进行反思性学习，着重培养学员的临床推理和批判能力。通常都是在情境模拟结束后立即进行，有效的引导性反馈时间一般超过15min。

1. 尖端扭转型室性心动过速的心电图特点及病因 尖端扭转是多形性室性心动过速的一个特殊类型，因发作时 QRS 波的振幅与波峰呈周期性改变，宛如围绕等位线连续扭转得名。频率 200～250 次 /min，其他特征包括 Q-T 间期通常超过 0.5s，U 波显著。当室性期前收缩发生在舒张晚期、落在前面 T 波的终末部可诱发室性心动过速。此外在长—短周期序列之后易发生尖端扭转型室性心动过速。

本型室性心动过速的病因可分为先天性和获得性。先天性的包括多种编码钠、钾离子通道的基因突变。获得性的包括药源性（ I A 类或 Ⅲ 类抗心律失常药物、三环类抗抑郁药、大环内酯类抗生素、吩噻嗪类抗组胺药、抗肿瘤药物他莫昔芬、镇痛药美沙酮、乌头碱等），心源性（心动过缓伴长间歇），神经源性（颅内病变）及代谢性（电解质紊乱，如低钾血症、低镁血症）等。

2. 尖端扭转型室性心动过速的治疗要点　尖端扭转型室性心动过速可进展为心室颤动和猝死，治疗上应努力寻找和祛除导致 Q-T 间期延长的病因，停用明确或可能诱发尖端扭转型室性心动过速的药物，本病例有冠心病病史，有服用呋塞米，考虑易导致低钾血症而诱发尖端扭转型室性心动过速，应停用呋塞米药物，治疗上首先给予静脉注射镁盐（硫酸镁）。纠正低钾血症。ⅠA 类或Ⅲ类（胺碘酮）抗心律失常药物可使 Q-T 间期更加延长，不宜使用，利多卡因、美西律或苯妥英钠等常无效。

3. 心搏骤停的识别　首先需要判断患者的反应，快速检查是否没有呼吸或不能正常呼吸（无呼吸或喘息）并以最短时间判断有无脉搏（10s 内完成）。如患者无反应时，应立即开始初级心肺复苏。本模拟过程中，患者突然意识丧失，仍应按照心肺复苏流程判断意识—判断呼吸脉搏—呼救—初级心肺复苏。

4. 心搏骤停的处理流程　识别心搏骤停—呼救（包括取来除颤仪）—初级心肺复苏（主要包括人工胸外按压、开放气道和人工呼吸）。

5. 电除颤的适应证及操作要点　电除颤的适应证为室扑、心室颤动及无脉性室性心动过速，本模拟过程中出现心室颤动，电除颤是终止心室颤动的最有效方法，应给予单向波除颤器能量 360J 一次除颤，双向波除颤器 120～200J。如对除颤器不熟悉，推荐用 200J 作为除颤能量。院内出现心室颤动，应在 3min 内完成第一次电除颤。给予 1 次电击后不要马上检查心跳或脉搏，而应该重新进行胸外按压，循环评估应在实施 5 个周期 CPR（约 2min）后进行。因为大部分除颤器可一次终止心室颤动，况且心室颤动终止后数分数内，心脏并不能有效泵血，立即实施 CPR 十分必要。

6. 在综合抢救过程中进行团队合作　综合抢救时要求团队角色分工要明确，组织抢救者发出指令要清晰，团队领导信息指令发出后，小组成员接收信息后正确理解信息内容并确认，准确执行信息指令，及时反馈执行情况。

（五）学生易于出现的问题及点评

1. 未进行心律失常诱因的追溯　患者胸闷心悸、快速性心律失常，学员容易先入为主优先处理患者的心律失常，病史询问相对简单，未询问或忽略患者的既往史、用药史等。甚至未进行辅助检查即给患者进行治疗。

点评：该患者尖端扭转室性心动过速导致胸闷心悸，药物、心源性、神经源性、电解质紊乱是常见诱因。应重点询问相关病史，重视患者近期服用利尿剂的用药史，推测患者存在低血钾是可能诱因，并完善相关检查。

2. 模拟过程中不能正确识别尖端扭转型室性心动过速的心电图　学员在临床过程中较少接触尖端扭转型室性心动过速，对本心电图不能正确识别，按照一般室性心动过速处理，使用利多卡因或胺碘酮等药物，未考虑使用镁盐，导致治疗无效。

点评：本例患者是低钾诱发的尖端扭转室性心动过速。血流动力学稳定的尖端扭转室性心动过速不能使用胺碘酮，因为胺碘酮可使 Q-T 间期更加延长。利多卡因常无效。接诊患者后，应而应使用镁盐，并纠正诱因。血流动力学不稳定的尖端扭转室性心动过速，应立即电除颤。

3. 学员接诊患者过程中不能快速识别病情变化，未及时观察生命体征变化　患者出现意识丧失，学员仍在询问病史，未及时观察生命体征变化，未及时识别患者无脉室性心动过速，未做相应处理。

点评：学员对危重病人进行处置时，应边治疗边观察，密切观察生命体征变化，当患者出现意识改变，心电监护示无脉室性心动过速，应立即判读患者意识，拿来除颤仪，判断脉搏呼吸消失时，立即胸外心脏按压，除颤仪准备好时第一时间给予电除颤。

4. 复苏过程中为追溯可逆性病因　复苏过程中反复出现尖端扭转型室性心动过速及心室颤动。复苏效果不佳，未考虑尖端扭转型室性心动过速发生的诱因，未使用镁剂。

点评：当出现心搏骤停后，学员反应进行心肺复苏，但是复苏效果欠佳时，应分析心搏骤停的可逆病因（5H5T：低血容量、低氧、酸中毒、低/高钾、低温、张力性气胸、心脏压塞、中毒、肺栓塞、心肌梗死）并进行治疗。本病例通过病史询问有冠心病病史，并服用呋塞米药物史，有低钾导致尖端扭转型室性心动过速可能。故在抢救过程中，要识别尖端扭转型室性心动过速，谨记使用镁盐（硫酸镁），且要考虑发生尖端扭转型室性心动过速的病因，纠正低钾血症，祛除诱因，可口述停用呋塞米。

5. 未在 3min 内进行第一次电除颤　学员发现患者心搏骤停后，立即进行胸外心脏按压和人工呼吸，其至有学员除颤前先气管插管,而没有在 3min 内进行电除颤。或对除颤仪操作不熟练而延迟除颤时间。

点评:除颤仪准备好后应立即电除颤,不管正在做的 CPR 是哪个步骤。停止按压的时间,每次不能超过 10s 钟。院内心跳呼吸骤停应该在 3min 内完成电除颤,学员应该熟悉除颤仪放置的位置,熟练掌握除颤仪的操作。熟记高级心血管生命支持(advanced cardiovascular life support,ACLS)的流程。

6. 复苏过程中未对患者进行正确评估 复苏过程中未评估者心脏按压和人工呼吸是否有效,未观察胸廓起伏。胸廓无隆起未及时处理。

点评:复苏过程中应随时观察患者胸廓有无隆起,如果胸廓无隆起,应注意气道开放是否到位,有否气道梗阻或存在漏气情况。应随时观察患者神志呼吸变化,及心电示波和血样饱和度的变化。按压有效时,每按压一次可触摸到颈动脉一次搏动,若中止按压搏动亦消失,心电监护上显示有效的按压心电示波,可检测到血样饱和度。如果停止按压后脉搏仍然存在,说明病人心搏已恢复。ROSC 的指标有:①颈动脉搏动恢复;②面色(口唇)面色由发绀转为红润,若变为灰白;③其他,如可出现自主呼吸,或瞳孔由大变小并有对光反射,甚至有眼球活动及四肢抽动。

7. 抢救过程中场面混乱,不能有效地进行团队配合 抢救过程中各自为政,角色分工不明确,学员中有无所事事者,有一人分担多项任务者。组织抢救者给出指令含糊不具体,没有有效沟通。

点评:综合抢救时,团队角色分工要明确,抢救组织者管理气道并掌控全局、发布具体指令,成员中有学员负责心脏按压,有学员负责电除颤,有学员充当护士给药并记录抢救过程。组织抢救者发出指令要清晰,团队领导信息指令发出后,小组成员接收信息后正确理解信息内容并确认,准确执行信息指令,及时反馈执行情况。

(六)评价

评价采用核查表及等级评定表两种形式共同进行。核查表可用于导师及助手评价学员水平,也可用于学员互评(表 11-4-1);等级评分表适用于有丰富经验的导师及助手使用(表 11-4-2)。评价的时间可以在模拟场景运行过程中,等级评价表也可用于模拟场景运行后立即评价。

表 11-4-1 核查表(导师、助手及观察学员使用)

项目	完成
任务(病史采集及体格检查)	
询问发病时间、诱因	
询问主要症状描述(包括胸闷、心悸、病情变化)	
询问既往病史(冠心病史、服药史、过敏史)	
询问家族史	
是否观察心率及血压(也可通过心电监护)	
是否听诊心音	
是否听诊双肺	
是否注意到患者神志变化	
是否观察到心电监护变化	
是否要求完善心电图	
是否能识别尖端扭转型室性心动过速的心电图	
任务(处理)	
口述给予硫酸镁静脉注射	
第一时间识别心电进展为心室颤动	
判断神志、脉搏呼吸	
呼救,请求支援,取除颤仪	
3min 内完成第一次除颤	

项目	完成
按压呼吸比 30∶2	
复苏后判断	
纠正低血钾	
祛除诱因(停用呋塞米)	
团队配合	
角色分工明确	
指令清晰	
闭环式沟通	

表 11-4-2 等级评分表(导师及助手使用)

任务	等级				
团队合作(包括团队分工明确,指令清晰,闭环式沟通)	1	2	3	4	5
病史采集(包括鉴别诊断)	1	2	3	4	5
体格检查(包括鉴别诊断)	1	2	3	4	5
对心电图的判读(导师或助手通过询问判断)	1	2	3	4	5
治疗	1	2	3	4	5
人文关怀	1	2	3	4	5
总分					

说明:1. 很差,不能接受需要补考;2. 较差;3. 平均,能接受的少数缺陷;4. 较好;5. 优秀,超出期望。

二、急性呼吸困难急救情境模拟训练案例

(一)培训目标

1. 支气管哮喘的诊断及病情严重程度的分级识别。

2. 支气管哮喘急性发作期的处理流程。

3. 医患沟通技巧(次要目标)。

(二)物品及设备/人员/其他资料准备

1. 物品及设备准备 高端模拟人、心电监护仪、听诊器、手电筒、鼻导管面罩、雾化装置、吸痰管、吸痰器、100ml 生理盐水、气管插管、简易呼吸器、注射器等。

2. 人员准备 导师、助教、学员 2~3 人。

3. 资料准备 血气分析 1(pH 7.35,PaCO$_2$ 42mmHg,PO$_2$ 63mmHg,SaO$_2$ 92%);血气分析 2(pH 7.30,PaCO$_2$ 60mmHg,PO$_2$ 49mmHg,SaO$_2$ 75%);心肌酶、肌钙蛋白正常;BNP 正常;D- 二聚体正常;胸片正常;心电图窦性心动过速。

(三)课程实施

1. 环境介绍 模拟急诊室,同学作为急诊医师,接诊这名患者(模拟人有生命体征,有瞳孔对光反射,可以进行交流,对治疗有反映)。要求通过必要的问诊、查体、辅助检查等来明确诊断并给出治疗。桌上有一些可供使用的物品,如需其他物品,可以提出。药物治疗给出口头医嘱即可。

2. 流程说明 如诊断及处理正确,患者病情好转,生命体征也会出现相应的变化;如果不正确则患者可能出现病情恶化,直至死亡。整个模拟过程 7~9min,需要 2~3 人通过团队协作完成,结束之后会对整个过程进行回顾总结。

3. 案例 患者李某,男性,35 岁,突发呼吸困难 30min。患者初始状态呼吸困难,伴有喘息,神志清楚,仅能吐单字。既往体健,有虾过敏史,家族史无特殊。

4. 课程流程图（图 11-4-2）

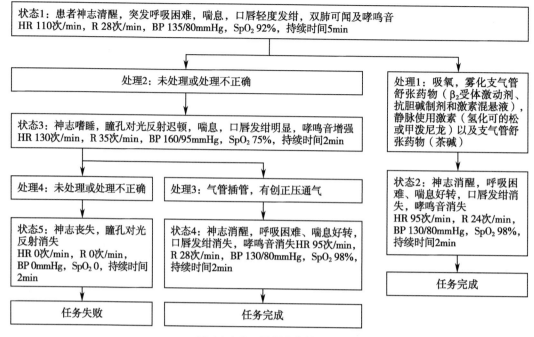

图 11-4-2　课程实施流程图

（四）引导性反馈

引导性反馈是情境模拟教学的核心，通过帮助学员重新审视模拟情境，促进学员进行反思性学习，着重培养学员的临床推理和批判能力。通常都是在情境模拟结束后立即进行，有效的引导性反馈时间一般超过15min。

1. 哮喘诊断及鉴别诊断

（1）问诊查体及辅助检查要点：①重点病史，发病时间及缓急、诱因、主要症状描述、伴随症状、既往病史、过敏史、家族史；②重点体格检查，一般情况及生命体征，包括血氧饱和度、意识、发绀。头颈部检查：颈静脉是否充盈或怒张、气管是否居中。胸部检查：胸廓形态改变，呼吸运动方式、双肺叩诊音、听诊。心脏、四肢查体；③重要辅助检查，动脉血气分析、心肌酶、肌钙蛋白、B 型钠尿肽、D- 二聚体、胸片、心电图。

（2）案例分析：①青年男性；②无明显诱因出现突发呼吸困难伴有喘息，说话不能成句；③既往体健，有过敏体质；④查体：呼吸频率增快，SaO$_2$ 下降，口唇发绀，双肺闻及呼吸相哮鸣音，无其他阳性体征；⑤辅助资料：PO$_2$ 63mmHg，SaO$_2$ 92%。PaO$_2$ 42mmHg 在患者呼吸频率 28 次 /min 的情况下并无下降，提示患者存在通气功能受损，其他辅助资料无异常。因此考虑患者为支气管哮喘急性发作。该患者初始状态时有静息呼吸困难，说话不成句，只能吐单字；呼吸频率增加接近 30 次 /min，脉率增快接近 120 次 /min，双肺有响亮弥漫哮鸣音。血气分析：PaO$_2$（在吸氧气情况下）下降接近 60mmHg，PaCO$_2$ 接近正常上限 45mmHg，结合以上综合分析，该患者应为支气管哮喘急性发作（重度）。

2. 支气管哮喘急性发作期的处理

（1）呼吸支持治疗：①初始氧疗的原则，首选鼻导管吸氧，2～3L/min 氧流量，给氧目标使血氧饱和度维持在 90% 以上；②病情进展至危重度出现呼吸衰竭，应立即清理上气道分泌物；去枕，开放气道，球囊辅助呼吸；气管插管有创正压通气。

（2）药物的使用：①支气管扩张剂（沙丁胺醇、异丙托溴铵、布地奈德联合雾化，茶碱静脉滴注）；②糖皮质激素（静脉滴注氢化可的松或甲基泼尼松龙）。

3. 治疗效果评估

（1）症状（呼吸困难、喘息症状）。

（2）生命体征变化（呼吸频率、血氧饱和度、心率以及血压）。

（3）肺部体征（双肺哮鸣音）。

（4）复查血气分析。

4. 医患沟通

（1）急救需请家属回避。

（2）若患者病情好转，需及时向患者及家属交代病情（包括目前诊断以及预后），并向患者及家属交代后续处理（完善进一步检查及治疗的方案）。

（3）若患者病情恶化，需及时向家属交代病情（包括目前诊断以及预后），并向家属交代后续处理（需要气管插管有创正压通气并取得同意，转 ICU 以及后续治疗方案）。

（五）学生易于出现的问题及点评

1. 未进行急性呼吸困难病因的鉴别诊断　学员容易先入为主诊断患者为哮喘，病史询问、体格检查相对简单，甚至未进行辅助检查即给患者进行治疗。

点评：该患者出现急性呼吸困难，病因可能有窒息、肺栓塞、气胸、哮喘急性发作、肺水肿、胸部外伤等，应对患者进行重点问诊和体格检查，结合辅助检查以明确诊断同时排除其他鉴别诊断。

2. 诊断支气管哮喘急性发作期后，不能正确地对急性发作期进行分度及相应的处理　学员诊断患者为支气管哮喘急性发作期后，因对急性发作期病情严重程度分度不清楚，而出现病情判断失误，治疗不及时或仅仅使用雾化解痉治疗，未使用全身糖皮质激素，导致患者病情进一步进展。

点评：初始状态下患者即为哮喘重度急性发作，应予以吸氧，雾化支气管舒张药物（β_2 受体激动剂、抗胆碱制剂和激素混悬液），静脉使用激素（氢化可的松或甲泼尼龙）以及支气管舒张药物（氨茶碱）。当患者病情进展，出现神志不清、动脉二氧化碳分压持续上升出现 II 型呼吸衰竭，证明患者进展为危重度发作，患者应立即予以气管插管有创正压通气。

3. 当患者出现呼吸衰竭，未能按照呼吸衰竭治疗原则进行处理　当患者病情进展，血氧饱和度进一步下降，出现呼吸衰竭，学员不清楚该如何处理，未及时处理导致患者死亡。

点评：当患者病情进展出现呼吸衰竭，应按照呼吸衰竭治疗原则处理，包括保持呼吸道通畅（去枕、开放气道、清理上呼吸道分泌物）、利用呼吸支持技术纠正缺氧和改善通气（氧疗、正压机械通气、体外生命支持技术）、呼吸衰竭病因和诱因的治疗（支气管哮喘治疗）、一般支持治疗（纠正电解质紊乱及酸碱失衡）及对其他重要脏器功能的监测与支持。当患者病情进展导致动脉二氧化碳分压持续上升出现 II 型呼吸衰竭，但患者有神志不清，有无创正压通气的禁忌证，应选择经口气管插管有创正压通气。

4. 缺乏医患沟通　学员过于紧张，除了询问病史外，整个过程与患者及家属均无病情沟通。抢救过程中也未让家属回避，导致家属全程在场并干预抢救。气管插管为有创操作，未告知患者家属必要性及风险，在未获得家属同意的情况下进行气管插管有创正压通气。

点评：随时与患者及家属沟通病情；抢救时应请家属回避；当患者病情危重，需要气管插管有创正压通气应向患者家属交代目前考虑的诊断、气管插管有创正压通气的指征及风险，并让家属签告知书；抢救结束后，应向家属交代患者后续处理（包括治疗方案以及需要转入 ICU 进一步治疗等）；当患者病情好转，也应向患者及家属交代目前病情及后续治疗方案。

（六）评价

评价采用核查表及等级评分表两种形式共同进行，核查表可用于导师及助手评价学员水平，也可用于学员互评（表 11-4-3）；等级评分表适用于有丰富经验的导师及助手使用（表 11-4-4）；评价的时间可以在模拟场景运行过程中，等级评分表也可用于模拟场景运行后立即评价。

表 11-4-3　核查表（导师、助手及观察学员使用）

项目	完成
任务（病史采集及体格检查）	
询问发病时间	
询问诱因	
询问主要症状描述（包括呼吸困难、喘息）	
询问既往病史（包括有无类似发作病史）	
询问个人史（包括过敏史）	

续表

项目	完成
询问家族史	
是否观察胸廓	
是否听诊双肺	
是否发现哮鸣音(导师或助手听过询问判断)	
是否听诊心音	
是否观察呼吸频率(也可通过心电监护)	
是否观察血氧饱和度	
是否观察心率及血压(也可通过心电监护)	
是否注意到患者神志变化	
是否注意到患者生命体征变化	
是否注意到双肺哮鸣音变化(导师或助手听过询问判断)	
是否意识到需要完善血气分析	
是否要求完善胸片或者心电图	
任务(处理)	
正确给氧方式(鼻导管)	
医嘱支气管扩张剂	
医嘱静脉滴注糖皮质激素	
若病情加重,观察气道是否有分泌物	
若病情加重,正确开放气道(包括去枕,仰头举颏法)	
若病情加重,检查球囊是否充气	
若病情加重,正确组装球囊,连接氧气管	
若病情加重,球囊辅助呼吸(EC手法)	
若病情加重,医嘱气管插管,呼吸机辅助呼吸	
结局	
诊断正确:支气管哮喘(急性发作)	
初始分级正确:中一重度	

表 11-4-4 等级评分表(导师及助手使用)

任务	等级				
沟通技巧(包括请家属回避及与患者及家属沟通)	1	2	3	4	5
病史采集(包括鉴别诊断)	1	2	3	4	5
体格检查(包括鉴别诊断)	1	2	3	4	5
对辅助检查的判读(导师或助手听过询问判断)	1	2	3	4	5
治疗	1	2	3	4	5
人文关怀	1	2	3	4	5
总分					

说明:1.很差,不能接受需要补考;2.较差;3.平均,能接受的少数缺陷;4.较好;5.优秀,超出期望。

三、上消化道大出血急救情境模拟训练案例

(一)培训目标

1. 上消化道大出血的病情评估。

2. 上消化道大出血的急救原则。

3. 急救过程中的团队合作(次要目标)。

（二）物品及设备／人员／其他资料准备

1. 物品及设备准备 高端模拟人（面部四肢涂少许凉水代表汗液，胸前皮肤有蜘蛛痣）、心电监护仪、听诊器、手电筒、管道氧气、鼻氧管、鼻面罩、床旁吸痰器、输液架、输液器、林格液、生理盐水、注射器、气管导管、喉镜、三腔二囊管、生长抑素（标识）、埃索美拉唑（标识）、去甲肾上腺素（标识）、多巴胺（标识）等。

2. 人员准备 导师、助教、学员 2～3 人。

3. 资料准备 静脉曲张患者胃镜图片。

（三）课程实施

1. 环境介绍 模拟消化内科急诊接待室，同学作为急诊医师，接诊这名患者（模拟人有生命体征，有瞳孔对光反射，可以听诊心肺，可以进行交流，对治疗有反映）。要求通过必要的问诊、查体、辅助检查等来明确诊断并给出治疗。桌上有一些可供使用的物品，如需其他物品，可以提出。药物治疗给出口头医嘱即可。

2. 流程说明 如诊断及处理正确，患者病情好转，生命体征也会出现相应的变化；如果不正确则患者可能出现病情恶化，直至死亡。整个模拟过程达 3～5min，需要 2～3 人通过团队协作完成，结束之后会对整个过程进行回顾总结。

3. 案例 患者男性，58 岁，突发呕血便血 2h，急诊入院。患者初始状态出冷汗，无力，少语，神志清楚。既往有乙肝病史，1 个月前曾行胃镜检查；家族史无特殊。

4. 课程流程图（图 11-4-3）

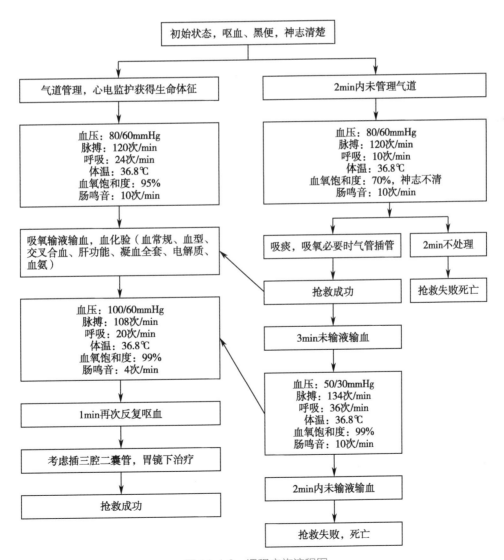

图 11-4-3 课程实施流程图

（四）引导性反馈

引导性反馈是情境模拟教学的核心，通过帮助学员重新审视模拟情境，促进学员进行反思性学习，着重培养学员的临床推理和批判能力。通常都是在情境模拟结束后立即进行，有效的引导性反馈时间一般超过15min。

1. 上消化道出血的病情评估

（1）问诊查体及辅助检查要点：①重点病史，发病诱因，呕血便血量，颜色，伴随症状；此次治疗情况；既往病史，检查治疗情况；烟酒嗜好，疫水接触史，特殊药物服用史；②重点体格检查，判断病人神志、血压、呼吸、脉搏等生命体征，巩膜，贫血貌，锁骨上淋巴结，简要心肺听诊，腹部视诊，肠鸣音听诊，肝脾触诊，皮肤四肢检查；③重要辅助检查，血常规、血型、交叉合血、肝肾功能、凝血功能、电解质、血氨。

（2）案例分析：①中老年男性；②出现呕血黑便2h；③既往有乙肝病史；④查体，血压低、心率快、呼吸频率增快，心肺听诊无其他阳性体征，肠鸣音增快；⑤辅助资料，既往胃镜示食管静脉曲张。因此考虑患者为上消化道出血：食管静脉曲张破裂可能。该患者初始状态时出汗，血压低，心率快，有周围循环改变，结合以上综合分析，该患者应为上消化道大出血。

2. 上消化道大出血的急救原则

（1）气道维护：吸氧，并交代患者头偏向一边，有呕吐时尽量吐出避免误吸，床旁备吸痰器防窒息，氧分压下降时清理口腔异物，吸痰器吸引，必要时气管插管或切开。

（2）建立静脉通路、静脉输液输血：正确判断休克血压，建立静脉通路，必要时多条静脉通路扩容，交叉合血，输血。

（3）正确选用药物：上消化道大出血，门静脉高压时正确选用PPI抑酸、生长抑素降低门脉压力、口服去甲肾上腺素局部止血等治疗，而多巴胺升压不应作为首选治疗。

（4）急诊胃镜治疗指征：上消化道大出血，内科药物治疗效果不佳，仍复发呕血患者，在稳定生命体征前提下可以考虑急诊胃镜治疗。

（5）三腔二囊管使用指征：上消化道大出血，食管—胃底静脉曲张破裂出血，内科药物治疗效果不佳，仍复发呕血患者，如果暂时无条件做急诊胃镜治疗或为急诊胃镜治疗争取时间，可以在稳定生命体征前提下考虑插三腔二囊管止血治疗。

3. 治疗效果评估

（1）症状（呕血、黑便）。

（2）生命体征变化（血压、心率、呼吸频率及血氧饱和度）。

（3）腹部体征（肠鸣音）。

（4）复查血常规、肝肾功能。

4. 团队合作

（1）组长协调组织抢救，对组员下达正确指令。

（2）组长对组员分工明确，有的负责病史询问，有的负责体格检查，有的负责气道管理，有的负责循环通路建立，有的记录数据，相互协作配合，有条不紊。

（3）组长组员闭环式沟通：组长下达指令，组员接收指令，口头重复并回报结果。

（五）学生易于出现的问题及点评

1. 未进行正确评估患者出血的病因　学员容易满足消化道出血的诊断，病史询问、体格检查相对简单，甚至未进行辅助检查即给患者进行治疗。

点评：该患者出现呕血、黑便，病因可能有消化性溃疡、急性糜烂出血性胃炎、胃癌及食管-胃底静脉曲张破裂等，应对患者进行重点问诊和体格检查，结合辅助检查以明确诊断同时排除其他鉴别诊断。

2. 诊断食管静脉曲张破裂出血后，不能正确地对消化道出血的量进行判断　学员诊断患者为消化道出血后，就进行下一步处理，没有判断目前的出血量及周围循环状态，导致治疗方案不完善。

点评：患者的出血量评估及周围循环状态是判断病情的重要指标，出血量大小决定患者的治疗方案。

3. 对消化道大出血患者未能正确实施急救措施　当患者病情进展，血氧饱和度进一步下降，出现窒息，学员不清楚该如何处理，未及时处理导致患者死亡。

点评：当患者病情进展出现血氧饱和度进一步下降，应考虑可能存在呕血后误吸，应及时给予气道维护：吸氧，并交代患者头偏向一边，有呕吐时尽量吐出避免误吸，床旁备吸痰器防窒息，氧分压下降时清理口腔异物，吸痰器吸引，必要时气管插管或切开。

4. 缺乏团队合作意识　学员过于紧张，在整个过程中倾向于一个人包揽整个问诊、查体及处理过程，以致有学员全程无参与，没有真正意义的沟通。

点评：在抢救过程中，组长应协调组织抢救，对组员下达正确指令，对组员分工应明确，有的负责病史询问，有的负责体格检查，有的负责气道管理，有的负责循环通路建立，有的记录数据，相互协作配合，有条不紊，在过程中应为闭环式沟通，即组长下达指令，组员接收指令，口头重复并回报结果。

（六）评价

评价采用核查表及等级评分表两种形式共同进行，核查表可用于导师及助手评价学员水平，也可用于学员互评（表 11-4-5）；等级评分表适用于有丰富经验的导师及助手使用（表 11-4-6）；评价的时间可以在模拟场景运行过程中，等级评分表也可用于模拟场景运行后立即评价。

表 11-4-5　核查表（导师、助手及观察学员使用）

项目	完成
任务（病史采集及体格检查）	
询问发病时间	
询问诱因	
询问主要症状描述呕血便血：量多少	
颜色	
伴随症状	
此次治疗情况	
询问既往病史（包括检查治疗情况）	
询问个人史：烟酒嗜好	
疫水接触史	
特殊药物服用	
是否观察心率、血压、呼吸（也可通过心电监护）	
是否观察血氧饱和度	
是否检查皮肤巩膜	
是否听诊心肺	
是否听诊肠鸣音	
是否腹部视诊	
是否肝脾触诊	
是否检查双下肢水肿	
是否注意到患者神志变化	
是否注意到患者生命体征变化	
任务（处理）	
连接心电监护	
给氧（鼻导管）	
医嘱建立静脉通道	

续表

项目	完成
医嘱补液抽血交叉合血输血	
医嘱药物：PPI 抑酸、生长抑素降低门脉压力、口服去甲肾上腺素局部止血等	
若病情加重，是否有气道维护（吸氧，包括头偏向一边，床旁吸痰器防窒息）	
是否明确急诊胃镜治疗指征	
是否明确三腔二囊管使用指征	
结局	
诊断正确：上消化道大出血；食管静脉曲张破裂	
急诊胃镜下治疗或三腔二囊管置入	

表 11-4-6　等级评分表（导师及助手使用）

任务	等级				
正确评估生命体征	1	2	3	4	5
病史采集（包括鉴别诊断）	1	2	3	4	5
体格检查（包括鉴别诊断）	1	2	3	4	5
对辅助检查的判读（导师或助手听过询问判断）	1	2	3	4	5
治疗	1	2	3	4	5
团队合作	1	2	3	4	5
总分					

说明：1. 很差，不能接受需要补考；2. 较差；3. 平均，能接受的少数缺陷；4. 较好；5. 优秀，超出期望。

四、急性肾损伤诊治情境模拟训练案例

（一）培训目标

1. 急性肾损伤的诊断及鉴别诊断。

2. 急性肾损伤的处理流程。

3. 医患沟通技巧（次要目标）。

（二）物品及设备 / 人员 / 其他资料准备

1. 人员准备　标准化病人（SP）、导师、助教、学员 2～3 人。

2. 资料准备　肾功能：尿素氮 11.3mmol/L、肌酐 436μmol/L、尿酸 430μmol/L；电解质：钾 6.5mmol/L、CO_2CP 16mmol/L、其余正常；泌尿系彩超提示双肾大小质地正常，血流分布正常，双侧肾动脉、肾静脉无异常。

（三）课程实施

1. 环境介绍　模拟急诊室，同学作为急诊医师，接诊这名患者。要求通过必要的问诊、查体、辅助检查等来明确诊断并给出治疗。桌上有一些可供使用的物品，如需其他物品，可以提出。药物治疗给出口头医嘱即可。

2. 流程说明　如诊断及处理正确，患者病情好转，肾功能可以恢复正常；如果不正确则患者可能出现病情恶化，肾功能进展至不可逆损伤。整个模拟过程大约 10min，需要 1 人主要询问病史（其他学员可补充）、体格检查、下达医嘱，结束之后会对整个过程进行回顾总结。

3. 案例　患者张某，男 65 岁，尿量减少 2d 入院。患者神志清楚、交流正常；既往体健；家族史无特殊。

4. 课程流程图（图11-4-4）

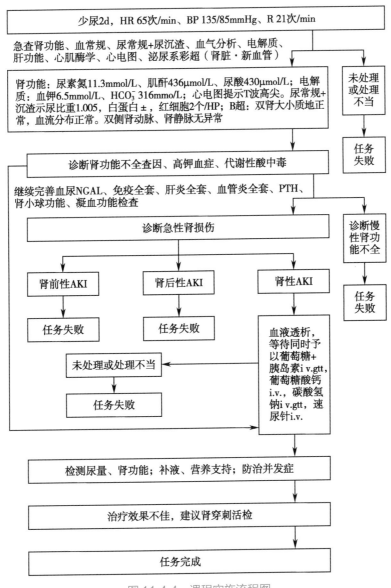

图 11-4-4　课程实施流程图

PTH. 甲状旁腺激素；AKI. 急性肾损伤。

（四）引导性反馈

引导性反馈是情境模拟教学的核心，通过帮助学员重新审视模拟情境，促进学员进行反思性学习，着重培养学员的临床推理和批判能力。通常都是在情境模拟结束后立即进行，有效的引导性反馈时间一般超过15min。

1. 急性肾损伤诊断及鉴别诊断

（1）问诊查体及辅助检查要点：①重点病史，发病时间及缓急、诱因（有无肾毒性药物使用情况、有无呕吐、腹泻、暴晒、大汗等导致体液丢失的情况）、主要症状描述（包括24h尿量、尿色、是否有泡沫尿、水肿等）、伴随症状（是否存在腰腹痛、发热、咳嗽、咳痰、咯血）、既往病史（泌尿系结石、高血压、糖尿病、肝炎病史）、家族史；②重点体格检查，一般情况及生命体征，输尿管点压痛，双肾区叩痛，四肢查体：有无水肿。心肺腹的查体；③重要辅助检查，血常规、尿常规＋尿沉渣、尿渗透压、肾小球功能、肾小管功能、肾功能、电解质、血尿 NGAL、动脉血气分析、免疫指标、甲状旁腺素、泌尿系彩超、胸片、心电图。

（2）案例分析：①老年男性；②少尿 2d，起病前服用安乃近 3d；③既往体健；④查体，血压 135/85mmHg，双肺可闻及少量湿啰音，双下肢轻度水肿，无其他阳性体征；⑤辅助资料，钾 6.5mmol/L、CO_2CP 16mmol/L；泌尿系彩超提示双肾大小质地正常，血流分布正常，双侧肾动脉、肾静脉无异常。

首先，明确患者肾功能不全是急性？慢性？还是慢性肾功能不全急性加重？患者病程 2d，临床特点为少尿、肾功能不全。既往体健，没有肾炎、高血压、糖尿病病史，否认肝炎病史。B 超提示双肾大小、质地、血流正常，不伴贫血，无钙磷代谢紊乱，PTH 正常。综上所述，患者无慢性肾脏病的依据，支持急性肾损伤诊断。

其次，明确急性肾损伤病因：肾前性？肾性？还是肾后性？①患者无呕吐、腹泻、失血、暴晒、大汗、外伤挤压、失血等导致有效血容量不足的情况，无低血压症状，尿比重偏低，血清 BUN/Cr<20。以上依据不支持肾前性急性肾损伤；②患者无突发腰腹痛，无尿路结石、泌尿系及周围组织占位并压迫输尿管的依据，不支持肾后性急性肾损伤；③患者起病前因发热服用安乃近 3d，临床表现为少尿，肾功能不全，诊断考虑肾性急性肾损伤。肾性急性肾损伤需鉴别肾小球性损伤、小管间质性损伤、还是肾血管性损伤：B 超提示肾脏血流正常，肾动静脉无异常，可排除肾血管性肾损伤；患者无血尿、蛋白尿等肾小球损伤的依据，免疫全套无异常，肾小球损伤依据不充分。结合病史，诊断考虑药物导致的急性间质性肾损伤。

2. 急性肾损伤的处理

（1）完善相关检查：血常规、尿常规 + 尿沉渣、尿渗透压、肝功能、血糖、肾脏及肾血管彩超、血尿NGAL、免疫全套、肝炎全套、血管炎全套、PTH、肾小球功能、肾小管功能、凝血功能、心电图。必要时肾活检（治疗 5～7d 无效，建议肾活检）。

（2）祛除诱因，避免肾毒性药物的摄入。

（3）监测 24h 尿量、保证入水量 ≈ 前 1d 尿量 +500ml，动态观察肾功能、电解质。

（4）营养支持治疗，保证热量。

（5）血液透析。

（6）急性肾损伤并发症的处理：①高钾血症，限制钾的摄入、降钾治疗（袢利尿剂、静脉滴注葡萄糖 + 胰岛素、碳酸氢钠、缓慢静推葡萄糖酸钙）、血液透析；②代谢性酸中毒，补碱、血液透析。

3. 治疗效果评估

（1）症状（尿量、水肿）。

（2）监测肾功能。

（3）复查电解质、血气分析（血钾、代谢性酸中毒）。

4. 医患沟通

（1）急救需请家属回避。

（2）若患者病情好转，需及时向患者及家属交代病情（包括目前诊断以及预后），并向患者及家属交代后续处理（完善进一步检查及治疗的方案）。

（3）若患者治疗效果不佳或者病情恶化，需及时向家属交代病情（包括目前诊断以及预后），并向家属交代后续处理（肾穿刺活检明确诊断的必要性以及肾穿刺的风险）。

（五）学生易于出现的问题及点评

1. 未进行急、慢性肾功能不全鉴别　学员容易根据病程 2d 直接诊断急性肾损伤，未详细询问患者既往病史；未详细了解诱因，体格检查、辅助检查相对简单。

点评：该患者出现肾功能不全有急性肾损伤、慢性肾功能不全，以及慢性肾功能不全急性加重的可能，应对患者进行详细的病史询问，了解是否有慢性肾脏病的基础（包括慢性肾炎、肾病综合征、高血压、糖尿病、肝炎、泌尿系结石等）。结合体格检查、辅助检查以明确诊断同时排除其他鉴别诊断。

2. 诊断急性肾损伤后，未进一步判断病因　学员诊断患者为 AKI 以后，未进一步判断是肾前性、肾性还是肾后性损伤，因此无法及时祛除诱因，影响下一步治疗，导致病情进展，甚至出现不可逆的肾损伤。

点评：询问病史应重点了解本次起病前是否存在诱因，如肾毒性药物服用史、造影检查、容量丢失、突发腰腹痛等；是否存在其他伴随症状，如血尿、泡沫尿、水肿、咳嗽、咯血等；结合实验室检查明确诊断。如为肾前性损伤，需祛除诱因、积极补充血容量、保证肾脏的有效灌注；同时观察尿量，补充血容量后尿量可恢复。如为肾后性损伤，需尽快解除梗阻。

3. 未及时判断 AKI 的并发症，导致恶性心律失常的发生　学员明确 AKI 诊断后，未及时判断患者存在高钾血症、代谢性酸中毒等并发症。如不及时祛除诱因、限制钾的摄入并降钾治疗，患者可能出现严重的心律失常，甚至心搏骤停。

点评：肾功能不全、少尿患者出现高钾血症，主要考虑钾的排泄减少，治疗上主要是限制钾的摄入（包括含钾的食物和药物）、促进钾的排泄（袢利尿剂，但是肾实质功能恢复以前，利尿降钾效果不理想）、促进钾往细胞内的转移（补碱、葡萄糖＋胰岛素）。需要注意的是：①检查心电图，了解是否存在高钾导致的心脏损伤，可缓慢静推葡萄糖酸钙对抗高钾的心脏毒性；②少尿及无尿的患者大量补液时要控制补液速度，避免加重水肿以及导致心力衰竭；③内科降钾无效时考虑血液透析治疗。

4. 未掌握急性肾损伤血液透析的指征　学员不了解急性肾损伤什么情况下需要肾脏替代治疗，目前急性肾损伤的肾脏替代治疗主要是指血液透析治疗。

点评：急性肾衰竭透析指征：①少尿或无尿2d；②肺水肿、脑水肿；③严重尿毒症症状，如呕吐、抽搐、意识障碍；④血清钾≥6.5mmol/L、CO_2CP≤13mmol/L；⑤高分解代谢型，每日尿素氮上升≥14.3mmol/L、肌酐上升≥177μmol/L、钾上升≥1～2mmol/L、血清HCO_3^-下降≥2mmol/L。

5. 缺乏医患沟通　学员过于紧张，除了询问病史外，整个过程与患者及家属均无病情沟通。血液透析及肾穿刺活检均涉及有创操作，未告知患者家属必要性及风险。

点评：随时与患者及家属沟通病情；有创操作时应请家属回避；当患者病情需要进行血液透析和或肾穿刺活检检查时，需要充分交代相关指征及风险，并让家属签署告知书；当患者病情好转，也应向患者及家属交代目前病情及后续治疗方案。

（六）评价

评价采用核查表及等级评定表两种形式共同进行，核查表可用于导师及助手评价学员水平，也可用于学员互评（表11-4-7）；等级评分表适用于有丰富经验的导师及助手使用（表11-4-8）；评价的时间可以在模拟场景运行过程中，等级评分表也可用于模拟场景运行后立即评价。

表11-4-7　核查表（导师、助手及观察学员使用）

项目	完成
任务（病史采集及体格检查）	
询问发病时间	
询问诱因（是否使用肾毒性药物、造影剂检查、呕吐、腹泻、失血、暴晒、大汗、外伤挤压、失血等导致有效血容量不足的情况）	
询问主要症状描述（具体尿量、尿色、有无泡沫尿、水肿）	
询问主要伴随症状（呕吐、腹痛、腹泻、大汗、咳嗽、咳痰、咯血）	
询问既往病史（肾脏疾病、高血压、糖尿病、泌尿系结石以及有无类似情况发作史）	
是否量血压、测脉搏（或心率）	
是否行肺部查体	
是否行心脏听诊	
是否行肾区叩痛、输尿管压痛点检查	
是否急查血常规、肾功能、血气分析、电解质	
是否查尿常规＋尿沉渣、尿渗透压	
是否查血糖、肝功能	
是否查免疫相关指标、血管炎相关指标	
是否急查心电图（高钾血症）	
是否查泌尿系彩超（包括肾血管）	
是否查PTH	
是否查凝血功能	
是否查肝炎全套	
任务（处理）	
是否监测尿量、肾功能、电解质	
是否根据尿量控制入液量	
是否营养支持治疗	

续表

项目	完成
是否予以葡萄糖+胰岛素	
是否予以葡萄糖酸钙拮抗心肌毒性	
是否予以碳酸氢钠	
是否血液透析	
肾功能无改善，是否考虑肾穿刺活检	
结局	
诊断正确：急性肾损伤（急性间质性肾炎）	
处理正确：肾功能恢复正常	

表 11-4-8　等级评分表（导师及助手使用）

任务	等级				
正确评估生命体征	1	2	3	4	5
病史采集（包括鉴别诊断）	1	2	3	4	5
体格检查（包括鉴别诊断）	1	2	3	4	5
对辅助检查的判读（导师或助手听过询问判断）	1	2	3	4	5
治疗	1	2	3	4	5
团队合作	1	2	3	4	5
总分					

说明：1. 很差，不能接受需要补考；2. 较差；3. 平均，能接受的少数缺陷；4. 较好；5. 优秀，超出期望。

五、糖尿病酮症酸中毒急救情境模拟训练案例

（一）培训目标

1. 糖尿病酮症酸中毒的诊断。

2. 糖尿病酮症酸中毒的病情评估和正确治疗。

3. 糖尿病教育及人文关怀。

（二）物品及设备/人员/其他资料准备

1. 物品及设备准备　高端模拟人、床、心电监护仪、听诊器、手电筒、鼻导管、注射器、生理盐水，葡萄糖注射液、胰岛素、氯化钾缓释片、氯化钾针剂等；鼻导管。

2. 人员准备　导师、助教、学员 4～6 人。

3. 资料准备　血常规（WBC $11.2×10^9$/L，N 87.8%，PLT $620×10^{12}$/L，Hb 140g/L）；血气分析 1（pH 7.0，BE −15mmol/L，HCO_3 4mmol/L，SaO_2 92%）；血气分析 2（pH 7.30，BE −5mmol/L，HCO_3 12mmol/L，SaO_2 97%）；随机血糖 1（18mmol/L）；随机血糖 2（6mmol/L）；随机血糖 3（26mmol/L）；血酮 1（3.2mmol/L）；血酮 2（0.3mmol/L）；血酮 3（0.0mmol/L）；血钾 1（3.5mmol/L）；血钾 2（3.0mmol/L）；血钾 3（5.0mmol/L）；胸部 X 线片正常；腹部 B 超结果正常；腹部 X 线片正常；心电图 1（窦性心动过速）。

（三）课程实施

1. 环境介绍　模拟内分泌科病房，同学作为内科住院医师（各有分工），接诊这名患者（模拟人有生命体征，有瞳孔对光反射，可以进行交流，对治疗有反映）。要求通过必要的问诊、查体、辅助检查等来明确诊断并给出治疗。桌上有一些可供使用的物品，如需其他物品，可以提出。药物治疗给出口头医嘱即可。

2. 流程说明　如诊断及处理正确，患者病情好转，生命体征也会出现相应的变化；如果不正确则患者可能出现病情恶化，直至死亡。整个模拟过程 7～9min，需要 4～6 人通过团队协作完成，结束之后会对整个过程进行回顾总结。

3. 案例　患者男性，21 岁，因反复腹胀食欲缺乏 2 年余，腹痛恶心乏力 1 周入院。1 周前进食烧烤和啤酒后出现腹痛，伴腹泻 3 次，为稀水样便，自行服药后无缓解，当地卫生院补液后腹泻停止，腹痛有加重，进

食较少,这两天腹痛加剧,恶心伴呕吐乏力,精神较差,尿少,空腹血糖 12mmol/L,暂时未予以降糖治疗。既往史:12 岁诊断为 1 型糖尿病,予以三短一长胰岛素治疗(门冬胰岛素 + 甘精胰岛素),不规律监测血糖,自行调整剂量,近一周自行调整胰岛素为甘精胰岛素 5U,停用门冬胰岛素。家族史:其母亲有糖尿病,长期予以口服药降糖,血糖尚可。

4. 课程流程图(图 11-4-5)

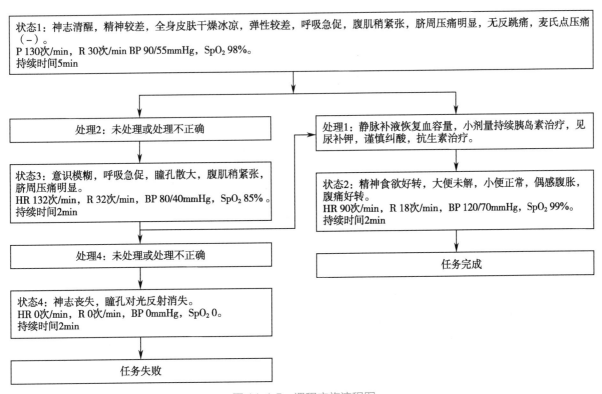

图 11-4-5　课程实施流程图

(四)引导性反馈

引导性反馈是情境模拟教学的核心,通过帮助学员重新审视模拟情境,促进学员进行反思性学习,着重培养学员的临床推理和批判能力。通常都是在情境模拟结束后立即进行,引导性反馈时间一般 15~30min。

1. 糖尿病酸中毒的诊断及鉴别诊断

(1)问诊查体及辅助检查要点:①重点病史,发病时间及缓急、诱因、主要症状描述、伴随症状、既往病史、过敏史、家族史。②重点体格检查,一般情况及生命体征,包括血氧饱和度、意识、发绀。腹部检查:腹部形态改变,呼吸运动方式、腹部压痛,反跳痛,麦氏点压痛,肝脏触诊,腹部叩诊,肠鸣音听诊。心脏、四肢查体。③重要辅助检查,动脉血气分析、血常规、随机血糖、血酮、血钾、胸片、腹部 B 超、腹部 X 线片正常、心电图。

(2)案例分析:①青年男性;②既往 1 型糖尿病,予以三短一长胰岛素强化治疗,最近一周停用餐前胰岛素治疗;③一周前进食烧烤和啤酒后出现腹痛,伴腹泻,血糖偏高,出现尿少等脱水症状;④查体,神清,精神较差,全身皮肤干燥冰凉,弹性较差,呼吸频率增快,腹肌稍紧张,脐周压痛明显,无其他阳性体征;⑤辅助资料,血常规(WBC $11.2×10^9$/L,N 87.8%)提示有感染,血气分析(pH 7.0,BE −15mmol/L,HCO_3 4mmol/L,SaO_2 92%)提示酸中毒;血糖、血酮均升高,结合其他检查结果综合分析,该患者诊断糖尿病酮症酸中毒。

2. 糖尿病酮症酸中毒的治疗原则

(1)静脉补液恢复血容量,纠正脱水。

(2)小剂量持续胰岛素治疗。

(3)纠正电解质及酸碱平和紊乱:①见尿补钾;②谨慎纠酸。

(4)处理诱发病和防治并发症:①预防及纠正休克;②抗感染。

（5）护理及病情评估。

3. 治疗效果评估

（1）症状（神志及精神，食欲）。

（2）生命体征变化（呼吸频率、血氧饱和度、心率以及血压）。

（3）24h 出入水量，腹部体征（腹部压痛）。

（4）复查血常规，血气分析，电解质，血糖和血酮。

4. 医患沟通

（1）急救需请家属回避。

（2）若患者病情好转，需及时向患者及家属交代病情（包括目前诊断以及预后），并向患者及家属交代后续处理（完善进一步检查及治疗的方案）。

（3）若患者病情恶化，需及时向家属交代病情（包括目前诊断以及预后），并向家属交代后续处理（转ICU 以及后续治疗方案）。

（五）学生易出现问题及点评

1. 未进行糖尿病酮症酸中毒病因的鉴别诊断　学员容易先入为主诊断患者为糖尿病酮症酸中毒，病史询问、体格检查相对简单，甚至辅助检查未完善即给患者进行治疗。

点评：该患者为 1 型糖尿病患者，在感染和中断治疗等诱因下出现糖尿病酮症酸中毒。该患者出现血常规指标升高，腹痛和恶心乏力，病因可能有肝脓肿、阑尾炎、泌尿系感染、消化道溃疡等，应对患者进行重点问诊和体格检查，结合辅助检查以明确诊断同时排除其他鉴别诊断。

2. 诊断糖尿病酮症酸中毒后，不能正确掌握补碱和纠酸的原则　学员诊断患者为糖尿病酮症酸中毒后，没有掌握补碱纠酸的指征，补碱过多过快，而出现病情判断失误，出现不利影响，如：脑脊液反常性酸中毒加重，组织缺氧加重，血钾下降和反跳性碱中毒，导致患者病情进一步进展。

点评：补碱指征为：血 $pH<7.1$，$HCO_3^-<5mmol/L$。应采用等渗碳酸氢钠溶液，或将 5% 的碳酸氢钠配成等渗溶液使用，一般仅给 $1\sim2$ 次。

3. 当处理糖尿病酮症酸中毒时，未正确按补钾的原则进行处理　当糖尿病酮症酸中毒患者存在不同的失钾。在补液和使用胰岛素治疗的时候，学员没有意识到血钾正常也需要补钾及应该如何补钾，患者电解质紊乱加重，病情进一步恶化，甚至出现心律失常等。

点评：补钾应根据血钾和尿量细化区分：治疗前血钾低于正常，在开始胰岛素和补液治疗同时应立即开始补钾；血钾正常、尿量>40ml/h，也立即开始补钾；血钾正常，尿量<30ml/h，暂缓补钾，待尿量增加后再开始补钾；血钾高于正常，暂缓补钾。治疗过程中密切监测血钾和尿量，及时调整补钾的量和速度。

4. 缺乏医患沟通　学员过于紧张，除了询问病史外，整个过程与患者及家属均无病情沟通。抢救过程中也未让家属回避，导致家属全程在场并干预抢救。患者在询问病史过程中，病情发生变化，生命体征不平稳，未向患者家属告病危。

点评：随时与患者及家属沟通病情；抢救时应请家属回避；当患者病情危重，需要抢救时，应分工合作向家属简单交代病情危重，并签署病危告知书；抢救结束后，应向家属交代患者后续处理（包括治疗方案以及需要转入ICU进一步治疗等）；当患者病情好转，也应向患者及家属交代目前病情及后续治疗方案。

（六）评价

评价采用核查表及等级评定表两种形式共同进行，核查表可用于导师及助手评价学员水平，也可用于学员互评（表 11-4-9）；等级评分表适用于有丰富经验的导师及助手使用（表 11-4-10）；评价的时间可以在模拟场景运行过程中，等级评分表也可用于模拟场景运行后立即评价。

表 11-4-9　核查表（导师、助手及观察学员使用）

项目	完成
任务（问诊及病情监测）	
询问既往糖尿病史	
询问这次发病的演变过程	
糖尿病治疗及控制情况	

续表

项目	完成
询问家族史	
询问既往病史	
腹部体格检查	
快速血糖／血酮／尿酮	
观察血氧饱和度／血压／心率	
是否要求上心电监护	
是否安慰患者	
是否向患者解释病情及治疗措施	
是否完善相关并发症或合并症检查	
任务（处理）	
吸氧	
补液	
补钾	
胰岛素治疗	
纠酸补碱	
鼓励进食饮水	

表 11-4-10　等级评价表（导师及助手使用）

任务	等级				
沟通技巧	1	2	3	4	5
病史采集（包括鉴别诊断）	1	2	3	4	5
体格检查（包括鉴别诊断）	1	2	3	4	5
治疗	1	2	3	4	5
人文关怀	1	2	3	4	5
总分					

说明：1. 很差，不能接受需要补考；2. 较差；3. 平均，能接受的少数缺陷；4. 较好；5. 优秀，超出期望。

六、DIC 急救情境模拟训练案例

（一）培训目标

1. DIC 的诊断。

2. DIC 的处理流程。

3. 医患沟通技巧（次要目标）。

（二）物品及设备／人员／其他资料准备

1. 物品及设备准备　高端模拟人、血压计、心电监护仪、听诊器、手电筒、鼻导管面罩、雾化装置、吸痰管、吸痰器、500ml 林格液、气管插管、简易呼吸器、注射器等。

2. 人员准备　导师、助教、学员 2～3 人。

3. 资料准备　血常规：Hb 90g/L，PLT 22×10^9/L，WBC 39.8×10^9/L，外周血可见中晚幼粒细胞。肝功能正常。凝血功能示：PT 延长 9s，APTT 延长 15s，纤维蛋白原 0.5g/L，FDP 30mg/L，DD 升高（学员提出检查后出示）。

（三）课程实施

1. 环境介绍　模拟急诊室，同学作为急诊医师，接诊这名患者（模拟人有生命体征，有瞳孔对光反射，可以进行交流，对治疗有反映）。要求通过必要的问诊、查体、辅助检查等来明确诊断并给出治疗。桌上有一些可供使用的物品，如需其他物品，可以提出。药物治疗给出口头医嘱即可。

2. 流程说明　如诊断及处理正确，患者病情好转，生命体征也会出现相应的变化；如果不正确则患者可能出现病情恶化，直至死亡。整个模拟过程 7～9min，需要 2～3 人通过团队协作完成，结束之后会对整个过程进行回顾总结。

3. 案例　患者张某，男，40 岁，反复发热 2 周，皮肤瘀点瘀斑 3d。外院诊断 MRSA 重症肺炎，入院时血常规示"白细胞升高，血小板正常（患者没有带报告单）"抗感染治疗后咳痰、呼吸困难等一度好转，但皮肤出现瘀斑。患者初始状态，神志清楚，烦躁，血压 90/70mmHg。既往体健，无明显过敏史，家族史无特殊。查体：皮肤可见大片瘀斑。

4. 课程流程图（图 11-4-6）

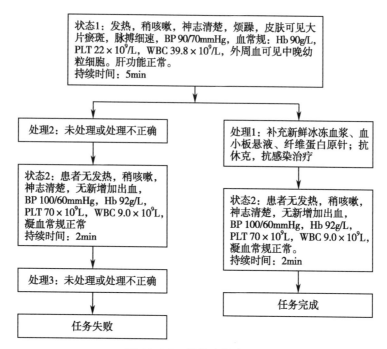

图 11-4-6　课程实施流程图

（四）引导性反馈

引导性反馈是情境模拟教学的核心，通过帮助学员重新审视模拟情境，促进学员进行反思性学习，着重培养学员的临床推理和批判能力。通常都是在情境模拟结束后立即进行，有效的引导性反馈时间一般超过 15min。

1. DIC 诊断及鉴别诊断

（1）问诊查体及辅助检查要点：①重点病史，发病时间及缓急、诱因、主要症状描述、伴随症状、既往病史、过敏史、家族史。②重点体格检查，一般情况及生命体征，包括脉搏、血压、血氧饱和度、意识、发绀。皮肤黏膜出血情况检查，皮肤巩膜情况，全身淋巴结检查，口腔是否存在黏膜出血、胸部检查：胸骨压痛情况、双肺叩诊音、听诊。心脏、四肢查体。③重要辅助检查，血常规、凝血功能、D- 二聚体、FDP、胸片、心电图。

（2）案例分析：①青年男性；②反复发热 2 周，皮肤瘀点瘀斑 3d；有皮肤大片瘀斑，患者烦躁；③既往体健，无明显过敏病史；④查体，休克血压，皮肤大片瘀斑，皮肤巩膜无黄染，双肺底闻及湿啰音，无其他阳性体征；⑤辅助资料，血常规示 Hb 90g/L，PLT 22×10⁹/L，WBC 39.8×10⁹/L，外周血可见中晚幼粒细胞。患者存在可能引起 DIC 的感染性疾病，皮肤多发性出血倾向，血小板进行性下降，存在与原发病程不完全一致的休克，结合以上综合分析，该患者应考虑 DIC，应急查凝血功能、FDP、DD 等指标，根据结果患者 PT、APTT 延长、纤维蛋白原减低、FDP、DD 均升高，DIC 诊断明确。

2. DIC 的处理

（1）替代治疗：①新鲜冰冻血浆 10～15ml/kg；②单采血小板等血小板悬液。患者尽管血小板计数高于 20×10⁹/L，但存在活动性出血，仍需要输单采血小板等血小板悬液，保持血细胞计数大于 50×10⁹/L；③纤维蛋白原针。

（2）控制感染：使用抗 MRSA 治疗有效的药物，如万古霉素或利奈唑胺等。

（3）抗休克治疗：①补液，如晶体液（林格液）、胶体液（血浆）等；②血管活性药物，如多巴胺、间羟胺。

3. 治疗效果评估

（1）症状（出血情况、血压、脉搏等生命体征）。

（2）复查血常规、凝血功能。

4. 医患沟通

（1）急救需请家属回避。

（2）若患者病情好转，需及时向患者及家属交代病情（包括目前诊断以及预后），并向患者及家属交代后续处理（完善进一步检查及治疗的方案）。

（3）若患者病情恶化，需及时向家属交代病情（包括目前诊断以及预后），并向家属交代后续处理（如需要有创操作等需要取得患者家属同意，转 ICU 以及后续治疗方案）。

（五）学生易于出现的问题及点评

1. 诊断未考虑 DIC　学员容易先入为主考虑患者为血小板减少所致出血，病史询问、体格检查相对简单，甚至未进行凝血常规等辅助检查进一步诊断。

点评：该患者有重症感染为基础，存在皮肤等多发出血，原发病程不能解释的休克等微循环障碍，血小板积极性下降，需要考虑 DIC 的可能性。结合肝功能、凝血功能等以明确诊断同时排除其他鉴别诊断。

2. 诊断 DIC 后，不能正确地对 DIC 进行相应的处理　学员诊断患者为 DIC 后，因对 DIC 的替代治疗原则不清楚，而对需要不同的血液成分或血液制品判断失误，例如仅仅考虑患者血小板计数高于 20×10^9/L，未使用单采血小板等血小板悬液，导致患者病情进一步进展。

点评：在 DIC 替代治疗时，应该使用新鲜冰冻血浆补充凝血因子，有凝血因子缺乏或存在活动性出血，需要输单采血小板等血小板悬液，保持血细胞计数>50×10^9/L。患者纤维蛋白原减低，应该补充纤维蛋白原。

3. 治疗中忽视的感染等原发病的控制，忽视抗休克治疗　当治疗 DIC 时，学员忽视的 MRSA 感染所导致的原发疾病的控制，未及时处理休克，导致患者死亡。

点评：当患者 DIC 病情进展出现休克，应按照休克治疗原则处理，包括扩充血容量（正确使用晶体液和胶体液，改善微循环等）、使用血管活性药物（血管药物和血管扩张药物）、原发病治疗（积极抗 DIC、抗感染治疗）、一般支持治疗（纠正电解质紊乱及酸碱失衡）及对其他重要脏器功能的监测与支持。在 DIC 治疗中，积极控制原发病是终止 DIC 病理过程最关键和根本的治疗措施。

4. 缺乏医患沟通　学员过于紧张，除了询问病史外，整个过程与患者及家属均无病情沟通。抢救过程中也未让家属回避，导致家属全程在场并干预抢救。

点评：随时与患者及家属沟通病情；抢救时应请家属回避；当患者病情危重，应向患者家属交代目前考虑的诊断、并让家属签告知书；抢救结束后，应向家属交代患者后续处理（包括治疗方案以及需要转入 ICU 进一步治疗等）；当患者病情好转，也应向患者及家属交代目前病情及后续治疗方案。

（六）评价

评价采用核查表及等级评定表两种形式共同进行，核查表可用于导师及助手评价学员水平，也可用于学员互评（表 11-4-11）；等级评分表适用于有丰富经验的导师及助手使用（表 11-4-12）；评价的时间可以在模拟场景运行过程中，等级评分表也可用于模拟场景运行后立即评价。

表 11-4-11　核查表（导师、助手及观察学员使用）

项目	完成
任务（病史采集及体格检查）	
询问发病时间	
询问诱因	
询问主要症状描述（包括皮肤多发出血）	
询问既往病史（包括有无类似发作病史）	
询问个人史（包括肝炎病史、过敏史）	
询问家族史	

续表

项目	完成
是否观察皮肤黏膜出血的情况	
是否检查巩膜	
是否检查淋巴结、胸骨压痛等	
是否听诊双肺发现啰音（导师或助手听过询问判断）	
是否听诊心音	
是否观察呼吸频率（也可通过心电监护）	
是否观察血压变化	
是否观察心率（也可通过心电监护）	
是否注意到患者神志变化	
是否注意到患者生命体征变化	
是否注意到血常规的变化（导师或助手听过询问判断）	
是否意识到需要完善凝血功能	
是否注意到患者 MRSA 重症肺炎的病史（导师或助手听过询问判断）	
是否注意患者肝功能情况	
是否正确判读凝血功能	
任务（处理）	
正确给予替代治疗	
医嘱输新鲜冰冻血浆	
医嘱补充血小板悬液（如单采血小板）	
医嘱补充纤维蛋白原	
正确抗休克治疗	
医嘱补充林格液	
注意晶体液和胶体液比例	
医嘱给予血管活性药物治疗	
医嘱抗感染治疗，使用正确的抗 MRSA 药物	
若病情加重，医嘱气管插管等进一步抢救措施	
结局	
诊断正确：DIC	

表 11-4-12 等级评分表（导师及助手使用）

任务	等级				
沟通技巧（包括请家属回避及与患者及家属沟通）	1	2	3	4	5
病史采集（包括鉴别诊断）	1	2	3	4	5
体格检查（包括鉴别诊断）	1	2	3	4	5
对辅助检查的判读（导师或助手听过询问判断）	1	2	3	4	5
治疗	1	2	3	4	5
人文关怀	1	2	3	4	5
总分					

说明：1. 很差，不能接受需要补考；2. 较差；3. 平均，能接受的少数缺陷；4. 较好；5. 优秀，超出期望。

七、脑出血急救技能情境模拟训练案例

（一）培训目标

1. 脑出血的诊断及鉴别诊断。

2. 脑出血的处理流程。

（二）物品及设备 / 人员 / 其他资料准备

1. 物品及设备准备 高端模拟人、叩诊锤、检眼镜、笔式电筒、棉签、大头针、128Hz 音叉、血糖仪、心电监护仪、听诊器、鼻导管面罩、气管插管、简易呼吸器等。

2. 人员准备 导师、助教、学员 2～3 人。

3. 资料准备 颅脑 CT、心电图、胸片、脑电图、血常规、凝血功能、肝肾功能、电解质、血糖、血脂、同型半胱氨酸、心肌酶谱、肌钙蛋白。

（三）课程实施

1. 环境介绍 同学模拟急诊医生，接诊一名病人（模拟人有生命体征，可以进行交流，可配合医生完成相关检查，对治疗有反映）。同学通过必要的问诊、查体、辅助检查等来明确诊断并给出治疗。在桌子上有检查所需的物品设备及资料，如需其他物品，可以提出。药物治疗给出口头医嘱即可。

2. 流程说明 患者的病情、症状、体征、生命体征随治疗的实施而出现相应变化，如诊断及处理正确，患者病情好转，生命体征也会出现好转；如果不正确则患者可能出现病情恶化，直至死亡。整个模拟过程短时间内完成，需要 2～3 人通过团队协作完成，结束之后会对整个过程进行回顾总结。

3. 案例 患者王某，男性，78 岁，因"突起左侧肢体无力 1h"入急诊。患者发病前与人争吵后出现左侧肢体无力，言语含糊不清，伴头痛、恶心、喷射性呕吐，呕吐物为咖啡色液体。查体：T 36.6℃，P 72 次 /min，R 20 次 /min，BP 230/120mmHg，心、肺、腹无异常。神经系统查体：神志昏睡，言语含糊不清，双侧瞳孔不等大，左侧瞳孔直径 2mm，右侧瞳孔直径 4mm，右侧直接对光反射迟钝，左侧鼻唇沟稍浅，口角右偏，伸舌左歪，左侧肢体肌张力增高，左侧上肢肌力 0 级，左下肢肌力 1 级，左侧深浅感觉较右侧减退，颈软，左侧巴宾斯基征（Babinski sign）、奥本海姆征阳性。既往高血压病、糖尿病、高脂血症病史；无过敏史；家族史无特殊。

4. 课程流程图（图 11-4-7）

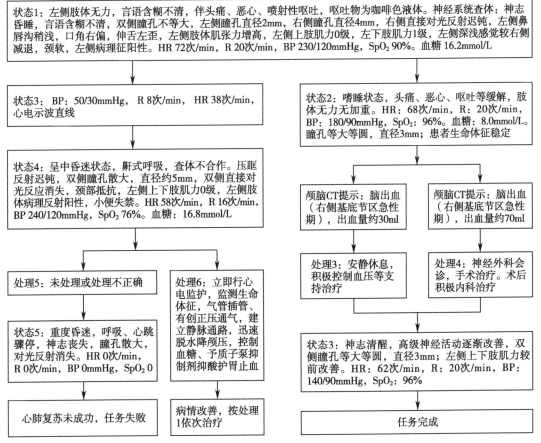

图 11-4-7 课程实施流程图

（四）引导性反馈

脑出血是临床上常见疾病之一，也是神经系统教学的重点和难点，传统教学采用课堂理论讲授辅以医院见习的教学模式，缺乏对学生临床思维和解决问题等综合能力的培养。模拟医学以高级模拟人为基础，尽可能创设临床真实环境，学生在教师的引导下，在处理临床实际问题的过程中，通过反复的思考、探索及反思，可更高效地掌握新的专业知识或技能。

1. 脑出血诊断及鉴别诊断　诊断：50 岁以上中老年患者，有长期高血压病史，活动中或情绪激动时突然起病，血压常明显升高，出现头痛、恶心、呕吐等颅内压升高的表现，有偏瘫、失语等局灶性神经功能缺损症状和脑膜刺激征，可伴有意识障碍，应高度怀疑脑出血。头部 CT 检查可见脑实质内高信号出血灶有助于明确诊断。

鉴别诊断：①与脑梗死鉴别。老年人多见，多有动脉粥样硬化的危险因素，可有短暂性脑缺血发作（TIA）史，头痛、恶心、呕吐少见，颅脑 CT 检查见脑实质内低信号灶有助于鉴别。②与蛛网膜下腔出血鉴别。各年龄组均可见，以青壮年多见，多在动态时起病，病情进展急骤，头痛剧烈，多伴有恶心、呕吐，多无局灶性神经功能缺损的症状和体征，颅脑 CT、脑脊液检查见蛛网膜下腔出血灶有助于明确诊断。③与外伤性颅内血肿，特别是硬膜下血肿鉴别。这类出血以颅内压增高的症状为主，但多有头部外伤史，颅脑 CT 检查有助于确诊。

案例分析：神经系统疾病诊断强调将定位和定性贯穿到疾病的诊断思维过程中。定位诊断即明确病变部位，定性诊断即明确病变的性质。结合该例患者，分析如下：①定位诊断。患者有左侧中枢性面舌瘫，病变部位在右侧皮质延髓束，左侧肢体中枢性偏瘫，病变部位在右侧皮质脊髓束，左侧肢体偏身感觉障碍，病变部位在右侧脊髓丘脑束，右侧瞳孔散大，伴右侧直接对光反射迟钝，为小脑幕裂孔疝累及同侧动眼神经根所致，结合颅脑 CT 提示右侧基底节区高密度病灶，故定位应在右侧基底节区。②定性诊断。该患者为老年男性，既往高血压病、糖尿病、高脂血症等病史；此次情绪激动时急性起病，出现神经系统功能缺损症状，提示患者为急性脑卒中；神经系统查体中双侧瞳孔不等大提示脑疝，存在高颅压可能；结合颅脑 CT 提示右侧基底节区高密度病灶。故定性诊断为脑出血（急性期）。结合以上综合分析，该患者可明确诊断为脑出血（右侧基底节区急性期）。

2. 脑出血的诊断流程　脑出血的诊断流程应包括如下步骤：

（1）是否为脑卒中？根据发病情况及病史体征判断。

（2）是否为脑出血？脑 CT 或 MRI 检查确认。

（3）脑出血严重程度？根据 GCS 或 NIHSS 量表评估。

（4）脑出血的部位及病因分型？结合病史、体征、实验室及影像学检查确定。

3. 脑出血急性期的处理　脑出血的治疗包括内科治疗和外科治疗，大多数患者以内科治疗为主，如果病情危重或发现有继发原因，且有手术适应证者，则应该进行外科治疗。

（1）内科治疗：①一般治疗，卧床休息、保持呼吸道通畅、吸氧、鼻饲、对症治疗、预防感染、密切观察病情；②脱水降颅内压，减轻脑水肿；③调控血压；④亚低温治疗；⑤纠正凝血异常；⑥并发症的防治。

（2）外科治疗：外科治疗主要目的是清除血肿，降低颅内压，挽救生命，其次是尽可能早期减少血肿对脑组织的损伤，降低致残率。同时应针对脑出血的病因，如脑动静脉畸形、脑动脉瘤等进行治疗。主要采用的方法有以下几种：去骨瓣减压术、小骨窗开颅血肿清除术、钻孔或锥孔穿刺血抽吸术、内镜血肿清除术、微创血肿清除术和脑室出血穿刺引流术等。

（五）学生易于出现的问题及点评

1. 不能正确识别判断脑卒中　脑卒中的临床症状错综复杂，学员由于思路局限，容易误诊。

点评：神经系统疾病的诊断应建立在全面详尽地收集临床资料的基础上。若患者突然出现神经系统受损症状，通常先初步确定病变的解剖部位进行定位诊断，再通过病史以及相应辅助检查筛选出可能的病因即定性诊断。然后为寻找诊断证据，尚可进一步行有针对性的特殊检查。

2. 不能正确鉴别缺血性脑卒中与出血性脑卒中　缺血性脑卒中与出血性脑卒中具有相似的临床表现，学员们很容易误诊。因此，如何快速准确地对脑卒中患者进行鉴别诊断，有助于治疗措施的制定，进一步提高治疗效果。

点评：缺血性脑卒中与出血性脑卒中是神经系统常见的急症，在明确了脑卒中的前提下，首先应鉴别的是出血性还是缺血性脑卒中。出血性脑卒中常于活动或情绪激动状态下起病，多伴有明显的头痛呕吐等症，且多伴有明显的意识状态下降，缺血性脑卒中则一般在安静状态下发病，无头痛呕吐，大多处于清醒状态。颅脑 CT 检查是诊断急性脑出血的"金标准"，可鉴别缺血性脑卒中与出血性脑卒中，明确病变的部位、范围及对脑室系统的影响，是鉴别诊断的主要手段。

3. 不能熟悉掌握出血性脑卒中的治疗　出血性脑卒中病情危急，患者确诊后需尽快采取相应的治疗措施。学员们若没有熟悉地掌握其治疗措施，很容易延误治疗时机。

点评：出血性脑卒中的基本治疗原则为脱水降颅内压，减轻脑水肿；调整血压；防止继续出血；保护血肿周围脑组织；促进神经功能恢复；防治并发症。

内科方面在卧床休息、保持呼吸道通畅、吸氧等一般治疗的基础上，需严密监测颅内压、血压、体温及相关并发症的发生，合理使用脱水剂、降压药、亚低温治疗，同时做好并发症的防治。外科治疗的主要目的是清除血肿，降低颅内压，挽救生命，其次是尽可能早期减少血肿对周围脑组织的损伤，降低致残率。

（吴　静）

推 荐 阅 读

[1] 陈红. 中国医学生临床技能操作指南. 2 版. 北京：人民卫生出版社，2014.

[2] 陈翔，吴静. 湘雅临床技能培训教程. 北京：高等教育出版社，2016.

[3] 葛均波，徐永健，王辰. 内科学. 9 版. 北京：人民卫生出版社，2018.

[4] 姜柏林，赵莹，鞠辉. 高仿真模拟训练在纤维支气管镜插管教学中的应用及学习曲线研究. 中华医学教育杂志，2016，36（1）：93-97.

[5] 姜娜，孙林. 2017 年 ADQI 急性肾脏病和肾脏恢复的专家共识解读. 中华肾病研究电子杂志，2017，6（6）：278-281.

[6] 史海涛，刘娜，赵菊辉，等. 消化内镜培训的现状及虚拟现实内镜模拟器的应用. 医学教育研究与实践，2018，26（2）：358-361.

[7] 唐纯丽，周子青，陈愉，等. 虚拟支气管镜系统在支气管镜操作考核中的应用效果. 中华医学教育杂志，2019，39（2）：133-136.

[8] 吴江，贾建平. 神经病学. 3 版. 北京：人民卫生出版社，2017.

[9] 张红，李海潮. 呼吸困难的临床诊疗路径思考. 中华全科医师杂志，2017，16（11）：833-836.

[10] 中华医学会神经病学分会，中华医学会神经病学分会脑血管病学组. 中国脑出血诊治指南 2014. 中华神经科杂志，2015，48（6）：435-444.

[11] 中华医学会糖尿病学分会. 中国 2 型糖尿病防治指南（2017 年版），中华糖尿病杂志，2018，10（1）：4-67.

[12] 中华医学会血液病学分会血栓与止血学组. 弥散性血管内凝血诊断中国专家共识. 中华血液学杂志，2017，38（5）：361-363.

[13] ANTONIO ARTIGAS A，NOE J，BROCHARD L. Defining a training framework for clinicians in respiratory critical care. Eur Respir J，2014，44：572-577.

[14] BERTHELSEN PG，CRONQVIST M.The first intensive care unit in the world: Copenhagen 1953.Acta Anaethesiol Scand，2003，47（10）：1190-1195.

[15] CHAWLA LS，BELLOMO R，BIHORAC A，et al. Acute kidney disease and renal recovery: consensus report of the Acute Disease Quality Initiative（ADQI）16 Workgroup. Nat Rev Nephrol. 2017，13（4）：241-257.

[16] EKKELENKAMP VE，KOCH AD，DE MAN RA，et al. Training and competence assessment in GI endoscopy: a systematic review. Gut，2016，65（4）：607-615.

[17] NILSSON PM，RUSSELL L，RINGSTED C，et.al. Simulation-based training in flexible fibreoptic intubation A randomised study.European journal of anaesthesiology，2015，32（9）：609-614.

第十二章　医学模拟在外科教学中的应用

第一节　模拟技术在外科教学中的应用简介

由于外科手术操作的复杂性以及微创外科操作技术的特殊性，外科住院医师的成长较为缓慢。同时，繁重的临床工作压力、技能培训成本压力和患者的安全及伦理考虑使得外科住院医师临床实践操作训练时间受到极大的限制。近年来，外科医师培训已经逐渐由传统的师徒教学模型转向更为新型的培训模式，以适应现代医学对外科医师临床技能培训的需求。在现代医学教学中，出于对患者人身安全的考虑，加之新技术、新设备的不断出现，以及对住院医师外科手术技能客观评价的需求，医学模拟技术已逐渐成为外科医师临床技能培训考核的重要手段。模拟医学的发展使得外科培训由手术室内向手术室外发生转移，并为需要反复练习的外科操作技术提供了一个相对安全、低风险的环境。

一名成熟的外科医生需要掌握大量的技术操作技能与非操作性技术。已有数量繁多的外科基本技能模拟培训方法用于外科技能培训实践中（表12-1-1），如无菌术、切开缝合、伤口换药等基本操作培训。对于非操作性技术培训与考核，也有应用高仿真模拟人或标准化病人模拟手术室情景等的探索。在外科手术操作技能培训中，所使用模拟器依据类型可分为现实模拟器、虚拟模拟器及两者相互结合的虚拟现实模拟器。模拟器在外科基本技能培训中的应用较为广泛，诸如气管切开、中心静脉置管、腹腔穿刺、切开、缝合及打结等多种类型的人造模型广泛用于外科技能操作临床教学培训与考核中。人造模型模拟器具有模拟程度高、可反复使用等各种优点，且其在标准化考核与评价中也有独到优势。

表 12-1-1　不同年资学员可以开设的模拟教学课程

医学生 / 一年住院医师	住院医师	专科医师
无菌术（刷手、手术区消毒、铺单、穿脱手术衣、戴无菌手套）	胸腔闭式引流	腹腔镜基础
外科检查法（骨科、血管外科，泌尿）	气管切开	胸腔镜手术
基本技术（切开、缝合、结扎、止血）	膀胱穿刺造瘘	显微外科技术
基本操作（换药拆线、体表肿物切除、清创术、脓肿切开术、导尿术）	尿道扩张术	美容外科缝合
开放性伤口止血包扎、四肢骨折现场急救与外固定、脊柱损伤病人的搬运	石膏 / 牵引固定	关节镜技术
情境教学	心包穿刺	膀胱镜技术
	ATLS	输尿管镜技术
	情境教学	

除人造模型模拟器外，动物模型也是外科手术模拟操作中的重要辅助之一，其分为活体动物模型以及动物器官模型。活体动物模型的优势在于模拟整体手术操作及流程，便于操作者从整体程度掌握手术操作流程，但其经济成本较高，对手术操作场地、实验动物伦理均有要求，在实际手术技能培训中受到限制。各种动物器官模型，诸如猪脚、猪小肠、鸡脚等作为廉价并容易获得的替代产品也可用于模拟手术缝合、吻合等基本操作训练，在外科基本技能操作培训中被广泛使用。近年来，结合人造模型与动物模型的模拟器材已广泛应用于各类外科手术技能培训中。例如，在胸心外科手术技能模拟中，有基于人造模型模拟胸腔结构，使用动物器官固定于胸壁模拟器中用以模拟胸腔内心肺结构的手术模拟器，其可用于模拟冠脉搭桥、体外循环、气管插管及肺叶切除等心胸外科手术。

腹腔镜技术的发展极大地推动了虚拟模拟培训方法与培训器材的发展。在20世纪90年代初期，腹腔镜胆囊切除术开展伊始，有研究结果显示腹腔镜胆囊切除术中胆管系统损伤的发生率较传统开放手术更高，这是由于外科医生对腹腔镜手术技术不熟练所导致。与传统开放性手术相比,腹腔镜手术操作存在一些全新挑战:①传统开腹手术的三维术野转变为显示屏上的二维图像;②腹腔镜手术器械以穿刺套管为支点的反向运动;③缺乏术中触觉反馈;④视野及活动范围受限。这些挑战使得外科医生在掌握腹腔镜手术技术时的学习曲线大大延长,并有可能增加临床风险。正因如此,随着近年来人工智能和虚拟现实技术的迅速发展,各类腹腔镜培训模拟器如雨后春笋般涌现,腹腔镜培训模拟器得到了不断地改进与发展。目前,基于虚拟及模拟技术的各类外科手术技能培训模拟器已在腹腔镜、胸腔镜、泌尿外科内镜系统、骨科关节镜、显微外科、整形美容外科等领域的培训中得到广泛应用及开展。

第二节 外科基本技能的模拟训练与评价

复杂的外科手术也是由一个个外科基本技术操作构成。影响外科手术成败的因素较多,但熟练掌握各类外科操作技能是影响外科手术成败的主要因素之一。模拟训练在外科切开、缝合、结扎等基本操作技能、无菌术的训练中被广泛应用,取得很好的效果。本节主要以膀胱穿刺术、胸腔闭式引流术及关节腔穿刺术为例,介绍外科基本技能的模拟训练。

一、膀胱穿刺术

膀胱穿刺术是泌尿外科常见诊疗操作,作为一项有创操作技术,主要适应证为急性尿潴留导尿失败者。

（一）膀胱穿刺术操作基本流程

1. 准备穿刺所用物品,携带至床旁,屏风遮挡保护患者隐私,向患者介绍膀胱穿刺的目的与方法,取得患者配合。

2. 显露穿刺部位,叩诊证实膀胱充盈,确认并标记穿刺点（穿刺点通常为耻骨联合中点上方 2cm 处）。

3. 常规消毒,戴手套,铺巾,利多卡因局部麻醉。

4. 穿刺针接无菌橡胶管,止血钳夹闭橡胶管;左手拇指、示指固定穿刺部位,右手持穿刺针与穿刺点垂直刺入,见尿液流出后再进针 1~2cm,橡胶管末端接注射器或引流袋,抽吸尿液。

5. 抽闭,夹闭橡胶管,消毒穿刺点,纱布、胶布固定,术后观察穿刺部位有无出血。

（二）膀胱穿刺术模型及模拟训练注意事项

膀胱穿刺模型为下腹部模型,该模型有明显解剖标志定位,在进行操作前可通过注水使模拟膀胱充盈,模拟膀胱可更换并多次使用。此外,该模型分为男性及女性模型,可分别用以模拟男性及女性导尿操作。膀胱穿刺模拟训练操作流程与临床实际操作流程基本相同,在操作过程中需要注意以下几点:

1. 穿刺前需要叩诊确认膀胱极度充盈。

2. 穿刺点的选择不宜过高及过低,一般选择耻骨联合上方 2 横指,穿刺点过高有刺入腹腔可能。

3. 穿刺针刺入膀胱时不宜过深,可依据刺入膀胱时的落空感预估穿刺针刺入深度。

4. 穿刺过程中需要注意尿液引流量,避免引流尿液过多造成膀胱出血或休克等;必要时可留取尿液标本送检。

二、胸腔闭式引流术

胸腔闭式引流术是胸外科基本操作之一,其主要通过胸腔闭式引流排出胸腔内积液或积气,使萎陷的肺得以充分膨胀,同时保持胸腔两侧压力平衡,避免发生纵隔摆动引起的心肺功能紊乱。

（一）胸腔闭式引流术操作流程

1. 摆放体位、确定穿刺点 取半卧位,确定穿刺点(气胸引流位置通常选择在第 2 肋间锁骨中线,引流液体选在第 7、8 肋间腋中线附近,若为局限性积液则需要依据胸部 B 超或胸部影像学资料确定穿刺部位)。

2. 局部麻醉 常规消毒,戴手套,铺巾,1%~2% 利多卡因在拟穿刺点局部逐层浸润麻醉至壁层胸膜(皮肤、皮下、肌层以及肋骨骨膜),进行试验性抽吸,待抽出液体或者气体即可。

3. 安置胸腔闭式引流管 沿穿刺点肋间做 2~3cm 切口,使用 2 把血管钳交替钝性分离胸壁肌层,肋骨上缘穿破壁层胸膜进入胸腔,穿破壁层胸膜时有明显的突破感,同时切口中有液体或者气体喷出。用止血钳撑开,扩大创口,用另一把血管钳沿长轴夹住引流管前端,将引流管送入胸腔,其侧孔应在胸腔内 3cm 左右。引流管远端接水封瓶或闭式引流袋,调整引流管。

4. 观察水柱波动是否良好 缝合皮肤,固定引流管,检查各接口是否牢固,避免漏气。

(二)胸腔闭式引流术模型及模拟训练注意事项

胸腔闭式引流作为外科基本手术操作之一,目前用的模型多为半身躯干模型模拟人,斜坡卧位,模型包括锁骨、胸骨、肋骨以及肋间隙在内的明确的骨性解剖标志。有些模型可模拟人体自主呼吸,胸部及腹部均可见呼吸运动,在锁骨中线第2肋间及腋前线和腋中线第5肋间可分别实施置管引流,置管接水封瓶后,可见水封瓶液面随呼吸上下波动。胸腔闭式引流的液体颜色、体积及黏稠度可以依据具体练习和考核需求进行调节。

胸腔闭式引流术的模拟训练,由于模型的局限性,有诸多关键的事项不能很好模拟,在开展培训时应予注意。包括穿刺部位的定位,很难通过叩诊的方法确认穿刺点。操作完成后需要进行听诊,比较双肺呼吸音变化也难以实现;操作完成观察水封瓶气泡逸出情况,液面波动情况,一般的模拟人也难以完成;操作完成后续监测患者症状、体征,警惕复张性肺水肿,模拟人不具备这些体征变化。因此需要在培训中,向医学生和住院医生强调这些要点,弥补模拟操作的不足,并在临床实习时予以重点关注。

三、关节腔穿刺术

关节腔穿刺是骨科常见诊断和治疗的有创操作技术。关节腔穿刺术是指在无菌操作下,使用空针刺入关节腔内抽取积液,对关节腔积液进行检测,为临床诊断提供依据,此外还可向关节内注射药物以治疗相应的关节疾病。

(一)关节腔穿刺术操作流程

1. 穿刺前告知患者沟通穿刺的必要性,取得患者配合。

2. 穿刺人员遵循严格无菌原则,戴口罩、帽子、无菌手套。

3. 关节腔穿刺点选择。关节腔穿刺点选择的基本原则和技巧是避开血管、神经、肌腱等重要结构,选择易于进入关节腔的部位,通过活动关节找到关节间隙,确定穿刺点。

4. 穿刺点为中心的5cm半径或全关节表面皮肤常规消毒、铺巾。

5. 利多卡因穿刺点局部皮肤及皮下组织逐层麻醉;穿刺时,左手固定关节,右手操作进针,穿刺顺利时可感受到穿刺关节囊的突破感,如穿刺不顺利或有骨性阻挡时,可适当改变方向或穿刺点,应尽量避免反复穿刺。需要注意的是穿刺抽液完毕后,若需要注入药物,需更换无菌注射器。术后用消毒纱布覆盖穿刺部位,胶布固定。

(二)关节腔穿刺术模型及模拟训练注意事项

对于关节腔穿刺模型,目前有各种关节腔穿刺模拟训练模型用以模拟各个部位的关节腔穿刺及关节腔注射练习,使用较多的模型有膝关节、肩关节、肘关节、腕关节及踝关节穿刺模拟练习模型。关节腔穿刺模拟模型包括两种类型,即电子式和非电子式模型。电子式模拟模型用以进行关节腔穿刺,若穿刺部位正确在模型的感应器上会有绿灯显示,若穿刺部位错误,如穿刺到神经或其他组织时会有红灯显示。对于非电子式模拟模型,在模拟关节腔内有一个模拟滑囊,穿刺正确时可以从模拟滑囊内抽取出模拟滑囊液,模拟滑囊液可依据穿刺练习的目的选择不同颜色或质地的液体,提前注入模拟滑囊内。同时,在进行关节腔穿刺时也可向模拟滑囊内注射液体,练习模拟关节腔内药物注射治疗。

关节腔穿刺术模拟练习与临床常规操作要求相同,在模拟练习过程中应当严格遵守无菌原则。目前的模型在选择穿刺点、关节活动性、穿刺可感受到穿刺关节囊的突破感等方面尚有待进一步改进。

(三)超声引导关节腔穿刺术模拟训练

随着现代医学技术进步,目前很多穿刺包括胸腔穿刺、关节腔穿刺、血管穿刺等都在超声引导下完成。模拟训练同样可以提供系列的与真实超声仪器配套使用的穿刺模型,开展超声引导穿刺训练。这些模型材质具有与人体组织相同的声学特性,可模拟皮肤组织、肌肉、血管、神经、骨骼、脏器及毗邻组织等人体组织结构,可以模拟不同回声的病变肿块和各体腔积液,呈现逼真的超声图像,可使用真实超声设备在模型进行探查及超声引导下介入性操作训练,适用于住培医师和专科医师的超声设备操作方法、超声探查手法、超声引导下血管穿刺置管术、局部阻滞麻醉术、穿刺活检术、穿刺抽液术等标准化流程训练。以膝关节超声训练模型为例,模型具有逼真的膝关节解剖外形及关节内解剖结构,可供住培医师和关节专科医师进行膝关节超声探查手法、获取标准切面训练、超声引导下膝关节穿刺术及关节腔注射术等训练(图12-2-1)。

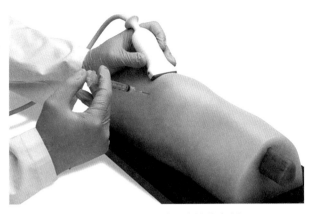

图 12-2-1　超声引导膝关节穿刺

第三节　外科专科技能的模拟训练与评价

一、腹腔镜技术模拟训练

（一）腹腔镜技术模拟训练概况

腹腔镜手术是推动医学模拟技术在腹部外科中迅速发展及应用的关键技术之一。自 1987 年，法国外科医师 Philip Mouret 成功通过腹腔镜完成胆囊切除术以后，腹腔镜技术已经广泛应用于腹部外科领域的各种疾病的外科治疗。与传统外科手术相比较，腔镜外科手术方法出现了一系列的变化，首先视野由直视下的三维视野变换为二维视野；缺少手直接的触觉反馈；由腹腔镜戳孔所带来的支点效应以及腔镜器械活动范围受到限制等。这些都明显增加了腹腔镜外科手术的操作难度及学习难度，对需要使用腹腔镜技术进行外科手术的医生提出了更高的要求。在此需求下，腹腔镜外科领域的模拟教学得到了飞速发展。在腔镜外科培训领域，最为常用的腔镜模拟器是腔镜任务分解模拟器，这一类模拟器主要训练腔镜外科手术操作中所需要具备及熟练掌握的一系列基本操作能力，如持物、转移、剪切、缝合及打结等。此外，随着虚拟技术的发展，目前还有一系列虚拟现实模拟器广泛应用于腔镜手术技能培训中，虚拟现实模拟器旨在培训腔镜手术操作者对手术的整体控制，对术中特殊情况的处理，进一步提升手术操作者的腹腔镜手术技能与技巧。

国际上较为知名的腹腔镜技能培训课程以及考核体系是由美国胃肠内镜外科医师协会（the Society of American Gastrointestinal and Endoscopic Surgeons，SAGES）和美国外科医师学院（the American College of Surgeons，ACS）联合开展的腔镜基础技能培训（the fundamentals of laparoscopic surgery，FLS）及认证考核项目。FLS 培训项目分为理论培训及腔镜技能培训课程，对于培训结果的考核分为腔镜基础理论知识的考核以及腔镜基础操作技能考核。FLS 技能考核基于任务分解模拟器进行，分为 5 个模块，包括左右手传递模块、精准切割模块、圈套器结扎模块、缝合和腔内外打结模块，依据每一个模块的完成时间以及完成质量进行评分。我国有部分培训基地建立了腹腔镜模拟手术培训教室，同时也开设了针对不同层次学员的腹腔镜技能培训课程。以下将重点介绍腔镜任务分解模拟器及其主要模块在腔镜模拟手术基本技能训练中的应用。

（二）腹腔镜任务分解模拟器

腹腔镜任务分解模拟器构造简单、维护方便，且可重复使用，在腹腔镜基本技能模拟培训中广为使用。腹腔镜任务分解模拟器的基本构成包括模拟箱、视频成像系统（图 12-3-1）。模拟箱为一个密闭空间，用于模拟腹腔或者胸腔的体腔环境，在模拟箱上有弧形分布的戳孔用于操作时放置腔镜器械进行相应的模拟操作。视频成像系统包括镜头、光源、显示器及系统主机；镜头可以进行一定角度的调节用于观察各个部位操作情况。在腹腔镜基本技能培训与考核时，针对不同的培训及考核目的，在模拟箱中放置不同的模块，进行相应腹腔镜基本操作技能训练。目前，较为常用的模块包括持物转移练习模块，精准剪切模块，缝合打结模块等，以下将对不同操作模块的使用与考核进行分述。

1. **持物转移练习模块** 腹腔镜下夹豆转移练习。该模块主要练习腔镜下持物及转移操作，训练手眼协调能力、双手协调能力、空间定位能力以及对腹腔镜器械的基本操控能力等腹腔镜基本操作技能的练习。

（1）需要使用的器械：双槽盘，豆子（黄豆或花生等），抓持钳2把。

（2）操作流程：将一定数量的豆子放在双槽盘的左侧，使用左手的抓持钳夹住一个豆子，在空中传递至右手的抓持钳中，再使用右手抓持钳放入右侧的双槽盘中。

（3）注意事项：①在操作过程中需要将豆子在两侧抓持钳中进行转移交换，夹持稳定后再放入对侧盘中；②因豆子是圆形的，训练时需要着重关注夹持钳的钳夹力度，避免因为钳夹力度过大或者过小导致豆子掉落；③在刚开始练习时，可以选用两把组织钳（或鼠齿钳）进行操作练习；待操作技能熟练后，可选用无损伤抓持钳进行练习，适当增加操作难度，进一步锻炼操作技巧。

（4）考核标准：腹腔镜下夹豆转移练习考核评价标准主要依据单位时间内成功转移豆子的数目进行评分，其他评价指标还包括：①夹持过程中是否有豆子脱落；②脱落豆子的数量；③是否豆子有未经过左右抓持钳交换直接放入对侧盘中。

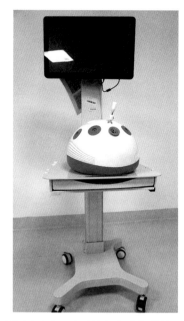

图12-3-1 腹腔镜任务分解模拟器

2. **彩色塑料块转移练习模块** 本模块主要练习腔镜下持物及转移操作，同时训练手眼协调及左右手双手协调操作能力等腔镜基本操作技能。

（1）需要使用的器械：彩色塑料块转移模块（图12-3-2），抓持钳2把。

（2）操作流程：①将6个彩色塑料块依次放置于模块左侧的六个柱子中；②使用左侧的抓持钳夹起一个彩色塑料块，将其转移至右侧抓持钳中，放置在右侧柱子上；③重复第二步，依次将总计6个彩色塑料块完成转移；④使用右侧的抓持钳夹起一个彩色塑料块，将其转移至左侧抓持钳中，放置在左侧柱子上；⑤重复第四步，依次将总计6个彩色塑料块完成转移归位。

（3）注意事项：①在转移彩色塑料块过程中，需要将彩色塑料块在空中完成由左手抓持钳转移至右手抓持钳的交接操作；②放置彩色塑料块时需要旋转抓持钳进行调整，直视下将彩色塑料块上的孔对准固定柱后放下；③若在转移彩色塑料块中发生彩色塑料块掉落，但彩色塑料块未掉出腔镜视野时，可使用抓持钳捡起后继续操作，但若彩色塑料块掉落出腔镜视野，则不可使用抓持钳捡起该塑料块，但可继续后续操作。

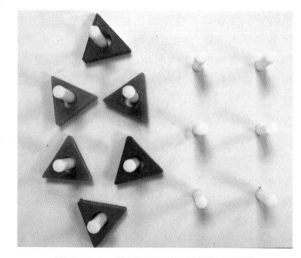

图12-3-2 腔镜下塑料块转移练习模块

（4）考核标准：该部分考核评价标准包括：①完成所有彩色塑料块转移，所耗费的时间；②转移彩色塑料块时是否有塑料块掉落；③塑料块是否掉落出视野范围；④塑料块掉落的数目。

3. **精准剪切模块** 腹腔镜精准剪切模块操作练习是为了练习腹腔镜下对组织的精准剪切能力以及剪切所需要的对靶目标精细的调节能力以及左右手的双手配合。现代外科对组织精准切割、分离有着相当高的要求。精准剪切模块操作的核心内容是通过该腹腔镜器械（抓持钳以及组织剪）的操作与调节完成腔镜下规定大小圆圈（三角形或者正方形）的剪切。在剪切的过程中需要使用左右手配合进行操作视野的显露、调整操作平面与操作角度，最终完成剪切任务。目前使用的腹腔镜剪切模块类型较为多样，区别主要是在于剪切材料的不同以及剪切材料的固定方式不同，例如，剪切的材料可以是薄纸片、纱布或者薄橡胶片，剪切材料的固定方式可以是中央打孔固定或者四周固定。在实际操作中，不同材料、不同固定方式对操作者的操作技巧有着不同的要求。

（1）需要使用的器械：精准剪切模块（如图12-3-3），抓持钳1把，腹腔镜组织剪1把。

（2）操作流程：①使用抓持钳固定拟剪切纸片（纱布或橡胶片）；②沿着划定的标记线剪切；③调整方向，显露暴露剪切标记线，完成圆形（三角形或者正方形）的剪切任务。

（3）注意事项：①在进行精准剪切的过程中需要使用抓持钳固定好纸片；②剪切时尽量只用组织剪的前三分之一进行剪切；③剪切时依据剪切的位置需要调整变换剪刀于左侧或者右侧戳孔进行操作；④双手协作，显露操作平面，确保所有剪切操作均在直视下完成。

（4）考核标准：精准剪切模块考核的评价标准包括：①完成剪切完整圆（三角形或正方形）所耗费的时间；②评价剪切圆的完整程度，剪切线的光滑程度，是否有超出剪切线的情况；③剪切时是否熟练变换调整剪刀及抓持钳的角度等操作。

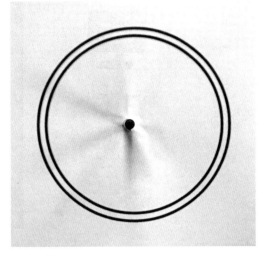

图12-3-3　精准剪切模块

4. 缝合打结模块　腔镜下缝合打结是腹腔镜操作的基本技能之一，其对操作的基本技巧要求较高，需要左右手的熟练配合进行完成。腔镜下缝合打结分为体腔外打结及体腔内打结，体腔外打结需要使用推结器进行完成，而体腔内打结则完全在腹腔镜下完成打结，腔内打结需要在缝合完成后完成一个外科结及两个单结。

（1）需要使用的器械：缝合打结模块（图12-3-4），腔镜持针器，抓持钳，缝针（带线）。

（2）操作流程：以腔内打结为例，①准备缝针，带线12～15cm；②持针器据针尾3cm夹住缝线，通过戳孔进入模拟器腔内；③腹腔镜下调节缝针方向，持针器夹住针（距离针尾1/3处）；④选取进针点及出针点，完成缝合；⑤依次完成第一个腹腔镜下的第一个结（外科结，绕线两圈），第二个结（单结）及第三个结（单结），在完成打结时需逐一缝线方向。

（3）注意事项：①持针器夹持缝针时应夹持在距离针尾3cm处缝线，而不能直接夹持缝针通过戳孔进入模拟器腔内；②腔镜下调整缝针方向是需要与左手抓持钳配合，保证"针不离持"，不能将针放置在体腔内进行调整；③进行缝合时注意进针角度及出针角度，熟练应用手腕旋转的

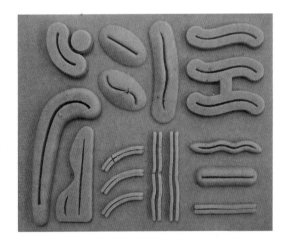

图12-3-4　缝合打结模块

力量；④缝合完成后，注意线尾长度，留2～3cm线尾，便于完成腔镜下打结，过长或者过短的线尾长度都会增加腔镜下打结完成的难度；⑤完成打结的过程中注意所完成的第一个节为外科结需绕线两圈，第二个结及第三个结为单结。

（4）考核标准：①完成缝合打结所耗费的总时间；②所完成的第一个结是否为外科结，第二个结及第三个结是否为单结；③所完成结的方向是否正确，是否为滑节；④所完成结是否有滑脱。

（三）虚拟现实医学模拟器

与传统外科医学模拟器相比较，虚拟现实（virtual reality，VR）医学模拟器在进行腹腔镜手术技术培训上显现出独到的优势。VR模拟器通过让操作者能完整操作全程手术，克服了传统任务分解模拟器操作重复划一、枯燥并相对乏味的缺陷，并且虚拟现实模拟器可以通过软件的设置实现不同难度（如合并解剖变异、肥胖或合并特殊病理状态）的模拟腹腔镜外科手术操作，使操作更加符合真实环境（图12-3-5）。同时，在虚拟现实模拟器中，可以模拟部分或完整外科手术操作情况，比如游离、松解某一重要组织、器官，或者进行某一解剖部位的淋巴结清扫，此外，通过虚拟现实模拟器还可以模拟腹腔镜下持物、剪切、缝合打结等一系列外科基本操作。

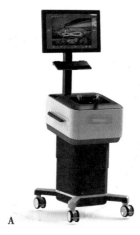
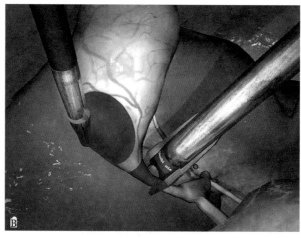

图 12-3-5 腹腔镜虚拟现实模拟器下的胆囊切除训练
A. 虚拟腹腔镜;B. 虚拟腹腔镜下胆囊切除术。

VR 模拟器购置成本及维护成本较高,需要定期对软件进行更新、升级及维护。但其可重复性强,可以无限次进行训练且不需要一次性耗材采购成本。可以通过一台设备模拟各类腔镜外科手术,除普通外科所涉及的各类腹腔镜手术,还有针对胸外科、心脏外科、泌尿外科、妇科、关节腔镜外科等一系列手术进行模拟的专用 VR 模拟器,应用前景十分广阔。

VR 模拟器最为独特的优势是在于其对操作者的评价与反馈更为客观。传统外科模拟器的评价需要依赖考官对操作者进行操作时间、操作结果进行评价,要求考官必须在旁进行观察,而虚拟现实外科手术模拟器进行考核时,可以通过在软件内部设置好的评价标准进行评估,并且评价标准不仅仅包括操作完成时间,还可以涉及有效动作数、无效动作数、术中误损伤等更多维度且全面的评价指标。此外,除通过对前后一段时间操作训练结果进行数据对比,VR 模拟器还可以通过摄像头对操作者的操作视频进行保存,操作者及考官均可以在事后查阅视频,进行评估、总结及改进,这也是 VR 模拟器的一个独特优势。

VR 模拟器另一个独特的优势是可以依据不同的疾病类型、手术特点设置不同模拟培训及考核难度。同时,在虚拟手术操作过程中可以模拟真实外科手术中可能会面临的突发情况。例如,在模拟腹腔镜胆囊切除术时,既可以模拟常规腹腔镜胆囊切除术,也可以增加手术操作难度将手术参数设置为瓷化胆囊或者合并胆管、血管解剖变异的胆囊等情况,同时也可以对模拟病人的体型,腹腔脂肪的多少进行设定,从而全面地培训操作者的操作能力,以尽可能适应实际临床情况需求。

除此之外,近年来机器人外科手术也在临床广为应用,由于机器人手术与传统腹腔镜手术的操作模式存在较大的区别,传统的外科手术模拟器以及腹腔镜虚拟显示模拟器在对机器人手术进行模拟时显得捉襟见肘。如何更好地对外科医师进行机器人手术的基本操作进行培训是一个不小的难题。目前,已有专门用于模拟机器人手术的外科手术模拟器用于模拟机器人外科手术。通过采用机器人外科手术模拟器进行机器人手术模拟可以降低使用机器人系统训练费用;并且通过使用机器人模拟器的不同训练模块,有针对性进行相应的练习,提高机器人手术训练效率。此外,通过机器人手术模拟器不仅可以对主刀医生进行培训,手术助手及手术护士均可以通过操作机器人手术模拟器,了解、熟悉手术流程,提高团队整体对手术的理解及配合。

展望未来,虚拟现实外科手术模拟器对外科手术模拟仍有很大的发展空间。随着计算机技术及图像显示技术的发展,VR 外科手术模拟器未来可能会朝着更为真实化、轻便化的方向发展。相信未来头戴式虚拟现实设备所提供的沉浸式虚拟现实手术场景可能会成为外科手术模拟器的主流。同时,力反馈技术的加入与完善,会使得模拟手术操作更加完美,更加接近真实手术操作,达到更加完美的培训效果。

二、泌尿内镜技术模拟训练

近年来,随着微创外科及内镜技术的发展,加之泌尿外科手术所涉及的器官大多通过尿道与外界相通,泌尿外科手术是应用内镜及腔镜较多的学科之一,膀胱镜、输尿管镜及经皮肾镜在内较多内镜及泌尿腔镜器械的使用是泌尿外科腔镜手术的特点。因此,过去传统的外科教学模式和外科基本技能训练已经无法满足现代泌尿外科的发展需求。

随着计算机技术的发展和模拟医学的发展,泌尿外科模拟器在泌尿外科培训教学中起着越来越重要的作用。尽管模拟训练无法取代临床经验以及对患者的临床实际操作技能培训,但模拟教学可以在不影响患者医疗安全的前提下,迅速度过学习曲线的初期。虚拟现实技术目前广泛应用于各类外科手术教学模拟器中,其通过模拟手术视野、触觉反馈等生动模拟出真实泌尿外科手术操作环境,在各类泌尿微创外科手术模拟训练中得到广泛应用。此外,对于学员来说通过虚拟显示模拟器,可迅速掌握内镜及腔镜手术的空间感、手眼协调能力,并且还可以熟悉内镜下的解剖结构,同时掌握必要的内镜操作技巧。此外,还可以灵活地安排日常训练,并通过标准化操作系统进行客观的反馈与评价。

（一）泌尿内镜模拟器

泌尿内镜是泌尿外科常见检查及治疗手段。目前,有各种各样的泌尿内镜检查及手术操作模拟器,诸如基于人造模拟操作模型的低仿真度、高仿真度模型,以及基于虚拟现实技术及计算机技术的泌尿内镜模拟器(图 12-3-6)。基于虚拟现实技术及计算机技术的泌尿内镜模拟器可以设置不同类型(生理以及病理情况)及难度级别(不同合并症及解剖变异)的操作模块,不仅可以模拟膀胱镜、输尿管镜检查相关操作,还可以模拟泌尿系结石和尿道狭窄等疾病的模拟手术操作、模拟经皮肾脏穿刺操作。通过对不同模块的操作练习,培训者可初步掌握泌尿内镜检查及手术操作的基本操作流程及步骤。虽然所有类型的模拟器在实际应用过程中均能提高练习者的技能操作水平,但不同仿真度的人造模拟操作模型及虚拟显示模拟器所拥有的不同特点,联合使用上述模拟模型能更好地达到技能操作培训的目的。

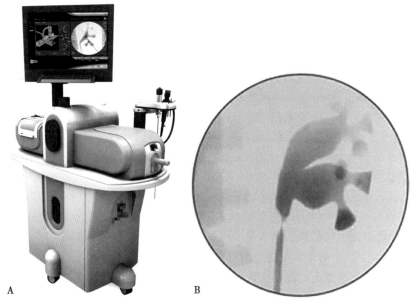

图 12-3-6　虚拟泌尿内镜模拟器显示输尿管狭窄及肾盂结石
A. 虚拟泌尿内镜;B. 虚拟泌尿内镜显示输尿管狭窄及肾盂结石。

（二）泌尿内镜模拟操作评价

操作评价是模拟器教学实际应用中的重要环节之一,学员经培训后需进行操作水平考核。对于泌尿内镜检查操作,其评价指标包括:完成操作所花费的总时间,组织损伤的次数,所需要检查的部位是否完全等指标。考核可由考官观察学员实际操作情况并依据考核评估标准进行评估,如采用 GRS 评分(global rating scale)标准进行输尿管镜操作的考核评估(如表 12-3-1)。有的模拟器带有自评分系统,可自动记录总花费的时间及有效操作的比例、能量外科器械使用的安全性及规范性、操作过程中有无组织损伤、出血及术中并发症、操作是否完整地完成了操作规定的所有操作等内容,也可以应用这些自评分,结合学员操作表现进行综合评估。

表 12-3-1 输尿管镜操作 GRS 评分表

项目	1分	2分	3分	4分	5分
组织损伤	镜头经常摩擦尿路黏膜,器械操作鲁莽	1、3之间	镜头较少摩擦尿路黏膜,器械操作较为仔细	3、5之间	没有尿路黏膜损伤,器械操作仔细
操作手法	很多不必要的动作	1、3之间	不必要的动作较少,操作较为流畅	3、5之间	没有不必要的动作,操作流畅
器械操作	多次尝试才能成功标记	1、3之间	几次尝试就能成功标记	3、5之间	熟练地标记
定位	不能将管腔保持在视野的中央,定位不清	1、3之间	大部分时间定为较好	3、5之间	一直能将管腔保持在视野的中央,操作时角度保持很好
熟练程度	常需要停下来询问下一步如何做	1、3之间	能够知道下一步如何进行	3、5之间	操作前有充分的准备和计划,操作流畅
助手使用	不知道使用助手帮助器械的操作	1、3之间	大部分时间能够正确使用助手	3、5之间	熟练地使用助手
相关知识	相关知识缺乏、常需要特别指导	1、3之间	知道操作的关键步骤	3、5之间	对软性输尿管镜的各个方面都很熟悉

三、关节镜技术的模拟训练

关节镜手术是近年来骨科广泛开展的诊疗技术。术者可以通过关节镜清晰地看见关节内部影像,从而对关节的内部问题进行诊断。与传统骨科开放手术相比较,关节镜手术创伤更小,患者术后恢复更快。因此,关节镜在运动医学及关节外科疾病的诊断及治疗中占有非常重要的作用并得到了飞速地发展。然而,关节镜作为一种有创的检查和治疗措施,其技术性和专业性均较强,对检查者、操作者的技术要求较高。因此,系统地对关节外科专科医师进行关节镜相关操作技术与技巧培训就显得尤为重要。

基于不同关节镜检查及手术操作的目的,关节镜手术模拟训练可以分为基本技能训练模块、肩关节关节镜训练模块和膝关节关节镜训练模块。其中,关节镜检查的基本训练模块与腹腔镜手术训练模块类似,为一系列常规内镜基本操作训练。不同的是由于关节腔解剖空间受限,并且存在一些细小的解剖间隙及空间,因此,关节腔检查与关节镜手术操对关节镜基本操作能力有着更高的技术要求。因此,在进行关节镜基本技能训练时需要熟练掌握一些特殊的关节镜操作技能与技巧,包括:基本解剖结构探查、完整解剖结构探查、小物体取放等。同时,由于肩关节与膝关节解剖差异,左右侧关节存在的解剖方位差异,在进行关节镜模拟操作需要依据这些特点选择不同的模块进行训练。

由于人体关节分左、右侧,既往常规模拟器通常仅仅为单侧关节腔穿刺或注射的模拟操作无法完美地进行双侧关节镜检查及关节镜手术模拟。虚拟现实模拟培训在关节镜手术操作培训中存在巨大优势,虚拟现实模拟器可模拟真实关节镜手术操作(切割、钻孔等)而不损坏模拟模型,并在操作过程中可模拟真实手术操作中阻力的变化并提供力学反馈。模拟器在操作时不仅显示内镜镜头视野,同时也将整体透视解剖图展示给学员,便于学员能体会关节腔内操作过程中需注意的解剖结构和器械操作方位。可以通过一套模拟手术设备同时完成包括肩关节、膝关节的双侧关节镜检查,以及双侧肩关节、双侧膝关节关节镜手术操作训练,使培训者从基本技能、诊断技能以及完整手术等多个层面进行练习(图 12-3-7)。目前应用较多的培训课程是由北美关节镜协会(Arthroscopy Association of North America)、美国骨科医师学会(American Academy of Orthopedic Surgeons)和美国骨科医学委员会(American Board of Orthopedic Surgery)等推出的关节镜手术基础训练计划(fundamentals of arthroscopic surgery training module,FAST),FAST 旨在为骨外科医生提供直观的关节镜操作体验,其包括以下六个操作模块:①关节镜检查基本原理;②基本三角定位的技巧;③关节镜下操作手术;④缝合锚;⑤关节镜下缝合;⑥关节镜下打结。

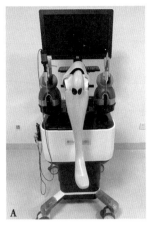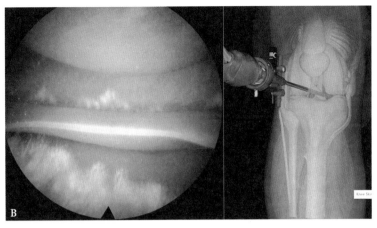

图 12-3-7 虚拟关节镜手术模拟器及关节内检查情况
A. 虚拟关节镜训练系统；B. 虚拟关节镜训练系统显示关节内检查情况。

基于模拟器培训所习得的操作技术及技能的有效性，及其是否能真实地应用于实际手术操作中，是目前外科模拟培训教学中备受关切的。有学者认为模拟器操作水平所反映的是视频游戏的运动能技能或是操作水平，而无法完整体现外科手术操作所需要的知识水平、决策及沟通能力等。尽管如此，目前普遍认为，通过标准化的模拟器培训课程，可以加速关节外科医师对关节镜基础操作技能的理解与掌握，减少在实际手术操作过程中习得这些技能所耗费的额外手术时间及发生医源性损伤的概率。目前，基于 FAST 培训模块用于关节外科住院医师及专科医师培训的项目已经在美国广泛应用。有研究结果报道基于 FAST 模块培训能明显缩短关节外科医师的学习曲线，提高操作熟练度。

四、显微外科技术的模拟训练

显微外科发展自 20 世纪 60 年代，J.H. Jacobson 和 E.L. Suarez 首次成功在手术显微镜下进行小血管的吻合并提出显微外科手术的相关概念，我国陈中伟在 1963 年成功报道了世界首例断肢再植手术。自此之后，显微外科技术的临床应用与推广得到长足的发展。由于在显微镜及手术放大镜下视觉与肉眼视觉的差异，显微外科操作对手术医生在不同目镜放大倍数之间的协调能力有着较高的要求。因此，与传统外科手术相比较，显微外科操作相对困难，需要大量的实践摸索及临床经验的积累。

缝合技术是显微外科手术的基本操作技术。在显微缝合过程中，不仅需要重视缝合的数量，缝合的每一针都要注重缝合质量，缝合的每一针都需要满足以下几个要求：①缝合针和切口必须垂直；②缝合的每一针的针距和边距都应相等；③进针点和出针点的边距等宽；④每针的针距相等，针距不等可能形成渗漏。

血管吻合是显微外科手术的精髓与难点，在显微外科手术模拟训练中占有很重要的地位，一般来说，可以采用不同粗细的橡胶管进行吻合训练，提高血管吻合技术、技能，下面将分别介绍粗橡胶管吻合训练和细橡胶管吻合训练，初学者可先进行粗橡胶管吻合训练，待器械及操作流程熟练掌握后进行细橡胶管吻合训练。

1. 粗橡胶管吻合训练 初学者应从直径约 6mm 的橡胶管吻合练习开始，以先熟悉手术操作流程及器械使用为主。

（1）光学放大设备：由于粗橡胶管管径粗大，可以在裸眼或 2.5 倍头戴式手术放大镜下进行，无须使用显微外科器械及精细手术器械。

（2）器械及材料：可选用临床上常见的圆形橡胶止血带，模仿血管吻合环境练习模型。其他手术器械包括线剪、针持、平镊 2 把、3-0 带针慕丝线等。

（3）吻合方法：第 1 针先从操作者对侧橡胶管断端开始吻合。自管壁外侧进针，与管壁垂直穿过管壁全层。另一断端自管壁内侧面进针，与管壁垂直穿过管壁全层。因丝线穿过胶管时阻力较大，将缝线拉过管壁时，可用镊子阻挡管壁，以免撕脱。打结时，因橡胶管弹性较大，第 1 个结可打外科结。线结不宜过紧，以使两断端刚刚接触为宜。每针至少打 3 个结。第 2 针自第 1 针旁管壁外侧进针，方法同第 1 针。第 3 针自第

1针的另一侧进针,与第2针分别分布于第1针的两侧。依此次序逐步完成6~8针的吻合。最后1针位于术者侧管壁正上方。完成吻合后,检查吻合质量(图12-3-8)。

2. 细橡胶管吻合训练 当学员能够熟练完成6mm橡胶管模拟血管吻合后,可以开始进行2mm或者更细的橡胶管进行吻合训练。

(1)光学放大设备:至少配置2.5倍或3.5倍头戴式放大镜。

(2)器械及材料:可选用临床上静脉留置针软管或其他塑胶管.外管径约2mm,管壁薄而软者为佳。其他手术器械:线剪、针持、显微镊2把(尖端宽度0.15. 0.30mm)、8-0或9-0 Prolene线等。

(3)吻合方法:同粗橡胶管吻合方法。

3. 动物模型血管吻合技术模拟训练 显微外科技术

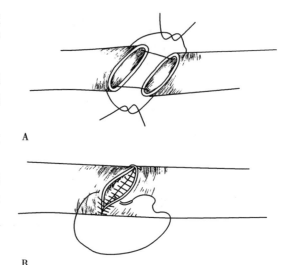

图12-3-8 显微外科手术缝合步骤

的动物培训模型分为活体动物模型和非活体动物模型。传统的显微外科训练模式是基于活体鼠尾动脉的吻合。然而,由于活体动物模型需要更高的实验条件以及面临伦理学问题,非活体动物模型越来越多地应用于显微外科模拟训练中。操作者在日常练习中应进行打结、移植、修复不同的血管、神经及组织。在掌握初步操作技能后,初学者可在非活体动物模型上进一步练习,熟练掌握显微外科技术。非活体动物模型所需实验条件及实验成本相对较低,实验材料购买方便,可反复进行练习,因此更适合非常适合个人反复练习。用于模拟显微外科手术操作的常用的模型为鸡腿或鸡翅,其中以冰鲜鸡腿或鸡翅为最佳,鸡腿是一种较好且实用的显微外科教学模型,包含皮肤、筋膜、肌肉、神经及血管的复合组织,其动脉长度为2~2.5cm,动脉管径约为1.5mm,静脉管径为2~3mm。对于初学者,建议由粗到细选血管,逐步完成显微吻合训练。

(1)光学放大设备:推荐使用教学用手术显微镜,其稳定性高,可选择的放大倍数多,更接近于真实手术操作环境。无手术显微镜者,亦可使用头戴式手术放大镜完成部分训练。淋巴管静脉吻合的训练需在20倍以上光学放大的手术显微镜下进行。

(2)所需器械及用品包括:背景片、血管夹、显微剪刀、显微持针器、显微镊2把(尖端宽度0.15~0.30mm)、冲洗针头、肝素盐水及8-0、9-0、11-0的Prolene线等。

(3)吻合练习方法:在具体操作过程中,需先将鸡腿固定在模板上,沿鸡腿背面切开筋膜、肌肉、神经和血管,分离显露膝关节后方的动静脉,动静脉均位于筋膜下、肌肉边缘的位置,进行血管吻合术,吻合完成后可将染料注入吻合后的血管检查吻合质量。具体的操作步骤如下:找到血管后,首先用显微镊将血管外膜向断端方向牵引,显微剪剪去拉开的外膜剥离血管外膜,其自然回缩后显出光滑的血管壁。若有血管痉挛或管径轻度不匹配者,可以显微持针器扩张管腔,但需小心不要损伤血管内膜。剪刀剪去少许血管断端,使断面齐整,内膜光滑完整。进针前先检查两血管有无扭曲。吻合方法同前。注意进出针时避免斜行穿过管壁,否则打结后血管断端易内翻。拉线时可在线旁轻轻阻挡管壁,以免管壁撕脱。吻合过程中需以肝素盐水冲洗,保持血管湿润、术野清晰,吻合完成后检查吻合质量。

4. 动物模型淋巴管、静脉吻合技术模拟训练 已熟练掌握血管吻合技术的操作者可以进行淋巴管、静脉吻合技术训练。

(1)光学放大设备:同动物模型血管吻合技术模拟训练。

(2)所需器械及用品包括:同动物模型血管吻合技术模拟训练,但鸡腿中可用于淋巴管和静脉吻合的管径为0.2~0.5mm。常用的缝合线为11-0或12-0 Prolene线。

(3)吻合练习方法:如淋巴管与小静脉管径匹配,可进行端端吻合;而当两者管径相差较大时,可行端侧吻合或多根淋巴管对1根小静脉的吻合。根据淋巴管管径不同,通常吻合2~4针。第1针一般从术者对侧开始吻合。由于淋巴管壁非常脆弱,操作应非常小心,稍有不慎即可能将其撕脱,其余吻合方法同血管吻合。在操作过程中,由于淋巴管无外膜且透明,不宜过度修剪管壁周围组织,并且吻合针数不宜过多。

第四节　外科非技术技能的培训与评价

在意外情况发生时，非技术技能缺乏是导致许多技术错误的原因。在外科领域，以往大多数模拟器的研发都专注于专业外科操作技术，伴随着模拟医学技术的发展和相关理念认识的逐渐深入，对外科医生的非技术技能及团队协作能力培训越来越重视。

近年来，非技术技能培训广泛应用于各个专科医师的培养及培训，以提高医疗质量、保障患者安全。在爱丁堡皇家外科医师学院（Royal College of Surgeons of Edinburgh）及苏格兰国家卫生服务教育局（National Health Service Education for Scotland）的资助下，自 2003 年起，由心理学家、外科医师以及麻醉医师共同构建了用以评估外科手术情景下非技术性技能的培训及评价系统，称为 NOTSS（the non-technical skills for surgeons）行为评价系统。非技术技能作为技术技能的补充，可以创造一个更安全的手术环境。有研究结果显示，除技术技能外，非技术能力缺陷可以明显增加患者围手术期并发症的发生率及死亡率，而术中错误的沟通时机及术中沟通时遗漏重要信息的团队队员可导致接近 30% 手术室沟通失败。与传统外科手术操作技能一样，非技术技能也可经由系统的训练和培养而提高，并且系统的非技术技能培训比传统的讲座训练能更有效地提高临床团队协作的能力。其中，高度仿真、模拟真实手术室情景的模拟训练不但可以针对患者治疗进行团队合作训练，还可对罕见事件的临床处理进行模拟，展示正确或错误处理所带来的不同结果。

一、场景的设置

在航空业广泛采用 CRM 期间，David Gaba 及其团队也开始探索不同训练层次的麻醉医生在危急情况下专业技能的培训，并在 1986 年创建了一个模拟手术室，设计了一个标准化的多事件模拟手术情景，在模拟患者或模拟手术室环境内可触发多个医疗事件。目前进行外科非操作性技能的培训与评价可以利用现成的手术室，也可以专门改建用于 NOTSS 培训与考核的专用空间。有条件的单位可以设置专用的空间进行培训，NOTSS 培训专用空间应尽可能地模仿真实手术室环境，但与真实手术室不同的是在专用空间内需要在各个角落安置摄像头对模拟手术室内人员进行观察，同时还需要安置扩音和收音设备，收集模拟手术室内所有声音。同时在虚拟手术室旁应设置一个单独的空间便于指导教师通过监视器对培训学员进行观察。

一个较好的 NOTSS 模拟手术空间需要配备以下设备：高端模拟人、麻醉机、监护仪、手术床、抢救车、治疗车、除颤仪、插管用具、手术器械等。药物及液体需要准备：乳酸林格液、各类急救药物、生理盐水、输液器、注射器。相应的文档表格：患者信息卡、模拟病例（各类检查结果）、医嘱单、数据收集表格、知情同意书。

在模拟场景中，模拟演练教师是不可缺少的重要元素。模拟演练教师在模拟演练中起穿插、引导的作用，提供一个尽可能接近真实的模拟环境，并且通过演练，让学员适应这种学习方式并让每一个学员都有机会参加演练，融入其中从而达到培训目标。组织和协调是模拟演练教师的重要职责。模拟演练教师在演练过程中应组织学员间讨论、建立学员之间的沟通、提供讨论和辩论的平台、缓和学员之间的分歧，促进大家取长补短、互相学习。

二、评估方法

非技术技能主要通过以下四个层面进行体现及评价：态势感知（situational awareness），决策（decision-making），沟通能力和团队合作（communication and teamwork）及领导力（leadership）。目前，已开发有专门用于外科手术团队非技术技能的评估工具，如牛津非技术性技能系统（the Oxford non-technical skills, Oxford NOTECHS），以及目前广泛应用的非技术性技能评价表（non-technical skills for surgeons, NOTSS）（表 12-4-1）。无论是 Oxford NOTECHS 评分体系还是 NOTSS 评价表，均是基于情景意识、决策能力、沟通能力和团队协作以及领导力这四个维度进行评估：

1. 情景意识　主要评估从设定的模拟环境中获得、收集信息的能力，其中需要获得的信息来源包括患者、治疗团队以及监测的仪器和设备等，并且通过对相应信息的理解及处理，思考、预判评估后续可能会发生情况进行评估。

2. 决策能力 主要评估对模拟情景中具体情况的判断及病情诊断,迅速制订出合适、恰当处理计划的能力。

3. 沟通能力和团队合作 主要评价在团队工作环境中协调团队、确保团队信息共享,并有效完成任务的能力。

4. 领导力 主要评价领导团队的能力,在考虑团队所有成员个体化需求的同时对团队进行有效指引的能力,并使团队展现出高标准的临床诊疗及护理。

表 12-4-1 NOTSS 评价表

分类	亚类	亚类得分 N/P/M/A/G	观察到的行为示例
情景意识	收集信息		
	分析信息		
	计划和预测未来		
决策能力	交换信息		
	合作共享		
	合作团队		
沟通能力和团队协作	交换信息		
	合作共享		
	合作团队		
领导力	制定和维持标准		
	支持他人		
	应对压力		

NOTSS 评估表中各分类及亚类评价级别:

N: Not Applicable,不适用,没有观察到足够的证据用于评估

P: Poor,较差,操作、表现威胁或可能威胁患者或团队的安全

M: Marginal,一般,操作、表现不能满足标准,需要进行大量改进

A: Acceptable,可接受,操作、表现达到了令人满意的标准,但仍有改进空间

G: Good,好,操作、表现是高标准的,可以被用作给他人示范的例子

三、外科手术情景下非操作能力的培训及评价示范病例

腹腔镜穿刺伤应急处理模拟训练案例

(一)培训目标

腹腔镜穿刺伤的应急处理流程

(二)物品及设备 / 人员 / 其他资料准备

1. 物品及设备准备 高端模拟人、麻醉机、监护仪、除颤仪、手术床、抢救车、治疗车、插管用具、手术器械等。乳酸林格液、各类急救药物、生理盐水、输液器、注射器。

2. 人员准备 导师、助教、学员 4~5 人。

3. 资料准备 血气分析结果、腹部增强 CT 结果、心脏彩超结果、术前血常规、肝肾功、凝血常规、血型、输血全套结果,医嘱单,各类外科治疗知情同意书。

(三)课程实施

1. 环境介绍 模拟手术室,学员作为手术医师、麻醉医师、器械护士、巡回护士治疗这名患者。助教作为手术助手引导手术进程。要求按照外科手术流程进行手术治疗。需要处理及干预措施可以予以口头医嘱处理。

2. 流程说明 如处理正确,患者情况好转,生命体征也会出现相应的变化;如处置不正确,患者可能出现病情恶化,直至死亡。整个模拟过程约 15min,需要 4~5 人通过团队协作完成,结束之后会对整个过程进行回顾总结。

3. 案例 患者张三,男性,53 岁,167cm,体重 82kg,既往史无特殊,因体检 B 超发现肝脏巨大占位,临

床诊断考虑肝癌可能,住院治疗,于全麻下行腹腔镜肝脏部分切除术。

4. 课程流程图(图12-4-1)

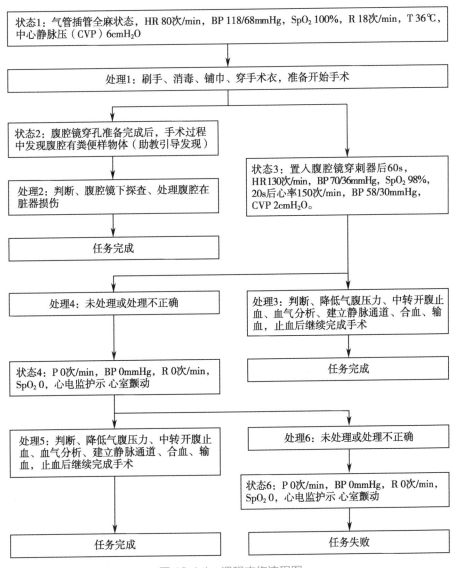

图 12-4-1　课程实施流程图

（四）引导性反馈

1. 腹腔镜穿刺伤的原因　在各类腹腔镜手术中,均需要使用腹腔镜气腹针或戳卡放置套管、建立气腹。通常腹腔镜穿刺相关损伤发生在第一个戳卡置入过程中,尽管在手术中由气腹针或戳卡造成血管及腹腔脏器损伤的风险较低,但其一旦出现,均是比较严重的并发症。

2. 腹腔镜穿刺伤的类型　在腹腔镜手术过程中,置入戳卡和气腹针过程中出现腹壁动脉、腹腔血管及腹腔脏器损伤,其中腹腔血管及腹腔脏器的损伤最为严重。腹腔镜腹壁穿刺过程中可能损伤的腹腔血管包括:腹膜后大血管、腹壁血管、腹腔脏器血管,造成失血性休克、气体栓塞,严重时可导致患者死亡,其中腹膜后大血管损伤危害最大,死亡率可高达80%。对于腹腔镜穿刺过程中的腹腔脏器损伤,若未能及时识别,术后有出现肠瘘、胰瘘等并发症风险。

3. 腹腔镜穿刺伤的处理方式　依据不同腹腔镜穿刺伤,术中处理方式不同。对于术中腹壁戳卡穿刺过程中突发血压急剧下降,需要首先考虑为腹腔镜穿刺过程中腹腔血管损伤所导致的出血可能。术中一旦考虑腹腔血管穿刺伤,应立即停止气腹输入,腹腔镜下观察腹腔内是否有活动性出血及腹膜后血肿,如腹主动脉损伤或腹膜后血管损伤,应立即压迫腹主动脉,及时中转开腹行手术探查止血,修补血管损伤。需要注意的是，当术中怀疑有腹腔血管损伤时，在进行手术操作止血的同时，需要立即建立静脉通路，补充血容量并进行血流动力学监测。此外，还可依据情况决定是否需要实施亚低温治疗。

对于腹腔脏器损伤，如术中发现胆汁、胰液、肠内容物等，发现腹腔脏器损伤时，需要进行完整腹腔探查，避免腹腔脏器损伤的遗漏。术中腹腔脏器损伤的具体处理方式依据不同脏器，损伤的不同程度，依据临床常规进行处理。

4. 腹腔镜穿刺伤的预防　熟悉解剖，术中规范操作才能有效地降低腹腔镜穿刺伤发生风险。在手术气腹建立、戳卡置入的操作过程中需要注意以下几点：①检查气腹针通畅及回弹正常；②腹腔镜戳卡尽量选择一次性戳卡；③戳卡穿刺过程中始终上提腹壁；④穿刺点穿刺前需切开皮肤全层；⑤戳卡置入腹腔时均匀、缓慢、旋转用力，避免使用暴力；⑥戳卡持握姿势规范，注意保护姿势；⑦除第一个戳卡置入外，其余戳卡置入均在腔镜视野下完成。此外，由于不同患者腹壁厚度、皮下脂肪厚度不同，需要依据患者个体差异把控穿刺力度及穿刺进程。

5. 在抢救过程中进行团队合作　在抢救过程中要分工明确，抢救过程中主要分手术台上与手术台下两部分，手术台上由外科医师负责，手术台下由麻醉医师负责。在抢救过程中，要求团队角色分工要明确，手术台上与手术台下两者沟通清晰，及时互相反馈，相互配合协作。

（五）学生易于出现的问题及点评

1. 未及时观察生命体征变化　治疗过程中不能快速识别病情变化，未及时观察生命体征变化。患者生命体征不稳，血压进行性下降，学员仍在完成手术，未及时观察生命体征变化，未做相应处理。

点评：学员在手术过程中，应观察生命体征变化，当患者出现血压进行性下降时，应立即判断有无腹腔动脉损伤风险，并予以干预措施。

2. 腹腔镜穿刺伤处理方式不正确　治疗过程中识别出有腹腔血管损伤，但处理方式不正确，未能停止气腹输注、未建立液体通道。

点评：在抢救过程中，如诊断有腹腔血管损伤，需立即关闭气腹机，停止气腹输入腹腔，降低腹腔内压力，避免腹腔内气体经血管破口进入血管内造成气体栓塞风险。同时，在处理血管损伤过程中，需要建立静脉通路，维持血容量，注意生命体征的监测与维持。

3. 抢救过程中场面混乱，不能有效地进行团队配合　抢救过程中角色分工不明确，有人不知所措、无所适从，有人七手八脚，东拉西扯。组织抢救者给出指令含糊，没有有效沟通，团队成员对指令未能理解，没有及时反馈执行结果。

点评：综合抢救时，团队角色分工要明确，分为手术台上与手术台下两个部分，手术台上由外科医师负责指挥抢救，处理腹腔内情况；手术台下由麻醉医师负责抢救，负责生命体征监控及维持。台上与台下需要及时沟通，外科医师需要向麻醉医师反馈腹腔损伤处理情况，麻醉医师需要向外科医师告知患者生命体征情况以及干预处理情况。小组成员各司其职，在完成抢救指挥者发出指令后续及时做出反馈。

（胡建昆）

推 荐 阅 读

[1] BRUNCKHORST O, AYDIN A, ABBOUDI H, et al. Simulation-based ureteroscopy training: a systematic review. J Surg Educ, 2015, 72（1）: 135-143.

[2] CUSCHIERI A, DUBOIS F, MOUIEL J, et al. The European experience with laparoscopic cholecystectomy. Am J Surg, 1991, 161（3）: 385-387.

[3] GALLAGHER AG, RITTER EM, CHAMPION H, et al. Virtual reality simulation for the operating room: proficiency-based training as a paradigm shift in surgical skills training. Ann Surg, 2005, 241（2）: 364-372.

[4] HOWELLS NR, GILL HS, CARR AJ, et al. Transferring simulated arthroscopic skills to the operating theatre: a randomised blinded study. J Bone Joint Surg Br, 2008, 90（4）: 494-499.

[5] KAZAN R, VIEZEL-MATHIEU A, CYR S, et al. The Montreal Augmentation Mammaplasty Operation（MAMO）simulator: an alternative method to train and assess competence in breast augmentation procedures. Aesthet Surg J, 2018, 38（8）: 835-849.

[6] MATSUMOTO ED. Low-fidelity ureteroscopy models. J Endourol，2007，21（3）：248-251.

[7] MATSUMOTO ED，PACE KT，RJ DAH. Virtual reality ureteroscopy simulator as a valid tool for assessing endourological skills. Int J Urol，2006，13（7）：896-901.

[8] MEEKS BD，KISKADDON E，SIROIS ZJ，et al. Improvement and retention of arthroscopic skills in novice subjects using Fundamentals of Arthroscopic Surgery Training（FAST）module. J Am AcadOrthop Surg. 2020，28（12）：511-516.

[9] REGEHR G，MACRAE H，REZNICK RK，et al. Comparing the psychometric properties of checklists and global rating scales for assessing performance on an OSCE-format examination. Acad Med，1998，73（9）：993-997.

[10] ROSSER JC，LYNCH PJ，CUDDIHY L，et al. The impact of video games on training surgeons in the 21st century. Arch Surg，2007，142（2）：181-186.

[11] SHETTY S，ZEVIN B，GRANTCHAROV TP，et al. Perceptions，training experiences，and preferences of surgical residents toward laparoscopic simulation training: a resident survey. J Surg Educ，2014，71（5）：727-733.

[12] VASSILIOU MC，DUNKIN BJ，MARKS JM，et al. FLS and FES: comprehensive models of training and assessment. Surg Clin North Am，2010，90（3）：535-558.

[13] WILLAERT WI，AGGARWAL R，VAN HERZEELE I，et al. Recent advancements in medical simulation: patient-specific virtual reality simulation. World J Surg，2012，36（7）：1703-1712.

[14] ZABANEH G，LEDERER R，GROSVENOR A，et al. Rhinoplasty: a hands-on training module. PlastReconstr Surg，2009，124（3）：952-954.

第十三章　医学模拟在妇产科教学中的应用

第一节　模拟技术在妇产科教学中的应用简介

妇产科模拟医学的应用最早可追溯至公元 900 年，人们使用蜡制或木制小人来模仿生产过程；1600—1700 年间，Gregoire 父子为提高助产师接生成功率，制造"幻影"模型；1947 年，Eloesser 使用轻便器材制作产科模型，使得妇产科模拟用具在全世界推广；20 世纪 90 年代，Eggert 制造了名为"Noelle"的计算机控制产妇模型；此后，妇产科模拟医学领域不断推陈出新，腔镜、数字化三维以及虚拟现实等技术层出不穷。

从最初的局部功能性模型（part-task trainer, PTT），到人力驱动型模型（instructor-driven simulator），再到程序化驱动模型（model-driven simulator），伴随模型的更新换代，妇产科模拟医学教学也从着眼于掌握器具操作或治疗疾病，发展至重视团队协作、培养临床思维、评价操作水准以及资格认定等。20 世纪 90 年代，模拟医学应用于研究胎儿肩难产；2006 年，Dupuis 等使用模拟产钳评价妇科手术操作技能；同年，Freeth 利用模拟医学创造多学科联动培训环境提升团队处理产科急诊与创伤能力；2012 年，Ricciotti 等借助模拟教学法评估教学水准。

近 20 年来，我国由于医疗教学资源供需失衡，加之相关法律规定，医学生难以切实将妇产科理论知识转化为实践经验；而模拟医学因其自由性、灵活性以及可重复性等优势，在体现以人为本、尊重生命的思想观念之外，为妇产科教学提供了安全有效的平台，使医学生得以全方位领会妇产科临床操作精髓。

现阶段，基础妇产科解剖模型、虚拟现实模拟器、数字化三维重建技术、角色模拟扮演、标准化病人以及交互式高端模拟人等模拟医学手段从不同维度与层级锻炼提升医学生的妇产科认知与技能；基于模拟医学特性开展的多种形式教学与培训，围绕妇产科临床实况的多学科交叉模拟训练以及标准化规范化妇产科模拟实验室的建立，皆标志着模拟医学在我国妇产科教学中的蓬勃发展态势。医学模拟教学已经成为妇产科各级人才培养的重要手段（表 13-1-1）。

本章将从妇产科基本技能模拟培训、妇产科专科技能模拟培训以及妇产科危急重症情境模拟训练三个角度展开，介绍医学模拟在妇产科教学中的应用实例。

表 13-1-1　不同年资学员可以开设的模拟教学课程

医学生 / 一年住院医师	住院医师	专科医师
盆腔检查	会阴切开及缝合	臀位助产
女性骨盆内、外测量	刮宫术	低位产钳助产
妊娠腹部四步触诊检查法	宫颈手术	剖宫产术
经阴道后穹窿穿刺术	宫内节育器放置与取出术	宫腔镜技术
宫颈细胞学检查	人工流产术	腹腔镜技术
分段诊刮术	分娩与接生	
情境教学	情境教学	

第二节　妇产科基本技能模拟培训与评价

一、妇科检查

（一）培训目标

通过观察外阴、阴道、宫颈，触摸子宫、两侧附件以了解女性生殖系统情况。

（二）适应证

1. 对疑有妇产科疾病或需要排除妇产科疾病的患者。

2. 常规体检的一部分内容。

3. 妇科普查的必要操作。

（三）禁忌证

1. 从未有过性生活者。

2. 正常月经期。

3. 明确孕期存在前置胎盘。

（四）物品及设备/人员/其他资料准备

1. 模拟用品准备　妇科检查模型、妇科检查床、一次性垫臀纸、医用手套、治疗盘（生理盐水棉球罐、石蜡油棉球罐、持物钳、一次性窥阴器、刮板、载玻片）、侧灯、消毒洗手液。

2. 环境准备　相对独立的空间，屏风遮挡，温度、光线适宜。

3. 操作者准备　了解病史，简单沟通，了解是否有过性生活、是否已经排空膀胱、是否在月经期。

（五）主要操作步骤

1. 准备工作　妇科检查模型置于妇科检查床，模拟成膀胱截石位。打开侧灯。检查者左手戴手套。

2. 外阴部检查

（1）观察外阴发育、阴毛分布及多少、皮肤色泽，有无外阴红、肿、溃疡、异常赘生物及瘢痕等肉眼能观察的所有现象。

（2）用戴手套的左手拇指和示指分开两侧小阴唇，暴露尿道口和阴道口，观察小阴唇黏膜面有无红肿、溃疡、赘生物等表现，观察尿道口及阴道口有无撕裂、活动性出血等现象。

（3）对于老年患者或需要明确有无脱垂的患者，需在此时嘱患者咳嗽或屏气，同时观察有无阴道壁及子宫的脱出，阴道口及尿道口有无尿液溢出。

3. 阴道、宫颈检查

（1）右手持窥阴器，夹紧窥阴器的两叶，根据要求留取标本，用生理盐水（需要取标本）或石蜡油（不需要取标本）润滑两叶前端，左手拨开大、小阴唇两侧，充分暴露阴道口，右手夹紧窥阴器两叶，纵行或斜行45°沿阴道侧后壁缓缓插入阴道，边推进边顺时针旋转45°，放正窥阴器后换成左手持窥阴器，边推进边打开前后两叶，直至完整暴露宫颈，且注意窥阴器两叶前端不触碰宫颈表面。

（2）观察阴道左右侧壁黏膜色泽、弹性、有无充血、出血、溃疡等表现，观察宫颈表面糜烂程度、有无充血、出血、溃疡、赘生物等异常表现；右手持宫颈刮板尖端伸入宫颈管，顺时针沿宫颈表面旋转一周，取出刮板拿在右手暂时不处理；此时，左手轻轻握着窥阴器稍稍退出阴道，旋转90°，暴露阴道上下壁，按照之前要求观察阴道上下壁情况。

（3）左手闭合窥阴器两叶，夹紧两叶，以纵行或斜行45°方向缓慢将窥阴器退出阴道，然后将右手刮板顶端的组织细胞涂抹于载玻片，放入固定液保存。

4. 双合诊　检查者一手戴无菌手套，示、中两指（除了绝经后妇女可用示指一指）涂抹石蜡油后沿阴道后壁轻轻插入阴道，指尖顶端放置于后穹窿处，轻轻抬举宫颈以观察患者是否有宫颈抬举痛。另一手掌心朝下，除大拇指以外的余四指指腹在腹部从脐平开始，沿着腹中线向耻骨联合方向逐渐按压，阴道内两指尽量将子宫体向上抬举，两手配合相互协调，去感觉两手之间的子宫体的位置、大小、形状、软硬度、活动度及有无压痛。检查完子宫，将阴道内两指由宫颈后方移至一侧穹窿部，如果患者主诉一侧腹痛就诊，一般都是从对侧附件开始检查。此时，腹部的一手四指从这一侧的腹部髂嵴水平开始，沿着腹股沟上方斜行向下逐步按压，阴道内两指则尽量将这一侧盆腔内组织向上抬举，两手配合协调去感觉这一侧附件区有无异常肿块、增厚、压痛。检查完一侧附件，将阴道内两指沿宫颈绕过后穹窿移至对侧穹窿，同样腹部的另一手四指配合按压，步骤同前。

5. 三合诊　双合诊结束后，将阴道内的中指抽出，示指仍留在阴道内，将中指直接插入肛门进入直肠，将盆腔内组织尽量往上顶起，同时另一手配合在腹部由上至下逐步按压，按压顺序及步骤与双合诊完全相同。三合诊的临床意义在于能扪清后倾后屈子宫，并了解子宫后方、阔韧带后叶及盆腔后部的情况，弥补双合诊的不足。

（六）复盘要点

1. 模型与人体组织的手感完全不同　人体组织有温度、有弹性、有伸缩性，而模型尽管现在的材质越来越高级，但是仍然达不到真实人体的感觉，这个差异在妇科检查这项操作上体现得特别明显。

2. 检查目的不明确　完整妇科检查应该是检查女性生殖系统的整体情况，包括外生殖器与内生殖器两部分，具体的就是指外阴、阴道、宫颈、子宫、输卵管、卵巢，而不是其中的某一部分。在未明确目的前提下会导致步骤的缺漏。

3. 对操作器械不熟悉　对窥阴器结构的不熟悉，操作过程中两手的协调性与配合不熟练，缺乏爱伤观念，都是造成错误使用窥阴器的主要原因。

4. 沟通技能的训练难以在妇科检查模型上实施　由于妇科检查的专业性与私密性，导致此项技能的训练无法用标准化病人（SP）来替代，面对模型与面对真实患者的区别在于无法做到自然真实地交流沟通，只是生硬地教条式背书。检查过程中也无法获得被检查者的反馈与真实反映。

（七）常见错误点

1. 概念的混淆　对于妇科检查和盆腔检查的错误理解，使得多数人认为这两个名词讲的是一件事，乃至于在不同的教材中出现了不同的说法。其实，一次完整的妇科检查包括了窥阴器的使用及盆腔检查两部分，而盆腔检查只是指双合诊、三合诊部分。我们在多站考试中经常会看到学生、学员进入考站后，要求其做一个完整的妇科检查，而经常会有考生要么完成窥阴器检查后就结束，要么上来就开始双合诊、三合诊。

2. 窥阴器的错误使用　临床上窥阴器由金属材质与一次性材质两种，其结构也有所差别。我们上面所讲的是一次性窥阴器的使用方法，因为目前临床上在门诊常用的就是这种，而金属窥阴器都在进行妇科手术时使用，因为其在消毒上要求更严格，功能上对固定及暴露范围的要求更高。在使用窥阴器的手法上，经常会出现两叶闭合不紧，在两叶分开状态下进出阴道口。另一个常见错误做法是将窥阴器游离于双手，将其留置于阴道，这在模型上可能不会出现问题，但如果这个动作发生在真实病人身上是不可行的，它要么在病人不自主的抵抗力作用下掉落，要么两叶把宫颈夹伤，所以这是一个极其没有爱伤观念的动作。

（八）模拟教学应用示例

【案例】　患者女性，32岁，因性生活出血1个月门诊就诊。请完善相关专科检查。

模拟场景设置要点：私密的检查空间、模拟人或妇科检查模型、消毒物品准备、金属材质窥阴器、一次性窥阴器、手套、垫臀纸、侧灯等。此项模拟培训或考核也可以将模型移至真实门诊诊室进行。

要点分析：对于有阴道出血病例的妇科检查，强调要行外阴消毒后进行，用金属材质窥阴器而非一次性。对于宫颈的检查要避免窥阴器触碰引起的损伤性出血。

操作要点：检查前详细询问病史，明确阴道出血为非正常月经来潮。行常规外阴消毒后进行检查，选择金属材质窥阴器，放置时强调边推进边打开两叶，以避免损伤宫颈为前提。

二、产科四步触诊

（一）培训目标

通过徒手检查孕妇腹部，以达到了解宫底位置、胎儿在宫内的胎产式、胎先露、胎方位及胎先露是否衔接。

（二）适应证

孕24周以后的孕妇。

（三）禁忌证

1. 有先兆流产及先兆早产征兆者。

2. 孕晚期明确有前置胎盘。

3. 有宫缩时应在宫缩间歇期检查。

（四）物品及设备/人员/其他资料准备

1. 模拟用品准备　孕妇模拟人、检查床、一次性垫臀纸、洗手液。

2. 环境准备　相对独立的空间；屏风遮挡；温度、光线适宜。

3. 操作者准备　详细了解病史、明确目前孕周，提出孕妇检查前配合工作（排空膀胱）。

产科四步触诊
（视频）

（五）主要操作步骤

1. 体位　孕妇模拟人平卧于检查床，双腿略屈曲，暴露膨隆腹部上至剑突下、下至大腿上 1/3，检查者站于模拟人右侧。

2. 第一步　检查者面向孕妇头部，用两手掌尺侧按压子宫底部，找到宫底位置，了解宫底高度与孕周是否相符。然后以两手指腹相对轻推，判断宫底部的胎儿部分，如为胎头则硬而圆且有浮球感，如为胎臀则软而宽且形状不规则。

3. 第二步　检查者面向孕妇头部，两手从宫底部向下移动至宫体左右侧两旁，一手固定，另一手用手掌轻轻由上至下深按，然后双手交替固定和按压。如触及平坦饱满侧为胎背，可变形高低不平侧为胎儿肢体部分，若此时有胎动会有感觉。

4. 第三步　检查者右手拇指与其他四指分开，置于耻骨联合上方中间，握住胎儿先露部，左右轻轻推动以进一步明确胎先露部是头还是臀，同时确定胎先露是否衔接。若胎先露部可以左右被推动，表示尚未衔接入盆；若不能被推动，则表示已衔接。

5. 第四步　检查者面向孕妇足部，左右手分别置于胎先露部两侧，轻轻夹持胎先露部沿骨盆入口向下推送，可以再次明确胎先露是胎儿的头还是臀，同时再次确定胎先露部是否衔接。当先露为胎头时，一手因胎头隆起部阻挡而不能进入骨盆入口。

（六）复盘要点

1. 模型的模拟逼真度欠佳　孕妇模型目前常见有只有躯体部分的模型，也有带电子监护仪的高仿真模拟人，无论哪种模拟用具都存在可调节性差，孕周（子宫大小）不能根据培训或考核要求进行随意调节。而对于沟通技巧、人文素养的要求无疑应该用高仿真模拟人，但是在材质上高仿真模拟人的皮肤质感略差。

2. 体位的放置难以设置　此项检查对被检查者体位同样有要求，应该是平卧双腿自然略屈曲，而在模型及模拟人身上难以实现体位的改变，造成检查者对于这个问题的忽视。

3. 遗漏重要步骤　四步触诊是产科检查最基本的操作，也是相对比较简单的操作，而往往越简单的操作越是容易有遗漏，检查者的关注点往往聚焦在检查结果而忽视过程及手法。

（七）常见错误点

遗漏重要步骤：第一步检查中先是双手尺侧按压宫底部，明确宫底位置、判断子宫大小与孕周是否相符，这步经常会被检查者遗漏。操作者往往是一上来就用双手去触摸宫底部的胎儿部分，急着想明确宫底部是胎儿的头或臀。第二步中双手在子宫体两侧，交替固定与按压，经常是没有交替的过程。

（八）模拟教学应用示例

【案例】　患者女性，28 岁，第一胎孕 30 周，无不适主诉，常规产前检查。请通过手法检测估测此孕妇的孕周及胎位。

模拟场景设置要点：私密的检查空间、模拟人或产科检查模型、一次性垫臀纸等。此项模拟培训或考核也可以将模型移至真实产科门诊诊室进行。

要点分析：孕 30 周的子宫底位置位于剑突与脐之间，检查第一步双手掌放置的位置应该有的放矢，不要太高也不应太低。四步法检查步骤不能颠倒，手法连贯熟练。

操作要点：检查前详细询问病史，明确孕周，检查者站位正确。检查者操作时不需要戴手套，但要说明操作前已洗手。

三、女性骨盆外测量

（一）培训目标

通过骨盆外测量可以间接了解真骨盆的形态及大小，了解胎头与骨盆的相关性，以判断是否存在头盆不称，预测阴道分娩的可能性。

（二）适应证

产前检查常规，一般在首次产检及临近足月前进行测量，是产科医生决策分娩方式的依据。

（三）禁忌证

1. 无绝对禁忌证。

2. 因各种原因不能摆放体位者为相对禁忌证。

（四）物品及设备／人员／其他资料准备

1. 模拟用品准备　检查床、盆腔检查模型、骨盆测量器、医用手套。

2. 环境准备　相对独立的空间，屏风遮挡，温度、光线适宜。

3. 操作者准备　了解病史，简单沟通，提出需要配合事项。站于检查床右侧，骨盆检查模型摆放方向正确。

（五）主要操作步骤

1. 准备工作　要求被检查者排尿后仰卧于检查床上，双腿伸直。检查测量器并对零。

2. 髂棘间径测量　口述要求被检查者伸腿仰卧位，暴露腹部脐平至大腿上 1/3 处。检查者手持骨盆外测量器，测量两侧髂前上棘外缘的距离，读取测量器内侧缘数字。能报出此径线正常值 23～26cm，临床意义在于可间接推测骨盆入口平面横径。

3. 髂嵴间径测量　口述要求被检查者伸腿仰卧位，暴露腹部脐平至大腿上 1/3 处。检查者手持骨盆外测量器，沿髂骨缘上移测量两侧髂嵴最宽点外缘的距离，读取测量器内侧缘数字。能报出此径线正常值 25～28cm，临床意义在于可间接推测骨盆入口平面横径。

4. 骶耻外径测量　口述被检查者左侧卧位，右腿伸直，左腿屈曲，并将模型摆放为正确体位。检查者手持骨盆外测量器，测量耻骨联合上缘中点到第 5 腰椎棘突下（即髂嵴后连线中点下 1.5cm 或米氏菱形窝上顶点）的距离，读取测量器内侧缘数字。能报出此径线正常值 18～20cm，临床意义在于可间接推测骨盆入口平面前后径，是骨盆外测量中最重要的一条径线。

5. 坐骨结节间径测量　口述被检查者仰卧位并将模型摆放正确体位，脱去外裤一条裤腿，口述被检查者双腿向腹部弯曲，双手抱膝，向两侧外上方充分展开，充分暴露两侧坐骨结节。检查者面向骨盆模型两腿之间，使用出口横径测量器测量两坐骨结节内侧缘之间的距离，读取测量器上的数字（图 13-2-1）。能报出此径线正常值 8.5～9.5cm，临床意义在于可直接推测骨盆出口平面横径，若此条径线值<8cm，应加测出口后矢状径。

6. 耻骨弓角度测量　口述被检查者仰卧位并将模型摆放正确体位，脱去外裤一条裤腿，口述被检查者双腿向腹部弯曲，双手抱膝，向两侧外上方充分展开，充分暴露外阴部。检查者面向骨盆模型双腿之间，双手戴手套，两拇指指间对拢沿耻骨降支放置，测量两拇指间形成的角度。正常此角度≥90°，临床意义在于间接反映骨盆出口平面的横径。

7. 出口后矢状径测量　建议此条径线测量使用妇科检查模型。检查者面向模型会阴部，右手戴手套，示指涂抹石蜡油后伸入模型肛门，沿直肠向骶骨方向触摸骶骨尖，同时右手拇指配合在外部与其对应，共同找到骶骨尖端，左手持骨盆出口测量器，一端置于两坐骨结节连线，另一端从坐骨结节连线中点指向骶骨尖端，读取测量器数字（图 13-2-2）。报出此径线正常值 8～9cm，或者将此径线值加上坐骨结节间径>15cm，以表明可行阴道试产。

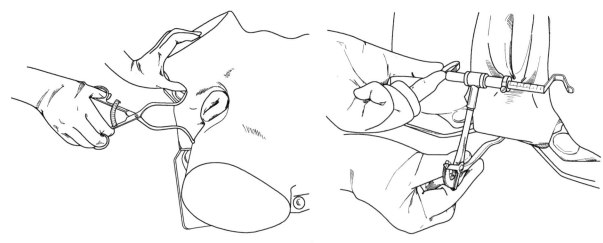

图 13-2-1　坐骨结节间径测量　　　　　　　　图 13-2-2　出口后矢状径测量

（六）常见错误点

1. 被检查者体位　因此项操作需测量不同径线，因此被检查者需要变换体位。例如，髂棘间径、髂嵴间径两条径线的测量，被检查者的体位是平卧双腿伸直位；而骶耻外径测量时，被检查者的体位是左侧卧位，右腿伸直，左腿屈曲；坐骨结节间径测量时，被检查者是平卧位，双手抱双膝，充分暴露坐骨结节。检查者往往会在让被检查者变换体位时出现错误体位摆放，甚至紧张状态下只关注局部的体位改变而忽视整体的改变。

2. 骨性标志的定位　骨盆测量的关键点在于骨性标志的定位，找错标志点，那么测量的数值就不准确。骨质有厚度，测量时一定要考虑到骨质厚度对测量结果的影响。经常有检查者将所有径线的测量认为是测量骨质外侧缘，殊不知坐骨结节间径测量的就是内侧缘。

3. 测量器的握持方法　虽然没有明确规定过测量器到底应该如何握持，但是从检查的便利及专业化程度来讲，应该是将测量器拿在手上，握着测量器的指示点去找骨性标志是最合理的（图13-2-3），这样就可以在明确所要测量的骨性标志点后，直接进行测量，而不需要再去拿测量器，以免造成动作的重复。

（七）复盘要点（注意事项及常见错误分析）

1. 模型与真实孕妇的区别　骨盆模型没有膨隆的腹部，在摆放体位与技能操作实施过程中与在孕妇身

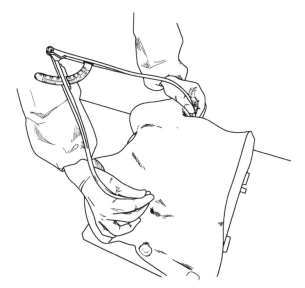

图13-2-3　骨盆测量器的握持方法

体上操作是有体感上的差别的，尤其在体位改变时会忽略下肢的体位变化。

2. 出现被检查者体位错误的常见原因　①检查者往往过度关注测量的手法与结果，而忽视了被检查者的体位；②细节的遗漏也是关键，例如，平卧双腿屈曲与平卧双腿伸直是有区别的。

3. 骨性标志点确定错误的常见原因　①骨性标志的突出与被检查者的脂肪厚度有关系，触摸的准确性与经验很有关系；②骨质的厚薄与体型有一定关系，检查者往往会忽略这点。

4. 骨盆径线数据的差异　骨盆的正常值范围是指怀孕后妇女的正常骨盆的测量数值，而骨盆模型一般都是按照非孕女性标准值制作，所以在模型上所测得的数值往往是与正常值范围有出入的，一般年轻女性的骨盆测量数值要小于怀孕后妇女的骨盆径线数值，这与激素及妊娠本身对于骨盆形态的影响有关。

（八）模拟教学应用示例

【案例】　患者女性，29岁，第一胎孕38周，因阵发性腹痛2h入产房。请通过产科检查了解头盆情况并初步拟定分娩方式。

模拟场景设置要点：私密的检查空间、四步触诊检查模型、骨盆检查模型、骨盆测量器等。此项模拟培训或考核也可以将场景转移至真实产科门诊或病房进行。

要点分析：对于此病例提出的拟定分娩方式，可以结合两项技能操作来完成，即四步触诊和骨盆外测量可以同时进行。

操作要点：检查前详细询问病史，明确孕周，检查者站位正确。检查者操作时不需要戴手套，但要说明操作前已洗手。对于一个足月妊娠女性，要注意变换体位时动作要缓慢，尤其是坐骨结节测量时要求双手抱双膝动作，会因为外凸明显的腹部而难以完成，此时要求被检查者以暴露坐骨结节即可。

四、人工流产术（以负压吸引术为示范）

（一）培训目标

通过模拟负压吸引术，训练终止早期妊娠的技能。

（二）适应证

1. 适龄女性在妊娠10周内（停经70d内）要求终止妊娠。

2. 因患有某种严重疾病不适宜继续妊娠者。

（三）禁忌证

1. 各种疾病的急性期，包括急性生殖道炎症。

2. 全身情况不良者，不能耐受手术者。

3. 术前测得两次体温>37.5℃。

4. 术前测得两次血压>140/90mmHg。

（四）物品及设备/人员/其他资料准备

1. 模拟用品准备　人工流产模型、人工流产手术包（卵圆钳2、弯盘1、鸟嘴窥阴器1、长柄镊1、宫颈钳1、探针1、宫颈扩展棒4～8号、负压吸引管2、吸引皮条1、刮匙1、碘伏消毒棉球若干、无菌干纱布若干、消毒巾）、负压吸引机、手术床、侧灯、无菌手套、矮凳。

2. 环境准备　相对独立的空间，屏风遮挡，温度、光线适宜。

3. 操作者准备　详细了解病史、了解术前检查结果、了解患者生命体征、提出患者术前配合工作（排空膀胱、手术同意签字）、做术后宣教。

（五）主要操作步骤

1. 将人工流产模型模拟膀胱结石位放置于手术床，打开侧灯，打开人工流产包，双手戴无菌手套，整理人工流产包，将器械按使用顺序依次摆放，将吸引皮条一头连接8号吸管，一头在巡回护士帮助下连接于负压吸引瓶。

2. 卵圆钳钳夹碘伏棉球，常规消毒大小阴唇、阴阜、大腿内侧至大腿上1/3、会阴及肛门周围皮肤，换另一把卵圆钳消毒阴道。常规铺巾（臀下、两侧大腿上部、阴阜及下腹部）、铺洞巾，行双合诊复查子宫位置、大小及盆腔情况。

3. 双手换手套后，将窥阴器以正确方式进入阴道，暴露宫颈，拧紧窥阴器螺丝，左手固定窥阴器，消毒阴道、宫颈，右手将宫颈钳夹持宫颈上唇11点处，宫颈钳尾部交于左手握持牵拉宫颈，右手用长镊子夹取碘伏棉球再次消毒阴道、宫颈，长棉签蘸取消毒液伸入宫颈管消毒颈管两次。

4. 右手取探针以执笔式手势进入宫颈管，沿子宫方向缓缓伸入宫腔，探针在经过颈管进入宫腔时会有突破感，在到达宫底时会有阻力感，此时用右手中指抵住宫颈外口处的探针位置以示标记，退出探针，读取标记点数字为宫腔深度。

5. 将宫颈扩张棒依次从4号开始，以执笔手势插入宫颈，每根扩张棒在颈管内停留的时间不少于半分钟，扩张至比选用吸头大半号。将吸管缓慢送入宫底部，遇到阻力后略向后退，用右脚或请巡回护士打开负压吸引机器，负压一般控制在500mmHg左右，按顺时针方向吸宫腔1～2周。感到宫壁粗糙时，将橡皮管折叠状态下缓慢退出吸管。用小号刮匙轻轻搔刮宫底及两侧宫角，用小一号的吸管再次吸刮宫腔1周，此次负压一般控制在400mmHg以下。

6. 再次用探针测量宫腔深度后，长镊子夹取干纱布拭净阴道、宫颈血迹，取下宫颈钳松开窥阴器螺丝，以正确方式退出窥阴器，手术结束。

7. 将负压吸引瓶内的吸出物用清水过滤，分别测量血液及组织容量，检查有无绒毛组织。

（六）复盘要点

1. 步骤遗漏　操作前未做双合诊或三合诊来明确子宫位置和大小。操作者会认为术前已经做过妇科检查并有记录，况且还有超声明确宫内妊娠的证据支持，往往铺巾后直接开始手术，殊不知术前的即时检查是对手术的最直观的指导。

2. 子宫穿孔　当探针探不到宫底时就应该考虑是发生了子宫穿孔。发生穿孔原因常见是对子宫位置和大小检查不规范，更有甚者是不做妇科检查直接手术。当然动作生硬和鲁莽也是造成穿孔的主要因素。由于人工流产模型的质感没有弹性，没有柔软度，器械在进出宫颈、宫腔时不会受到人体组织的抵抗，所以导致术者在用力时难以把握力度，而往往是用过度的力量完成操作。

3. 忽略术前、术后的宣教　按照正规的手术流程，应该在术前（无痛手术）或术后（有痛手术）对被术者进行术后注意事项及避孕的宣教，而面对没有完整人体的局部模型，往往会造成此环节的忽略，或者就是生硬地背书，对于人文素养的培训作用甚微。

（七）常见错误点

1. 遗漏双合诊检查步骤　常有操作者在进行负压吸引术前不做双合诊，而直接用探针来探查宫腔方向,此种方式容易造成子宫穿孔。

2. 吸管带着负压进出宫颈管　在整个流产手术过程中可能会有 2～4 次的吸管进出宫颈管,当吸管进入宫腔时因管道内没有负压,可以不用折叠橡皮管,而当吸管退出宫颈,此时因管道内存在负压,故在经过宫颈管时会损伤到颈管的黏膜而造成术后的宫颈粘连。为避免此术后并发症的发生,所以应避免吸管进出宫颈时带负压,在退出吸管时尤其要注意。

（八）模拟教学应用示例

【案例】　患者女性,32 岁,产后 8 个月,母乳喂养中,未正常转经。因恶心、呕吐、厌油腻食物来院检查,经检查明确为宫内早孕。应孕妇本人及家属要求手术终止妊娠。

模拟场景设置要点:模拟门诊手术室、人工流产或诊断性刮宫模型、实际用于临床的手术包。此项模拟培训或考核也可以将模型移至真实妇科门诊手术室进行。

要点分析:哺乳期早孕子宫的特点是子宫增大与实际不符,一般要比非哺乳期子宫受孕略大,子宫质地也较非哺乳期受孕子宫更软。故针对此病例的操作尤其关注术前的妇科检查与操作时的力度控制及探针、吸管的方向把握。

操作要点:检查前详细询问病史,明确排除手术禁忌证。外阴、阴道消毒规范,范围正确。无菌操作严格遵守。术前术后的宣教沟通亦是此项技能操作包含的重要部分。

五、分娩接生（以左侧会阴切开为示范）

（一）培训目标

通过模拟训练阴道分娩接生,以规范接生手法、熟练接生技能而达到降低因分娩接生失误造成的孕妇、新生儿不良后果。

（二）适应证

1. 足月妊娠孕妇,正常产程进展进入第二产程。

2. 宫颈口开全,枕先露已达坐骨棘下 3cm。

3. 胎头拨露。

（三）禁忌证

1. 胎头出现明显产瘤,胎先露骨质最低点未达坐骨棘下。

2. 孕妇因各种原因不能使用腹压或不能配合者。

（四）物品及设备/人员/其他资料准备

1. 模拟用品准备　仿真模拟带婴儿分娩孕妇、产床、产包（消毒巾一套、卵圆钳 2、会阴阻滞注射针头 1、弯盘 1、会阴侧切剪 1、会阴垫 1、血管钳 2、组织剪 1、脐带圈 2、导尿管 1、无菌干纱布若干）、侧灯或无影灯、手套、手术衣。

2. 环境准备　模拟产房,仿真模拟分娩孕妇为膀胱截石位,巡回护士 1 名。

3. 操作者准备　戴帽子和口罩、换洗手服、按手术要求洗手后穿上手术衣、戴手套;指导孕妇跟随宫缩有节律地吸气呼气,屏气用力。

（五）主要操作步骤

1. 操作者站于产床右侧,当胎头着冠后,上台打开产包,整理接生器械,嘱巡回护士打开无影灯或侧灯,递上碘伏消毒棉球、会阴阻滞用局麻药物。

2. 卵圆钳夹取消毒棉球,按顺序消毒大、小阴唇、阴阜、大腿内上 1/3、会阴及肛门周围 2～3 遍,依次铺巾臀下、两侧大腿内上、阴阜。消毒尿道口后行导尿,排出剩余尿液后拔出导尿管。

3. 抽取局麻药物,左手示、中两指进入阴道置于胎头与左侧会阴之间,右手持注射针选取左侧会阴与坐骨结节间进针,行阴部神经阻滞麻醉,退出针头至皮下,斜行会阴至阴道口切切口局麻。

4. 左手示、中指在阴道内向左侧会阴体向下斜行 45° 撑起左侧会阴体,右手持会阴侧切剪插入左手示、中指中间的会阴体,自会阴后联合中线向左向上斜 45° 切开长 4～5cm。

5. 右手将会阴垫托住会阴体,用整个手掌大鱼际向上向内托住会阴,左手配合扩张阴道口,帮助胎头俯屈、仰伸、复位及外旋转,同时指导孕妇配合宫缩期合理屏气用力。

6. 当胎头娩出后,第一时间用左手自胎儿鼻根部向下挤压口鼻内的羊水、血液,然后在宫缩期辅助完成胎儿外旋转,使双肩径位于骨盆出口前后径上,左手向下按压胎颈先娩出前肩,之后左手托住胎颈向上向外使后肩从会阴前缘缓慢娩出,随之胎儿娩出,即刻将弯盘放置于产妇臀下。

7. 将胎儿平放于接生台,再次清理口鼻部羊水及血液,两把血管钳钳夹脐带,近新生儿端血管钳事先套上 2 根脐带圈,在血管钳中间用组织剪剪断脐带,处理新生儿端脐带,将脐带圈从血管钳滑下,分别套扎于脐轮与距离脐轮 1cm 处,在距近新生儿远端脐带圈外 0.5cm 处剪断游离脐带部分,用碘伏棉球消毒脐带断端 2~3 遍,无菌干纱布包扎。

8. 将新生儿交于巡回护士后,右手轻轻牵拉胎盘端脐带,左手按压宫底部,按摩子宫,帮助胎盘娩出,当胎盘娩出至阴道口时,术者双手捧起胎盘,向一个方向旋转并缓慢向外牵拉,协助胎盘胎膜完整排出,检查胎盘、胎膜是否完整。

9. 检查会阴侧切切口及外阴有无撕裂,检查软产道有无撕裂,逐层缝合会阴侧切。计算胎儿娩出后的出血量。

（六）复盘要点

1. 操作者用力不均,导致分娩速度控制不均。接生者过于紧张,产妇的宫缩过强,分娩前估计胎儿体重过大,加上产妇因宫缩疼痛不配合,都是造成接生者把握不准的原因。

2. 分娩步骤混乱或者基本没有分娩机转的过程。接生者对于正常分娩机制不熟悉,对于标志性节点视而不见,如当胎头枕骨到达耻骨联合下方时就应该辅助胎头仰伸。有时因为产瘤过大而影响对胎先露最低点的判断。

3. 接生是一个眼观六路、耳听八方的协同动作。在进行阴道分娩接生技能的训练时,除了需要专注于胎儿之外,还需要关注到羊水、出血量、孕妇反应,甚至助手及家属的反应。尽管在培训时可以营造真实的硬件环境,如产房、设备仪器、手术器械等,但是在人员的紧张度、配合度方面难以模拟成真实情况,对于训练危急情况的处理难以达到预期效果。强调基本技能的训练而忽略非技术性技能的培训,是目前模拟教学中常见的通病。

（七）常见错误点

1. 会阴保护用力过度 接生时,需要右手托住会阴体以免胎头、胎体娩出时造成会阴体软组织的撕裂,尤其在宫缩过强、胎儿过大时,所以接生者往往会使劲顶住孕妇会阴体,其实这样反而容易造成胎头娩出受阻碍,同时还会引起会阴体受压过度出现水肿、缺血等损伤,以致胎儿娩出时导致会阴撕裂。

2. 不符合分娩机转的辅助 接生过程中,需要接生者辅助胎儿完成俯屈、仰伸、外旋转等动作,经常会有操作者左手在配合胎头俯屈、仰伸等过程中不符合正常分娩顺序,或者与产妇宫缩及屏气用力节奏不相配合,导致事倍功半的效果。

3. 只关注接生操作而忽略对出血量的观察 作为接生者,除了规范认真完成操作之外,对于产妇全身情况的了解、阴道出血量的观察与估计也是包含在基本技能中的非技术性技能部分,往往被忽视,而在分娩接生这一技能培训中尤为强调。

（八）模拟教学应用示例

【案例】 患者女性,35 岁,第二胎孕 39 周,第一胎顺产已 8 岁。正规产前检查无异常,因阵发性腹痛 4h 入产房。30min 前胎膜破,羊水清,现宫口开全,胎头拨露,胎心率 150 次 /min。请以正确方式终止妊娠。

模拟场景设置要点:模拟产房、分娩模拟人、新生儿护理台、接生产包等。此项模拟培训或考核也可以将场景转移至真实产房中进行。

要点分析:经产妇阴道分娩的特点是产程进展相对初产妇较快,盆底软组织的扩张不够充分,在进行操作过程中需要关注整个分娩过程的发展速度及操作者力度的控制。

操作要点:严格掌握会阴切开的时机,接生动作分解顺应头位分娩的分娩机转。新生儿第一口呼吸的处理、脐带的处理也是包括在此项操作技能中的重要部分。协调与助手的合作、保持操作台面手术器械的有序整洁是非技术性技能训练的要点。

第三节　妇产科专科技能的模拟培训

一、阴道后穹窿穿刺术

（一）培训目标

阴道后穹窿顶端与腹腔的直肠子宫陷凹相贴接，直肠子宫陷凹是腹腔最低部位，一旦腹腔出现积血、积液、积脓就易积存于该处。选择经阴道后穹窿穿刺术可以抽取盆腹腔积液，对抽出液体进行肉眼观察、生化检验、病理检查，以帮助疾病的诊断，是妇产科临床常用的辅助诊断方法（图13-3-1）。

（二）适应证

1. 疑有腹腔内出血时，例如，宫外孕、卵巢黄体破裂等。

2. 疑有盆腔内积液、积脓时，例如，卵巢囊肿破裂、急性盆腔炎、盆腔脓肿等，除了抽取液体有助于明确诊断之外，还有利于脓液引流。

3. 超声引导下经后穹窿穿刺取卵，用于各种助孕技术。

4. 其他各类卵巢肿瘤位于直肠子宫陷凹的，都可以通过经阴道后穹窿穿刺术辅助诊断与治疗。

（三）禁忌证

盆腔严重粘连、直肠子宫陷凹被粘连块状组织完全占据者。

（四）物品及设备/人员/其他资料准备

1. 模拟用品准备　后穹窿穿刺模型、穿刺包（窥阴器、卵圆钳、长镊子、弯盘、消毒洞巾、带塞试管、无菌纱布）、穿刺针、5~10mL针筒、手套、侧灯。

2. 环境准备　相对独立的空间，屏风遮挡，温度、光线适宜。

3. 操作者准备　了解病史，提出被检查者检查前需要配合事项，站于检查模型双腿之间，面对会阴部。

（五）主要操作步骤

1. 后穹窿穿刺模型置于妇科检查床，模拟成膀胱截石位。打开侧灯。常规行外阴、阴道消毒、铺巾，一手戴手套行双合诊及三合诊了解盆腔及直肠子宫陷凹的情况。

2. 双手换手套，将窥阴器按正确方式插入阴道，充分暴露宫颈，再次消毒阴道、宫颈。宫颈钳钳夹宫颈后唇并向前向上提拉，充分暴露阴道后穹窿，消毒后穹窿穿刺部位。

3. 在阴道后壁与宫颈后唇交界处稍下方，选取阴道后穹窿中点或者稍偏病侧（最膨隆处），用连接着5~10ml注射器的腰椎穿刺针或22号长针头，以平行于宫颈管方向快速进针刺入2~3cm。为了避免因穿刺引起的疼痛导致患者不配合，也是为了分散病人的关注点，在穿刺时可以嘱咐病人咳嗽以增加腹压来抵抗穿刺的对冲力，减少疼痛感。当针穿过阴道壁时会有落空感，此时开始抽吸，若无液体抽出，可以边缓慢向外退针边抽吸。见注射器内有液体抽出时，停止退针，继续抽吸至5~10mL能满足检查需要时停止。

4. 穿刺结束，快速拔出针头，再次消毒针刺点，用干无菌纱布压迫穿刺点片刻，检查穿刺点无活动性出血，按正确方式退出窥阴器。

5. 将抽取的液体注入试管送检。

（六）复盘要点

1. 在后穹窿穿刺模型上无法正确判断病灶位置与后穹窿的最膨隆处，故对于穿刺点及方向的把握往往会出现偏差。

2. 模型的材质与真实人体有差距　模型的阴道、宫颈与真实人体的生殖器官完全不同，带固定功能的窥阴器在没有伸缩功能的模型上使用，自然不会因为生理正常反应而从阴道内掉落，所以也就造成检查者会将窥阴器单独留置于阴道的现象。

3. 爱伤观念、人文关怀的缺失　由于后穹窿穿刺模型与妇科检查模型一样，都是属于局部模块的模拟培训，当面对一个非完整人体的模型，让检查者生搬硬套地背台词交流，着实是达不到培训效果的。

（七）常见错误点

1. 宫颈钳钳夹位置、方向错误　经常会有检查者将宫颈钳钳夹于宫颈上唇，因为大部分经宫颈管的手术操作，例如，分段性诊刮、人工流产等，为固定宫颈，将宫颈钳钳夹于上唇11点钟位置，所以会形成一种固定模式。其实,后穹窿穿刺时要充分暴露后穹窿,钳夹后唇 7 点钟位置,将宫颈向上提拉的动作是最能暴露后穹窿的方式。

2. 穿刺针进针位点、方向错误 经常会有检查者认为穿刺针偏向病患侧穿刺阳性率高,进针方向也是向下多见。其实,由于直肠子宫陷凹在半卧位时处于腹腔最低点,只要子宫后壁与直肠前壁之间无粘连存在,液体一般都积于此处,而在子宫后壁与直肠前壁间形成一个空间,穿刺针只要在相对应的后穹窿中点、沿水平方向进针才不会损伤到直肠前壁与盆腔其他组织,抽取的阳性率也会增高。

（八）模拟教学应用示例

【案例】 患者女性,36 岁,以往月经周期规律,因停经 45d,阴道少量出血一周伴下腹痛 2h 急诊就诊。妇科检查:宫颈举痛明显,子宫体饱满,质地软。超声:盆腔积液 20mm×10mm。请通过合理的检查方法明确盆腔积液的性质。

模拟场景设置要点:能抽出模拟血液的妇科检查模型、妇科检查常用物品、22 号长针头等。此项模拟培训或考核也可以将场景转移至真实妇科门诊进行。

要点分析:在行后穹窿穿刺前,必须先行双合诊或三合诊以明确有宫颈抬举痛,即明确有指征后再进行穿刺操作。穿刺前检查穿刺针是否通畅,以免针管阻塞导致穿刺失败或假阴性结果出现。

操作要点:穿刺针进针方向要根据子宫体位置行相应调节。前倾前屈位子宫,穿刺方向以水平进针为宜;中位或后位子宫,穿刺方向以略向下为宜,但进针不宜过深,以免造成穿透直肠前壁。进针要快速不犹豫,有突破感后即可抽吸针筒。

二、臀位助产

（一）培训目标

通过训练阴道分娩臀位接产技术,以规范专科医生处理难产的技术,减少异常胎位导致的母婴并发症。

（二）适应证

1. 足月妊娠孕妇,产程进展进入第二产程。

2. 第一产程经堵臀助宫颈口开全,骶骨先露已达坐骨棘下 3cm。

（三）禁忌证

1. 估计胎儿体重大于 3 500g。

2. 发生脐带先露或脱垂。

3. 完全或不完全臀先露。

（四）物品及设备/人员/其他资料准备

1. 模拟用品准备 仿真模拟带婴儿分娩孕妇;产床;产包(消毒巾一套、卵圆钳 2、弯盘 1、会阴垫 1、血管钳 1、组织剪 1、脐带圈 2、导尿管 1、无菌干纱布若干);巡回护士 1 名;侧灯或无影灯、手套、手术衣。

2. 环境准备 模拟产房;仿真模拟分娩孕妇为膀胱截石位。

3. 操作者准备 戴帽子口罩、换洗手服、按手术要求洗手后穿上手术衣、戴手套;指导孕妇跟随宫缩有节律地吸气呼气,屏气用力。

（五）主要操作步骤

1. 撤去产床后 1/3 部分,操作者站于孕妇两腿之间,上台打开产包,整理接生器械,嘱巡回护士打开无影灯或侧灯,递上碘伏消毒棉球。

2. 卵圆钳夹取消毒棉球,按顺序消毒大、小阴唇、阴阜、大腿内上 1/3、会阴及肛门周围 2~3 遍,依次铺巾臀下、两侧大腿内上、阴阜。消毒尿道口后行导尿,排出剩余尿液后拔出导尿管。

3. 等待胎臀自然娩出至脐部,用会阴垫包裹胎儿臀部及背部,双手握住胎儿体部逆时针方向旋转胎体,同时稍向下牵拉至胎儿右肩到达耻骨弓下,此时术者右手示、中指顺着胎肩滑入阴道,顺着胎儿右上臂滑向肘关节,轻轻向下牵拉,使上举的胎儿右手按洗脸样动作顺胸前滑出阴道,将胎体轻轻向下按压,顺势娩出右肩。再顺时针方向旋转胎体至胎儿左肩到达耻骨弓下,术者左手示、中指顺着胎儿左肩滑入阴道,以同样方式娩出胎儿左手及左肩。

4. 胎肩及胎儿上肢全部娩出后,将胎背转向前方,胎体骑跨在术者左前臂上,术者左手在腹侧,将中指伸入胎儿口中,示指和环指扶于两侧上颌骨;右手在背侧,将中指压低胎头枕骨助其俯屈,示指和环指置于胎儿两侧锁骨上(避开锁骨上窝)。术者两手配合先向外下方牵拉胎儿至其枕骨结节抵于耻骨弓下,再将胎体上举,以枕部为支点,相继娩出胎儿下颌、口、鼻、眼及额。

5. 将胎儿放于孕妇腹部,清理口鼻部黏液、羊水,用两把血管钳钳夹脐带,在中间剪断脐带,将新生儿交给巡回护士。

6. 按正常分娩接生处理第三产程的胎盘娩出及软产道。

(六)复盘要点

1. 助产手法错误　有的高端仿真模拟孕妇设备无法模拟分娩过程中同时出现羊水、血液等真实场景,是导致操作者忽略液体润滑导致胎体从手指间滑脱的重要原因。另外,握持胎儿体部时将脐带压迫于手指间,整个操作过程不注意时间的控制,动作过于缓慢。

2. 操作用力方向及力度控制不到位　牵拉胎儿体部娩出胎儿头部时不注意方向性,导致出头困难,继而为了追求速度、缩短操作时间又拼命用力牵拉。另外,模拟场景下的臀位助产由于缺乏胎心变化、羊水血液的流出、孕妇的吵闹等真实场景,会让操作者缺乏现场紧迫感。

(七)常见错误点

1. 徒手旋转胎体　由于胎儿体部有羊水、黏液等的润滑,不用会阴垫包裹胎体,徒手握持胎体进行旋转时,会出现滑脱,用力尺度无法控制。

2. 胎儿脐带受压　臀位分娩时由于胎臀先娩出,在处理胎儿上肢、胎肩及胎头的娩出时,胎儿脐部已经娩出至阴道口外,此时脐带就会受到压迫,而脐带受压超过 8min 就可能会造成死产。所以,臀位助产技术的熟练及快速是保证母婴安全的关键。

3. 后出头困难或用力牵拉　臀位助产的关键步骤在于胎头的娩出,此时若猛力牵拉,会导致胎儿臂丛神经麻痹及颅骨剧烈变形所致的硬脑膜撕裂而致新生儿颅内出血。

(八)模拟教学应用示例

【案例】　患者女性,38 岁,孕 39 周,因阵发性腹痛 6h、阴道流液 2h 入产房待产。无正规产前检查,顺产分娩一子 10 岁。阴道检查:宫口开全,先露为臀(左骶前位),胎膜已破,羊水清。请急诊处理给予阴道助娩。

模拟场景设置要点:模拟产房、分娩模拟人、新生儿护理台、接生产包等。此项模拟培训或考核也可以将场景转移至真实产房中进行。

要点分析:阴诊宫口开全不代表孕妇盆底已充分扩张、先露已拔露,故臀位助娩前需要接生者先期进行堵会阴。这是臀位分娩与头位分娩的不同之处,臀先露的不规则及与宫口的非紧密相贴,往往会在宫口开全而盆底组织未充分扩张时出现胎儿肢体容易娩出而胎头分娩困难。

操作要点:胎儿上肢的娩出方式及胎头娩出的方法要严格按照操作规范,助娩过程中注意胎体及脐带的保护。至于会阴是否需要侧切,需根据培训要求而定。新生儿第一口呼吸的处理、脐带的处理亦是包括在此项操作技能中的重要部分。协调与助手的合作、保持操作台面手术器械的有序整洁是非技术性技能训练的要点。

三、宫腔镜检查

(一)培训目标

1. 掌握应用光导玻璃纤维窥镜直视观察子宫颈管、子宫颈内口、子宫腔及输卵管开口的技能。

2. 熟悉在光导玻璃纤维窥镜下针对病变组织直观准确取材及手术治疗。

(二)适应证

1. 异常子宫出血。

2. 可疑宫腔粘连及畸形。

3. 疑有宫腔内占位病变、宫腔内异物。

4. 原因不明的不孕或反复流产。

（三）禁忌证

1. 绝对禁忌证 ①急性、亚急性生殖道感染；②心、肝、肾衰竭急性期及其他不能耐受手术者。

2. 相对禁忌证 ①体温>37.5℃；②近期（3个月内）有子宫穿孔史或子宫手术史；③疑有浸润性子宫颈癌、生殖道结核未经系统抗结核治疗。

（四）物品及设备/人员/其他资料准备

1. 模拟用品准备 宫腔镜模型、手术床、备用状态光导玻璃纤维窥镜、诊刮手术包（卵圆钳2、弯盘1、窥阴器1、长柄镊1、宫颈钳1、探针1、宫颈扩展棒4～8号、碘伏消毒棉球若干、无菌干纱布若干、消毒巾）、生理盐水袋、输液皮条、液体膨宫泵、侧灯或无影灯、手套、手术衣。

2. 环境准备 模拟手术室，巡回护士1名。

3. 操作者准备 了解患者病史及检查结果，明确患者术前已禁食6～8h，关照被检查者体位为膀胱截石位；戴帽子口罩、换洗手服、按手术要求洗手后穿上手术衣、戴手套。

（五）主要操作步骤

1. 常规消毒、铺巾，先行双合诊了解子宫位置、大小，换手套后放置窥阴器，暴露宫颈。

2. 宫颈钳夹持子宫颈，探针了解宫腔深度和方向，扩张子宫颈至大于镜体外鞘直径半号。

3. 接通液体膨宫泵，调整压力，膨宫液膨开子宫颈，宫腔镜在直视下缓慢插入宫腔，调整出水口液体流量，使宫腔内压达到所需压力。

4. 观察宫腔，先观察宫腔全貌，再宫底、宫腔前后壁、输卵管开口，在退出过程中观察子宫颈内口和子宫颈管。

（六）常见并发症及处理

1. 出血 出血是操作中常见的并发症，原因多为子宫穿孔、动静脉瘘、凝血功能障碍等。出血的处理方案应依据出血量、出血部位、范围和手术种类确定，如使用缩宫素、米索前列醇等宫缩剂，留置球囊压迫宫腔，子宫动脉栓塞等。

2. 子宫穿孔 一旦发生子宫穿孔，立即查找穿孔部位，确定邻近脏器有无损伤，决定处理方案。如患者生命体征平稳，穿孔范围小，无活动性出血及脏器损伤时，可使用宫缩剂及抗生素保守观察治疗；如穿孔范围大、可能伤及血管或有脏器损伤时，应立即手术处理。

3. 过度水化综合征 由灌流介质大量吸收引起，如诊治不及时，将迅速出现急性肺水肿、脑水肿、心肺衰竭，甚至死亡。相应的处理措施包括吸氧、纠正电解质紊乱和水中毒，处理急性左心衰竭、防治肺水肿和脑水肿。

（七）复盘要点

1. 膨宫泵压力控制不稳定 一般宫腔镜下检查的膨宫压力范围是80～180mmHg，压力过小会影响检查视野，压力过大则易导致过度水化综合征等严重并发症。故时刻调整压力泵压力在允许范围内，是避免操作并发症的关键环节。

2. 膨宫器管道内气体的排空 在膨宫介质进入宫腔前应先排空管道内气体，避免气体进入宫腔，在压力作用下导致气体进入血管出现栓塞。这个细节动作在模型上面操作时更易被忽视。

（八）模拟教学应用示例

【案例】 患者女性，40岁，因月经淋漓不尽1个月就诊。阴道超声发现子宫大小正常，宫内膜厚18mm，内膜回声不均匀，宫底部宫腔见10mm×12mm×15mm低回声区。请用合理的检查手段进一步鉴别，明确月经淋漓不尽的原因。

模拟场景设置要点：模拟手术室、宫腔镜检查模型（或可以用人工流产模型代替）、膨宫装置（包括膨宫器和泵）、膨宫介质等。此项模拟培训或考核也可以将场景转移至真实手术室进行。

要点分析：此项技能培训目的一是掌握妇科手术的规范操作及熟悉流程；二是训练膨宫器及泵的使用。而对于宫腔检查的结果分析不是此例示范的最终目的。

操作要点：重点在于通过膨宫泵的压力调节和调节出水口流量，控制宫腔压力稳定在一个合理范围。宫腔压力过大会导致子宫穿孔、过度水化综合征、静脉栓塞等并发症，压力过小又影响膨宫效果，阻碍宫腔观察视野。

宫腔镜专科技能训练也可以通过虚拟宫腔镜来完成,如宫腔内检查、息肉切除、子宫肌瘤切除等(图13-3-1)。

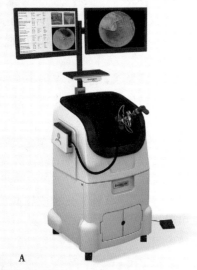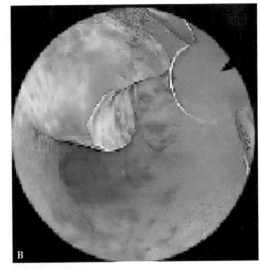

图 13-3-1 虚拟宫腔镜子宫肌瘤切除术训练
A. 虚拟宫腔镜训练系统;B. 虚拟宫腔镜训练系统子宫肌瘤切除术训练。

四、低位产钳助产术

(一)培训目标

通过模拟头位分娩产钳助产训练,以期提高产科医生处理阴道难产的专项技能,降低孕产妇及新生儿死亡率。

(二)适应证

1. 宫缩无力第二产程延长者。

2. 产妇患有各种合并症、并发症,需缩短第二产程,如心脏病包括功能 I 级者、哮喘、妊娠高血压综合征、前次剖宫产史者等。

3. 胎儿窘迫。

(三)禁忌证

1. 胎头先露位于坐骨棘平面以上。

2. 宫口未开全。

3. 脐带脱垂。

(四)物品及设备/人员/其他资料准备

1. 模拟用品准备 仿真模拟带婴儿分娩孕妇、产床、产包(消毒巾 1 套、卵圆钳 2、弯盘 1、会阴垫 1、血管钳 2、组织剪 1、脐带圈 2、导尿管 1、无菌干纱布若干)、低位产钳、导尿管、侧灯或无影灯、手套、手术衣。

2. 环境准备 模拟手术室,一助 1 名,巡回护士 1 名。

3. 操作者准备 了解孕妇产前检查病史,明确胎膜是否已破、宫口是否完全扩张、胎头先露部是否下降至坐骨棘下 +3 以下,了解羊水性状。

(五)主要操作步骤

1. 模拟产妇取膀胱截石位,消毒外阴,铺消毒巾,导尿,阴道检查宫颈完全扩张。

2. 会阴切开 如为初产妇,应做会阴切开。经产妇阴道口松弛者,一般不需做会阴切开术。

3. 检查先露部位 右手手指进阴道触摸胎头前囟门位置,或触摸胎儿耳郭以确定枕先露位置,若为枕横或枕后位,则需用手握胎头使之转为枕前位。

4. 放置产钳 将产钳钳匙部分涂抹上石蜡油,左手握左叶钳柄,钳叶下垂,右手伸入胎头与阴道壁之间做引导,使左叶沿右手掌顺势滑入胎头与阴道壁间,随右手掌继续向内向下滑行至到达胎头左侧,钳匙扣住胎头左耳郭，由助手握住钳柄以固定。然后放置右叶，左手伸入胎头右侧与阴道壁之间做引导，右手握右叶钳柄，将右钳叶沿左手掌顺势滑入并向内向上滑至右侧胎头与阴道壁间，钳匙扣住胎头右耳郭。此时，退出左手，将两叶钳柄锁扣合拢扣紧，若产钳放置位置正确，则两钳柄内面自然对合，很容易正确合拢。

5. 牵引　合拢钳柄后，一手中指放在锁扣前面，双手握钳柄向外及稍向下牵引胎头，同时助手予以保护会阴。当胎头枕下到达耻骨弓下时，边向外牵引，边逐渐抬高钳柄，使胎头逐渐仰伸，使胎儿额、鼻、口、下颌相继由阴道后联合部娩出。

6. 取下产钳　待胎儿下颌娩出后，松开锁扣，右手先退下右钳后托住胎头，继而左手退下左钳。

7. 躯干及肢体娩出　按照枕先露分娩机转完成外旋转，先后娩出前肩、后肩，最后将躯干及下肢娩出。

（六）常见并发症及处理

1. 钳叶扣不拢　两叶产钳都放入阴道后，在对合扣拢锁扣时无法扣紧，此时应退出产钳，重新检查胎头方位，在枕横位时经常会出现这种情况，一叶产钳在颜面，另一叶在枕骨，需要徒手将胎位转成枕前位后再次上产钳。

2. 牵拉时出现产钳滑脱　在牵拉胎头时出现产钳从胎头部位滑脱，出现这种情况往往与术者用力不均或用力方向不恰当有关，可以再次尝试调整方向，如若再次出现滑脱，则因考虑是否存在头盆不称或胎儿体重过大，需要转行剖宫产。

（七）复盘要点

1. 判断胎头先露位置及方位　在模型及真实孕妇产程中不易查清坐骨棘，对判断胎头骨质最低点与坐骨棘平面关系造成一定困难。另外，产程中由于胎头变形或模型太过坚硬，无法通过检查颅缝或囟门来判断胎方位。以上两点是决定产钳能否顺利进行的关键要素，也是产科医生需要掌握的基本技能。

2. 避免软产道损伤　产钳由于不是在直视下进行，开全的宫颈会变薄包裹于胎头周围，故经常出现将宫颈边缘夹持于钳匙与胎头之间。所以在完成两叶产钳的放置之后，应该用手指围绕胎头检查一遍是否存在这种现象，明确后再行牵拉，否则会造成宫颈及软产道的损伤。

（八）模拟教学应用示例

【案例】　患者女性，30岁，初产妇，孕40周，产前检查未见异常。临产10h，胎膜已破，羊水清，宫口开全30min，头先露+3。出现胎心率下降，最低至90次/min。请尽快以合适的方式终止妊娠。

模拟场景设置要点：模拟产房、分娩模拟人、新生儿护理台、低位产钳、接生产包等。此项模拟培训或考核也可以将场景转移至真实产房中进行。

要点分析：本病例训练的要点一是对低位产钳使用指征的掌握；二是产钳操作的规范性、熟练性练习；三是对于危急状况的情境意识、团队合作的训练。

操作要点：对于初产妇的产钳操作，应该增加会阴切开步骤，操作标准与阴道分娩接生相同。病例提示中未明确说明胎方位，故在放置产钳前需徒手检查明确胎方位，或将胎头转至枕前位后方可上产钳。

第四节　妇产科急危重症情境模拟训练

一、产后出血急救情境模拟训练案例

（一）培训目标

1. 产后出血的诊断及病情严重程度的分级识别。

2. 产后出血的处理原则及流程。

3. 医患沟通技巧（次要目标）。

（二）物品及设备／人员／其他资料准备

1. 物品及设备准备　高端模拟产妇（带婴儿）、心电监护仪、听诊器、手电筒、鼻导管面罩、产包（消毒巾一套、卵圆钳2、弯盘1、会阴垫1、血管钳2、导尿管1、无菌干纱布若干）成人尿垫、称重器、阴道拉钩、500ml生理盐水、气管插管、简易呼吸器、注射器等。

2. 人员准备　导师、助教、学员 3～4 人。

3. 资料准备　凝血全套 1（凝血酶原时间 11s，部分凝血活酶时间 30.7s，纤维蛋白原 3.7g/L，凝血酶时间 15s）；凝血全套 2（凝血酶原时间 13s，部分凝血活酶时间 40.9s，纤维蛋白原 2.1g/L，凝血酶时间 13s）；血常规 1（WBC 9.0×10⁹/L，RBC 4.45×10¹²/L，Hb 126g/L，PLT 175×10⁹/L，中性粒细胞百分比 69.9%）；血常规 2（WBC 10.4×10⁹/L，RBC 3.5×10¹²/L，Hb 90g/L，PLT 175×10⁹/L，中性粒细胞百分比 64.3%）；D- 二聚体 1 2.5mg/L；D- 二聚体 2 10.5mg/L；纤维蛋白原降解产物 1 4.5mg/L；纤维蛋白原降解产物 2 11.8mg/L；胸片正常；心电图示窦性心动过速。

（三）课程实施

1. 环境介绍　模拟产房，学员作为当班医师，接到产房护士呼叫接诊这名患者（模拟产妇有初始状态生命体征，有瞳孔对光反射，可以进行交流，对治疗有反应）。要求通过必要的问诊、查体、辅助检查等来明确诊断并给出治疗。桌上有一些可供使用的物品，如需其他物品，可以提出。药物治疗口头医嘱即可。

2. 流程说明　如诊断及处理正确，患者病情好转，生命体征也会出现相应的变化；如果不正确则患者可能出现病情恶化，直至死亡。整个模拟过程 10～15min，需要 3～4 人通过团队协作完成，结束之后会对整个过程进行回看视频反馈总结。

3. 案例介绍　患者黄某某，女性，32 岁，30min 前阴道分娩一男婴，体重 4 020g，产程进展顺利，在产房观察过程中突发出现阴道一阵出血，产妇出现头晕、胸闷不适。患者既往体健；之前顺产分娩 1 女孩，已 3 岁；家族史无特殊。

4. 课程流程图（图 13-4-1）

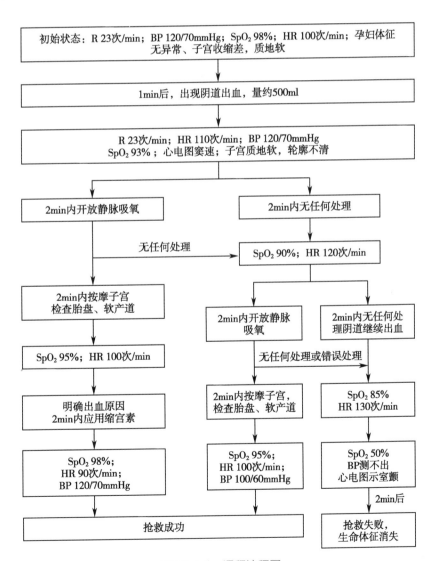

图 13-4-1　课程流程图

（四）复盘要点

1. 产后出血的诊断及鉴别诊断

（1）问诊查体及辅助检查要点

①重点病史：产前检查经过、产程进展、接生过程及发生出血的时间、量、伴随症状、既往病史、过敏史、家族史等。②重点体格检查：一般情况及生命体征，包括血氧饱和度、意识、皮肤瘀斑。子宫底位于脐平，质地软，收缩差。③重要辅助检查：血常规、凝血功能、D-二聚体、胸片、心电图。

（2）案例分析：①经产妇；②阴道分娩胎儿体重超过 4 000g；③既往体健，产前检查无异常发现；④查体，呼吸频率增快，SaO$_2$ 下降，子宫收缩差，质地软；⑤辅助资料，凝血全套 1（凝血酶原时间 11s，部分凝血活酶时间 30.7s，纤维蛋白原 3.7g/L，凝血酶时间 15s）；D-二聚体 1 2.5mg/L；纤维蛋白原降解产物 14.5mg/L。因此考虑产后出血原因为子宫收缩乏力。该患者初始状态时生命体征尚稳定，阴道一阵出血后出现 SaO$_2$ 下降，血压降低，心率增快，经吸氧、开放静脉等处理后无改善。经按摩子宫、检查胎盘、软产道等处理后，阴道出血减少，生命体征指标有所改善。凝血全套 2（凝血酶原时间 13s，部分凝血活酶时间 40.9s，纤维蛋白原 2.1g/L，凝血酶时间 13s）；血常规 2（WBC 10.4×10^9/L，RBC 3.5×10^{12}/L，Hb 90g/L，PLT 175×10^9/L，中性粒细胞百分比 64.3%）；胸片正常；心电图窦性心动过速。结合以上综合分析，该产妇发生产后出血的原因应为产后子宫收缩乏力。

2. 产后出血的处理

（1）全身支持治疗：①首选鼻导管吸氧，2～3L/min 氧流量，给氧目标使血氧饱和度维持在 90% 以上；②开放静脉通路；③病情进展至危重度出现呼吸衰竭，应立即清理上气道分泌物，去枕，开放气道，球囊辅助呼吸；气管插管有创正压通气。

（2）针对出血病因治疗：徒手按摩子宫；或者一手经阴道固定宫颈，一手配合在腹部按摩子宫底。

（3）药物的使用：①子宫收缩剂使用（静脉滴注、肌内注射、宫颈局部注射）；②输血（血象指标达到输血指征时）。

3. 治疗效果评估

（1）症状（阴道出血量估算）。

（2）生命体征变化（呼吸频率、血氧饱和度、心率及血压）。

（3）子宫底高度、收缩强度、质地轮廓。

（4）血常规、凝血指标。

4. 医患沟通

（1）急救需请家属回避。

（2）若患者病情好转，需及时向患者及家属交代病情（包括目前诊断以及预后），并向患者及家属交代后续处理（完善进一步检查及治疗的方案）。

（3）若患者病情恶化，需及时向家属交代病情（包括目前诊断以及预后），并向家属交代后续处理（包括子宫切除、气管插管等有创治疗）。

（五）常见错误点及原因分析

1. 未能正确估计阴道出血量　对于阴道出血量的估算，最简洁的是面积法。但是，比较精确的可以用称重法。

点评：在产房危急情境下，学员或学生往往会只顾及全身生命体征的变化及处理，而忽略查找原因，并针对病因的治疗。

2. 在查找出血原因时不能按照常规诊疗思路进行　产后出血常见原因按照发生概率依次为：子宫收缩乏力、胎盘因素、软产道损伤、凝血功能障碍。在查找出血原因时一般也是按照这个思路逐一进行排除。

点评：在阴道发生大量出血的危急情境下，学员或学生经常犯的错误是首先想到软产道是否有撕裂，甚至一上来就考虑是否有羊水栓塞、弥散性血管内凝血（DIC）等小概率事件的发生，而忽略了最常见的子宫收缩乏力或胎盘粘连残留等因素，从而造成延误治疗的严重失误。

3. 对于子宫收缩乏力的处理不规范　产后发生子宫收缩乏力时，第一时间应该按摩子宫，通过加强子宫收缩来达到收缩胎盘剥离面开放的血管，从而减少阴道出血。

点评：根据子宫收缩有极性、对称性、传导性的特点，应该加强子宫底部的收缩止血效果最好。而学员或学生往往习惯于抓住宫体,无节律地用力挤压子宫体,往往起不到加强宫缩的作用。

4. 缺乏医患沟通 学员或学生过于紧张,除了关注急救现场外,整个过程与患者及家属均无病情沟通。抢救过程中也未让家属回避,导致家属全程在场并干预抢救。

点评:随时与患者及家属沟通病情;抢救时应请家属回避;当患者病情危重,需要行有创的治疗时,应向患者家属交代目前考虑的诊断、有创治疗的指征及风险,并让家属签告知书;抢救结束后,应向家属交代患者后续处理(包括治疗方案以及需要转入 ICU 进一步治疗等);当患者病情好转,也应向患者及家属交代目前病情及后续治疗方案。

(六)评价

评价采用核查表及等级评定表两种形式共同进行,核查表可用于导师及助手评价学员水平,也可用于学员互评(表 13-4-1);等级评分表适用于有丰富经验的导师及助手使用(表 13-4-2);评价的时间可以在模拟场景运行过程中,等级评分表也可用于模拟场景运行后立即评价。

表 13-4-1 核查表(导师、助手及观察学员使用)

项目	完成
任务(病史采集及体格检查)	
询问产前检查结果	
询问既往病史及孕产史	
复习产程进展	
询问新生儿体重及 Apgar 评分	
观察生命体征(包括体温、心率、呼吸、血压、氧分压)	
估测阴道出血量	
任务(处理)	
嘱咐开通静脉通路、静脉补液维持	
嘱咐检查血液指标(包括血常规、凝血功能等)	
备血	
判断子宫底高度及子宫收缩情况	
检查胎盘、胎膜完整性	
按摩子宫底	
嘱咐静脉缩宫素使用	
缩宫素选择、剂量正确	
检查软产道	
了解血液检查结果并做出判断	
处理过程中始终关注生命体征变化	
选择合适时机和家属沟通	
处理过程中有与产妇的交流	
嘱咐完善其他相关检查(包括心电图、胸片等)	
能组织协调好助产士、护士合作	
结局	
诊断正确:子宫收缩乏力导致产后出血	
出血原因诊疗思维正确	

表 13-4-2 等级评分表（导师及助手使用）

任务	等级				
沟通技巧、人文关怀	1	2	3	4	5
病史资料收集	1	2	3	4	5
体格检查	1	2	3	4	5
诊疗思维	1	2	3	4	5
处理	1	2	3	4	5
团队合作	1	2	3	4	5
总分					

说明：1. 很差，不能接受需要补考；2. 较差；3. 平均，能接受的少数缺陷；4. 较好；5. 优秀，超出期望。

（李　萍）

推 荐 阅 读

[1] 常颖颖，张洁羽，刘莉. 虚拟现实技术在妇产科教学中的应用. 黑龙江科学，2018（3）：130-131.

[2] 罗爱月，杨书红，赵捷. 现时代妇产科临床教学的思考. 中国高等医学教育，2018（4）：104.

[3] ELOESSER L. A simplified obstetrical phantom. American Journal of Obstetrics & Gynecology, 1954, 68（3）: 948.

[4] FREETH D, AYIDA G, BERRIDGE EJ, et al. MOSES: Multidisciplinary obstetric simulated emergency scenarios. Journal of Interprofessional Care, 2006, 20（5）: 552-554.

[5] Levine AI., DEMARIA TR.S, SCHWARTZ AD. et al. 模拟医学. 吕建平，译. 北京：人民卫生出版社，2017.

[6] RICCIOTTI HA, DODGE LE, HEAD J, et al. A novel resident-as-teacher training program to improve and evaluate obstetrics and gynecology resident teaching skills. Medical Teacher, 2012, 34（1）: e52-e57.

[7] SATIN A J. Simulation in Obstetrics. Obstetrics & Gynecology, 2018, 132（1）: 199-209.

[8] WILSON A. The making of man-midwifery: childbirth in England 1660-1770, Economic History Review, 1996, 49（2）: 393-394.

[9] WOHLRAB K, JELOVSEK JE, MYERS D. Incorporating simulation into gynecologic surgical training. American Journal of Obstetrics & Gynecology, 2017, 217（5）: 522-526.

第十四章　医学模拟在儿科教学中的应用

第一节　模拟技术在儿科教学中的应用简介

模拟教学在儿科领域中起步较晚。近年来随着技术的发展和应用的深入，模拟教学在儿科学领域取得了巨大的发展，其中以新生儿、儿童急诊 / 重症医学、麻醉及护理等领域尤为突出。从急救基本技能、模拟真实场景下对病人的处理，逐渐发展到培训、考核、研究、与临床工作整合的多个维度，如精细化的临床技能培训、病人安全保障、创新性设备的临床应用及培训教学研究等。2008 年，国际小儿模拟协会（International pediatric simulation society，IPSS）成立，进一步推动了儿科模拟医学在全球范围内的合作与交流，全球的儿科模拟培训中心已逾百家。儿科模拟医学已经发展成为一门独立培训体系，不单包括儿科模拟培训项目的组织、开发、培训和评估，同时也涵盖了基于病人安全为主旨的全儿科各亚专业领域，主要内容涉及模拟培训的模式、技术、环境、临床实践和家庭护理的整个过程。

围产儿、新生儿和儿科麻醉团队最早开始利用高仿真模拟来复制产房环境和优化临床实践行为。20 世纪 90 年代，新生儿复苏项目（neonatal resuscitation program，NRP）和美国心脏协会（American heart association，AHA）心血管急救高级培训项目（包括基础生命支持（basic life support，BLS）和儿童高级生命支持（pediatric advance life support，PALS）已经广泛用于培训儿科临床医生和跨专业团队。仅就新生儿模拟培训项目有：新生儿复苏项目（NRP）、危险新生儿急症护理计划（the acute care of at-risk newborns，ACoRN）、新生儿稳定护理计划（sugar and safe care，temperature，airway，blood pressure，lab work，emotional support，STABLE）以及帮助婴儿呼吸计划（helping babies breathe，HBB）等。这些培训项目都有其特定的设计场景，代表着临床不同对象和需求的处置。同样，儿童重症监护病房中开展 BLS 和 PALS 也是基本且效果明显的临床模拟培训项目，并在专业技能和培训方式有着不断发展。

模拟培训对儿科临床技能的掌握有非常重要的帮助。以新生儿重症监护室中的早产儿为例，患者的生命体征的稳定性可能取决于侵入性操作是否能够顺利完成，包括气管插管、脐动静脉置管、胸腔穿刺术、腹腔穿刺术和交换输血等。在 NRP 课程中，脐动静脉置管训练已被普遍使用，鉴于对患者安全的考虑，置管训练一般使用动物或新鲜的废弃人脐带组织来练习。其他的操作训练亦是如此，例如气管插管、胸腔引流和经外周静脉穿刺置入中心静脉导管（peripherally inserted central catheters，PICC）等。

目前的儿科模拟培训已经从简单教学迈向多维度教学，采用多种方式教学的融合，包括理论讲授、分项技术练习、综合模拟演练、录像分析总结的组合方式，并且强调真实环境下的"浸入式"教学体验。模拟教学有着良好的可重复性和安全性，学员们通过反复训练以熟练掌握。以团队为单位的模拟教学，更是可以在多学科中展开培训，促进团队成员开展积极有效的沟通，从而实现流畅有效的团队合作。

儿科医学模拟在不断与临床工作进行整合，如通过模拟演练，审核临床开展的新技术是否可行、流程是否正确等。在预演紧急情况的处置方面，失血性休克、心律失常和癫痫发作等是否能及时有效地处理，直接影响患者的安全。模拟教学尤其适用于低发生频率、高医疗风险的临床救治，如体外膜肺氧合（extracorporeal membrane oxygenation，ECMO）的实施。ECMO 是最复杂的临床操作项目之一，需要由负责维持 ECMO 设备正常运行的专业技术人员和负责病人护理的医疗团队有效合作，ECMO 模拟训练提供了一种最佳的模式，以确保 ECMO 人员技能的维持和常规 ECMO 管理的正确运行。此外，模拟训练也在重大的多学科临床复杂病例的处理中提供帮助，例如出生缺陷新生儿的分娩（连体双胞胎、重症先天性心脏病、气道畸形等）及新生儿转运等。

模拟培训还可以用于识别潜在的安全威胁和危险，改进管理和医疗流程。通过使用模拟在工作流程分析,设施规划和设备实施,可以不断改进患者护理优化及医疗质量的持续改进。确保患者安全是儿科医疗机构的首要任务。模拟医学是努力发现医疗服务差距的良好方法。模拟既可以在临床环境中提高各级从业人员的技能,还可用于测试新的教育方式和设备。在重症监护病房中,模拟医学已经运用到临床工作流分析、医疗设施规划、设备运行和质量改进等多个方面,其实施也有助于优化病房设计和减少安全隐患,可以作为搬入新建单元时的检测工具。模拟教学的发展趋势是几乎万事均可模拟,从技术、流程、管理,重大事件,基础建设,海陆空管理,均可采用模拟测试运行,改进流程管理和技术完善。

因此,本章将从儿科基本技能模拟培训、儿科专科技能模拟培训以及多学科情境模拟训练三个角度展开,介绍医学模拟在儿科教学中的应用实例。

第二节　儿科基本技能模拟培训与评价

一、儿科胸部体格检查

(一)培训目标

通过检查儿童胸部、肺部以了解儿童的健康情况。

(二)适应证

1. 对疑有儿科胸部疾病(特别是呼吸系统疾病)的患者。

2. 常规体检的一部分内容。

(三)物品及设备/人员/其他资料准备

1. 模拟用品准备　儿科胸部检查模型或健康体检志愿者;儿科检查床;医用手套;消毒洗手液;听诊器;记号笔;刻度尺。

2. 环境准备　相对独立的空间;屏风遮挡;温度、光线适宜。

3. 操作者准备　了解病史;家长沟通。

(四)主要操作步骤

1. 胸部视诊

(1)指出胸部体表主要骨骼标志、主要垂直线标志及主要自然陷窝,包括:胸骨柄、胸骨体、剑突、椎棘突、肩胛下角等;前正中线、锁骨中线肩胛线、腋中线等;胸骨上窝、锁骨上窝、腋窝等。

(2)观察胸廓形状:告知被检查者取仰卧位或坐位,充分暴露前胸和背部,检查者站在被检查者右侧(坐位时站在被检查者前面和后面)。观察胸廓形状、两侧是否对称。有无畸形、局部隆起,肋间隙有无异常。

(3)观察呼吸运动、呼吸频率、呼吸节律:儿童以腹式呼吸为主,观察胸部起伏,呼吸次数,观察时间至少30s,观察呼吸深度变化。观察节律是否均匀、整齐。

2. 胸部触诊

(1)胸部(廓)扩张度双手触诊:检查者双手放在被检者胸廓前侧面,双拇指分别沿两侧肋缘指向剑突,拇指尖在前正中线两侧对称部位,手掌和伸展的手指置于前侧胸壁。嘱被检者作深呼吸运动,利用手掌感觉并观察双侧呼吸运动强度和一致性。

(2)双手语音震颤触诊:检查者双手掌或手掌尺侧缘(小鱼际)平放于被检查者前、后胸壁两侧的对称部位,嘱被检者发同等强度的"yi"长音,由上而下,由内而外,反复比较两侧对称部位语音震颤的异同。检查结束报告语音震颤有无增强或减弱。

(3)胸膜摩擦感:检查者将手掌平放于被检者前下侧胸部。嘱被检者深慢呼吸,注意吸气相和呼气相有无如皮革相互摩擦的感觉。嘱被检者屏住呼吸,重复前述检查。检查结束报告有无触及胸膜摩擦感。

3. 胸部叩诊

(1)间接叩诊:检查者将左手中指第2指节紧贴于叩诊部位,其他手指稍抬起勿与体表接触;右手手指自然弯曲,用中指指端垂直叩击左手中指第2节指骨的远端;板指平贴肋间隙,与肋骨平行,逐个肋间进行叩诊;叩肩胛间区时板指应与脊柱平行;叩击方向应与叩诊部位的体表垂直,叩诊时以腕关节与掌指关节的活动为主,叩击动作要灵活、短促、富有弹性,叩击后右手中指应立即抬起;同一部位可连续叩击2~3下。

(2)胸(肺)部叩诊顺序:叩诊自锁骨上窝开始,沿锁骨中线、腋前线自第1肋间从上至下逐一肋间进行叩诊；先检查前胸，其次检查侧胸，最后为背部，背部叩诊时，叩诊肩胛间区（两肩胛骨内缘之间的区域），肩胛下区（两肩胛下角的连线与第 12 胸椎水平线之间的区域）；叩诊时应左右、上下、内外对比进行。正常双肺叩诊为清音。

（3）直接叩诊：右手中间三指并拢，用掌面直接拍击被检查部位，借助于拍击的反响和指下的震动感来判断病变情况。

（4）右肺下界移动度：先于平静呼吸时在右肩胛线上叩出肺下界；然后嘱被检查者深吸气后屏气，同时向下叩诊，在清音变浊音时做一标记；嘱被检查者恢复平静呼吸，然后再深呼气后屏气，自上（肩胛下角处）而下叩至浊音，做标记（也可由下而上叩诊）；测量两标记之间的距离即为右肺下界移动度。

4. 胸部听诊

（1）呼吸音及啰音检查：检查者用听诊器体件在胸壁检查，要求被检查者均匀而平静地呼吸，必要时嘱被检查者深呼吸、屏气或咳嗽；听诊顺序：由肺尖开始，自上而下，由前胸到侧胸、背部；左右两侧对称部位进行比较；每处至少听 1～2 个呼吸周期。

（2）语音共振检查：嘱被检者用一般声音强度重复发"yi"长音（或耳语"1、2、3"）；检查者用听诊器在被检查者前、后胸壁由上而下、左右两侧对称部位对比听诊。

（3）胸膜摩擦音检查：检查者将听诊器体件分别置于被检者两侧前下胸部进行听诊；嘱被检者深呼吸，注意吸气相和呼气相有无胸膜摩擦的声音，嘱被检者屏气，听诊时摩擦音消失。

（4）检查结束报告听诊结果，包括正常呼吸音、异常呼吸音、啰音、胸膜摩擦音。

（五）引导性反馈

1. 模型难以模拟人体组织的真实手感　再先进的人体模型也难以模拟出真实人体的体温、皮肤的弹性。

2. 听诊音的模拟不真实　正常体检志愿者和一般体检模型无法模拟各种呼吸音，因此鉴别呼吸音的操作培训可能需要借助计算机来完成。

3. 检查目的不明确　完整的儿科胸部检查应该是胸部和肺部的检查，而不是其中的某一部分。只有在有明确目的前提下才可进行重点内容检查。

（六）常见错误点

1. 遗漏体格检查内容　例如胸部检查视诊中指出胸部体表主要标志的步骤会被大部分学生遗漏，叩诊、听诊范围容易不全面，肺下界移动度等检查也经常会遗漏。

2. 检查手法错误　体格检查间接叩诊是很重要的检查手段，手法需要经过反复训练才能掌握。

（七）模拟教学应用示例

【案例】　患者男性，6 岁，因咳嗽 2 周就诊。请完善相关专科检查。

模拟场景设置要点：明亮、保暖的检查空间、儿科胸部检查模型、儿科检查常用物品等。此项模拟培训或考核也可以将场景转移至真实儿科门诊进行。

要点分析：胸部体检需要患儿在安静状态下进行，避免哭吵，可利用询问病史的时间取得患儿的信任与合作。例如微笑，用手抚摸他，给他摸摸听诊器等以消除恐惧感。

操作要点：检查时态度和蔼可亲，手要温暖，两眼不要正视患儿以免引起其惊惶。婴儿可让亲人怀抱着进行检查。当检查到身体某一部位而他表示抗拒时不要坚持，可以放在最后。检查过程中要注意保暖，不要过多地暴露身体的部位以免受凉。对年龄大的患儿要照顾其害羞心理和自尊心。

二、儿科心脏体格检查

（一）培训目标

通过检查儿童心脏以了解儿童的健康情况。

（二）适应证

1. 对疑有儿科心脏疾病或需要排除儿科心脏疾病的患者。

2. 常规体检的一部分内容。

（三）物品及设备 / 人员 / 其他资料准备

1. 模拟用品准备 儿科体检志愿者或胸部检查模型；儿科检查床；医用手套；消毒洗手液；听诊器；记号笔；刻度尺。

2. 环境准备 相对独立的空间；屏风遮挡；温度、光线适宜。

3. 操作者准备 了解病史；家长沟通。

（四）主要操作步骤

1. 心脏视诊 包括心前区隆起与凹陷、心尖搏动、心前区异常搏动。

告知被检查者取坐位或仰卧位，充分暴露前胸部，检查者站在被检查者前面或右侧，检查者俯视被检者心前区，必要时可将视线与胸廓同高，观察并指出心前区有无隆起与凹陷，有无异常搏动，心尖搏动点的位置、强度与范围。

2. 心脏触诊

（1）心尖搏动及心前区搏动检查：检查者用右手全手掌置于心前区；用示指、中指指腹并拢触诊心尖搏动。

（2）震颤检查：用手掌尺侧（小鱼际）在各瓣膜听诊区触诊；用手掌尺侧（小鱼际）在胸骨左缘第3、4肋间触诊。

（3）心包摩擦感检查：在心前区或胸骨左缘第3、4肋间用小鱼际或并拢四指的掌面触诊。嘱被检查者屏住呼吸，检查心包摩擦感有无变化。若被检查者取卧位，检查时应请被检查者改为坐位前倾，检查摩擦感是否增强。

（4）检查结束报告心尖搏动的具体位置，有无增强或减弱；心前区有无异常波动，有无触及震颤和心包摩擦感。

3. 心脏叩诊

（1）被检查者坐位时，检查者板指与肋间垂直，与心缘平行；被检查者仰卧位检查时，检查者板指与肋间平行（两种体位检查任选一种）；采取轻叩诊法，注意叩诊的力度要适中和均匀，板指每次移动的距离不超过0.5cm；当叩诊音由清音变为浊音时做标记，为心脏的相对浊音界。

（2）心脏检查叩诊顺序：左侧从心尖搏动最强点所在肋间的外侧2~3cm处开始叩诊，心尖搏动不能触及时，则从左侧第5肋间锁骨中线外2~3cm处开始，其余各肋间从锁骨中线开始，逐肋向上叩诊，直至第2肋间；右侧先叩出肝上界；再从肝上界的上一肋间开始，向上叩至第2肋间；叩诊顺序为先左后右，自下而上，由外向内。

（3）测量：需测量胸骨中线与左锁骨中线的距离和胸骨中线至心浊音界（各肋间）界线的垂直距离，不同年龄正常值见表14-2-1。要求能回答并叩出某肋间心浊音界。

表 14-2-1 小儿正常心脏相对浊音界

年龄 / 岁	左界 /cm	右界
<1	左乳线外 1~2	沿右胸骨旁线
1~4	左乳线外 1	右胸骨旁线与右胸骨线之间
5~12	左乳线上或乳线内 0.5~1	接近右胸骨线
>12	左乳线内 0.5~1	右胸骨线
<1	左乳线外 1~2	沿右胸骨旁线

4. 心脏听诊

（1）心脏瓣膜听诊区及心包摩擦音听诊部位：心脏瓣膜听诊区为4个瓣膜5个区，二尖瓣区（心尖区）位于心尖搏动最强点；肺动脉瓣区位于胸骨左缘第2肋间；主动脉瓣区位于胸骨右缘第2肋间，主动脉瓣第二听诊区位于胸骨左缘第3肋间；三尖瓣区位于胸骨左缘第4、5肋间。心包摩擦音听诊部位在心前区或胸骨左缘第3、4肋间。

（2）心脏瓣膜听诊区听诊顺序和时间：通常按逆时针方向依次听诊：从心尖区（二尖瓣区）开始→肺动脉瓣区→主动脉瓣区→主动脉瓣第二听诊区→三尖瓣区；心尖区听诊时间不少于30s。

（3）检查结束后报告：每分钟实测心率次数，以次 /min 表示；心律是否规整；心音有无异常，有无额外心音；有无心脏杂音和心包摩擦音。

（五）引导性反馈

1. 逼真度欠佳　大多数模型无法模拟心跳，仅能完成视诊、触诊、叩诊的操作，体检志愿者也无法呈现异常心音等病理现象，听诊声音内容有时需借助计算机完成。

2. 遗漏重要步骤　常见原因视、触、叩、听是儿科检查最基本的操作，也是相对比较简单的操作，而往往越简单的操作越是容易有遗漏，检查者的关注点往往聚焦在检查结果而忽视过程及手法。

（六）常见错误点

1. 遗漏步骤　例如学生往往不能完整报告心脏听诊的6项要点，甚至会遗漏3项以上。

2. 检查顺序　心脏各瓣膜区的检查顺序需要记忆，容易错误。

（七）模拟教学应用示例

【案例】　女孩，3岁。体检时听诊发现心脏杂音。请进一步完善相关专科检查。

模拟场景设置要点：明亮、保暖的检查空间，儿科胸部检查模型，儿科检查常用物品等。此项模拟培训或考核也可以将场景转移至真实儿科门诊进行。

要点分析：胸部体检需要患儿安静状态下进行，避免哭闹，可利用询问病史的时间取得患儿的信任与合作。例如微笑，用手抚摸她，给她摸摸听诊器等以消除恐惧感。

操作要点：检查时态度和蔼可亲，手要温暖，两眼不要正视患儿以免引起其惊惶。婴儿可让亲人怀抱着进行检查。当检查到身体某一部位而他表示抗拒时不要坚持，可以放在最后。检查过程中要注意保暖，不要过多地暴露身体的部位以免受凉。对年龄大的患儿要照顾其害羞心理和自尊心。

三、儿科腹部体格检查

（一）培训目标

通过检查儿童腹部以了解儿童的健康情况。

（二）适应证

1. 对疑有儿科腹部病变或需要排除儿科腹部病变的患者。

2. 常规体检的一部分内容。

（三）物品及设备/人员/其他资料准备

1. 模拟用品准备　儿科体检志愿者或胸部检查模型；儿科检查床；医用手套；消毒洗手液；听诊器；记号笔；刻度尺。

2. 环境准备　相对独立的空间；屏风遮挡；温度、光线适宜。

3. 操作者准备　了解病史；家长沟通。

（四）主要操作步骤

1. 腹部视诊　被检查者取仰卧位，检查者站在被检查者右侧，视诊内容包括腹部皮肤、腹部外形、呼吸运动以及有无胃肠型蠕动波。

2. 腹部触诊

（1）浅表触诊：告知被检查者取仰卧位，双腿屈曲，暴露腹部，腹部放松，检查者位于被检查者右侧。浅部触诊自左下腹开始逆时针至右下腹，再至脐部依次滑行，触紧张度、压痛、浅表肿块。

（2）深部触诊：深压触诊，麦氏点压痛反跳痛，肝脏、脾脏、胆囊触诊，泌尿系统压痛点，腹部肿块深部滑行触诊。麦氏点位于脐与右髂前上棘连线中、外1/3交界处，其压痛常见于急性阑尾炎等。

（3）肝脏触诊：告知被检查者取仰卧位，暴露腹部，腹部放松，双腿屈曲，做腹式呼吸，检查者位于被检查者右侧。

1）单手触诊：检查者将右手三指（示、中、环指）并拢，掌指关节伸直，示指和中指末端与肋缘平行置于被检查者右侧髂窝（或脐右侧），用示、中指末端桡侧进行触诊；嘱被检者做腹式呼吸，当被检者呼气时，手指压向腹深部；被检者吸气时，手指向前上迎触下移的肝下缘；如此反复进行，并逐渐向肋缘方向滑动，直至触及肝下缘或右肋缘。

2）双手触诊：检查者右手位置同单手触诊；左手托住被检者右腰部，拇指张开置于季肋部，触诊时左手向上推；右手触诊方法同单手触诊。

3）剑突下肝脏触诊检查（单手触诊）：检查者将右手三指（示、中、环指）并拢，掌指关节伸直，示指和中指末端与肋缘平行置于被检查者剑突下，用示、中指末端桡侧进行触诊；嘱被检者做腹式呼吸，当被检者呼气时，手指压向腹深部；当被检者吸气时，手指向前上迎触下移的肝下缘；如此反复进行，并逐渐向肋缘方向滑动，直至触及肝下缘或剑突。

（4）脾脏触诊

1）仰卧位触诊：告知被检查者取仰卧位，双腿屈曲，暴露腹部，腹部放松，做腹式呼吸，检查者位于被检查者右侧，检查者左手掌置于被检查者左腰部第9～11肋处，将其脾脏从后向前托起；右手掌平放于脐部；右手三指（示、中、环指）伸直并拢，与肋缘大致呈垂直方向；从脐水平开始，配合被检查者腹式呼吸，用示、中指末端桡侧进行触诊，直至触及脾下缘或左肋缘。

2）侧卧位触诊：被检查者取仰右侧卧位，右下肢伸直，左下肢屈曲（或双下肢屈曲）。检查者左手掌置于被检查者左腰部第9～11肋处，将其脾脏从腰背部向腹部推；右手掌平放于脐部；右手三指（示、中、环指）伸直并拢，与肋缘大致呈垂直方向；配合被检查者腹式呼吸，用示、中指末端桡侧进行触诊，直至触及脾下缘或左肋缘。

（5）墨菲征检查：告知被检查者取仰卧位，双腿屈曲，腹部放松，检查者站在被检查者右侧。检查者左手平放于被检者右下胸部，拇指指腹勾压于腹直肌外缘和肋缘交界处，或右锁骨中线与肋缘交界处（胆囊点），告知其缓慢做深吸气。若突然出现胆囊点剧烈触痛或因疼痛而屏住呼吸，为墨菲征阳性。

（6）腹部液波震颤触诊检查：被检查者取仰卧位，双腿屈曲，腹部放松，检查者站在被检查者右侧。检查者一手掌掌面贴于被检者一侧腹壁，另一手四指并拢稍弯曲，用指端叩击对侧腹壁或用指端冲击对侧腹壁。如有大量液体存在，则贴于腹壁的手掌有被液体波动冲击的感觉。为防止腹壁本身的震动传至对侧，应请另一人用手掌尺侧缘压于腹中线上协助检查。

（7）振水音检查：被检查者取仰卧位，暴露腹部，检查者站在被检查者右侧。检查者将听诊器体件置于被检者上腹部，同时，右手四指并拢于上腹部腹壁向下冲击振动胃部。听诊有无气、液相撞的声音。

3. 腹部叩诊

（1）广泛叩诊：自左下腹以逆时针方向叩诊，说出叩诊音。

（2）肝界叩诊：被检查者取仰卧位，检查者站在被检查者右侧。沿右锁骨中线，自上而下逐个肋间进行叩诊。当叩诊音由清音转为浊音时，即为肝上界。确定肝下界时，最好由腹部鼓音区沿右锁骨中线或正中线向上叩，由鼓音转为浊音处即是。

（3）腹部移动性浊音检查：告知被检查者取仰卧位，双腿屈曲，暴露腹部，腹部放松，检查者站在被检查者右侧。检查者自被检查者腹中部脐水平向左侧腹部叩诊，直至出现浊音，左手板指不离开腹壁，请被检者右侧卧，再继续叩诊，若叩诊音呈鼓音，则为移动性浊音阳性。自该处继续向腹下侧叩诊，直至再度出现浊音；再请被检者左侧卧位，同样方法叩击。

4. 腹部听诊

（1）肠鸣音听诊：被检查者取仰卧位，腹部放松，检查者站在被检查者右侧。将听诊器体件置于被检者腹壁，在脐周或右下腹听诊，听诊时间不少于1min。检查结束报告听诊点，并说出肠鸣音频率、强度。

（2）腹部血管杂音听诊：被检查者取仰卧位，充分暴露腹部，检查者站在被检查者右侧。将听诊器体件置于脐周部和脐部；两侧上方进行听诊。上腹中部、上腹两侧、下腹两侧5个部位有无血管杂音，腹股沟股动脉听诊。

（五）引导性反馈

1. 出现被检查者体位错误的常见原因　腹部体检经常出现不同检查手法需要的体位不同的情况，学生如不熟练极易混淆。

2. 模型和志愿者与真人的区别　模型和志愿者一般无疼痛反馈，学生一般只能机械地完成检查操作步骤并报告出阴性的体检结果。

3. 腹部检查内容多而且复杂　实际演练或考试时建议选取其中部分步骤进行操作，不然流程时间长，学生易出错。

（六）常见错误点

遗漏步骤腹部体检内容多，记忆难度大，学生实际操作容易遗漏步骤，手法错误，例如肝脾触诊手法经常错误，需要不断练习。

（七）模拟教学应用示例

【案例】 女孩，6岁。因阵发性腹痛1h入急诊。请进一步完善相关专科检查。

模拟场景设置要点：明亮、保暖的检查空间，儿科腹部检查模型，儿科检查常用物品等。此项模拟培训或考核也可以将场景转移至真实儿科门诊进行。

要点分析：腹部体检切忌因为患儿疼痛或家长干扰等因素，而减弱触诊时的力度，否则会出现误诊、漏诊的风险。

操作要点：检查时态度和蔼可亲，手要温暖，两眼不要正视患儿以免引起其惊惶。婴儿可让亲人怀抱着进行检查。当检查到身体某一部位而他表示抗拒时不要坚持，可以放在最后。检查过程中要注意保暖，不要过多地暴露身体的部位以免受凉。对年龄大的患儿要照顾其害羞心理和自尊心。

儿童腰椎穿刺术
（视频）

四、儿童腰椎穿刺术

（一）培训目标

脑脊液是存在于脑室及蛛网膜下腔的一种无色透明的液体，选择腰椎穿刺术可以抽取脑脊液，对抽出液体进行肉眼观察、生化检验、病理检查，以帮助疾病的诊断，同时亦可用于因脑脊液压力过高的放液（减压）和注入药物治疗中枢神经系统疾病等，是儿科临床常用的辅助诊断与治疗方法。

（二）适应证

1.在下列情况下需进行脑脊液分析以协助诊断 脑膜炎、脑炎、古兰 - 巴雷综合征、白血病 / 淋巴瘤及其他情况。

2.脑脊液压力及脑脊液动力学检查。

3.注射造影剂及药物 脊髓造影时注射造影剂；注射抗肿瘤药物、镇痛药及抗生素。

（三）禁忌证

1.穿刺部位的皮肤、皮下组织或脊柱有感染时。

2.颅内占位性病变，特别是有严重颅内压增高，或已出现脑疝迹象者，以及高颈段脊髓肿物或脊髓外伤的急性期。

3.有明显出血倾向，凝血功能异常者。

（四）物品及设备 / 人员 / 其他资料准备

1.模拟用品准备 小儿腰椎穿刺模型、穿刺包（消毒洞巾、带塞试管、无菌纱布）、一次性腰椎穿刺针、安尔碘、消毒棉签、2% 利多卡因、5ml 针筒、无菌手套、胶带。

2.环境准备 相对独立的空间；屏风遮挡；温度、光线适宜。

3.操作者准备 了解病史；与家属沟通，解释穿刺目的，消除紧张情绪；佩戴好医用帽子与口罩，并进行手清洁和消毒；核对患儿姓名、住院号、床号。

（五）主要操作步骤

1.操作者位于患儿右侧，患儿左侧卧位，全身屈曲，曲颈弯腰抱膝，选择穿刺点首选为髂嵴连线和第4腰椎棘突连线处即腰 4/5 椎间隙，次选腰 3/4 或腰 5 骶 1 椎间隙（图14-2-1）。

2.以穿刺点为中心，由内向外消毒皮肤，直径为 10~15cm，消毒三遍，注意后一遍的范围小于前一遍的范围，消毒完成后打开穿刺包，戴无菌手套，铺洞巾。

3.核对局麻药物名称，用 2% 利多卡因局部麻醉，穿刺点作局麻，先作皮丘，再垂直皮肤进针，作皮内、皮下、椎间韧带局麻，回抽无血再作麻醉。麻醉完成后拔出针

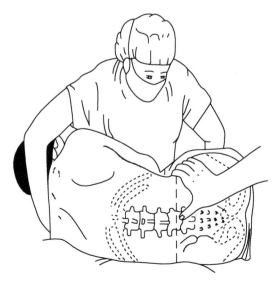

图 14-2-1 侧卧位腰椎穿刺时确定第 4 腰椎棘突的方法

头,无菌纱布覆盖止血。

4. 检查器械,注意穿刺针是否通畅,针芯是否配套。操作者左手固定穿刺点,右手持穿刺针,以垂直背部皮肤的方向或略向头侧的方向缓慢刺入,当针头穿过韧带和硬脑膜时,有阻力突然消失的落空感,将针芯缓慢抽出,可见脑脊液流出,每只试管留取 1～2ml 脑脊液送检。

5. 标本留取后,插入针芯,拔出穿刺针,消毒穿刺部位,盖以消毒纱布压迫止血 1～2min,至血止,胶布固定纱布。操作过程中注意观察患儿呼吸、脉搏的变化。

6. 穿刺结束,物品复原,合理处理医疗废物,再次手清洁,告知家属注意事项,嘱患儿休息,去枕平卧 4～6h。

（六）引导性反馈

1. 模型无法模拟真实的流血情境　故操作者可能会对压迫止血的力度与时间的把握出现偏差。

2. 模型的材质与真实人体有差距　一些模型无法模拟脑脊液的流出过程,操作者只能生硬地表演接取脑脊液的过程。模型不会流血,操作者可能忽略拔出针头后的止血操作。

3. 爱伤观念、人文关怀的缺失　由于儿童腰椎穿刺模型与儿科检查模型一样,都是属于局部模块的模拟培训,当面对一个没有完整人体的模型,让检查者生搬硬套地背台词交流,着实是达不到培训效果的。

（七）常见错误点

1. 人文、爱伤意识缺乏　经常会有检查者认为操作过程后中未强调注意观察患儿呼吸、脉搏的变化,且经常会有检查者忘记在拔出麻醉针筒后需要纱布压迫止血,或忘记留取脑脊液后及时插回穿刺针针芯。

2. 无菌意识缺失　经常会有检查者忘记操作结束后再次进行手部清洁。

（八）模拟教学应用示例

【案例】　患儿男性,10 月龄,因高热 2d,抽搐一次急诊就诊。体检:患儿体温 39.3℃,意识不清,前囟饱满。血常规:WBC $20×10^9/L$,CRP 45mg/L。请通过合理的检查方法明确脑脊液的性质。

模拟场景设置要点:能抽出模拟脑脊液的儿科检查模型、儿科检查常用物品、一次性腰穿针等。此项模拟培训或考核也可以将场景转移至真实儿科门诊进行。

要点分析:在行腰椎穿刺前,必须先行问诊及必要检查排除操作禁忌证后再进行穿刺操作。穿刺前检查穿刺针是否通畅,以免针管阻塞导致穿刺失败。

操作要点:穿刺针进针深度要根据患儿年龄、体型进行相应调节,以免造成损伤出血,影响检查结果。进针要快速不犹豫,有突破感后即可拔出针芯留取脑脊液。

五、儿童骨髓穿刺术（胫骨）

（一）培训目标

骨髓是柔软富有血液的组织,有造血、免疫和防御功能,选择骨髓穿刺术可以抽取骨髓液,对抽出液体进行肉眼观察、生化检验、病理检查,以帮助疾病的诊断,同时可以行骨髓穿刺进行骨髓输液治疗,是儿科临床常用的辅助诊断与治疗方法。

儿童骨髓穿刺术
（视频）

（二）适应证

1. 各种血液病的诊断、鉴别诊断及治疗随访,协助诊断部分恶性肿瘤的分期,如淋巴瘤、神经母细胞瘤等。

2. 协助诊断某些贮积性疾病,如戈谢病、尼曼匹克病等。

3. 对不明原因发热的患者,抽取骨髓行细菌培养,如伤寒杆菌骨髓培养;骨髓涂片寻找寄生虫,如寻找疟原虫、黑热病病原体等。

4. 危重儿童抢救时,如外周静脉通路建立困难,胫骨穿刺输液可作为暂时性措施,直至建立静脉通道。

5. 为骨髓移植提供骨髓来源。

（三）禁忌证

1. 先天性凝血因子缺乏如血友病,病情危重,有明显出血倾向如弥散性血管内凝血（DIC）等为骨穿的禁忌证。而严重血小板减少并非禁忌证,即使血小板低于 $50×10^9/L$,只是需要在穿刺结束后多加压一些时间,直至出血停止。

2. 穿刺部位有感染或开放性损伤。

（四）物品及设备/人员/其他资料准备

1. 模拟用品准备 小儿骨髓穿刺模型、穿刺包（一次性骨髓穿刺针、消毒洞巾、无菌纱布）、安尔碘、消毒棉签、2% 利多卡因、5ml 针筒 2 只、无菌手套、玻璃片若干、胶带。

2. 环境准备 相对独立的空间；屏风遮挡；温度、光线适宜。

3. 操作者准备 了解病史；与家属沟通，解释穿刺目的，消除紧张情绪；佩戴好医用帽子与口罩，并进行手清洁和消毒；核对患儿姓名、住院号、床号。

（五）主要操作步骤

1. 操作者位于患儿穿刺小腿一侧，患儿仰卧位，穿刺侧小腿稍外展，腘窝处稍垫高，助手固定下肢，穿刺点为胫骨粗隆下 1cm 前内侧（图 14-2-2）。

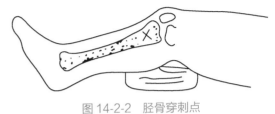

图 14-2-2 胫骨穿刺点

2. 以穿刺点为中心，由内向外消毒皮肤，直径为 10～15cm，消毒三遍，注意后一遍的范围小于前一遍的范围，消毒完成后打开穿刺包，戴无菌手套，铺洞巾。

3. 核对局麻药物名称，用 2% 利多卡因局部麻醉，穿刺点作局麻，先作皮丘，再垂直皮肤进针，作皮内、皮下、骨膜表面局麻，回抽无血再作麻醉。麻醉完成后拔出针头，无菌纱布覆盖止血。

4. 检查器械，注意穿刺针是否通畅，针芯是否配套，并将骨髓穿刺针固定器固定于离针尖 1～1.5cm 处。将穿刺点两旁皮肤拉紧固定，穿刺针于穿刺点骨膜面垂直刺入，下达骨膜后针头向下与骨干长径成 60°，针尖方向指向远心端。针尖接触骨质后，左右旋转针体，缓慢钻刺，当感到阻力消失、穿刺针在骨内固定时，表示针尖进入髓腔。拔出针芯，用消毒注射器抽取骨髓液 0.1～0.2ml，骨髓液打在玻片上，助手迅速涂片。

5. 取得骨髓液后，插入针芯，拔出穿刺针，消毒穿刺部位，盖以消毒纱布压迫止血 1～2min，至血止，胶布固定纱布。

6. 穿刺结束，物品复原，合理处理医疗废物，再次手清洁，告知家属注意事项，嘱患儿休息，穿刺点继续压迫满 15min 至完全止血，伤口处 3d 内不要碰水。

（六）引导性反馈

1. 在儿童骨髓刺模型上无法正确判断胫骨粗隆位置，故对于穿刺点及方向的把握往往会出现偏差。

2. 操作与检验目的不同会影响操作步骤，如骨髓涂片仅需抽取骨髓液 0.1～0.2ml，而其他一些检查可能需要留取 2ml 甚至更多的骨髓液。

（七）常见错误点

1. 摆正患儿体位时经常有操作者忘记使用垫巾，可能增加患儿骨折的风险。

2. 做骨髓涂片抽取脑脊液时经常有操作者抽取量过多，这会造成骨髓的稀释，减低涂片结果的临床意义。

（八）模拟教学应用示例

【案例】 女婴，1 岁，因发热 5d 急诊就诊。实验室检查：WBC 50×10^9/L，Hb 90g/L，PLT 45×10^9/L，请通过合理的检查方法留取骨髓液涂片检查。

模拟场景设置要点：能抽出模拟骨髓液的儿科检查模型、儿科检查常用物品、一次性骨穿针等。此项模拟培训或考核也可以将场景转移至真实儿科门诊进行。

要点分析：在行腰椎穿刺前，必须先行问诊及必要检查排除操作禁忌证后再进行穿刺操作。穿刺前检查穿刺针是否通畅，以免针管阻塞导致穿刺失败。

操作要点：进针要明确固定后才可拔出针芯留取骨髓液，留取骨髓液后及时放回针芯避免大量流血，涂片要迅速，避免骨髓液凝固。

六、婴儿心肺复苏（单人）

（一）培训目标

帮助儿科一线医护人员熟练掌握早期识别、早期呼救及徒手心肺复苏技术，规范掌握心肺复苏术的核心理论和技能操作。

（二）物品及设备／人员／其他资料准备

1. 模拟用品准备 婴儿CPR模拟模型，球囊通气面罩装置。

2. 环境准备 模拟环境，如诊室、公园等模拟场景。

3. 操作者准备 无特殊准备。

（三）主要操作步骤

1. 判断环境安全 确保现场对您和患者均是安全的。检查患者有无反应。轻拍儿童的肩膀或者婴儿的足跟并呼喊："你还好吗？"。如果患者没有反应，大声呼叫附近的帮助，拨打急救电话，并嘱拿AED。如在医院可启动应急反应系统。

2. 评估呼吸和脉搏 扫视患者胸部，观察胸部起伏不超过10s，以检查呼吸情况；为婴儿检查脉搏时，触摸肱动脉搏动，用时至少5s，但不超过10s，如果在10s内没有明确地感受到脉搏，从胸外按压开始心肺复苏。

3. 将婴儿置于坚硬、平坦的表面，将2根手指放在婴儿胸部中央（略低于乳头连线，在胸骨的下半部分），以100～120次/min的速率按压，按压深度为婴儿胸部先后径的三分之一（约4cm），每次按压结束后，确保胸廓安全回弹（重新膨胀）；不要靠在胸部上。胸外按压和胸部回弹／放松时间应该大致相同。

4. 每30次按压之后，给予2次球囊面罩加压通气，采用正确的C-E手法开放气道，球囊面罩加压通气，每次送气时间约为1s，每次通气应当使胸廓抬举良好。

5. 约5个心肺复苏循环或2min后，如果仍是一个人且尚未启动应急反应系统，则离开婴儿（或者随身带上婴儿），启动应急反应系统并取得AED。

6. 继续以30∶2的比率进行按压和人工呼吸，并尽快使用AED。继续进行，直到高级实施人员接手或者婴儿开始呼吸、活动或者有反应。

（四）引导性反馈

高质量的心肺复苏包括以下关键特征：在识别心脏骤停后10s钟内开始按压；用力按压，快速按压，以100～120次/min的速率实施胸外按压；每次按压后，让胸廓完全回弹；按压过程中尽量减少中断（将中断控制在10s以内）；给予有效的人工呼吸，使胸廓隆起；避免过度通气。

（五）常见错误点

1. 心肺复苏操作环境往往营造出一种紧迫的气氛，多数操作者往往会受此影响，使得按压频率过快。

2. 由于C-E手法不熟练或面罩未覆盖鼻等原因造成的胸廓无充分隆起。

3. 操作者未认识到模拟训练的真实性，而不断口述操作步骤，不能连贯地完成操作。

（六）模拟教学应用示例

【案例】 男婴，11月龄。咳嗽3d，加重伴气喘2d，烦躁不安1d。母亲带患儿门诊候诊过程中患儿突然失去意识。请立即开展心肺复苏抢救。

模拟场景设置要点：婴儿CPR模拟模型，球囊面罩装置，模拟环境，此项模拟培训或考核也可以将场景转移至真实儿科门诊进行。

要点分析：此项技能培训的目的旨在模拟真实。因此不需要受试者口述操作步骤，只需操作即可，因此考官要十分熟悉心肺复苏的流程。

操作要点：高质量的心肺复苏包括在识别心脏骤停后10s内开始按压；用力按压，快速按压：以100～120次/min的速率实施胸外按压；每次按压后，让胸廓完全回弹；按压过程中尽量减少中断（将中断控制在10s以内）；给予有效的人工呼吸，使胸廓隆起；避免过度通气。

第三节 儿科专科技能的模拟培训

一、儿童休克情境模拟培训

（一）培训目标

1. 掌握启动EMS的时机。

2. 正确识别休克并判断休克类型及严重程度的判定。

3. 休克的简单处理原则（液体复苏）。

（二）物品及设备/人员/其他资料准备

1. 物品及准备 模拟人、床旁监护仪（指脉氧、心电、血压）、药物（生理盐水 250ml×1、去甲肾上腺素×1、多巴酚丁胺×1）、骨髓输液器、留置针、输液皮条、空针、听诊器、一次性手套、隔离衣、帽子等。

2. 人员准备 主讲导师、辅助导师、学员 6 人。

3. 资料准备 毛细血管再充盈时间（CRT）延长的皮肤照片；血常规（WBC $2.0×10^9$/L，Hb 120g/L，PLT $200×10^9$/L，CPR>160mg/L，中性粒细胞百分比 70%）；血气分析（pH 7.2，Lac 4.0mmol/L，BE −8mmol/L）；心电图（窦性心动过速）。

（三）课程实施

1. 环境介绍 按照急诊抢救室床单位进行布置，独立的转运床、抢救车。学员为急诊室医生。预检护士将患儿直接带入急诊抢救室。要求学员通过儿童危重症系统评估（不断深入地评估、判定、干预）以明确诊断，并给予正确治疗。所需物品置于抢救桌上，另需物品可酌情向导师提出。药物治疗有贴上药物标签的模拟药瓶。

2. 流程说明 如果学员判定及处置得当，患儿病情好转。如果判定及处置不正确，患儿并且恶化，甚至可能死亡。整个病例运行过程 10～15min，由 6 人团队完成。病例运行结束由导师引导病例总结。

3. 案例介绍 6 月龄婴儿，男性，8kg，由预检护士抱入急诊抢救室。患儿因"发热咳嗽 1d，腹泻半天，皮疹 1h"来我院。患儿 1d 前发热，最高体温 39.9℃，无咳涕，无呕吐，有腹泻半天，共 5 次，稀糊便，尿量减少，胃纳减少。服用过布洛芬和口服补液盐。

4. 课程流程图（图 14-3-1）

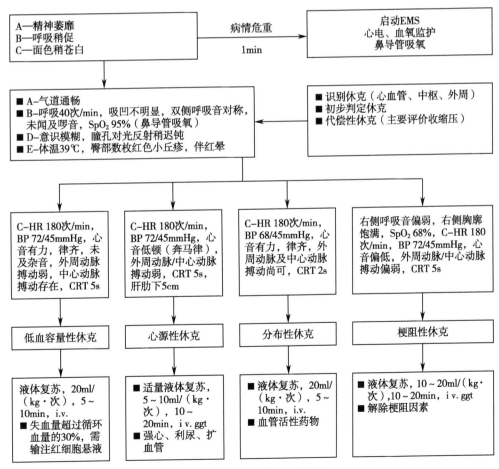

图 14-3-1 休克处理流程图

（四）引导性反馈

1. 正确判定休克

（1）系统评估重点

①临床表现：主要体现在神志、皮肤、尿量；②体格检查：心率、心律、血压、中心和外周动脉搏动、心音听诊、毛细血管再充盈时间等；③实验室检查：乳酸、中心静脉血氧饱和度、动静脉二氧化碳分压差等。

（2）案例分析：①患儿临床上精神萎靡、尿量减少、CRT 的改变，都提示相应脑、肾等相应器官灌注不足，外周循环障碍；②查体发现心率增快、血压下降、动脉搏动减弱、CRT 延长，都提示循环障碍，机体自身在尽力代偿；③血乳酸升高排除先天性遗传代谢性疾病和肝脏疾病伴肝功能障碍时，可考虑循环灌注不足，无氧代谢增加导致。

2. 判定休克类型 需要根据休克类型的不同，给予不同的治疗。

（1）低血容量性休克：包括失血为主和失液为主，需要通过询问病史及血常规情况。

（2）分布性休克：主要分为脓毒症休克、过敏性休克、神经源性休克，需要通过询问病史、相关辅助检查明确。

（3）心源性休克：询问病史以及相关检查，包括心脏超声、MRI 等。

（4）梗阻性休克：需要询问以及相关检查，包括胸部 CT、超声等。

3. 不同类型休克的基本处理

（1）低血容量性：初始给予晶体液 20ml/（kg·次），5～10min，通过外周、中心或是骨髓通路推注，反复评估后可多次给予，直到循环情况好转或是心功能衰竭出现。

（2）分布性休克：在给予低血容量休克相同的液体复苏的基础上，还需要适当给予血管活性药物，主要是缩血管药物，可能还需要强心药物。

（3）心源性休克和梗阻性休克：需要解决根本问题的基础上进行液体复苏，5～10ml/（kg·次），10～20min，通过外周、中心或是骨髓通路滴注。心源性休克以强心为主，而梗阻性休克需要解除梗阻因素。

4. 医患沟通

（1）抢救患儿时由医护人员将家长带离抢救区域回避。

（2）及时向家长交代患儿病情、救治情况及预后。

（3）若患儿病情恶化，及时取得家长理解。

（五）常见错误点及原因分析

1. 未能对休克做出正确的判断 休克的判定需要从临床表现、查体及实验室检查进行综合判定。

点评：学员有时仅从血压判定患儿是否存在休克，而忽略其他重要的临床表现及实验室检查。这样可能遗漏早期休克。早期休克机体进行代偿，血压还能维持正常。这是治疗最好的窗口期。若是未能识别代偿期休克，一旦患儿进入低血压性休克阶段，可能导致治疗难度增加，预后差。

2. 不区分休克类型而盲目进行液体复苏 休克按病因分为四种类型，因根据病史、查体、实验室等检查明确休克类型。

点评：不同类型的休克虽然可能都需要进行液体复苏，但应根据类型不同给予相应的液体复苏。如果不区分类型，盲目给予液体复苏，可能会加重循环障碍，特别是心源性休克。

3. 液体复苏不规范 液体复苏的种类、剂量、入液速度、途径在不同类型的休克有不同要求。

点评：休克时需要液体快速进入循环，学员往往忽视，导致液体输注速度过慢，无法进行有效的扩容治疗。低血容量性休克和分布性休克甚至需要推注以实现快速输注。另外休克时，外周静脉途径往往难以建立，需要快速建立骨髓通路。凡是能通过外周静脉给予的所有液体、药物、血制品都可以通过骨髓通路给予。

（六）评估

评估采用核查表进行，用于导师评估学员水平及团队合作（表 14-3-1）。

表 14-3-1 休克急救核查表

重要步骤	分数	启动/完成时间
预检等级为 1 级，预检护士护送患儿入抢救室		
护士 1 评估患儿		

续表

重要步骤	分数	启动／完成时间
检查反应、呼吸、肤色		
呼叫护士2		
接心电监护		
护士2		
推抢救车		
启动EMS		
协同接心电监护		
测量血压		
给氧		
Leader进行体检		
气道		
呼吸［频率、节律、呼吸音、吸凹、脉搏血氧饱和度（SpO$_2$）］		
循环（频率、节律、心音、动脉搏动、CRT、BP）		
意识		
体温		
Leader能识别休克、判定严重程度并基本处理原则		
指令护士开通骨髓输液通路（IO）		
穿刺部位正确		
30s内完成		
确定在位		
使用三通、延长管		
识别低血容量性休克		
扩容：20ml/kg生理盐水5～10min，IO		

二、儿童创伤（腹部闭合性实质性脏器损伤）情境模拟培训案例

（一）培训目标

1. 能够对创伤患儿进行正确的初始及二次评估。
2. 能够在评估中识别并紧急处理威胁生命的损伤。
3. 能够熟练使用病床旁超声。
4. 能够完全融入自己角色，并且队员间指令到位，做到闭环式沟通。

（二）物品及设备／人员／其他资料准备

1. 模拟器的准备　儿童模拟人（带生命体征）

2. 检查资料　血常规（WBC $15.0×10^9$/L，中性粒细胞百分比60%，Hb 110g/L，PLT $200×10^9$/L，CPR 26mg/L）；血气分析1（pH 7.4，Lac 1.5mmol/L，BE -3mmol/L Hb 100g/L）；血气分析2（pH 7.30，Lac 2.5mmol/L，BE -4mmol/L，Hb 65g/L）；床旁B超图像，肝肾隐窝低密度影，肝包膜下低密度影。

3. 设备器材　①个人防护物品：手套、帽子、口罩、隔离衣；②供氧装置：氧源、湿化瓶、鼻导管、输氧

管、简易面罩;③监护设备:监护仪 ×1(含电极片、指脉氧探头、心电、血压、呼吸);④辅助操作设备:注射器20ml×1,10ml×1,60ml×1,5ml×1,纱布,胶布;⑤输液设备:输液皮条,输血皮条;⑥其他设备:听诊器 ×1,手电筒 ×1、病床旁 B 超机、吸引器、抢救车。

4. **药物及液体** 生理盐水 500ml×2 袋;10% 葡萄糖 500ml×1 袋;10% 氯化钠针 ×2 支;10% 氯化钾针 ×1 支;少浆血 150ml×2 袋(红色颜料模拟);血浆 100ml×2 袋(淡黄色液体模拟);维生素 K_1 注射液 10ml×1 支。

5. **人员准备** 主讲导师 1 名、辅助导师 1 名、学员 5 名(角色:护士 1 名,内科住院 1 名,内科主治 1 名,创伤住院 1 名,创伤主治 1 名)。

(三)课程实施

1. **环境介绍** 场景在急诊抢救室,独立的转运床、抢救车;学员为急诊护士、内科医生与外科医生。

案例运行过程中使用的模拟人,监护仪上显示生命体征,学员可以通过手触屏幕测量血压。该模拟人能够发出痛苦的呻吟。在评估、诊治过程中,关于在显示器上无法显示的患儿资料,您可以向导师询问,导师会向学员提供。实际需要的技术操作,仅口头描述是不够的,需要学员实际操作。

案例模拟过程中所需个人防护物品置于床旁,药品、其他检查物品等置于抢救车内及旁,另需物品可以酌情向导师提出。药品盛放于贴有药物标签的模拟药瓶内。

2. **流程说明** 案例运行分两个阶段,初始评估与再次评估,其中初始评估 5min 内完成,再次评估15min。

初始评估过程中,病情基本稳定,无须特殊紧急处理。

再次评估过程中,病情发生改变,需要学员停止评估,回到初始评估,并对威胁生命的问题进行紧急处理。

再次评估中,学员能够认识威胁生命的问题,并进行紧急正确处理,病情好转。

再次评估中,学员不能认识威胁生命的问题,或者病情转变没有及时停止再次评估,回到初始评估找原因,或者无法正确紧急处理威胁生命的问题,病情进一步恶化,终止运行。出现第二种情况,不要以死亡终结案例,辅助导师可以适时将学员拉回正确方案,然后终止案例。

3. **案例介绍** 患儿,男,10 岁,35kg,因"自双杠上跌落腹痛 1h"就诊。1h 前,患儿在体育课上,不慎自1.5m 高双杠掉落,腹部撞击双杠后落地,面朝下,现场即诉腹痛,无呕吐,无昏迷,呼叫 120,由 120 转运至我院。120 人员与急诊预检护士担架运转至抢救床。

4. **课程流程表**(表 14-3-2)

表 14-3-2 儿童创伤(腹部闭合性实质性脏器损伤)情境模拟培训流程表

初次评估			
导师信息	发现的结果	参加人员行动	导师注释
年龄、性别、重量和外表	10 岁男孩,35kg,现场有腹部不适,老师、120 送到	到位	
A 能说话,口腔内无异物	与学员交流,口腔内无异物	评估气道	
B 稍促,胸廓起伏对称,双侧呼吸音对称,SpO_2 98%	呼吸规则,胸廓起伏对称,SpO_2 98%	评估呼吸,胸廓起伏,对称	
C 循环 HR 90 次 /min,BP 95/60mmHg	HR 90 次 /min,BP 95/60mmHg,心音有力,律齐,未及杂音,外周动脉及中心动脉搏动可,CRT 2s	监护(血压、心率)、脉搏、CRT、活动性大出血等	
D 精神状态(残疾)无殊,四肢畸形无	GCS 15 分,瞳孔等大等圆,对光反射灵敏,四肢畸形无	GCS 评分、四肢有无畸形等	
E 暴露皮肤,初上腹部外均正常	皮肤无伤口,保温	全身暴露,注重保温	
病人状况(稳定与否)	稳定		

二次评估			
导师信息	发现的结果	参加人员行动	导师注释
头无出血、无伤口、GCS 15 分,神志清,瞳孔均无殊	头部无伤口,无出血,双侧瞳孔等大等圆,对光反射灵敏,面部无出血,无伤口等,GCS15(E-4,V-6,M-5) E:睁眼反应,V:语言反应,M:肢体运动	检查,并给予实验室检查:血常规、血气分析、肝肾功能、凝血功能	主导导师在学员检查到某个位置时,口述结果,心率血压氧饱和呼吸根据监护仪,根据学员要求给出血常规及第一次血气分析报告
颈无特殊	无活动性开放性创面,颈动脉搏动扪及,气管居中,颈静脉无怒张	视、触	
胸无异常	胸部无皮肤改变,呼吸规则,胸廓起伏对称,双侧呼吸音对称,无挤压痛,呼吸 24 次/min,SpO_2 96%,心音有力,律齐,无杂音,HR 100 次/min,BP 90/50mmHg	视触叩听	
腹部稍膨隆,右上腹有瘀青,腹部压痛,以右上腹为甚,肠鸣音 6 次/min	稍膨隆,右上腹有瘀青,腹部压痛,以右上腹为甚,无肌卫,无反跳痛,移动性浊音(-),叩诊鼓音,肠鸣音 6 次/min	识别:右上腹部有瘀青,有压痛,考虑是否有腹部闭合性损伤	主导导师在学员查体至右上腹时可诉:"痛,或哎哟"
二次评估过程中,腹部检查结束,准备检查骨盆脊柱时,监护仪报警,病情出现变化			
HR 130 次/min,BP 70/40mmHg,SpO_2 90%,呼吸 30 次/min,CRT 3s	HR 130 次/min,BP 70/40mmHg,SpO_2 90%,呼吸 30 次/min,心音弱,律齐,未及杂音,外周动脉及中心动脉搏动弱,CRT 3s	学员识别出血压下降,心率变快,呼吸加速,氧饱和下降,能够迅速停止二次评估,开始回到 ABCDE 初始评估,快速判断是否有休克,休克种类,并要求第二次血气分析	
A 气道通畅	能发声,有疼痛呻吟,无异物	气道无梗阻	学员询问时,导师可模拟呻吟
B 节律增快,余无殊	自主呼吸,节律增快,胸廓对称起伏,呼吸音对称	血压与氧饱和不是由肺部病变引起	
C 颈动脉搏动可扪及,桡动脉弱,CRT 3s,BP 70/40mmHg,心率快,律齐	血压下降,心率增快,CRT 延长	识别: 休克 考虑失血性休克 结合二次评估过程中腹部体征,进行抗休克处理 同时进行病床旁 B 超	
D GCS 15 分,瞳孔等大等圆,对光反射灵敏,神志清,精神萎靡	神经系统、头部无损伤		
E 全身无开放性创面,末梢凉	无开放性创面及活动性出血,末梢凉		
1. 学员根据分析,考虑失血性休克,给出休克复苏医嘱(不做重点) 2. 学员进行 FAST 检查,且检查位置标准(剑突下、右侧腹、左侧腹、耻骨上方盆腔) 3. 学员根据导师给出的动态 FAST 视频,做出腹部闭合性实质性脏器损伤,失血性休克的判断 4. 在正确复苏后,血压恢复至 90/60mmHg,HR 95 次/min 5. 继续进行以下二次评估			给出 FAST 动态影像视频,第二次血气分析结果

续表

二次评估			
导师信息	发现的结果	参加人员行动	导师注释
骨盆无畸形	(-)分离试验、挤压试验	查体动作	
四肢无异常	无	无	
脊柱无异常	正常	注意 logroll 的动作	
案例运行结束			
第二种情况			
HR 130 次/min, BP 70/40mmHg, SpO$_2$ 90%, 呼吸 30 次/min, 心音弱, 律齐, 未及杂音, 外周动脉及中心动脉搏动弱, CRT 3s	学员未识别出病情变化	继续进行二次评估	病情继续变化, 导师拉回, 案例运行终止
	识别出病情变化	未停止二次评估及未回归到初始评估	
		未停止二次评估, 未进行 FAST 检查	
		未进行紧急处理抗休克治疗	

注: FAST, 创伤超声重点评估。

5min 内完成初次评估, 稳定, 无威胁生命的事件, 继续进行二次评估。二次评估从头到脚进行, 中间可进行允许的实验室检查。

（四）引导性反馈

1. 创伤处理必须掌握的三个原则是什么？对于创伤患儿, 在处理过程中, 必须掌握的三个原则: 优先处理原则; 不必因诊断不明确而延误有效治疗的原则; 详细的病史对急性创伤患儿的评估在一开始时是不必要的。

2. 创伤患儿如何进行初始评估？初始评估重点及内容如下。①气道（A, airway）: 进行颈部保护, 气道是否通畅, 是否有异物。②呼吸（B, breathing）: 评估是否有自主呼吸, 通气状况, 呼吸动度等。③循环（C, circulation）: 包括循环维持及出血控制, 评估脉搏, 血压, 是否有活动性大出血等。④残疾（D, disability）: 包括神经功能。⑤暴露 / 环境控制（E, exposion/environment）: 将患儿衣物全部脱去, 但要注意保温, 避免低体温。

3. 本案例初始评估分析　该患儿在初始评估中: ①能够进行语言交流, 无气道梗阻; ②自主呼吸, 血氧饱和度维持在 98%, 胸廓动度等无异常; ③无活动性出血, 血压、心率、末梢循环等均正常; ④无明显阳性的神经症状, 神志清晰; ⑤全身暴露并保温状态下, 皮温正常, 未见明显皮肤瘀青等。综合考虑, 患儿病情基本稳定, 不需要特殊的紧急处理, 可进行相应的实验室检查, 并可进行二次评估。

4. 在二次评估过程中出现病情改变, 如何处理？无论是在二次评估还是初次评估, 病情出现不稳定, 即停止评估, 重新开始 ABCDE, 找出病情不稳定的原因, 进行危及生命事件的处理。该患儿在进行二次评估的过程中, 出现血压下降, 心率增快, 停止二次评估, 返回初次评估, 气道、呼吸均无特殊改变, 结合腹部体征, 考虑腹部闭合性损伤, 进行 FAST 检查, 根据 FAST 结果及第二次血气分析结果, 考虑失血性休克, 进行复苏。病情好转, 稳定后重新开始二次评估。

5. 学员间闭环式沟通　住院医师在进行评估的过程中, 将阳性结果汇报给主导医师, 主导医师根据结果做出指示; 护士将监护数据改变及时反馈给医师; 学员之间沟通得到相应的回应。

（五）常见错误点及原因分析

1. 初次评估不明确　在进行创伤患儿的救治过程中, 不能够进行快速的初次评估, 甚至不知道初次评估包括哪些内容。

点评: 学员对于创伤的评估不明确, 在进行初始评估过程中, 容易固定于某一点。如在进行暴露的过程中, 容易忽略保温, 如此可能造成患儿低体温; 在评估循环的过程中, 可能将较长的时间用在血压监测、找寻出血等无效动作中, 从而延长了初次评估时间。学员容易在初次评估过程中, 就着重处理并不危及生命的创面上, 如下颌的小伤口等, 如引起时间延误, 对危及生命事件无法及时识别。

2. 在二次评估过程中，患儿病情出现变化，学员出现慌乱，不知道具体该做什么，不能够及时停止二次评估，回到初始评估。

点评：学员对于二次评估过程中出现病情变化，虽然能够初步判断出休克，但不知道立即停止二次评估，重新开始初始评估，寻找休克原因，虽然能够进行抗休克处理，但不能进行排除气道、呼吸的问题，利用FAST进一步确定失血性休克。尽管学员能够抗休克，但对进一步的处理无方向。或者学员忽略休克，继续进行二次评估，导致病情加重。

3. 不能进行正确的 FAST 腹部闭合性损伤中，FAST 操作有具体的位置要求。

点评：虽然能够有意识地进行 FAST 检查，学员对于操作手法、检查位置、影像判断不够正确，体格检查时发现右上腹压痛，在做 FAST 时只做了右侧腹部，不进行左侧腹部及盆腔检查，如此容易遗漏损伤部位。

（六）评估

评估采用核查表进行，用于导师评估学员水平及团队合作（表 14-3-3）。

表 14-3-3 儿童创伤模拟培训核查表

项目	操作程序		完成情况
准备工作	组建团队和角色分配		
	物品准备：氧源、气囊面罩、注射器、听诊器、生理盐水、血制品、清创包、消毒设备、超声等（依情境需要而定）		
	监护仪指标：心率、呼吸、血氧饱和度		
初始评估	气道		
	呼吸		
	循环		
	神经功能		
	暴露/环境		
二次评估	头		
	颈		
	胸		
	腹		
	脊柱与四肢		
	FAST	剑突下	
		右侧腹	
		左侧腹	
		盆腔	
	复苏		
病情变化	停止二次评估，重新开始初始评估		
	气道		
	呼吸道		
	循环		
	神经功能		
	暴露/环境		
合作评价	态度严肃认真，作风严谨		
	操作熟练、动作敏捷、迅速、连贯		
	团队合作（领导者、团队成员合作程度、闭环沟通）		
	回顾记录、分析、自己点评		

第四节 产科新生儿麻醉科多学科模拟训练

重度子痫前期伴抽搐剖宫产管理和新生儿窒息复苏

（一）培训目标

1. 多学科团队目标 多学科团队联合管理重度子痫前期伴抽搐母亲和窒息新生儿；多学科团队在识别、评估、治疗过程中的有效沟通和合作。

2. 各学科目标 产科：重度子痫前期的处理原则及流程；新生儿科：窒息新生儿的复苏流程；麻醉科：重度子痫前期的麻醉流程。

（二）物品及设备／人员／其他资料准备

1. 模拟场景（模拟手术室） 患者为 23 岁产妇，G_1P_0，孕 34 周，因"腹部疼痛 2h 伴头痛视力模糊"来诊。入院查体：BP 160/110mmHg，HR 120 次／min，胎儿心率监示胎心晚期减速，准备剖宫产手术。产科、新生儿和麻醉科团队抵达手术室。在准备麻醉的过程中，产妇发生抽搐。

2. 物品及设备准备

成人：高端模拟产妇（带婴儿）、心电监护、脉氧饱和度仪、麻醉仪器、呼吸机、听诊器、静脉置管、鼻导管、球囊、面罩、喉镜、气管插管、生理盐水、硫酸镁。

新生儿：新生儿高级模拟人、新生儿监护仪、新生儿听诊器、辐射台、保暖毛巾、球囊、面罩、吸痰器、吸痰管、氧源、湿化瓶、空氧混合仪、脐静脉管、脐静脉置管包、肾上腺素，生理盐水。

人员准备：导师 3 名（产科、麻醉、新生儿导师）、工程师（仪器调试）1 名、助教 3 名；学员：5～6 名，分产科、麻醉、新生儿三个团队。

资料准备：产妇尿蛋白（++）；急诊生化示谷丙转氨酶 95U/L，谷草转氨酶 87U/L；血常规示 WBC $5.0×10^9$/L，Hb 101g/L，PLT $90×10^9$/L；新生儿脐带血气 pH 7.02，BE −14mmol/L。

（三）课程实施

1. 环境介绍 各学科团队均为当班值班医生护士，接到产科护士的呼叫，1 名重度子痫前期的孕妇，胎心监测示晚期减速，考虑需要紧急剖宫产。各学科团队至手术室。

2. 课程流程 主导师向团队介绍模拟产妇、模拟新生儿生命体征、可以出现动作、对治疗有反应。模拟产妇和新生儿，场景同时进行，最后以团队反馈。整个模拟过程为 20min，反馈时间 40～60min。

3. 案例介绍 产妇林某，23 岁，G_1P_0，孕 34 周，因"腹部疼痛 2h 伴头痛视力模糊"来诊。入院查体：BP160/110mmHg，HR120 次／min，胎儿心率监示胎心晚期减速，已到手术室准备剖宫产手术。

4. 课程流程图 产妇模拟流程（图 14-4-1）；新生儿模拟流程（图 14-4-2）。

（四）引导性反馈

1. 多学科团队合作联合管理重度子痫前期和窒息新生儿 子痫前期是一种多系统进展性疾病，其特点是妊娠后半期出现新发高血压和蛋白尿，或出现新发高血压和终末器官功能障碍伴或不伴蛋白尿。通常将伴重度疾病特征的子痫前期（之前称为重度子痫前期）视为分娩的指征。分娩可最大程度地降低母体和胎儿的严重并发症风险，此类并发症例如脑出血、肝破裂、肾衰竭、肺水肿、子痫发作、与血小板减少有关的出血、胎盘早剥或胎儿生长受限。分娩方式取决于标准的产科指征。在子痫前期伴重度疾病特征的情况下，对于有严重疾病的胎儿需要剖宫产。需要紧急剖宫产的胎儿，产妇和胎儿的症状均较重，对产科、麻醉科和儿科都是较大的挑战。学科间对重度子痫及新生儿窒息复苏认识以及治疗理念的不同，会造成沟通不良，对患儿的预后影响重大。该病例主要考察各个团队之间的配合，对重度子痫前期和窒息新生儿的管理。

2. 多学科团队合作时的有效沟通 哪些因素对多学科团队合作影响较大？研究表明，团队领导力，合作和沟通能力对团队的表现都有重大影响。多学科的团队模拟训练可以提高多学科合作的有效沟通和合作、领导力，最终提高病人的生存率。在多学科团队沟通病情时，建议应用 SBAR 反馈法，即为环境—背景—识别—推荐，加强闭环沟通等策略。

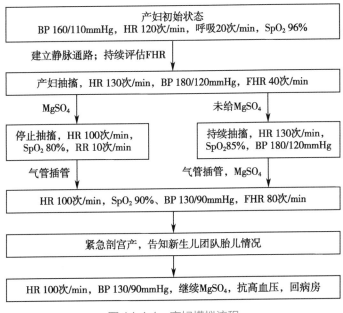

图 14-4-1　产妇模拟流程

FHR. 胎心率。

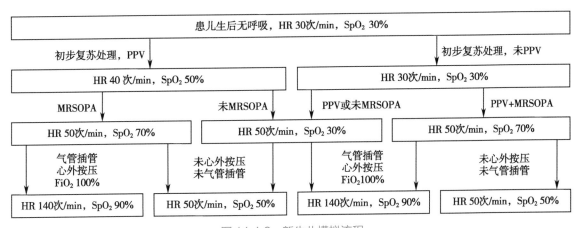

图 14-4-2　新生儿模拟流程

PPV. 正压通气；MRSOPA. 新生儿复苏气道矫正步骤。

3. 重度子痫前期的麻醉　剖宫产可以采用椎管内麻醉或全身麻醉，只要条件允许，子痫前期患者剖宫产时就应首选椎管内麻醉，而不是全身麻醉。但该产妇出现了抽搐，考虑全身情况差，予以全身麻醉。在麻醉过程中要评估疾病的严重性、气道检查、血流动力学状态和凝血参数，这些指标都有可能逐渐变化。需要麻醉科和产科的合作。

4. 重度子痫前期对胎儿的影响　重症子痫合并抽搐需要全麻下行剖宫产，胎儿胎心监护不佳，考虑胎儿有窒息的可能，同时子痫和全麻对胎儿的影响也会很大。这就需要新生儿科医生及时了解产妇的情况，以及麻醉用药，预判胎儿的可能情况及出生后麻醉用药对新生儿的影响。高血压是重度子痫前期患者的主要体征，严重时可引起孕妇脑部小动脉痉挛，造成脑组织缺血坏死，损伤血管壁，引起血管破裂出血，甚至还会诱发心力衰竭；另外还会使胎儿缺氧，导致胎儿生长受限，重度缺氧还会造成围产儿死亡。从胎儿到新生儿是个连续的过程，需要多学科团队的监护、合作和治疗，对提高围生期的生存率非常重要。

5. 重度子痫前期治疗中硫酸镁的作用　硫酸镁是子痫预防的首选用药。目前尚未清楚地阐明硫酸镁抗惊厥作用的机制。目前认为主要作用是中枢性的。通常在分娩发动时、引产开始时或剖宫产前开始使用硫酸镁预防子痫发作。最常用的硫酸镁给药方案是 10% 的硫酸镁溶液，负荷剂量 6g，静脉内给药，持续15～20min，之后以 2g/h 的速度持续输注。硫酸镁快速输注可能引起大量出汗、潮红、发热，这可能与外周血管扩张和血压下降有关。恶心、呕吐、头痛、肌肉无力、视觉障碍和心悸也可能发生。呼吸困难或胸痛可能是肺水肿的症状,肺水肿是一种罕见的副作用。

对胎儿的影响:镁离子可自由通过胎盘,因此脐带血中的浓度与母体血清中的浓度相似。母体治疗会导致基线胎心率下降,但通常仍在正常范围内;同时导致胎心率变异性下降,但可能较为轻微或不存在。

(五)常见错误及原因

1. 未能识别重症疾病特征的子痫伴发作,未予以正确预防和治疗。伴重度疾病特征的子痫前期伴发作是分娩的指征,如存在胎心异常,需要考虑剖宫产。硫酸镁是子痫预防和治疗的首选用药。

点评:在产房危急情况下,学员对重症子痫前期的治疗和处理容易出现慌乱,部分学员在产妇子痫发作情况下未对产妇和胎儿的生命体征做持续监测,未予以正确的药物和分娩的措施治疗。

2. 重症子痫伴抽搐麻醉的注意事项 学员在重症子痫伴抽搐时未予以及时置入静脉通路,动脉置管,未能及时插管稳定气道。决定紧急剖宫产时,未及时选择全身麻醉。麻醉诱导时未做好必要的措施,引起高血压反应。

点评:重症子痫伴抽搐时,患者情况危急,需要麻醉医生做好及时的判断。一方面要关注产妇的生命体征,置入静脉和动脉监测,稳定气道。另一方面及时选择全麻过程中应用硫酸镁、降压药,并关注麻醉用药对产妇和胎儿的影响。

3. 重症子痫母亲围生期的并发症及其用药、麻醉方式对新生儿的窒息复苏的影响学员对新生儿的病情预估不足,新生儿分娩前复苏设备和药物准备不足,新生儿抢救过程中对窒息复苏流程不熟悉。

点评:重症子痫母亲围生期常合并子痫发作,脑出血、肺水肿、血小板减少、胎盘早剥等并发症造成胎儿窒息,同时硫酸镁和全身麻醉用药会通过胎盘,进一步抑制新生儿的呼吸和反应。需要在新生儿分娩前准备好窒息复苏的设备和药物,熟悉新生儿窒息复苏流程。

4. 多团队合作时的团队沟通和协作 多学科团队合作是本案例考察的重点之一,常见错误是产科、新生儿和麻醉科团队无领导力,缺乏必要的沟通和交流。

点评:多学科团队合作时需要整个团队的领导者,常常可以由产科团队或麻醉团队的领导者兼任。在模拟运行中向团队所有成员告知产妇和胎儿情况,汇总产妇和胎儿的用药,团队之间的沟通推荐使用 SBAR 反馈法和闭环沟通。

(周文浩)

推 荐 阅 读

[1] 吴静燕,殷荣,周文浩. 模拟医学教育在儿科住院医师培训中的应用. 中国实用儿科杂志,2019,34(5):417-420.

[2] 中国新生儿窒息专家组. 新生儿复苏指南(2016年北京修订). 中华围产医学杂志,2016,19(7):481-486.

[3] JAVAUX A,BOUGET D,GRUIJTHUIJSEN C,et al. A mixed-reality surgical trainer with comprehensive sensing for fetal laser minimally invasive surgery. International journal of computer assisted radiology and surgery,2018,13(12):1949-1957.

[4] JOHNSTON L,WILLIAMS SB,ADES A. Education for ECMO providers:Using education science to bridge the gap between clinical and educational expertise. Seminars in perinatology,2018,42(2):138-146.

[5] LOPREIATO J,SAWYER T. Simulation-based medical education in pediatrics. Academic pediatrics,2015,15(2):134-142.

[6] LOUIE MC,CHANG TP,GRUNDMEIER RW. Recent advances in technology and its applications to pediatric emergency care. Pediatric clinics of North America,2018,65(6):1229-1246.

[7] NATARAJA RM,WEBB N,LOPEZ PJ. Simulation in paediatric urology and surgery. Part 1:An overview of educational theory. Journal of pediatric urology,2018,14(2):120-124.

[8] NATARAJA RM,WEBB N,LOPEZ PJ. Simulation in paediatric urology and surgery,part 2:An overview of simulation modalities and their applications. Journal of pediatric urology,2018,14(2):125-131.

[9] PAMMI M，DEMPSEY EM，RYAN CA. Newborn resuscitation training programmes reduce early neonatal mortality. Neonatology，2016，110（3）：210-224.

[10] SAWYER T，UMOREN RA，GRAY MM. Neonatal resuscitation：advances in training and practice. Advances in medical education and practice，2017，8：11-19.

第十五章　医学模拟在急诊科教学中的应用

第一节　模拟技术在急诊科教学中的应用简介

急诊医学是一个高风险、高强度、高要求、需要有高度预见性的专业。在处理不同疾病过程中基于"先救命后辨病"的工作原则，需要有效地抢救生命、减轻痛苦、稳定病情、寻找病因，寻找专科治疗的要求，急诊医师胜任力的培养过程和形式有着更高的要求。

一、医学模拟在急诊医学中的应用起源与发展

医学模拟在急诊医学中的应用，走在其他医学学科的前列，医学模拟解决了很多急救医学培训的难题。1999 年快速程序插管法的出现，是一个里程碑式的标志，该教程旨在快速程序插管法（rapid sequence intubation，RSI），是一个里程碑式的教程，旨在"培训急诊医生过程中能确保患者安全，减少风险"。学术急救医学会（society for academic emergency medicine，SAEM）是最早成立的急救医学组织。2002 年 SAEM 模拟医学兴趣小组成立，最初目的是促进模拟医学在急救医学中的发展以及各方面的合作。2005 年 SAEM 成立了模拟医学工作小组，致力于支持发展模拟医学工作。2009 年 SAEM 成立了模拟医学教育学分会，确定了工作核心是通过使用模拟医学教学，加强医学教育、科学研究和患者安全性。目前，医学模拟在世界各地的医师培训与考核中得到广泛应用，是急诊医学医师培训重要的组成部分。

模拟培训可以使患者在不承担风险的情况下，提升被培训者临床能力。模拟教学可以借助各种模拟器材实现心肺复苏、气管插管、电除颤、深静脉穿刺、环甲膜穿刺、胸腹腔穿刺等基本操作技能训练；更重要的是可以通过模拟临床各种情境，让学员适应和面对医疗和非医疗的各种挑战，强化临床思维技能的同时，实现快速准确决策力、领导力、沟通能力、团队合作等能力的培训。如危重病情分级、公众突发事件应急、群死群伤处置、危重患者转运、是否在医疗中尊重患者隐私、是否完善知情同意、有创操作术前告知、告知坏消息、及时有效地沟通、提高职业素养等。模拟教学可以实现在同一时间内处理两个或两个以上不同患者时，急诊医师如何有效调配和决策的训练，巩固团队合作态度，加强专业技能培训的同时整合跨专业教育，可以设计数个工作情境，培训常规的工作规程，也可以实现突发事故的处置能力。

在模拟教学推进过程中，目前面临的主要挑战是模拟导师的匮乏和教学时间受限。急诊专业模拟导师除了要具备资深扎实的临床经历，还应掌握模拟教学的基本方法，能够开发模拟教学课程、设计模拟教学病例、组织引导运行模拟教案，组织课后引导性讨论的能力和技巧、参与多种形式的国内外模拟教学交流、实现教学科研等。

二、急诊专科技能模拟训练内容及课程要求

急诊专科技能涉及的范畴很多，根据临床需求进行分类，以下技能均可以通过模拟技术进行训练评价。

1. 灾难现场处理　如搜救、分诊和现场处置、转运。

2. 心肺复苏相关技术　如基础生命支持（basic life support，BLS）技能 / 高级心血管生命支持（advanced cardiovascular life support，ACLS）技能。

3. 气道管理技能　如气道评估 / 建立 / 管理技能。

4. 呼吸评估 / 支持技术　如氧疗 / 无创呼吸机 / 有创呼吸机 / 体外人工膜肺（extracorporeal membrane oxygenation，ECMO）。

5. 循环评估 / 支持技术　如中心静脉置管 / 中心静脉压（central venous pressure，CVP），监测 / 血流动力学监测 / 主动脉内球囊反搏（intra aortic balloon counter pulsation，IABP）技术。

6. 创伤相关技术　如止血、包扎、固定、转运技术/伤口处理技术等。

7. 中毒相关技术　如血液净化技术等。

8. 肾脏替代技术　如持续肾脏替代治疗（continuous renal replacement therapy，CRRT）。

9. 床旁超声技术　如针对创伤的快速床旁超声评估（focused assessment with sonography for trauma，FAST）/心脏超声探查技术（echocardiography，ECHO）/血管探查等。

10. 辅助检查技术　如心电图判读/普通 X 线片判读/CT 判读/MRI 判读/介入治疗技术等。

11. 各种穿刺置管技术　如胸腔穿刺术/腹腔穿刺术/腰椎穿刺术/心包穿刺术/胃管置入术/尿管置入术/经外周穿刺的中心静脉导管（peripherally inserted central catheters，PICC）等。

第二节　急诊专科技能模拟训练

本节重点介绍急诊专业常用专科技能的模拟培训。

一、有创呼吸机使用

重点讨论呼吸机初始设定训练，模型和设备需要临床使用的呼吸机和模拟肺。

（一）教学目标

呼吸支持技能训练的总体目标如下，其中第 1、2 项是呼吸机初始设定课程的教学目标，要求在急诊培训结束时能够达到。

1. 通过综合参数对患者呼吸功能做出正确评估。呼吸参数包括节律、频率、幅度、呼吸音、血气分析（氧合与通气）等。

2. 针对不同类型的呼吸衰竭，选择适当的有创呼吸机初始模式和参数设定。

3. 通过呼吸监测技术评估呼吸支持手段的效果，并做出适当的参数调整。与呼吸相关的参数包括呼吸频率、潮气量、吸入氧浓度、氧合状态、通气状态等，各个参数的获得与解读方法包括肺功能、监护仪、指氧饱和度、呼气末二氧化碳监测等。

4. 正确使用呼吸支持技术。氧疗技术的选择与应用；呼吸机的选择与应用；持续正压通气（continuous positive airway pressure，CPAP）；双水平正压通气（bi-level positive airway pressure，BiPAP）；ECMO。

（二）教学内容

1. 呼吸生理学基础　包括肺容量、通气功能、压力、气道阻力、顺应性等相关概念。

2. 呼吸状态评估与呼吸监测技术　包括：①一般状态评估（同呼吸评估，包括视、触、叩、听）；②血气分析；③胸片阅读；④无创氧饱和度监测、呼气末二氧化碳监测；⑤机械通气时呼吸机相关参数。

3. 有创呼吸机设定　包括：①有创呼吸支持治疗的指征（需不需要？需要什么水平的呼吸支持）；②了解有创呼吸机基本构造，包括电源/气源/管路/湿化/控制面板/监护面板/报警面板等；③有创开机后首先选择模式，控制通气/辅助通气/SIMV+PSV 等；④在各自模式下设定相应参数（应用模肺模拟）；⑤以容量控制通气为例，需要设定的参数包括呼吸频率——确定每次呼吸的周期；潮气量——确定每次呼吸的量，需要设定吸气流速和送气波形；吸呼比——确定吸气时间；吸入氧浓度——无基础肺病患者初始可设定为100%；呼气末正压；触发灵敏度——确保患者恢复自主呼吸后可以和呼吸机同步。

4. 呼吸机调节　包括：①连接病人开始呼吸治疗，15～30min 查血气分析；②根据血气分析结果调节相应参数，以达到呼吸治疗目的；③设定报警上下限；④常见报警的分析和处理。

（三）模拟训练案例（完成呼吸机初始设定）

【案例1】患者男性，48 岁，体重80kg，既往体健，因急性心肌梗死导致心跳呼吸骤停，经过复苏成功恢复自主心跳，但自主呼吸和意识未恢复，已经完成气管插管，请你来连接呼吸机并设定相应参数，并解释这么设置的原因。

参考答案

1. 呼吸衰竭病理生理学解析　患者为急性心肌梗死导致心跳呼吸骤停，自主心跳恢复，但自主呼吸和意识未恢复,患者属于呼吸中枢驱动丧失,既往体健,没有肺部基础疾病,因此该例患者主要通过呼吸支持手段模拟患者呼吸中枢作用,呼吸参数设置参考正常呼吸参数设定即可。

2. 呼吸机初始设定参数(参考) 选择容量控制通气,呼吸频率12~20次/min,吸呼比1:(1.5~2),潮气量8~12ml/kg,触发灵敏度1~3L/min(流量触发),PEEP 3~5cmH_2O,FiO_2 100%,吸气波形选择方波送气,吸气流速40L/min。

3. 呼吸机辅助呼吸15~20min后复查血气分析,呼吸支持目标为SpO_2 94%以上,但不要达到100%(理由:心肺复苏指南推荐自主循环恢复后氧合指标不宜过高,过多的氧气有加重缺血再灌注损伤的风险),PEtCO_2 35~40mmHg(呼吸末二氧化碳)。

4. 呼吸机报警参数设置原则 患者实际潮气量±20%,气道高压报警上限40cmH_2O,患者实际分钟通气量±20%,呼吸频率报警宜设置在患者实际呼吸频率±(20%~30%)为宜。

【案例2】 患者男性,48岁,体重80kg,既往高血压,因为脑出血并发脑疝,呼吸停止,已经完成气管插管,请你来连接呼吸机并设定相应参数,并解释这么设置的原因。

参考答案

1. 呼吸衰竭病理生理学解析 患者为脑出血合并脑疝,属于呼吸中枢丧失驱动所致,没有基础肺病,因此基本原则是按照正常呼吸参数设定为主,但考虑患者属于脑疝形成,过度通气有利于短时间减少患者脑部血流,从而降低患者颅内高压,达到缓解脑疝的目的,因此在呼吸支持过程中需要考虑此治疗需求,对于呼吸参数进行相应的调整从而达到适当的过度通气。

2. 呼吸机初始设定参数(参考) 选择容量控制通气,呼吸频率20~25次/min,吸呼比1:(1.5~2),潮气量10~12ml/kg,触发灵敏度1~3L/min(流量触发),PEEP 3~5cmH_2O,FiO_2 100%,吸气波形选择方波送气,吸气流速40L/min。

3. 呼吸机辅助呼吸15~20min后复查血气分析,呼吸支持目标为SpO_2 94%以上,PEtCO_2(呼吸末二氧化碳)20~25mmHg(过度通气缓解颅高压是有限度的,一般动脉血气分析二氧化碳分压水平维持在25~30mmHg为宜,考虑到呼吸末二氧化碳水平一般较动脉血气分析二氧化碳分压水平低5mmHg左右,因此设定在此范围)。

4. 呼吸机报警参数设置原则 患者实际潮气量±20%,气道高压报警上限40cmH_2O,患者实际分钟通气量±20%,呼吸频率报警宜设置在患者实际呼吸频率±(20%~30%)为宜。

【案例3】 患者男性,48岁,体重80kg,既往支气管哮喘,因为急性哮喘发作并发肺性脑病,神志昏迷准备机械通气治疗,已经完成气管插管,请你来连接呼吸机并设定相应参数,并解释这么设置的原因。

参考答案

1. 呼吸衰竭病理生理学解析 患者为重症哮喘,呼吸衰竭病理生理学改变主要为小气道痉挛导致气道阻力增加和呼气不完全所致的气体陷闭,因此在呼吸支持参数设定过程中要考虑避免气道高压所致的肺部气压伤,潮气量设定时宜选择小潮气量,并且要考虑减少气体陷闭所致的内源性PEEP,适宜设定较慢的呼吸频率和调节适当的吸呼比从而达到延长呼吸时间的目标,吸呼比可设定为1:(3~5),对于外源性PEEP设定一般设为最低值。

2. 呼吸机初始设定参数(参考) 选择容量控制通气(也可选择压力控制通气,但在设定压力控制通气时要关注通气量指标,不希望患者出现严重的二氧化碳潴留,动脉血pH不要低于7.20),呼吸频率10~12次/min,吸呼比1:(3~5),潮气量6~8ml/kg,触发灵敏度1~3L/min(流量触发),PEEP 0cmH_2O,FiO_2 100%,吸气波形选择减速波送气,吸气流速40~60L/min。

3. 呼吸机辅助呼吸15~20min后复查血气分析,呼吸支持目标为SpO_2 92%以上,PEtCO_2(呼吸末二氧化碳)可以考虑可允许性高碳酸血症,呼吸末二氧化碳不超过55mmHg,相当于动脉血二氧化碳分压水平不超过60mmHg,动脉血气pH值不低于7.20为宜。

4. 呼吸机报警参数设置原则 患者实际潮气量±20%,气道高压报警上限40cmH_2O,患者实际分钟通气量±20%,呼吸频率报警宜设置在患者实际呼吸频率±(20%~30%)为宜。

【案例4】　患者男性，48岁，体重80kg，既往慢性支气管炎并发肺气肿，因为慢性阻塞性肺疾病急性加重期（AECOPD）并发Ⅱ型呼吸衰竭，准备为什么要这么设置的原因。

参考答案

1. 呼吸衰竭病理生理学解析　患者为AECOPD并发Ⅱ型呼吸衰竭，呼吸衰竭病理生理学改变主要为气道等压点远离主气道造成呼气时小气道塌陷所造成的肺气肿（不可逆改变），以及急性发作期气道分泌物和小气道痉挛所致的气道阻力增加（可逆改变），因此在呼吸支持参数设定过程中要考虑避免气道高压所致的肺部气压伤，潮气量设定时宜选择小潮气量，并且要考虑内源性PEEP存在，适宜设定较慢的呼吸频率和调节适当的吸呼比从而达到延长呼气时间的目标，吸呼比可设定为1:（3~5），对于外源性PEEP设定一般设为内源性PEEP的80%左右，这主要考虑到COPD患者存在肺气肿，需要一定的PEEP水平保持肺泡开放。吸入氧浓度不宜过高，初始设定为50%即可。

2. 呼吸机初始设定参数（参考）　选择容量控制通气，呼吸频率12~20次/min（选择正常范围的低值比较适宜），吸呼比1:3，潮气量6~8ml/kg，触发灵敏度1~3L/min（流量触发），PEEP 3~5cmH$_2$O，FiO$_2$ 50%，吸气波形选择减速波送气，吸气流速40~60L/min.

3. 呼吸机辅助呼吸15~20min后复查血气分析，呼吸支持目标为SpO$_2$ 92%以上，PEtCO$_2$（呼吸末二氧化碳）水平考虑患者基础二氧化碳水平，维持在平时的基础水平是合理的，避免机械化地维持在正常生理水平而带来的医源性呼吸性碱中毒。

4. 呼吸机报警参数设置原则：患者实际潮气量±20%，气道高压报警上限40cmH$_2$O，患者实际分钟通气量±20%，呼吸频率报警宜设置在患者实际呼吸频率±（20%~30%）为宜。

【案例5】　患者男性48岁，体重80kg，既往体健，因为重症甲流感染造成Ⅰ型呼吸衰竭，准备机械通气治疗，已经完成气管插管，请你来连接呼吸机并设定相应参数，并解释这么设置的原因。

参考答案

1. 呼吸衰竭病理生理学解析　患者为急性呼吸窘迫综合征（ARDS），呼吸衰竭病理生理学改变主要为呼吸膜改变所致的换气障碍，同时由于肺泡的不均一改变导致部分肺泡实变或塌陷，部分肺泡过度充气，这样的病理生理学改变造成气压伤的风险增加，因此在呼吸支持参数设定过程中要考虑采用保护性肺通气策略，潮气量设定时宜选择小潮气量，并且要考虑较高水平的PEEP维持肺泡开放，机械通气可以采用可允许性高碳酸血症策略。

2. 呼吸机初始设定参数（参考）　选择容量控制通气，呼吸频率12~20次/min（选择正常范围的低值比较适宜），吸呼比1:（1.5~2）（必要时甚至可以采用反比通气策略），潮气量6~8ml/kg，触发灵敏度1~3L/min（流量触发），PEEP 10~12cmH$_2$O，FiO$_2$ 100%，吸气波形选择方波送气，吸气流速35~40L/min。

3. 呼吸机辅助呼吸15~20min后复查血气分析，呼吸支持目标为SpO$_2$ 92%以上，PEtCO$_2$（呼吸末二氧化碳）水平考虑可允许性高碳酸血症策略，一般PaCO$_2$不超过60mmHg，动脉血气分析pH不低于7.20。

4. 呼吸机报警参数设置原则　患者实际潮气量±20%，气道高压报警上限40cmH$_2$O，患者实际分钟通气量±20%，呼吸频率报警宜设置在患者实际呼吸频率±（20%~30%）为宜。

（四）评价

采用核查表进行评价，核查表可用于导师及助手评估学员水平，也可用于学员互评；等级评估表适用于有丰富经验的导师及助手使用（表15-2-1）。

表15-2-1　核查表（导师、助手及观察学员使用）

项目	完成情况
1. 检查呼吸机的各零件是否完好，正确连接呼吸管道，接上模肺	
2. 接上呼吸机电源	
3. 开呼吸机	
4. 开加温湿化罐开关	

续表

项目	完成情况
5. 根据病人情况选择通气模式	
6. 选择合适的呼吸频率：正常成人 12～20 次 /min	
7. 设定合适的潮气量或压力水平	
8. 设定合适的峰值流速 / 吸呼比	
9. 氧浓度：常规 100%（可根据病情设定）	
10. 设置合适的报警范围	
11. 设置合适的触发敏感度、PEEP	
12. 能及时查明报警原因并采取措施	

（五）学生容易犯的错误或者教学难点

1. 对于呼吸机的准备工作往往容易忽略。

2. 如何根据患者的病理生理学特点选择合适的机械通气策略。

3. 对于呼吸功能的监测容易忽略。

4. 呼吸机报警的原因分析和采取的措施。

二、急诊危重患者转运

院内转运是患者因各种需要在院内各个科室之间进行的必要转运过程。危重症患者，特别是由急诊就诊入院的患者，根据其在急诊留观的时间，需进一步完善相关检查明确诊断或转运至其他医技科室，或转至其他临床专科进一步治疗。危重患者病情变化快，检查、转运途中监护及抢救措施受限，易出现呼吸系统、循环系统及神经系统的不稳定而危及生命。因此，转运医生需要充分评估院内转运的可行性。为保障患者人身安全，降低院内转运不良事件的发生率，各国不同医疗机构和组织发布了转运指南。2017 年《急诊危重症患者院内转运共识》制订了"降阶梯预案、充分评估、优化分级、最佳路径、动态评估"为原则的分级转运方案，以保证转运安全。

（一）教学目标

1. 依据转运分级标准对需要转运到的危重患者进行正确风险分级，并根据风险分级进行必要的转运前准备。

2. 能够安全地完成危重患者转运过程（包括转运前沟通、转运策略制定、对于患者转运过程中病情监护和评估、突发事件的应急处置、转运后交接和文书记录等）。

（二）教学内容

1. 转运前要求

（1）患者评估：各国指南指出转运前需保持患者的通气和血流动力学情况稳定。转运前评估患者状态，医生需要充分评估院内转运的可行性。评估的内容包括患者的意识障碍程度、生命体征、呼吸节律、血氧饱和度、用药情况、伤口处理等。其他还包括是否存在内环境紊乱（如低钾血症、酸中毒等）、搬运时有无加重病情或出现意外损伤、躁动患者是否有坠床的可能、引流装置是否有脱落的可能、有无影响呼吸循环的潜在危险因素等。视病情情况决定是否可安排转运。按照病情的危重程度分为低、中、高 3 个转运风险等级（表 15-2-2）。配置好转运设备后，转运前应重新评估病人状态。

表 15-2-2　转运分级标准

评估项目	转运分级		
	I级	II级	III级
生命体征情况	在生命支持条件下，生命体征不平稳	在生命支持条件下，生命体征相对稳定	无须生命支持条件下生命体征尚平稳
意识形态（GCS 评分）	昏迷，GCS 评分<9 分	轻度昏迷，GCS 评分 9～12 分	GCS 评分>12 分
呼吸支持情况	人工气道，呼吸条件高，PEEP≥8cmH$_2$O，FiO$_2$≥60%	人工气道，呼吸条件不高，PEEP<8cmH$_2$O，FiO$_2$<60%	无人工气道，可自主咳痰

评估项目	转运分级		
	I 级	II 级	III 级
循环支持情况	泵入 2 种及以上血管活性药物	泵入 1 种及以上血管活性药物	无须血管活性药物
临床主要问题	急性心肌梗死、严重心律失常、严重呼吸困难、反复抽搐、致命创伤、主动脉夹层、主动脉瘤等	心电图怀疑心肌梗死、非 COPD 患者、SpO_2<90% 外科急腹症、剧烈头痛、严重骨折、持续高热等	慢性病症
转运时间	≥20min	≥10min 且<20min	<10min

注：前 5 项为主要评估项目，依据 5 项中的最高级别进行分级；转运时间为次要指标，可依据实际情况进行相应调整；$1cmH_2O=0.098kPa$。COPD，慢性阻塞性肺疾病；PEEP，呼气末正压。

（2）转运前沟通：①与患者家属沟通，告知转运风险，获取家属的知情同意及配合，获得其知情同意并签字；②与团队内部沟通，明确职责，相互配合；③与接收部门沟通，详细告知患者病情及预计转运时间，做好相应准备。

（3）转运决策：由转运方和接收方主管医师共同决定并对患者负责，需特别关注转运的风险，决策转运时机。由医院多部门人员共同制定全面的、切实可行的转运方案。

（4）转运人员：专业的转运团队能够降低临床重大不良事件的发生率。1998 年密歇根大学医疗系统在院内创建了专门的紧急转运小组并运用至今，减少了转运途中不良事件的发生，保障了患者安全。各国指南都建议，至少由两名熟悉转运设备、有丰富急救经验的专业人员进行护送，其中一名是具备基础培训和专项训练重症护理资格的护士，另一名可以是接受过重症急救培训的呼吸治疗师、注册护士或其他专业人员。

（5）转运设备及药品：需携带一定的专用转运设备，提供具体的设备核查清单。①转运途中生命体征的监护水平应等同于 ICU 监护水平。配备适用于所有患者的基础生命体征监护设备，包括持续心率、呼吸、血压、氧饱和度监护。更高级的监护包括有创血压监护、肺动脉楔压监护、颅内压监护和二氧化碳浓度监护。监护仪报警设置合理具有记忆功能，以便回顾和记录转运途中病人的病情变化。②通气设备包括便携呼吸机、简易呼吸器，氧气满足转运途中所需并余 30min 以上。③携带尺寸合适的气道管理设备、吸引设备、除颤仪等。设备能够进入电梯和每道门闸的持久耐用可手推设备，能够在远距离、特殊区域（例如核磁室）使用。设备不能放置在患者身上，可设计专用的容器或转运车。所有电子设备都应能电池驱动，保证充足的电量并准备备用电池。④携带肾上腺素和抗心律失常药物等急救药品，根据病情携带足够的液体和静脉输注药物，及其他药品如镇痛药、镇静药、肌肉松弛药等。美国指南还特别指出可定点放置在转运路线或接收科室的药品车中以备随时可取。⑤英国指南特别强调了转运人员的装备问题，需穿戴可保暖的防护装备，携带移动通信设施。

（6）转运后交接：到达接收科室后，转运人员应与接收科室负责接收的医务人员进行口头和书面交接，交接的内容包括病人病史、重要体征、实验室检查、治疗经过，以及转运中有意义的临床事件，交接后应书面签字确认。

（7）文书记录：转运前后的文书记录，病历资料由原治疗科室送出，内容包括转运指征及转运全过程中病人的状况。

（8）质量控制：依据指南建议结合各级医院管理流程，制订符合本院要求的急诊危重症病人院内转运管理规范，并在危重患者转运过程中进行质量监测，对于发生的不良事件需要形成反思和改进机制。

2. 转运　准备相应器材和患者评估后，确认使用中的所有设备正常及目前维持药物，检查床边电线及输液架安置状况，通知转运目的地医务人员，准备相应设备，通知沿途通道及电梯员，必要时请保安或医疗辅助人员同时协助。转运医护人员洗手或快速消毒，带齐患者所有医疗资料。转运途中观察患者监护体征，一名护士关注设备正常工作，维持药物不中断。如途中患者发生病情变化，医生决策积极指挥抢救，必要时向最近医疗部门求助，协助抢救，及时或稳定后尽快送达目的地。转运至相关病区时，医对医，护对护，仔细交接患者病情体征状况和医疗文件，并签字记录于相应文件上妥善保存。如是完成特殊检查，检查中和返回原急诊病区，切记按照转运出发前准备评估患者状态设备药品，方可启动转运。

（三）模拟训练案例

【案例】 患者男性，79岁，发热2d伴右腰痛，寒战，体温最高39.6℃，乏力，半日前神志不清，送至急诊。于急诊抢救室经初步检查诊断为脓毒性休克，左输尿管积脓穿刺引流术后，持续心房颤动。经气管插管药物抢救治疗，拟由急诊抢救室转入ICU病房。

1. 培训目标 急诊危重患者转运前评估；转运前准备；转运交接。

2. 物品及设备/人员/其他资料准备 高端模拟人、心电监护仪、听诊器、手电筒、气管插管套装、喉镜、输液泵3个、吸痰管、吸痰器、500ml生理盐水、简易呼吸器、注射器若干等。人员准备：导师2人、助教2人、学员3～4人。

3. 课程实施 模拟急诊抢救室，学员配合将患者（模拟人有生命体征，有瞳孔对光反射，可以进行交流，对治疗有反映）转至ICU病房。流程如下（图15-2-1）：

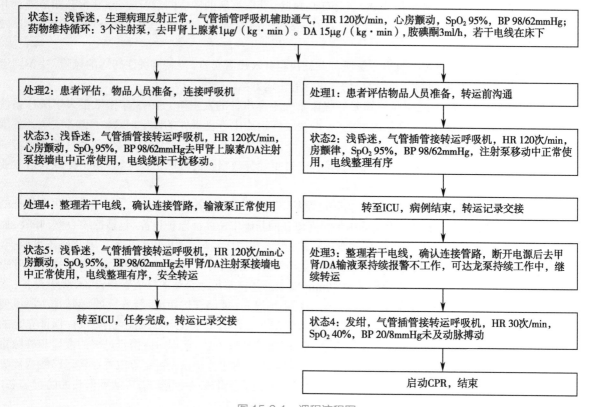

图 15-2-1 课程流程图

HR. 心率；SpO2. 血氧饱和度；DA. 多巴胺；BP. 血压；ICU. 重症监护病房。

4. 复盘要点 主要注意以下方面：转运前评估细节掌握病情；转运前沟通患者家属签署同意书；转运决策后通知即将转运的科室；转运器材药品的准备；转运前检查所有设备完好；优先使用转运呼吸机；动态关注患者循环、呼吸状况，保证转运过程中输液通畅有效。落实转运交接和文字记录。

5. 学员易犯的错误及难点

（1）急于转运，没有细致评估生命体征排除呼吸循环潜在危险因素，躁动患者没有妥善固定、没有确认各种管路装置是否固定完好。

（2）物品准备不充分，使用中的装置（如检查输液泵断电后）是否正常工作保证血管活性药物使用的优先原则，没有准备抢救药品、简易呼吸器和气管插管物品等。

（3）要与家属沟通转运的必要性，落实签署同意书。

（4）转运途中生命体征恶化，要及时呼叫最近医疗部门协助及时抢救。

（5）转运后文字记录没有及时交接。

6. 评价 可用核查表进行评价（表15-2-3）。

表 15-2-3　核查表

项目	完成情况
1. 患者评估,体征、意识	
2. 呼吸机参数	
3. 循环状态	
4. 病史及目前治疗方案	
5. 人员准备	
6. 转运设备及药品准备	
7. 转运前沟通	
8. 转运决策	
9. 转运交接	
10. 文字记录	

三、气管插管的决策和操作

急诊科是危重患者急救最常见的重要场所,抢救危重患者气道畅通非常关键,对于心肺复苏、意识丧失患者至关重要。气管插管最常见的适应证为急性呼吸衰竭、氧合或通气不足,以及意识水平下降患者的气道保护,围手术期择期放置气管内导管(endotracheal tube, ETT),包括接受全麻的患者、涉及或邻近气道的手术、需要气道保护的意识丧失患者或涉及特殊体位的手术前插管,或少数情况下用于短期过度通气以控制增高的颅内压或气道大量分泌物或出血情况。急诊急救多数面临危急气道,如车祸创伤、急性脑血管事件、异物梗阻、痰堵窒息,紧急床旁内镜检查气道保护,都需要完成积极有效的气管插管,保证医疗安全。

直接喉镜(direct laryngoscopy, DL)和气管插管术(endotracheal intubation, ETI)是许多科室医师包括麻醉科医师、急诊科医师和其他预计需要高级气道管理的紧急情况下担任一线救护人员的医师的基本技能。

（一）教学目标

1. 正确地完成气道评估并进行气管插管决策。

2. 成功完成气管插管操作并注意预防相关的并发症。

（二）适应证与禁忌证

气管插管主要目的:开放气道,保证有效的人工或机械通气;保护气道,防止异物(胃内容物)误入呼吸道;及时清理气道分泌物或血液;提供气管内给药(如全身麻醉药)的途径。

1. 适应证　呼吸、心搏骤停或窒息;呼吸衰竭需进行机械通气者;全身麻醉或静脉复合麻醉者;气道梗阻或呼吸道分泌物过多;呼吸保护反射(咳嗽、吞咽反射)迟钝或消失。

2. 相对禁忌证　呼吸道不全梗阻,出血倾向,主动脉瘤压迫或侵蚀气管壁,颈椎骨折、脱位(颈部固定后可以插管),咽喉部烧灼伤、肿瘤或异物。气管插管的绝对禁忌证极少,大多涉及声门上或声门病变,这些病变会妨碍 ETT 通过声门,ETT 或喉镜的插入可能导致病变加重。例如,喉部顿挫伤可能导致喉部骨折或喉气管连接处断裂。

（三）操作前准备

1. 器材准备

(1) 吸氧和通气装置:面罩、氧气、简易呼吸器、口咽通气道;不同规格的气管导管(成人 7.0～8.0 号)检查导管套囊是否漏气;插管管芯放入导管并塑型,管芯前端不能超过导管斜面,导丝末端反折固定,防止脱落;润滑导管套囊表面一集气管导管的前端。正常使用的吸引设备。

(2) 药品:包括诱导剂、神经肌肉阻滞剂、辅助药物和急救药物(如,抗胆碱能药物及血管活性药物)。

(3) 连接监护设备:包括血压、脉搏血氧、持续监测心脏和二氧化碳。

(4) 建立静脉通路,尽可能放置两条外周静脉导管,以确保其中一条不能使用时还有静脉通路。

（5）喉镜：镜片与手柄连接，检查光源亮度。

（6）其他物品：无菌手套水溶性润滑剂牙垫10ml注射器胶布吸痰管吸引器听诊器监护设备。

2. 操作者准备

（1）穿工作服或隔离衣，戴手套。

（2）除心肺复苏外，应向患者或家属解释操作过程，签署知情同意书。

3. 插管前检查与评估

检查患者口腔、牙齿（有义齿需取出）、张口度、颈部活动度、咽喉部情况、评估气道是否为困难气道。

（四）主要操作步骤

1. 摆放患者体位，口、咽、喉三轴线呈一致走向。插管者站于患者头侧，患者的头位相当于插管者的剑突水平。

2. 预给氧以增加氧储备，开放气道使用球囊面罩加压给氧，100%纯氧2～3min，送气频率10～12次/min。

3. 患者肌肉松弛度满意，插管者左手拇指呈"剪刀式"交叉，推开下磨牙，示指抵住上门齿，打开口腔。右手握喉镜手柄，将镜片从患者右口角送入，向左推开舌体，缓慢把镜片沿中线向前推进约45°提拉喉镜，间接提起会厌，暴露声门。

4. 对准声门将导管送入气管内，助手拔出管芯（拔出时注意固定导管），术者继续将导管向前送入，导管尖端举例门齿22～24cm。

5. 气管导管插入气管后，立即放置牙垫，退出喉镜。

6. 套囊充气8～10ml，立即连接简易呼吸器。

7. 确认导管位置，人工通气时见双侧胸廓对称起伏，听诊剑突下无气过水声，双肺呼吸音存在并对称。

8. 用胶布将牙垫与气管导管固定于面颊，胶布不超过下颌角，粘贴牢靠、不可粘住口唇黏膜。动作轻柔复位患者头部。

9. 连接呼吸机。

10. 床旁胸片确认气管导管的位置并了解双肺其他情况。

（五）常见并发症

最常见的并发症是咽后壁及声门口损伤水肿，特别是困难插管时。

1. 喉镜或管芯及气管导管可能对口咽、喉及气管造成直接的钝挫伤或穿透伤，可能包括唇、齿、舌、咽壁、喉部结构和食管损伤。

2. 气管导管误入食管易引起无效通气和胃胀气。

3. 浅麻醉下气管插管可引起剧烈呛咳、喉头及支气管痉挛、心率增快及血压急剧波动致心肌缺血，严重迷走神经反射克制心律失常甚至心搏骤停。

4. 气管导管内径过小可使呼吸阻力增加；导管内径过大或质地过硬容易损伤呼吸道黏膜。

5. 导管插入过深可误入一侧支气管内（常发生在右侧）引起通气不足、缺氧或术后肺不张。导管插入过浅可因患者体位变动而脱出，导致严重意外发生。气管插管后应定期胸片检查导管位置。

（六）模拟训练案例

【案例】 患者男性，72岁，慢性气管炎史，有高血压，糖尿病，具体治疗不详。1d前受凉后发热，38℃，咳痰不利，喘息，间断嗜睡3h。

1. 培训目标 危急气道的识别；氧疗；紧急气管插管。

2. 物品及设备/人员/其他资料准备 物品及设备准备高端模拟人、心电监护仪、听诊器、手电筒、气管插管套装、输液泵3个、吸痰管、吸痰器、500ml生理盐水、喉镜、简易呼吸器、注射器；人员准备导师2人、助教1人、学员2人。

3. 课程实施 环境介绍：模拟急诊抢救室，学员作为值班医师，对这名患者（模拟人有生命体征，有瞳孔对光反射，可以进行交流，对治疗有反映）进行必要的处理。桌上有一些可供使用的物品，如需其他物品，可以提出。药物治疗给出口头医嘱即可。

4．课程流程图（图 15-2-2）

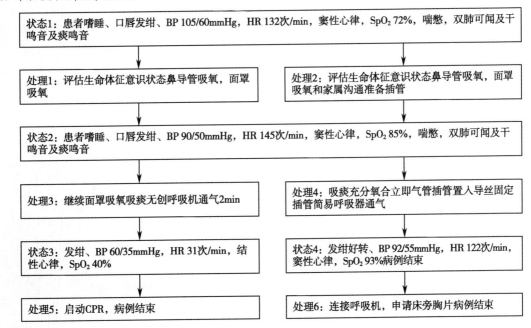

状态1：患者嗜睡、口唇发绀、BP 105/60mmHg，HR 132次/min，窦性心律，SpO_2 72%，喘憋，双肺可闻及干鸣音及痰鸣音

处理1：评估生命体征意识状态鼻导管吸氧，面罩吸氧

处理2：评估生命体征意识状态鼻导管吸氧，面罩吸氧和家属沟通准备插管

状态2：患者嗜睡、口唇发绀、BP 90/50mmHg，HR 145次/min，窦性心律，SpO_2 85%，喘憋，双肺可闻及干鸣音及痰鸣音

处理3：继续面罩吸氧吸痰无创呼吸机通气2min

处理4：吸痰充分氧合立即气管插管置入导丝固定插管简易呼吸器通气

状态3：发绀、BP 60/35mmHg，HR 31次/min，结性心律，SpO_2 40%

状态4：发绀好转、BP 92/55mmHg，HR 122次/min，窦性心律，SpO_2 93%病例结束

处理5：启动CPR，病例结束

处理6：连接呼吸机，申请床旁胸片病例结束

图 15-2-2　气管插管模拟训练课程流程图

5．复盘要点（学员常见错误及教学难点）

（1）插管前务必检查所需物品，确认插管物品及通气设备正常使用。

（2）清理气道通畅，必要时置入口咽通气道，保证插管前充分氧合。

（3）择期插管前恰当镇静肌松。

（4）未识别高风险气道，反复尝试插管，造成局部损伤和延误插管时机。

（5）插管不成功寻找原因的同时要及时呼叫上级医师或麻醉科医生。

（6）插管后必需行床旁胸片，了解导管位置及肺内病变。

6．评价　可应用核查表进行评价（表 15-2-4）。

表 15-2-4　核查表

项目	完成情况
1. 患者评估，体征及意识	
2. 基本处理氧疗（鼻导管/面罩）	
3. 吸痰	
4. 气管插管前告知	
5. 抢救物品准备	
6. 气管插管	
7. 摆放体位	
8. 清理气道	
9. 取出义齿	
10. 充分给氧（简易呼吸器）	
11. 喉镜暴露声门	
12. 置入气管插管	
13. 拔除导丝	
14. 导管距门齿22～24cm	
15. 充气囊	
16. 听诊（剑下，双肺）	
17. 固定导管	
18. 连接呼吸机	
19. 床旁胸片	

四、电除颤的决策和操作

心脏骤停的四种类型：心室颤动、无脉室性心动过速、心搏停止、无脉电活动。非同步电除颤是通过瞬间高能量的电脉冲对心脏进行紧急非同步电击，以终止心室颤动（包括心室扑动）。1956 年，人类首次采用了交流电（alternating current，AC）进行胸外除颤以治疗人类心室颤动。

（一）教学目标

1. 心室颤动（图 15-2-3）和无脉室性心动过速（图 15-2-4）的识别。

2. 电除颤。

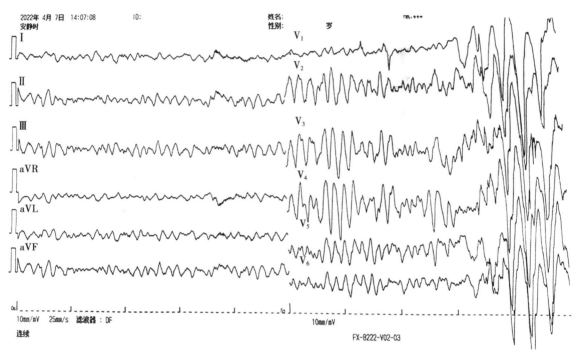

图 15-2-3　心室颤动

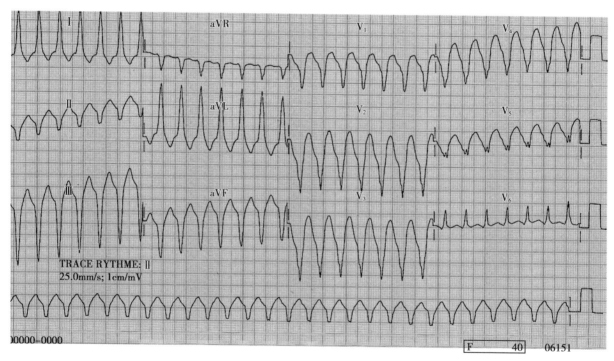

图 15-2-4　无脉室性心动过速

（二）电除颤适应证与禁忌证

1. 除颤目的　利用除颤仪释放的高压电流，短时间内经胸壁或者直接经过心脏，使大部分或全部心肌细胞在瞬间同时除极，打断导致快速心律失常的折返激动或异位兴奋灶，从而使自律性最高的窦房结控制心脏搏动，达到重建窦性心律。

2. 适应证　心室颤动与无脉室性心动过速。

3. 禁忌证　无脉电活动；心脏停搏；有脉搏；神志清醒患者；多源性房性心动过速；除颤后尚未判断节律。

（三）操作前准备

1. 器械准备

（1）除颤器：各种品牌类型的除颤仪功能基本一致。目前国内临床多采用双向波除颤仪，最大能量多为200J。在使用前检查除颤器的功能完好，电源无故障，充电完全，各种导线无接触不良，屏幕显示正常，同步性能正常。接通电源，连好地线。

（2）配备复苏设备：准备急救设备，气管插管、负压吸引器、专用抢救药箱（抢救车）、多参数监护仪以及心脏临时起搏器等。

2. 患者准备

（1）对心室颤动（心室扑动）或伴有严重血流动力学障碍的快速性室性心动过速患者，需紧急行电除颤，在准备及操作的同时向家属充分交代病情及相关治疗。切记：除颤前不间断心外按压。

（2）对于其他快速性心律失常患者，如病情允许或择期实施者应向家属和患者解释复律的目的和利弊、可能出现的并发症和风险，并签署知情同意书。

3. 电除颤操作者准备

（1）核对患者状态，确认是否为可除颤心律。

（2）了解患者病情，掌握电除颤的适应证及禁忌证。

（3）掌握电除颤操作的相关知识、并发症的诊断及处理。

（4）熟悉除颤器上控制面板的操作。

（5）电除颤时，避免操作者、其他工作人员与患者、病床及与患者相连接的仪器设备接触，以免触电。

（四）主要操作步骤

心室颤动及无脉室性心动过速为绝对适应证，应立即实行非同步电除颤。

1. 在准备除颤器的同时给予持续胸外按压。

2. 患者仰卧于硬板床上，擦干皮肤，除去皮肤表面覆盖物，身体不接触床上任何金属部分，连接除颤器上的心电监护仪。

3. 打开除颤器电源开关，按钮设置为"非同步"位置。

4. 两个电极板涂导电糊或包上4～6层浸有生理盐水的纱布垫。

5. 电极板位置分别放置于患者右锁骨中线第二肋间及左腋中线第5肋间（心底—心尖部），两电极板之间至少相距10cm，使其紧贴皮肤，用力按下电极板。

6. 充电单相波360J，或双相200J，完毕后，将电极板放置在病人身体上，确认操作者及其他人员与患者身体无接触，双拇指按下"放电"按钮除颤器。

7. 除颤后立即开始心脏按压，5组30：2循环后根据心电监护判断是否需要进行下一次除颤。

8. 除颤过程中和除颤成功后均应监测并记录心律、心率、呼吸、血压及神志等的变化。

影响电除颤成功的主要因素是发生心室颤动到进行除颤的时间，每延迟1min，除颤成功率下降7%。

（五）电除颤并发症

1. 皮肤烧伤。

2. 心脏组织损伤（继发心肌损伤）。

3. 心律失常。

（六）模拟训练案例

【案例】　患者男性，70岁，2min前于急诊挂号时突然倒地，现已搬运至抢救床上持续心外按压中，既往病史不详。体格检查：意识丧失，双瞳孔4mm，对光反应消失，发绀，SpO_2，呼吸0次/min，BP 0mmHg，

HR 0 次 /min，呼吸音消失，心电示波心室颤动（监护仪关闭状态）。

1. 培训目标 心室颤动及无脉室性心动过速的识别，除颤仪的使用。

2. 物品及设备 / 人员 / 其他资料准备

（1）物品及设备准备高级模拟人、多参数心电监护仪、平车，除颤仪，导电糊，生理盐水 100ml、简易呼吸器、抢救车，注射器，药品如肾上腺素等。

（2）教师准备：导师 2 人、助教 1 人、学员 2 人。

（3）学员准备：课前学习最新复苏流程，掌握除颤仪的基本使用流程。

3. 课程实施 环境介绍：模拟急诊抢救室，学员作为值班医师，对这名患者（模拟人有生命体征，有瞳孔对光反射，可以进行交流，对治疗有反映）进行必要的处理。房间内有一些可供使用的物品，如需其他物品，可以提出。药物治疗给出口头医嘱即可。课程流程图见图 15-2-5。

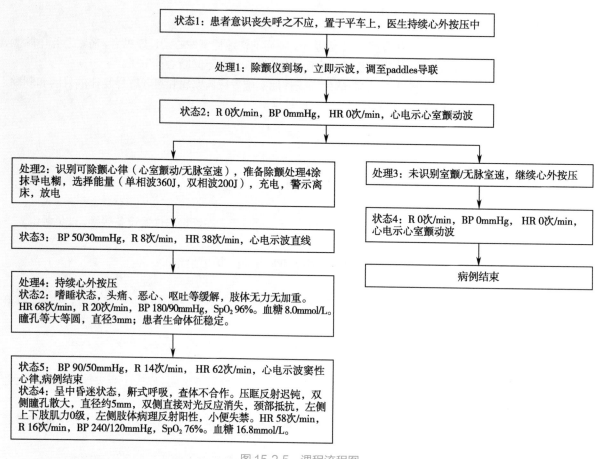

图 15-2-5 课程流程图

4. 复盘要点及学员易犯的错误

（1）复苏现场尽快寻找除颤仪到场。

（2）除颤仪到场前和充电准备中不间断心外按压。

（3）除颤仪到场尽早示波，尽快识别是否为可除颤心律。

（4）学员在"患者"身上充电，中断按压延误复苏。

（5）放电时忘记提醒团队实施抢救者离床，易致电击伤。

（6）强调除颤后立即开始按压。

5. 评价 可采用核查表（表 15-2-5）进行评价。

表 15-2-5 核查表

项目	完成情况
检查仪器	
持续心外按压中	
打开电源	
确认仪器功能正常	
除颤	
选择 paddles 导联	
电极板示波	
判断是否为可除颤心律	
涂抹导电糊	
选择能量(单相 360J,双相 200J)	
充电(持续 CPR 中)	
警示所有人离床	
放电(贴紧胸壁)	
立即开始心外按压,5 组,30∶2	

五、同步电复律的决策和操作

同步电复律是以患者的心电信号为触发标志,瞬间发放心脏高能量电脉冲,达到终止有 R 波存在的某些异位快速性心律失常,并使之转为窦性心律,包括心房颤动伴快速心室率、阵发性室上性心动过速及阵发性室性心动过速。

(一)教学目标

1. 识别心房颤动伴快速心室律(图 15-2-6),阵发性室上性心动过速(图 15-2-7)及阵发性室性心动过速(图 15-2-8,常见)。

2. 同步电复律。

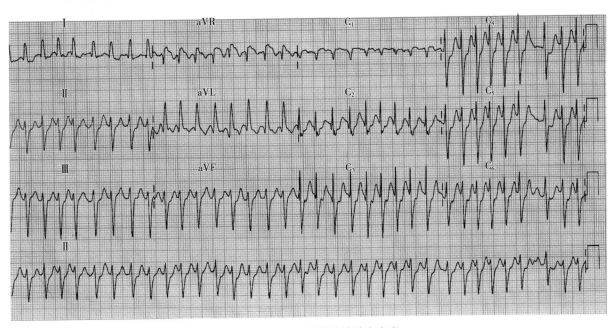

图 15-2-6 心房颤动伴快速心室率

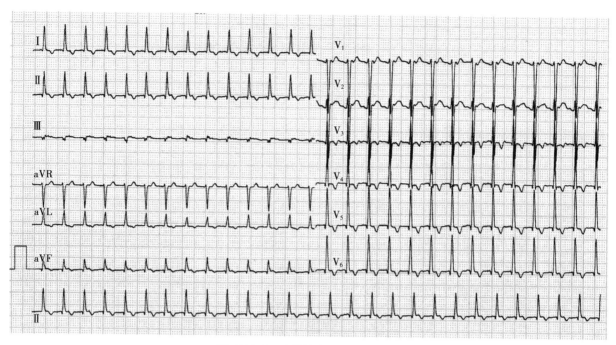

图 15-2-7 阵发性室上性心动过速

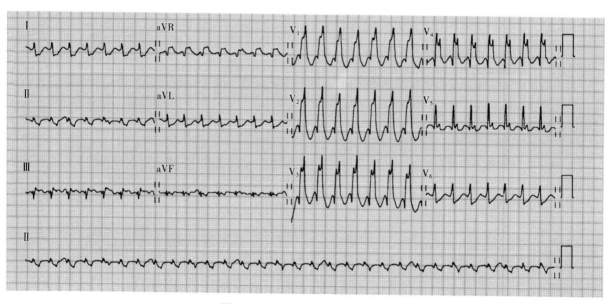

图 15-2-8 阵发性室性心动过速

（二）同步电复律适应证与禁忌证

1. 同步电复律目的 在严重快速型心律失常时,用高能量脉冲电流通过心脏,使全部或大部分心肌细胞在瞬间同时除极,造成心脏短暂的电活动停止,然后由最高自律性的起搏点（通常为窦房结）重新主导心脏节律。

2. 适应证 有脉搏的非窦性心律。

（1）心房颤动,心房扑动。

（2）单一形态的室性心动过速。

（3）难治性或不稳定的室上性心动过速。

（4）伴有不稳定的体征和症状,包括急性冠脉综合征、意识水平下降、胸痛、呼吸困难、肺水肿和低血压。

3. 同步电复律禁忌证

（1）绝对禁忌证:①心室颤动和无脉或多形（不规则）室性心动过速,此时需要非同步电复律（除颤）,而不是同步电复律;②明确的心房血栓;③窦性心动过速。

（2）相对禁忌证:①洋地黄中毒导致的心动过速;②心房颤动超过 48h 且尚未抗凝;③多源性房性心动过速;④电解质异常;⑤左房直径超过 4.5cm;⑥维持窦性节律的可能性较小、易反复的心房颤动;⑦病窦综合征或窦房传导阻滞患者,需要起搏器来维持心律。

（三）操作前准备

1. 器材准备 除颤仪准备同电除颤,同时准备气道管理设备（喉镜、气管插管）、心脏监护仪、脉搏氧饱和度监测、呼气末 CO_2 监测。镇静和麻醉药物。

2. 患者准备 充分评估 12 导联心电图,血流动力学状态,告知风险,取得知情签署同意书。

（四）主要操作步骤

1. 建立静脉通路。

2. 情况允许时,先纠正可能导致或促使心律失常的电解质紊乱。

3. 考虑给予静脉镇静剂（如丙泊酚、咪达唑仑、芬太尼、吗啡）。

4. 将除颤粘贴电极片（成人直径 8～12cm）或电极板贴在患者身上（对于体重小于 10kg 的患者应采用儿童型号的电极片或电极板）。第一个电极片/板应放置在胸骨右侧第 2、3 肋间隙处。第二个电极片/板可放置在以下两个同样有效的位置:①前外侧位置,左侧腋前线第 4、5 肋间腺处;②前后侧位置,脊柱和左肩胛下角之间。

5. 将除颤仪调至同步模式（出现 R 波的标识）。

6. 根据基础节律选择能量等级。

（1）规则的室性心动过速（有脉搏）:成人起始 100J（单相波或双相波）,后续 200J。

（2）心房颤动:120～200J（双相波）,200J（单相波）,后续 360J。

（3）心房扑动或阵发性室上性心动过速:50～100J（双相波）,后续 100J。

（4）儿童剂量（规则或间断室上性心动过速）:0.5～1J/kg,高至 2J/kg。

7. 提示实施复律,倒数 3s,确保所有人远离患者。

8. 按下"放电"键实施电击。如果使用电极板,将电极板紧压住皮肤住直至电击结束。

9. 再次评估患者的脉搏和心律。若复律不成功,重复以上步骤并提高能量。

（五）同步电复律模拟训练案例

【案例】 患者男性,65 岁,持续心悸胸闷 1h 于急诊就诊,现已至抢救床上监护吸氧,既往高血压 10 年,血压控制平稳。初始状态:神志清,SpO_2 96%,BP 80/50mmHg,呼吸 20 次/min,HR 170 次/min,监护仪示波室上性心动过速,已开放静脉 0.9% 盐水 100ml。

1. 培训目标 室上性心动过速的识别,除颤仪电复律操作。

2. 物品及设备/人员/其他资料准备

（1）物品及设备准备高级模拟人、多参数心电监护仪、平车、除颤仪、导电糊、生理盐水 100ml、简易呼吸器、抢救车、注射器、镇静药品（咪达唑仑）、肾上腺素等。

（2）教师准备导师 2 人、助教 1 人、学员 2 人。

（3）学员准备:课前学习最新复苏流程,掌握除颤仪的基本使用流程,室上性心动过速心电图学习。

3. 课程实施

（1）环境介绍模拟急诊抢救室,学员作为值班医师,对这名患者（模拟人有生命体征,有瞳孔对光反射,可以进行交流,对治疗有反映）进行必要的处理。桌上有一些可供使用的物品,如需其他物品,可以提出。药物治疗给出口头医嘱即可。

（2）课程流程图（图 15-2-9）

4. 复盘要点及学员易犯的错误

（1）能否尽早评估者血流动力学,了解基础病史同时完善电解质、心肌酶化验。积极纠正电解质紊乱等可逆因素。

（2）除颤仪准备前确认药物治疗无效或没有条件给予药物治疗。

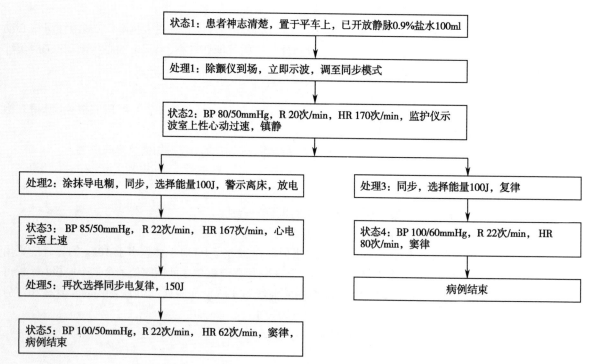

图 15-2-9 同步电复律模拟训练课程流程图

（3）如有可能请专科协助评估患者病情。

（4）除颤仪使用前一定确认在"同步"状态。

（5）预先告知，适度镇静，同时有复苏准备的人员和相关设备。

（6）复律后一旦出现心跳停止，立即启动 CPR。

5. 评价 可采用核查表（表 15-2-6）进行评价

表 15-2-6 同步电复律模拟训练核查表

项目	完成情况
检查仪器	
打开电源	
确认仪器功能正常	
判断是否为可复律心律	
选择同步导联	
患者镇静	
涂抹导电糊	
选择能量（初始 100J）	
充电	
警示所有人离床	
放电（贴紧胸壁）	
判断是否复律有效，必要时重复	

第三节 沟通与团队合作能力训练

一、医患沟通模拟训练

急诊科与普通门诊相比,急重症就诊时间不分昼夜,多数医院急诊环境布局不一,空间有限,环境嘈杂,就诊病情繁多涉及多学科,高龄无陪伴患者逐渐增多,儿童大多有多名陪伴就医家属。医护人员年资构成多元,多专业轮班制在岗管理病情,人员值班、就诊流程环节无统一规范,患者病情急发或危重,部分患者本人多数无能力决策诊疗措施,多数由其亲属决策,在时间紧迫和病情急剧发展下,其亲属大多数因紧张焦虑又主动弱化参与权,一方面希望医生决策病情给予积极救治,另一方面拒绝医生传递的各种诊疗风险及治疗不理想的坏消息,甚至回避沟通和拒绝签署医疗文件,极端者语言暴力或身体袭击,延误和干扰医疗决策。因此急救的危重患者常见以下各种临床情况:①病史不清,患者危重;②诊断明确,病情危急;③仅有患者无家属的急危重患者;④在急诊治疗中病情突然恶化;⑤既往体健,急重症突然出现患者家属不接受病情状态等。

(一)急诊医患沟通的形式、策略和方法

由于急诊患者病情变化快,危急重症者多,医患沟通会面临各种场合。

1. 面对面沟通 面对面沟通是最佳的沟通方式,可以展示医生的良好专业素质与服务态度。如果时间许可,医患沟通要尽可能在医生办公室或谈话间进行,急诊诊室接诊时可在诊室沟通。

2. 电话沟通 家属不在现场病情急变时,可采用电话的方式沟通,及时在病历中记录。

3. 口头沟通 对于检查结果、费用信息、专科床位、医院科室情况等信息可口头告知。抢救中的患者,指挥抢救的负责医生在指挥抢救的间歇要主动多次与患方家属沟通,便于家属了解医方救治患者状况。

4. 书面沟通 签署专门的"知情同意书"和"病危(重)通知"等,适于任何需要留取证据的沟通,如自费项目、关键的诊治方案、病情告知等。书面沟通具有法律效力。特别注意:如签字者不是患者本人或其法律关系亲属,必要时经法律流程确认。尊重患者和家属的知情权和选择权,如实记录病情和抢救经过是医务人员的职责,更是处理医患纠纷的法律依据。

(二)急诊医患沟通的技巧

危急重患者,因其病情往往来势凶险,病势急、病情重、变化快,要求及时准确地判断、有效的治疗措施和立竿见影的治疗效果。急诊患者家属内心焦急,情绪难以控制,要求急诊医师在快速识别病情、全力抢救的同时要给予家属简洁而有效的病情解释,但是又不接受或者规避接受各种检查治疗的风险,甚至不接受患者可能死亡的结局。部分因为费用和家庭内部关系,不予积极配合,干扰和延误治疗结局。而有些病情较轻的患者,因为医学常识缺乏,出现不必要的紧张和焦虑。对于医生的简单解释视为轻视,发生严重的冲突。部分患者送达急诊时,出现已死亡或是经过各方抢救仍然无法挽救等情况,患者家属对患者预后不良没有充分的心理准备,难以接受事实,将责任推卸到医务人员身上,从而引发医患纠纷。作为急诊医生,医患沟通要注意沟通技巧。

1. 掌握病情背景,突出重点。急诊很急,分散主题内容会引起患者及家属的抵触情绪,和对于医生专业技术水平的质疑。

2. 不隐瞒,实事求是,避免事后解释引起误解和纠纷。

3. 沟通病情要彻底,要将疾病的严重程度沟通清楚。

4. 沟通对象很重要,与具有法律关系或重要的家庭成员沟通,同事、朋友、路人不具有法律责任。

5. 注意沟通效果,确认沟通对象知晓,并能理解和接受。

6. 书面签字必不可少,有创操作术前谈话、病重通知、重要治疗等必需签署纸质告知书,妥善保存。

7. 病情变化,要及时告知家属,并于病历中记录。

8. 讲究沟通艺术,注重人性关怀。对于意外死亡的患者,如车祸、猝死或其他意外死亡,家属难以承受,医务人员要用恰当的语言,帮助患方配合医院善后。

（三）急诊医患沟通模拟训练案例

【案例】　患者男性，65 岁，突发胸痛 3h，送至急诊。于急诊抢救室经 CTA 检查诊断为升主动脉夹层 A 型（范围累及右肾动脉）。目前即拟转入心外科急诊手术治疗。患者目前神志清楚，HR 90 次 /min，窦律，$SpO_2$95%，BP 98/62mmHg。现用药：注射泵艾司洛尔 2μg/(kg·min)，乌拉地尔 10μg/(kg·min)。

家属 1～2 名，老伴儿或子女，无心理准备，情绪激动，焦急，但对手术治疗有不小的顾虑。

1. 培训目标

（1）正确评估者病情。

（2）评估患者家属的焦虑程度。

（3）在有效时间内进行有效沟通，告知内容完整（危险程度，诊疗措施），并和家属达成一致共识。

（4）人文关怀，共情。

2. 物品及设备 / 人员 / 其他资料准备　桌椅；导师、标准化家属（扮演）、学员 1 人。

3. 课程实施　环境介绍：模拟急诊抢救室办公室 / 谈话间。学员作为急诊医师，与家属（标准化家属）进行沟通。

4. 复盘要点及学员常见错误

（1）医生基于临床信息的掌握，沟通前主动表明专业和身份。

（2）务必确认被告知者（如非直系亲属）身份，以免降低沟通效率。

（3）主动倾听患者家属需求，给予恰当的回应，客观告知病情及诊疗风险。

（4）适度使用医学术语，有技巧地使用通俗易懂的语言，提高沟通效率。

（5）有同理心，适度等待共情，确认被告知者理解。

（6）遇到沟通困难或家属情绪激动时，及时请上级医师。必要时科室负责人与其沟通，避免冲突甚至伤害。

（7）必须采取文字沟通的内容，落于书面形式，保存医疗文件。

5. 评价采用核查表（表 15-3-1）与等级评定表共同进行评价。

表 15-3-1　沟通训练核查表

项目	完成情况
1. 身份确定	
医生自我介绍	
患者或家属	
专科医生	
2. 谈话环境恰当	
3. 告知内容的完整性	
病情诊断解释	
强调危重程度	
解读诊疗计划	
4. 人文关怀（共情）	
5. 反复确定是否理解	
等待反馈	
家属能重复病情	

二、团队合作能力模拟训练

现代医疗活动，特别是患者出现危急情况进行抢救、复苏中，通常需要同时进行多项干预措施，单人几乎无法完成，高效的团队合作在实现分工的同时也提高了各种抢救的成功概率。成功的团队不仅拥有精通专业知识、技能的专科医生和护士，而且还要表现出有效的沟通和团队配合。包括组长和组员角色的确认、分工明确；反复确认式沟通；明确的信息表达；了解自己的不足及知识分享；建设性干预和相互尊重等。通过专业的团队合作训练,完成团队合作技能与临床实践有机结合,可以改善医疗服务中的团队表现,从而提高医疗质量、医疗安全和医疗效率。

加强绩效与患者安全的团队策略与工具(team strategies & tools to enhance performance & patient safety, team STEPPS)是仿效近年来被广泛应用于航空的危机资源管理(crisis resource management, CRM)开发的。医疗背景下的 team STEPPS 比 CRM 复杂得多。team STEPPS 包括团队合作与患者安全文化的四个方面与模式,即团队构成与领导统权、警觉应变、互助合作和有效沟通。这四个方面又建立在团队成员的知识、态度、执行力三大支柱上。医疗团队合作行为包括:维持团队结构和文化、运用针对问题解决策略、与团队交流、实施计划和管理工作量和提升团队技能。参考上述培训资源和方案,拟定团队合作能力培训的教学目标和培训方案如下。

（一）团队合作能力培训的教学目标

以复苏团队的有效配合为例,讨论团队角色的重要性、组长和组员的有效行为以及团队配合的有效因素。

1. 团队成员能够运用团队配合中的要素促成更好的团队合作。

2. 借助良好的团队合作提升复苏表现。

（二）教学内容

复苏通常涉及来自不同学科的许多医护人员,有时可能来自同一机构的不同领域,他们在此之前可能没有共同工作的经历。若要实现成功复苏,医务人员通常需要同时进行多项干预措施。领导力和沟通是 CRM 的基础。在这些情况下,角色分工很难明确。在 CRM 中,必须有一个人来承担团队领导的角色。这个角色主要负责复苏的全局管理,包括:确保所有必需的任务均顺利地执行,在所有团队成员中整合新信息和协调沟通,制定和实施使患者结局最优化的处理策略,以及在整个复苏过程中评估复苏的执行情况。

因为执行任务势必将其注意力从主要领导责任转移开来,团队领导者应避免进行实际的技术性操作。在人员有限的情况下(例如,小型社区医院),团队领导者有可能需要去执行某些关键操作。在这些情况下,领导角色可能会暂时转移给另一名临床医生,也有可能团队领导者不得不暂时承担两个角色,但是这样会降低其熟练领导的能力。

在 CRM 中,组织沟通旨在提供有效且高效的处理。所有相关沟通均应经过团队领导,同时团队领导者应与团队分享重要信息。当团队领导者决定需要执行一项任务时,应将任务直接分派至具体的成员,最好通过名字指派。该名成员需口头告知,并会执行该任务,若不能执行,应告知领导者将任务分配给其他成员。成员必须顺利地将此类反馈传递给领导者。需要特别强调的是,指定的成员必须将用药剂量和除颤能量设定复述给领导者。此种"闭环式"沟通方式可使信息更有序地传递,并且是复苏期间所有沟通的恰当标准。

虽然大部分决定由团队领导者做出,但一名优秀的团队领导者可根据需要获取全队的集体智慧和经验。必须鼓励团队成员,如果存在担忧或有可行建议,要大胆说出。由于害怕说错或许多医疗机构中存在等级性质,有些医生往往会保留有可能挽救生命的建议,应努力克服这一情况。应要求与患者治疗不直接相关的外来人员离开,减少噪音并确保领导者的指令和复苏团队人员的反馈可清晰传递。

虽然受过 CPR 培训的旁观者紧靠其本人就能在患者倒下后第一时间内成功实施复苏,但多数复苏需要多名医务人员的共同努力。高效的团队合作在实现分工的同时也提高了复苏的成功几率。

成功的团队不仅拥有医学专科医生和精通复苏技能的人员,而且还表现出有效的沟通和团队调动。我们将在此部分讨论团队角色的重要性、组长和组员的有效行为以及复苏团队调动的有效因素。

（三）团队合作模拟训练案例

【案例】 患者男性,75 岁,10min 前在家突发意识丧失倒地,由家属送入抢救室。既往史:高血压,冠心病。初始状态:意识丧失呼吸音消失双瞳孔 4mm 光反应消失,发绀,SpO_2 40%,BP 0mmHg,R 0 次/min,HR 0 次/min,心电图示波直线(监护仪关闭状态)。

1. 培训目标

（1）确认组长和组员的角色。

（2）组长明确分工具体角色的任务。协调团队操作,同时确保持续的高质量 CPR、除颤,期待复苏团队在复苏过程中胸外按压比例(CCF)至少达到 60%。

（3）团队闭环式沟通。

2. 物品及设备/人员/其他资料准备

（1）物品及设备准备：高级模拟人、心电监护仪、听诊器、手电筒、除颤仪、鼻导管面罩、吸痰管、吸痰器、100ml 生理盐水、气管插管套装、喉镜、简易呼吸器、药品（肾上腺素，胺碘酮）、注射器若干等。

（2）人员：导师、助教、学员 2～3 人。

（3）资料准备：院前血气分析 1（pH 7.35，$PaCO_2$ 42mmHg，PaO_2 63mmHg，SpO_2 92%）；血气分析 2（pH 7.30，$PaCO_2$ 60mmHg，PaO_2 49mmHg，SpO_2 75%）；心肌酶、肌钙蛋白正常；BNP 正常；D- 二聚体正常；院前心电图窦性心动过速。

3. 模拟实施

（1）环境介绍：模拟急诊抢救室。

（2）流程：启动 CPR—除颤—组员交换，开放静脉，给药—CPR—气管插管—除颤—CPR—复苏成功。

4. 复盘要点

（1）强调组长核心角色。

（2）组长和组员执行各自具体角色的任务。

（3）熟练掌握基本技能和团队协作，提高复苏的成功率。

（4）团队协作确保持续的高质量 CPR、除颤和心律评估，分析如何提升 CCF 数值。

5. 学员极易犯的错误　复苏团队中成员角色需要明确自己的角色和责任（了解自己的局限性能够给予建设性干预）、团队沟通内容（知识共享、总结和再评价）、团队如何有效沟通（闭环式沟通、清晰的指令和相互尊重）。

（1）复苏团队人员分工不合理，任务不明确。学员执行混乱，任务要点不清晰。忽略指挥者指挥。

（2）团队成员没有进行有效配合，护士没有得到清晰有效的指令。

（3）执行护士没有双向确认。

（4）领导者没有关注到每个组员的表现细节，指令不清晰。

（5）领导者和组员之间相互指责，没有弥补各自存在的知识不足，缺乏闭环式沟通。

6. 评价　可采用核查表（表 15-3-2）和等级评价表。

表 15-3-2　核查表

项目	完成情况
组长的角色	
组织团队	
监测组员的个人表现	
高质量心肺复苏	
除颤	
气管插管	
给药	
支援组员	
树立出色团队行为精神	
培训与辅导	
增进了解	
关注患者综合性护理	
组员	
明确角色分配	
做好履行职责的准备	
受过良好的复苏技能训练	
了解流程	
致力于成功	
闭环式沟通双向确认	

（高雨松　刘继海）

推 荐 阅 读

[1] 田兆兴，梅雪. 急救医学高级模拟培训教程. 北京：人民卫生出版社，2015.

[2] 中华医学会重症医学分会. 中国重症患者转运指南（2010）（草案）. 中华危重病急救医学，22（6）：328-330.

[3] CHANG Y C，CHOU L T，LIN H L，et al. An interprofessional training program for intra hospital transport of critically ill patients：model build-up and assessment. Journal of interprofessional care，2019：1-5.

[4] KOCHER K E，ARORA R，BASSIN B S，et al. Baseline performance of real-world clinical practice within a statewide emergency medicine quality network：The michigan emergency department improvement collaborative（MEDIC）. Annals of emergency medicine，2020，75（2）：192-205.

[5] WARREN J，FROMM RE JR，ORR RA，et a1. Guidelines for the inter and intrahospital transport of critically ill patientsl. Critical Care Medicine，2004，32（1）：256-262.

[6] WILLIAMS P，KARUPPIAH S，GREENTREE K，et al. A checklist for intrahospital transport of critically ill patients improves compliance with transportation safety guidelines. Australian critical care，2020，33（1）：20-24.

第十六章　医学模拟在麻醉科教学中的应用

第一节　模拟技术在麻醉科教学中的应用简介

随着材料技术和计算机、信息技术的飞速发展，模拟医学在近二十年日趋成熟，医学模拟教学逐步成为最重要的教学方式之一。麻醉学专业的特殊性，使其成为模拟医学的最重要领域，积累了丰富而成熟的经验。

一、医学模拟在麻醉学教学中的重要意义

麻醉学教学过程包括学习基础医学、临床医学、麻醉学的基本理论知识，接受临床医学、麻醉学基本技术的训练，以及急救与生命复苏的训练等。目的是培养常见手术的麻醉处理、手术期并发症防治以及危重病症的监测、判断与治疗的基本能力。在既往的教学过程中，临床实践教学方法是教师示范，医学生或住院医师通过观察和重复教师的操作来进行，部分未接触过的病例只能通过书本及病例讨论完成，不能达到深入理解及形成正确临床思维的教学目的。而对于麻醉医生来说，必须具备诊断和治疗急性、危及生命的围术期突发事件的能力。因此，一名合格的麻醉医师的成长需要花费很长的时间和精力。此外，随着疾病种类的增加，患者维权意识的提高，诸多因素都在制约着麻醉学教学事业的发展。而医学模拟教学具有真实、可重复、病例种类丰富、患者安全、可纠错等优点，在麻醉学教学中的应用凸显出了强大的优势和重要性。

二、医学模拟在麻醉学教学中的应用

（一）应用局部任务训练器进行麻醉技能的培训

局部任务训练器在麻醉学教学中被广泛应用，包括气管内插管、椎管内麻醉、动静脉穿刺等。教学过程中，首先进行理论授课，学员掌握学习要点后，经过考核再进行局部任务处理器培训，其优点是可以克服学员在患者身上操作时的紧张心理、可以反复练习、纠错，达到熟练掌握操作要点的目的；可以模拟临床上困难操作的情况；解决临床操作时间不足的问题；降低考核相关成本；当然更重要的是保护了患者的安全。

（二）应用标准化病人进行麻醉医患沟通的培训

标准化病人可用于培训及考核麻醉术前访视、签署麻醉知情同意书等医患沟通能力、临床复杂场景下正确的应对能力，以及临床工作中的综合素质。好的标准化病人，经过专业的训练，具有很强的可重复性，并且可以给予学员反馈，能够解决患者就医与教学之间的矛盾，提高教学效果。

（三）应用情境模拟进行麻醉急危重症诊治的培训

麻醉医生每天面对不同年龄段的患者、不同种类的手术、不同习惯的外科医生，除了要具备丰富的麻醉学基本知识、基本技能外，还需要很强的判断、沟通及团队领导力。培养一名成熟的麻醉医生需要较长的时间，经历复杂病例的磨炼，才能对术中出现的紧急情况进行快速而准确地判断及处理。目前的麻醉医生不仅仅负责手术间的手术麻醉，已逐步走出手术室，负责无痛诊疗的麻醉、麻醉门诊等工作。对麻醉医生的培训迫切需要将医学知识、临床技能、思维与职业素养相互结合起来。

情境模拟教学可以利用模拟技术创造出高仿真模拟患者和模拟临床场景，代替真实患者进行麻醉临床教学和实践，利用情境模拟教学可以完成羊水栓塞、过敏性休克、困难气道、术中心脏骤停、肺栓塞等麻醉急危重症诊治的培训，还可以进行多学科联合培训，培训地点既可以在临床技能中心进行，也可以在临床实际工作场合进行。情境模拟教学在住院医师规范化培训、专科医师规范化培训过程中越来越多地发挥着重要作用。

三、医学模拟在国外麻醉学教学中的应用现状

相较于中国而言，美国、加拿大等国家将医学模拟应用于麻醉学教学的开始时间更早，范围更广，技术更成熟。

美国是最早应用医学模拟技术进行麻醉教学的国家。目前，美国将医学模拟技术广泛应用于麻醉学日常培训和资格考试中。美国大多数医学院和教学医院都设有医学模拟中心，并开设麻醉模拟培训课程。培训内容包括麻醉技术（气道管理、中心静脉置管、区域阻滞、经食道超声等）、亚专科麻醉培训（心血管麻醉、产科麻醉和小儿麻醉等）和危机资源管理等内容。美国要求所有麻醉学住院医师每年至少参加一次医学模拟教学，以提高"六大核心能力"，包括医学知识、沟通技巧、专业素养、照顾患者能力、以系统为基础的实践及在实践中学习和提高的能力。自 2000 年起，美国麻醉学委员会（Amercian Board of Anesthesiology，ABA）颁发的资格证书由终身制改为时限认证，麻醉医师从 ABA 获取的认证时限变为十年。为维持认证期限，麻醉医师必须参加由 ABA 组织的麻醉认证维护计划（maintenance of certification in anesthesiology，MOCA）。MOCA 以十年为一个周期，内容包括专业知识考核、终身学习和自我评分、专业资质鉴定及实际操作评分和改进四个部分。这十年中，麻醉医师需至少参加一次模拟培训，完成 MOCA 这四部分的要求之一。这些模拟练习必须在美国麻醉学会（American Society of Anesthesiology，ASA）批准的模拟训练中心进行，学员通过相应课程学习临床少见危急病例的处理及团队合作精神等。2018 年，ABA 将客观结构化临床考试（objective structured clinical examination，OSCE）纳入麻醉学初级阶段考试中。考试设置在一个模拟情境中，考生与一名标准化人员（如临床医生、患者或家属等）进行沟通，考核其在传统考试中不易考察的核心能力。

20 世纪 90 年代，几名麻醉医生成立了加拿大第一家医学模拟中心，此后医学模拟技术在加拿大迅速发展。大多数加拿大麻醉学系将模拟培训纳入本科及研究生课程中。医学生在本科阶段可以通过模拟培训课程学习气道管理、应用简单的药理学知识处理血流动力学紊乱等知识点。进入研究生阶段后，第 1 年学习排除麻醉机故障及麻醉中常见问题的处理方法。进入到第 2～5 年，模拟培训的形式转变为以小组形式进行情境模拟，学员扮演不同角色，学员在学习常见或不常见麻醉问题的同时，提高非操作性技能。自 2017 年开始，加拿大皇家内外科医学院麻醉专业委员会要求所有麻醉医师在完成培训并取得资格认证前，必须完成加拿大国家麻醉学模拟课程（Canadian national anesthesiology simulation curriculum，CanNASC）。目前我国一些模拟教学开展比较好的单位，模拟技术在麻醉科教学中也得到较好应用并取得较好效果。一般课程由麻醉科与模拟中心联合建设，形成了覆盖医学生及住院医师、专科医师的分层递进课程体系（表 16-1-1）。

表 16-1-1　麻醉科不同年资人员可以开设的模拟培训课程

第一年住院医师	第二、三年住院医师	专科医师
麻醉机监护仪使用及故障排除	超声基础知识	超声引导神经阻滞
麻醉前访视与评估	神经刺激仪	高频通气
动脉穿刺置管（含压力套装）	臂丛神经阻滞	纤维支气管镜引导气管插管
中心静脉置管（含超声引导）	高级血流动力学监测	肺隔离技术
椎管内穿刺	环甲膜切开	高级血流动力学监测
气道管理（初级）	困难气道管理	TTE/TEE
BLS	ACLS	FAST

注：BLS，基础生命支持；ACLS，高级心血管生命支持；TTE，经胸超声心动图；TEE. 经食道超声心动图；FAST，创伤超声评估。

第二节　麻醉科基本操作性技能的模拟培训与评价

本章节主要介绍麻醉专业第一、二年住院医师需要掌握的基本技能。

一、麻醉患者的访谈

（一）培训目标

1. 掌握麻醉前病情分类方法（ASA）。

2. 掌握重要脏器如呼吸系统(通气与换气功能)和心血管系统(心功能、心律失常和高血压等)的评价方法及内容。

3. 熟悉肝脏和肾脏、内分泌系统、中枢神经系统、胃肠道、水和电解质等的评价方法和内容。

4. 了解麻醉、手术的风险因素和麻醉前治疗用药的衡量。

(二)物品及设备/人员/其他资料准备

1. 人员准备 标准化病人、标准化病人家属(可无)、模拟外科医生(可无)。

2. 设备准备 听诊器、血压计、计时器、体温计等。

3. 材料准备 各项实验室检查结果(血常规、肝肾功能检查、凝血分析、传染病检查、尿常规检查)、心电图结果及根据患者情况准备相应的影像学检查结果(如CT、MRI、肺功能、超声心动等)。

(三)主要步骤

1. 访谈前准备及阅读病历资料。

2. 访谈阶段

(1)自我介绍,阐明访谈目的。

(2)询问患者一般状况:身高、体重、合并症情况(高血压、糖尿病、肝肾功能、呼吸功能、心脏功能)、活动耐力、疾病的发病时间、持续时间、既往手术史及服药史、吸烟情况、食物药物过敏史、家族既往有无恶性高热病史及既往手术后的反应(是否存在恶心、呕吐病史、是否有困难气道病史等)

(3)体格检查:测量血压、心率、体温;听诊心脏及肺部情况;评估气管插管条件(下颌情况、张口度、甲颏间距、Mallampati分级、口齿情况、鼻腔及咽喉情况);头颈活动度;Allen试验;屏气试验;评估患者精神状态及营养状态。

(4)介绍麻醉方式及相关并发症;告知禁食水时间;告知是否继续服用术前药物。

(5)对患者的顾虑及疑问进行解答。

3. 访谈后的沟通

(1)与外科医生沟通:了解手术方式、术中可能出现的问题及外科手术是否有特殊要求;要求外科完善相关检查。

(2)与上级麻醉医生沟通:介绍患者状况、评估结果以及术中关注点。

(四)模拟教学应用示例

【案例】 患者男性,46岁,体检发现胆囊结石,拟行腹腔镜胆囊切除术。既往有高血压病史,偶有心悸。

模拟场景设置要点:标准化病人及相关病历资料。

要点分析:

1. 针对高血压问题,询问病史时住院医师应关注以下几点。①高血压的病因和严重程度;②高血压是否经过系统治疗,当前是否正在服用抗高血压药物;③了解患者是否有因高血压导致的终末器官损害。

2. 对于心悸情况,主要关注两点。①心功能评估;②相关检查是否完善。

二、动脉穿刺置管

(一)培训目标

动脉穿刺置管操作要点、适应证和禁忌证、并发症识别及处理要点。

(二)适应证

1. 各类危重患者、循环功能不全患者需要进行手术或其他治疗时,如体外循环下心脏直视手术、大血管手术、器官移植手术等,需持续监测血压变化。

2. 预估术中血流动力学波动大,需用血管活性药治疗,需连续监测动脉血压,如嗜铬细胞瘤患者。

3. 血流动力学不稳定的患者,如严重创伤、多脏器功能衰竭和各类休克患者。

4. 术中需进行血液稀释、控制性降压的患者。

5. 需反复抽取动脉血行血气分析等检查的患者。

（三）禁忌证

1. 改良 Allen 试验异常者。

2. 穿刺部位局部感染。

3. 凝血功能障碍或机体高凝状态者。

4. 有出血倾向或抗凝治疗期间者。

5. 动脉血管近端阻塞。

6. 动脉血管闭塞，如雷诺综合征。

7. 手术操作涉及同一范围部位的患者。

（四）物品及设备／人员／其他资料准备

1. 物品及设备准备　模拟器，动脉留置针，压力袋，肝素盐水（含 1～2U/ml 肝素），测压装置及测量工具（三通开关、压力换能器和检测仪等）。固定前臂的托手架及垫高腕部的专用纱布卷，皮肤消毒剂、无菌洞巾。

2. 置管部位选择　首选桡动脉，此外可以选择股动脉、腋动脉、尺动脉、足背动脉、肱动脉。

（五）主要步骤

1. 操作前准备　连接好压力监测装置，选择合适零点位置。行改良 Allen 试验，测试尺动脉侧支供血是否通畅。

2. 体位　患者常采用仰卧位，手臂置于托手架上，手背伸，腕部下方用纱布卷垫高。

3. 穿刺点选择　穿刺时将穿刺者左手的示指、中指、无名指自穿刺部位由远心端至近心端依次轻放于桡动脉搏动最强处，指示桡动脉的走行方向，示指所指部位即为穿刺的"靶点"。穿刺点一般选择在桡骨茎突近端 0.5cm 即第二腕横纹处。三指所指线路即为进针方向。

4. 穿刺点消毒，铺无菌洞巾。

5. 直接穿刺法　确定动脉的搏动部位和走向，选好进针点，在动脉旁皮内与皮下注射局麻药后用 20G 留置针进行桡动脉穿刺。针尖指向与血流方向相反，针体与皮肤夹角一般为 30°～45°，缓慢进针，当发现针芯有回血时，压低针尾并再向前推进 1～2mm，仍见持续回血，可向前推送外套管，随后撤出针芯，此时套管尾部应向外搏动性喷血，说明穿刺置管成功。

6. 穿透法　进针点、进针方向和角度同上。当见有回血时再向前推进 1～2mm 穿透动脉血管后壁，然后撤出针芯，连接注射器，边回吸边将套管缓慢后退，至回血通畅时停止退针，将套管向前推进直至完全置入。

7. 动脉穿刺置管成功后，压迫导管前端动脉，以防止血液喷出，若使用针尾带锁扣的穿刺针，拔出针芯后滑动锁扣可防止血液喷出。导管末端连接测压管路，用肝素盐水填充套管，防止管路内出现血凝块。

（六）主要并发症识别与处理

1. 血栓形成　应注意预防，持续冲洗装置可减少栓塞机会。一旦发现血栓形成和远端肢体缺血，必须立即拔除测压套管，必要时可手术探查取出血凝块，挽救肢体。

2. 局部出血和血肿形成　穿刺损伤后出血可引起血肿，一般加压包扎即可止血。拔除桡动脉测压管后，应局部压迫 10min 并加压包扎以防血肿形成。

3. 感染　导管留置时间越长，感染发生率越高，动脉导管留置一般不超过 3～4d。如发现局部有炎症表现，应及时拔除导管。

（七）引导性反馈

1. 在不同的动脉记录血压时，可以看到从主动脉到外周小动脉，收缩压逐渐增高而舒张压逐渐降低，平均动脉压也逐渐降低。足背脉收缩压可比桡动脉高 10mmHg，舒张压可低 10mmHg。

2. 传感器的高度应在右心房水平，仰卧位相当于第 4 肋间腋中线水平，侧卧位相当于胸骨右缘第 4 肋间水平。体位改变时应随时调整传感器高度。监测脑部血压时，传感器应与脑水平一致，避免测压误差。

3. 直接测压和间接测压之间有一定差异，收缩压在 100～150mmHg 范围之间，两者相仿；超过或低于此范围会出现差别，一般直接测压会比间接法略高，收缩压常常高出 5～20mmHg。休克、低血压和低体温患者，由于血管收缩，此差别还会增加。

4. 动脉留置针位置不当或堵塞时动脉波形的收缩压明显下降，平均压变化较小，波形变得平坦。如管腔完全堵塞，则波形消失。压力波形呈阻力改变的常见原因有气泡、血凝块、机械性阻塞、连接部分松动及脱开。

5. 置管不顺时，应避免暴力，否则容易使导管前端折损或产生血管壁夹层，使置管更加困难。有条件可选择超声引导下动脉穿刺置管，减少穿刺损伤。

（八）模拟教学应用示例

【案例】 患者男性，72岁，冠心病10年，近期反复发作心绞痛，药物控制不佳，冠脉造影示三支病变，拟在全麻下行不停跳冠脉搭桥手术。

模拟场景设置要点：模拟人右上肢桡动脉可触及波动。

要点分析：患者拟行搭桥手术，术前需行桡动脉穿刺置管以便及时观察术中血压。

治疗要点：冠心病患者为了减少心肌氧耗，术前应先充分镇静镇痛，后行桡动脉穿刺置管。如桡动脉做过冠脉造影，患者往往出现穿刺点附近硬结，穿刺置管困难，可于硬结近端穿刺置管。

三、深静脉穿刺置管

（一）培训目标

深静脉穿刺置管操作要点、适应证、禁忌证、并发症识别及处理要点。

（二）适应证

1. 术前存在严重创伤、休克、急性循环功能衰竭的危重患者。

2. 预计术中有大量体液或血液丢失。

3. 难以评估尿量的情况下（如肾衰竭患者）行容量评估。

4. 外周静脉通路建立困难，需快速静脉补液。

5. 需长期输液或静脉抗生素治疗及全胃肠外营养治疗。

6. 经导管安置心脏临时起搏器。

7. 预计术中出现空气栓塞发生率较高或需要抽吸气栓等。

（三）禁忌证

1. 穿刺部位存在感染。

2. 凝血功能障碍患者为相对禁忌。

3. 上腔静脉综合征、近期安装过起搏器。

（四）物品及设备/人员/其他资料准备

1. 物品及设备准备 模拟器，中心静脉导管穿刺包，无菌手套，消毒液，注射器，穿刺针，导引钢丝，深静脉导管，皮肤扩张器，无菌盐水，缝皮针，压力袋，一次性换能器，监测设备。

2. 置管部位选择 颈内静脉、锁骨下静脉、颈外静脉、股静脉等，以颈内静脉和锁骨下静脉最为常用。

（五）主要操作步骤

1. 颈内静脉穿刺置管术

（1）操作前准备：与患者沟通，解释操作目的、过程、风险、需要配合事项，签署知情同意书，在无菌环境中准备操作。

（2）体位：头低15°～30°屈氏位，肩背部略垫高，头略偏向对侧，颈部伸展。

（3）穿刺点确定：颈内静脉穿刺置管可采用前路、中路、后路，常采用中路技术。触摸胸锁乳突肌胸骨头、锁骨头和锁骨构成的三角，在三角形顶点触及颈总动脉搏动，搏动外旁开0.5～1cm为穿刺点。

（4）消毒铺巾：消毒上至下颌角，下至乳头水平，内侧至锁骨中线，外侧至腋前线，铺无菌巾。逐层行局部浸润麻醉。

（5）试穿：以5ml注射器作为试探针，针与皮肤呈30°～45°，针尖指向同侧乳头方向，边进针边回抽，一般1～2cm可见回血，如进针3cm未见回血，则保持负压将穿刺针缓慢回抽至皮下，在进针处呈小扇形探查。见回血提示针尖已经入静脉，确认进针方向、角度、深度，拔出试探针或也可将针头留在原位置。

（6）按试穿针的角度、方向、深度用18G穿刺针进行穿刺，边进针边回抽，当血液回抽通畅时，固定穿刺针，用平头压力探针测试压力，未见波动性、鲜红血液流出，可确认穿刺针在静脉内。

（7）置入导丝：从18G穿刺针内置入J型导引钢丝，过程中注意心律变化，导引钢丝达到30cm后，相对固定J型导丝，退出穿刺针，压迫穿刺点。

（8）扩皮：尖头刀片扩皮后，使用扩张器扩张皮下。

（9）置入导管：将导管套在导引钢丝外面，左手拿导引钢丝尾端，右手将导管插入，待导管进入颈内静脉后，边退钢丝边推进导管，成人置管深度约为12cm。

（10）抽导管内血液通畅，用生理盐水冲洗导管，接肝素帽。用缝线固定导管，覆盖贴膜。接上CVP测压管或输液。

2. 锁骨下静脉穿刺、置管术

（1）体位：患者仰卧，肩部垫高，上肢尽量伸向同侧膝盖并略外展，使肩胛骨下移，显露锁骨上窝，保持锁骨向前，使锁骨间隙张开便于进针。

（2）铺巾后于锁骨中、外1/3交界处，锁骨与第一肋交角处，锁骨下方1cm为进针点，针尖轻度向头端指向胸骨上凹方向，经过锁骨与第一肋间隙穿入锁骨下静脉，注射器内始终保持负压，缓慢进针，见血通畅后，按颈内静脉穿刺置管步骤操作。

（六）主要并发症识别与处理

1. 气胸、血胸或血气胸　操作中刺破胸膜或穿透静脉或动脉所致。穿刺难度大、穿刺中患者剧烈咳嗽、穿刺后出现呼吸困难、同侧呼吸音减低，要考虑气胸可能，X线片有助于诊断，诊断气胸后请胸外科专科会诊，根据需要行胸腔闭式引流。

2. 心脏压塞　导管插入过深，穿透心脏插入心包腔，引起心包积液，可产生致命心包压塞。临床表现为突发呼吸困难、发绀、烦躁不安、胸骨后疼痛、颈静脉怒张，伴有低血压、奇脉、心音低而遥远。处理应立即停止中心静脉输注，降低输液容器高度，并低于患者心脏水平，利用重力作用尽量吸出心包腔或纵隔内的血液或液体，慢慢拔出导管；如果经由导管吸出的液体很少，病情不能得到改善，应考虑做心包穿刺减压；严密观察患者，防止心包积血积液加重。

3. 空气栓塞　在更换接头、注射器以及检测导管是否在位时，可能会有空气经针孔或导管进入血管。预防方法包括患者取头低位穿刺、时刻注意封闭穿刺针或套管（尤其患者清醒状态下）多可避免此种意外。若头低位有困难时，操作应特别小心，避免患者在深吸气状态下开放穿刺针或套管。

4. 血肿　穿刺过程中误伤动脉所致，经压迫后血肿并不明显。但抗凝患者血肿发生率高。如果误将导管置入动脉内，特别是压迫止血困难的部位，如锁骨下动脉，在拔出导管前需要外科会诊。

5. 感染　导管在体内留置时间过久可引起血栓性静脉炎。反复穿刺、局部组织损伤、血肿可增加局部感染的机会。为预防感染，导管留置期间应特别注意无菌护理。当临床中出现不能解释的寒战、发热、白细胞数升高、局部压痛和炎症等，应考虑拔除中心静脉导管并作细菌培养。

（七）引导性反馈

1. 导管位置应放置于上腔静脉或下腔静脉即将进入右心房部位，此时测定压力为中心静脉压，正常值1～7mmHg，反应的是右心室前负荷及回心血量的排出能力。CVP值的高低与静脉回心血量、肺血管阻力及右心功能等有关，但其并不能反映左心功能。

2. 零点位置偏差将显著影响中心静脉压的测定值，一般以右心房中部作为标准零点；仰卧位零点相当于胸骨第4肋间腋中线水平；侧卧位时，零点相当于胸骨右缘第4肋间水平。

3. 穿刺针针尖不在血管中央、穿刺针过深、顶于对侧血管壁都有可能造成导引钢丝置入过程中遇到阻力，不可暴力强行推进导丝，应改变穿刺针的方向和深浅或重新穿刺。

4. 掌握多种进路，不强调成功率在某一进路反复多次穿刺，也可考虑采用超声引导下深静脉穿刺置管，减少损伤和血肿发生。

随着超声仪器应用的普及，目前很多情况下的深静脉穿刺是在超声引导下进行，模拟训练同样可以达到此目的。超声引导下中心静脉穿刺置管术训练模型具有颈部血管解剖结构，呈现血管成像，可以使用正常的超声仪器，满足超声引导下颈内中心静脉穿刺、置导丝、置导管等完整操作训练，满足多学科住院医师的中心静脉穿刺置管训练（图16-2-1）。

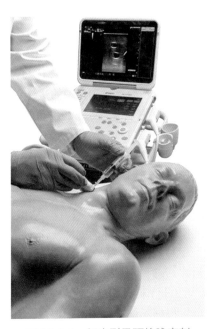

图16-2-1　超声引导颈静脉穿刺

（八）模拟教学应用示例

【案例】　患者男性，65 岁，胃癌，拟在全麻下行胃癌根治术，术后需要胃肠外营养治疗，需行深静脉穿刺置管。

模拟场景设置要点：模拟器右颈总动脉可触及搏动。

要点分析：患者为术后肠外营养治疗，需行深静脉穿刺置管，颈内静脉和锁骨下静脉均可选择。

治疗要点：患者禁食水时间长，头低位有助于颈内静脉充盈，便于穿刺置管；置导丝过程需轻柔，不可暴力，防止导丝打折，遇到阻力应调整穿刺针位置重新置导丝，过程中时刻注意心电图变化（操作者口述）；置管后需回抽血流是否通畅，确认导管位于中心静脉内。

四、周围神经阻滞

（一）培训目标

周围神经阻滞操作要点、适应证和禁忌证、并发症识别及处理要点。

（二）适应证

1. 需要在周围神经阻滞下完成外科手术。

2. 手术区域的术中或术后镇痛。

（三）禁忌证

1. 患者拒绝或未获得患者知情同意。

2. 有凝血功能障碍、重症血小板减少有出血倾向者或正在接受抗凝治疗者。

3. 穿刺部位存在感染、肿瘤、神经病变。

4. 局麻药过敏。

5. 麻醉医生经验不足。

（四）物品及设备 / 人员 / 其他资料准备

标准化病人，神经刺激器（笔）、神经穿刺包、消毒包、麻醉药物。

（五）主要操作步骤

1. 操作前准备　与患者沟通，解释操作目的、过程、可能的风险、需要配合的事项，签署知情同意书。监测生命体征，吸氧，给予镇静药物。连接神经刺激器并设定相应的参数。

2. 体位　根据不同周围神经，摆放相应的体位。

3. 消毒铺单　消毒范围直径 15cm。

4. 根据体表肌肉、骨性标志或大血管进行解剖定位，连接神经刺激仪（笔），设定初始电流。明确并观察刺激目标神经所引发的肌肉颤搐并寻找正确的进针点。减小刺激器电流至目标电流，继续观察如仍存在肌肉颤搐，注入相应的局麻药，注药过程中每 5ml 回抽一次观察有无血性液体。粘贴无菌敷料。（标准化病人，应用神经刺激笔找到正确的进针点后，口述后续的操作）。

5. 穿刺后观察　①患者生命体征；②阻滞效果；③是否出现相关并发症。

（六）主要并发症识别与处理

1. 局麻药中毒　注入局麻药当时或之后患者出现头晕、气促、心悸、面色苍白、口周麻木，血压升高，心率增快。回抽观察注射器内是否有血性液体。立即吸氧，给予苯二氮䓬类药物，呼吸循环支持治疗，必要时应用脂肪乳进行进一步治疗。

2. 高位硬膜外阻滞　检查阻滞效果时，发现超越神经支配区域的高位阻滞。患者可出现呼吸困难。处理原则为呼吸循环的支持治疗，必要时需建立人工气道。

3. 全脊髓麻醉　所有脊神经支配范围内感觉消失，患者可出现意识丧失。处理原则为呼吸循环的支持治疗，及时建立人工气道。

（七）评价方法

根据不同神经阻滞的要求，摆放相应的体位。能够应用神经刺激笔在 5min 内准确定位目标神经，并引出相应的肌肉颤搐。能够描述不同阻滞所需的起始电流、目标电流。相关的主要并发症诊断及处理原则。

（八）模拟教学应用示例

【案例】　患者男性，65 岁，主因肩峰撞击综合征欲在臂丛阻滞下行肩关节镜检手术。既往高血压、糖尿病。

模拟场景设置要点：标准化病人，神经刺激笔。

要点分析：

1. 入路选择　因行肩部手术，以肌间沟臂丛入路为宜。（引导反馈：若患者存在严重的呼吸系统疾病，是否仍选择此入路？肌间沟入路可能引起膈神经阻滞，故严重呼吸疾患患者不宜行肌间沟入路臂丛阻滞，可考虑肩胛上神经阻滞）。

2. 体位　仰卧位去枕，头偏向对侧。

3. 解剖定位　识别患者胸锁乳突肌的胸骨头、锁骨头，并在锁骨头外侧由内向外触摸，辨别前、中斜角肌，识别肌间沟。在肌间沟处放置神经刺激笔。

4. 神经刺激器　设置初始电流 1.0mA，目标电流 0.3～0.5mA，刺激臂丛上干，引起肱二头肌收缩，出现屈肘运动。（引导反馈：应用神经刺激器的注意事项，目标电流是否越小越好？）

五、椎管内神经阻滞

（一）培训目标

椎管内神经阻滞的适应证和禁忌证、操作要点、并发症，提高穿刺成功率的方法。

（二）适应证

1. 蛛网膜下腔神经阻滞适用于手术时间在 2～3h 以内的下腹部、下肢、盆腔、肛门和会阴的外科手术。

2. 硬膜外神经阻滞及腰麻硬膜外联合神经阻滞适用范围较广，最常用于横膈以下的手术，且不受时间限制。

3. 镇痛包括术后镇痛、分娩镇痛、一些慢性疼痛及癌痛治疗。

（三）禁忌证

1. 患者拒绝、精神疾病或小儿等不能配合的患者。

2. 穿刺部位感染、败血症。

3. 凝血功能障碍或其他出血体质者。

4. 严重低血容量。

5. 脊柱结核。

6. 脊柱外伤或严重畸形。

7. 中枢神经系统病变，颅内高压或脊髓及脊神经根病变。

（四）物品及设备 / 人员 / 其他资料准备

1. 椎管内穿刺模型　局部模拟模型或侧卧位模拟人穿刺模型。目前用于蛛网膜下腔穿刺的模型较多，也相对成熟；但用于硬膜外腔穿刺的模型相对较少，主要是对模拟硬膜外穿刺时的"落空感"模拟较差。

2. 物品　椎管内穿刺包、局部麻醉药、无菌手套、消毒剂等。

（五）主要操作步骤

1. 操作前准备　①了解患者全身状况及实验室检查结果；②常规监测，如心电图、血压、脉搏氧饱和度，病情需要时可行特殊监测；③开放外周静脉；④备用药品准备，如阿托品、麻黄碱、咪达唑仑等；⑤给氧装置、人工通气器械。

2. 体位　侧卧位、坐位或俯卧位。最常用侧卧位。

3. 穿刺点选择　成人蛛网膜下腔穿刺或腰硬联合穿刺选择 L_2～L_3 及以下间隙，硬膜外穿刺椎间隙是支配手术范围中央的脊神经相应的椎间隙。

4. 消毒　范围以穿刺点为中心，上下不少于 15cm，两侧至腋后线。消毒后铺孔巾或无菌单。

5. 穿刺　可选择正中或旁正中入路，正中入路穿刺点在棘突间隙中点，旁正中入路穿刺点在棘突间隙中点旁开 1～1.5cm 左右，穿刺过程中可避开棘上和棘间韧带。0.5%～1% 利多卡因做皮内、皮下、棘间韧带逐层浸润麻醉。左手固定穿刺点皮肤，右手持穿刺针，穿刺针斜面与黄韧带走行平行进针，正中入路在棘突间隙中点进针，针体与患者背部垂直（旁正中入路针头略偏向脊柱中线方向），硬膜外穿刺可用"落空感""阻力消失法""悬滴法""气泡压缩试验"等方法判断是否进入硬膜外腔。蛛网膜下腔穿刺成功时可见脑脊液流出。

6. 置管硬膜外穿刺成功后可经穿刺针缓慢置入硬膜外导管，导管置入硬膜外腔 3～5cm 后，边退针边固定硬膜外导管，直至穿刺针退出皮肤。调整导管在硬膜外的长度后（3～4cm），固定导管。

（六）主要并发症的识别与处理

穿刺或置管操作可致脊髓或神经损伤、硬脊膜意外穿破，因此穿刺过程中应避免动作粗暴。损伤出现相关神经症状时，应即刻给予激素和神经营养药物，有神经占位性损伤应立即请神经外科会诊。

（七）引导性反馈

1. 根据穿刺间隙解剖特点确定穿刺针进针方向　第 4 胸椎至第 12 胸椎，棘突呈叠瓦状排列，正中入路穿刺时，针尾要向足侧斜 45°～60° 方能进入。颈腰椎棘突与椎体的横截面呈水平方向，穿刺时垂直进针较易刺入椎管。

2. 旁正中入路特别适合肥胖患者及棘上韧带钙化的老年患者，成功率更高。

3. 腰麻针较细，需仔细体会才能感觉出层次感。如选择 25G 腰麻针穿刺，可用 9 号针头（10ml 注射器针头）引导，以增加穿刺成功率。

4. 穿刺者如感到黄韧带突破感，无论是否出现负压现象，均应用注射器测试阻力。

（八）模拟教学应用示例

【案例】　患者女性，65 岁，因"左膝关节骨性关节炎"拟行"左膝关节置换术"。既往无特殊病史，各项化验检查（血常规、血生化、凝血分析、心电图等）无明显异常。预计手术时间 1.5h。

模拟场景设置要点：模拟人可摆放不同方向的侧卧位。

麻醉操作评价要点：操作前准备、麻醉方式选择、体位摆放、穿刺点定位、消毒、穿刺过程中的无菌原则、给药后麻醉平面测试和生命体征的监测。

如选择蛛网膜下腔神经阻滞：局麻药的选择及配制（侧卧位时蛛网膜下腔麻醉如配制使用轻比重麻药患侧在上，重比重局麻药则患侧在下）、给药后体位调整对麻醉平面的影响。

如选择硬膜外神经阻滞：判断穿刺针进入硬膜外腔的方法、硬膜外导管置入方式及深度、给予试验量。

六、气道管理

（一）培训目标

掌握面罩通气、喉罩通气、气管插管和气管拔管技术操作要点。

（二）适应证和禁忌证

1. 适应证　需要辅助通气，维持氧合的缺氧患者；可能出现缺氧状态的患者。

2. 禁忌证　因颌面部、咽喉部创伤不能用面罩或喉罩通气的患者；因饱胃不用喉罩通气的患者；因颅底骨折不能经鼻气管插管的患者。

（三）物品及设备／人员／其他资料准备

各种型号的面罩、喉罩和气管导管、模拟器或模拟人（可张口、有声门和食管，带双肺及胃）、润滑剂、直接喉镜（有条件下可备可视喉镜）、管芯、牙垫、空注射器、胶带、简易呼吸器、听诊器。

（四）操作技能培训方式

模拟教学时通过利用模拟器或模拟人，让学员了解和掌握气道解剖特点，掌握面罩通气、喉罩通气、气管插管和拔管的技巧和关键操作点。模拟用具包括模拟器或模拟人、呼吸球囊及听诊器等。

（五）操作要点

1. 面罩通气　面罩通气是改善患者氧合方法中一种简单、有效的措施。面罩分为吸氧面罩和加压面罩。其中，"球囊－面罩技术"是全麻诱导期间使用的最基本方法。面罩通气操作技术包括单手扣面罩技术和双手扣面罩技术。

（1）单手扣面罩技术仅需一人完成：一般左手握持面罩，右手挤压呼吸囊。左手拇指和示指握住面罩体尽力下压，扣在脸上以保持密闭。其他三个手指放置在下颌骨上。中指和无名指位于颏部上提下颌，便于抬伸寰枕关节。小指放于下颌角处，便于向前抬伸下颌角（图16-2-2），也称"C-E手法"。

（2）双手扣面罩技术：需两人完成，或在自动机械通气下完成。困难气道通常采用双手通气技术，手指的用力点和用力方向同单手扣面罩方法。面罩的操作者用双手的拇指放在面罩的接口或罩体部的两侧下压面罩以保持密闭，用其他八个手指来维持气道的通畅（图16-2-3），也称"V-E手法"。

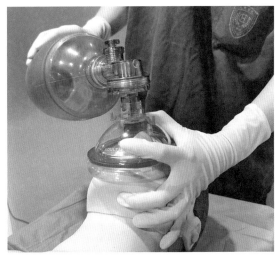

图16-2-2　单手扣面罩技术，"C-E手法"

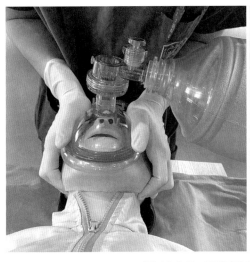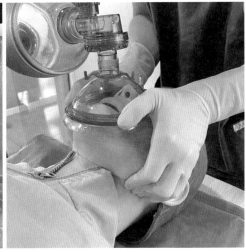

图16-2-3　双手扣面罩技术，"V-E手法"

2. 喉罩通气技术　喉罩通气技术应用广泛，操作简单，适合各种不同情况的声门上气道梗阻。喉罩置入操作要点：操作者左手牵引下颌以展宽口腔间隙，右手持喉罩，罩口朝向下颌，沿舌正中线紧贴硬腭向下置入，直到不能置入为止（图16-2-4）。

3. 气管插管技术　气管插管是将一特制的气管导管通过口腔或鼻腔，经声门置入到气管的方法，是抢救生命，维持通气氧合最重要的方法之一。到目前为止，气管插管仍然被认为是最安全、有效的气道管理方法。气管插管辅助工具：喉镜、管芯、牙垫、润滑剂、胶布等。

气管插管操作要点：操作者将患者口腔张开后，左手持喉镜，自口腔右侧插入喉镜片，向前推进喉镜片并逐渐向中线推进，指向会厌，暴露会厌，喉镜片继续推进入会厌谷，上提喉镜显露声门，右手将气管导管自右侧口角插入口腔内，置入声门。

4. 气管拔管操作　常规气管拔管是人工气道终止使用，过渡到患者自主呼吸的关键节点，一方面考虑人工气道能否顺利拔出，另一方面要考虑患者能否耐受自主呼吸时的通气氧合问题。

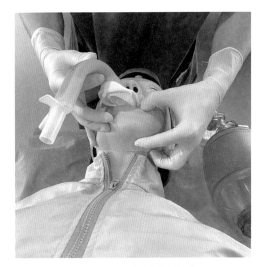

图16-2-4　喉罩置入技术

操作要点及注意事项：吸净口腔和气管内分泌物，吸入 100% 氧气 3min，适当地过度通气，间断给予几次叹息样呼吸，去除胶带、气囊放气，轻柔地拔出气管导管。拔管后即刻检查气道开放性和通气情况。如气道梗阻应立即托下颌和头后仰，如有分泌物再次吸引，然后再面罩吸入高流量氧，必要时给予辅助通气。

（六）引导性反馈

1. 面罩通气、喉罩通气及气管插管拔管模拟器或模拟人训练可在手术间、麻醉准备室、技能培训中心、麻醉示教室等空间进行。引导受培训学员认识通气氧合的重要性，掌握扣面罩要点，注意应用气道工具前要对气道进行评估。

2. 操作过程中要注意托下颌用力点，避免下颌脱臼，喉镜用力方向，防止损伤上门齿等；尽量选择二代喉罩，掌握因通气不良调整喉罩位置要点；掌握气管插管成功判定指标以及拔管指征等。

3. 引导培训学员逐步熟记通气氧合步骤远比人工气道置入到位重要得多，要学会快速判断气管导管不在气管里，快速补救。

（七）模拟教学应用示例

【案例】 患者女性，36 岁，胆囊结石，拟于全麻下行"腹腔镜下胆囊切除术"。既往无特殊病史。培训麻醉诱导、维持和麻醉苏醒过程中的气道管理。

模拟情境设置要点：模拟器或者模拟人、面罩、直接喉镜、气管导管（或喉罩）。

麻醉操作评价要点：麻醉诱导前需用面罩通气进行预氧合，为插管或喉罩置入赢得更充足时间；麻醉维持需要保证充足的通气氧合；麻醉苏醒期间根据拔管指征选择合适的时机进行拔管或拔出喉罩。

面罩通气和气管插管（或喉罩）效果评价：根据学员面罩通气是否有效、是否漏气、手法是否规范，喉镜置入是否标准，是否可视声门以及插管时间是否在安全范围内等要点，评价学员掌握面罩通气、喉罩通气及气管插管拔管等技巧的程度。

第三节　麻醉科专科操作技能的模拟培训与评价

一、超声引导下周围神经阻滞

（一）培训目标

熟悉周围神经的超声图像，掌握获取并优化周围神经超声图像的方法，掌握超声引导下平面内和平面外神经阻滞穿刺技术。

（二）适应证和禁忌证

同传统的周围神经阻滞。根据病情和手术种类选择相应的周围神经阻滞。超声引导下神经阻滞可增加阻滞成功率，降低并发症发生率。

（三）物品及设备 / 人员 / 其他资料准备

超声仪、高频和低频探头、标准化病人（SP）、超声穿刺模拟用具。

（四）主要操作步骤

1. 探头选择　目标神经较表浅时，选择高频线阵探头，目标神经位置较深时，选择低频凸阵探头。

2. 超声仪常用参数调节　深度：调节超声仪深度功能键，使目标神经位于超声图像中心，以获得最佳分辨率并显示该神经附近其他解剖结构。

频率：变频探头可在小范围内变化。

增益：屏幕亮度可通过增益和时间增益补偿两个功能键进行手动调节，时间增益补偿可实现不同深度增益的选择性控制。过度或不足的增益可以引起组织界限模糊以及信息丢失。

焦点：调节聚焦深度，使聚焦深度与目标结构深度一致。

3. 体位　依据目标神经的不同选择患者合适、舒适的体位，以利于超声探头的置放、超声下神经的显露，同时应考虑到方便操作者，提高操作者的舒适度：如高度、超声仪和患者位置是否有利于较长时间操作等。

4．探头扫描技术　横向扫描：超声探头垂直置于成像目标而获得神经或血管的横断面图像，又称短轴切面图像。纵向扫描：超声探头与成像目标平行处于同一平面，从而获得神经或血管的线性纵轴图像，又称长轴切面图像。

探头运动方式：掌握加压、滑动、旋转、倾斜等探头运动技巧，以助于获取高质量的神经超声图像。

5．穿刺进针技术　根据穿刺方向与探头长轴关系分平面内（in-plane）、平面外（out-plane）两种进针技术。

平面内进针技术是指穿刺针被置于超声束平面内（图16-3-1A），进针过程中能实时观察到穿刺针及针尖移动方向，当在图像上看不到穿刺针时应停止进针，倾斜或旋转探头使超声束对准穿刺针继续进针接近目标神经。

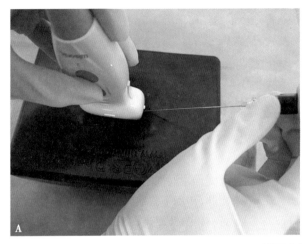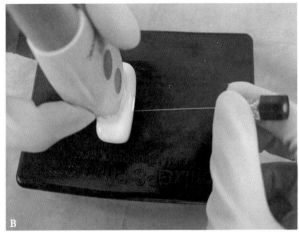

图 16-3-1　平面内（A）与平面外（B）穿刺

平面外进针技术是指穿刺针垂直于超声束平面（图16-3-1-B），穿刺针在屏幕上显示为一个高回声亮点，为针体的横断面，不一定是针尖，可通过滑动或倾斜探头判断针尖的位置，少量注射液体也可用来确认穿刺针尖的位置。

（五）操作技能培训方式

模拟教学时通过利用标准化病人，完成周围神经超声图像获取、识别和优化的培训。穿刺技术和手眼协调配合能力则可通过模拟用具来完成。模拟用具包括模具、动物肝脏或带皮五花肉等。

（六）引导性反馈

1．标准化病人配合的超声引导下神经阻滞模拟训练可在手术间、麻醉准备室、技能培训中心等空间进行。操作前需核实供氧设备、抢救设备和药物，询问标准化病人禁食水情况，连接监护（可口述），操作前开放外周静脉（口述或者模拟操作）。

2．操作过程中注意严格无菌观念；探头与保护套之间、保护套与皮肤之间充满耦合剂（如果没有无菌耦合剂，保护套与皮肤之间的耦合剂可用消毒液代替），以免影响图像质量。

3．周围神经多与动静脉伴行，应注意鉴别神经和动静脉，特别是超声图像表现为低回声的周围神经。常用辨别方法：动脉呈搏动性，静脉在探头施加压力时易被压缩；彩色多普勒和脉冲多普勒有助于辨识动静脉。

（七）模拟教学应用示例

【案例】　患者男性，70岁，外伤致胫腓骨骨折，拟行"切开复位内固定术"。既往高血压20余年，冠心病5年，1年前行冠脉支架植入。如何行超声引导下神经阻滞用于术中或术后镇痛？

模拟情境设置要点：标准化病人、超声仪、高频和低频超声探头。

麻醉操作评价要点：目标神经的确定（坐骨神经、隐神经）、超声探头的选择、穿刺点的选择、目标神经高质量超声图像的获取、进针入路的选择。

超声图像获取：可利用在标准化病人的操作，评价学员获取的超声图像质量及超声使用技巧。

二、困难气道管理

（一）培训目标

掌握困难气道定义与分类和困难气道处理流程要点。

（二）定义与分类

1. 困难气道定义　经过专业训练的有五年以上临床麻醉经验的麻醉科医师发生面罩通气困难或插管困难，或二者兼具的临床情况。

2. 困难气道分类

（1）困难面罩通气：有经验的麻醉科医师不能获得有效的面罩通气。

（2）困难喉镜显露：直接喉镜经过三次以上努力仍不能看到声带的任何部分。

（3）困难气管插管：有经验的麻醉科医师气管插管均需要三次以上努力。

（4）困难声门上通气工具置入和通气：三次以上置入后不能通气。

（5）困难有创气道建立：定位困难或颈前有创气道建立困难。

"既不能插管也不能氧合（can't intubate, can't oxygenate, CICO）"可导致气管切开、脑损伤和死亡等严重后果。

（三）困难气道处理流程

包括预期性困难气道处理流程和非预期性困难气道处理流程。

1. 充分的气道评估

（1）病史：年龄（>55岁）、BMI>26kg/m²、打鼾病史、蓄络腮胡及无牙是面罩通气困难的独立危险因素；强直性脊柱炎、类风湿关节炎、退化性骨关节炎、会厌炎、肢端肥大症、病态肥胖、声门下狭窄、甲状腺或扁桃体肿大、纵隔肿物、咽喉部肿瘤、咽部手术史、放疗史、烧伤、Klippel-Feil综合征等同样也会影响喉镜显露和气管插管。

（2）体格检查：张口度、Mallampati分级、Cormack分级、甲颏距离、头颈活动度等。

（3）辅助检查：超声、X线、CT和MRI等有助于识别气管偏移、颈椎疾病等一部分先天或后天可以导致困难气道的疾病；关注患者发生反流误吸的风险（包括饱胃状态、食管反流病史、胃排空延迟相关疾病等）。

2. 预期性困难气道处理流程

（1）清醒镇静表面麻醉下实施气管插管，推荐使用可视插管软镜等可视工具。

（2）改变麻醉方式，可采取椎管内麻醉、神经阻滞和局部浸润等局部麻醉方法完成手术。

（3）建立外科气道。可由外科行择期气管切开术。

3. 非预期性困难气道处理流程

评估时未发现困难气道危险因素。

（1）基本要求：常备困难气道管理用具和设备；患者及家属知情同意；反流误吸高风险患者的准备；出现非预料困难气道时，应立刻求助，有专业人员能够立刻赶到现场协助。

（2）流程：2015年英国困难气道学会指南制订4个计划应对非预期困难气道管理问题（图16-3-2）：限制插管次数、提升声门上气道装置维持氧合作用；双人双手加压面罩通气的最后无创努力和手术刀环甲膜切开术。

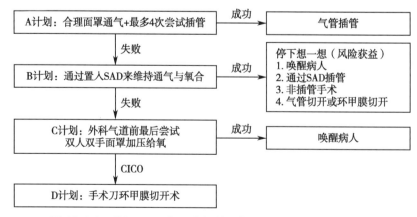

图16-3-2　英国2015年困难气道学会非预期困难气道管理指南

SAD. 声门上气道装置；CICO. 不能插管不能氧合。

（3）手术刀环甲膜切开术：当患者出现不能插管不能氧合（CICO），双人双手加压面罩通气失败后，麻醉医师将进行颈前急救技术这一艰难的选择。手术刀环甲膜切开术被认为是快速有效、创伤小的有创气道。

物品准备：小圆刀、弹性探条和气管导管（ID 6.0mm）（图示中使用的为自行设计的培训练习模具）。

操作要点：操作时站于患者左侧，左手拇指及中指固定于环状软骨，示指摸清环甲膜位置，右手持刀，刀刃朝向操作者，在环甲膜靠近环状软骨侧刺破环甲膜，顺时针旋转刀片使刀刃朝向尾侧，换左手持刀，右手握探条贴刀片下缘潜入气管，润滑后的气管导管顺探条导入气管，套囊注气、通气，通过呼出气二氧化碳波形可确认导管位置，固定导管。

（四）物品及设备 / 人员 / 其他资料准备

各种型号的面罩、喉罩，口鼻咽通气道和气管导管、模拟人（可设置困难气道）、润滑剂、直接喉镜、视频喉镜、插管软镜、简易呼吸器、听诊器、环甲膜切开包（手术刀片、弹性探条和 ID 6.0mm 的气管导管）。

（五）操作技能培训方式

模拟教学时通过利用模拟人，让学员掌握困难气道评估方法，合理选择合适的气道工具和气道管理方法。控制插管次数，避免 CICO 状态出现，理解通气氧合的重要性。

（六）引导性反馈

1. 引导培训学员掌握困难气道评估的方法，知悉插管次数越多，转化成气道危机的可能性越大。

2. 根据困难气道评估情况选择合适的气道工具，选用自己最熟悉的技术，其中可视化技术优先。

3. 禁忌同一种气道工具反复应用到困难气道管理中，始终把维持通气氧合放在气道管理的首位。

（七）模拟教学应用示例

【案例】　患者男性，67 岁，肝癌，拟行"腹腔镜下左半肝切除术"。既往高血压病史，平素药物控制血压可，OSA 病史，平素戴呼吸机睡眠。培训麻醉诱导气管插管。

模拟情境设置要点：模拟人（可设置困难气道）、面罩、可视喉镜、气管导管、喉罩等。

麻醉操作评价要点：如患者在镇静状态下无面罩通气困难，则可进行麻醉诱导后可视喉镜引导下气管插管。麻醉诱导前进行预氧合，为插管或喉罩置入赢得更充足时间，直接选择可视喉镜，一旦插管失败，喉罩置入维持通气氧合。

困难气道评估效果评价：根据学员对困难气道的评估情况与实际气道管理相对比，评价学员评估的准确性以及评估的敏感性。

三、纤维支气管镜引导气管插管

（一）培训目标

熟练掌握纤维支气管镜引导气管插管技术，具体包括：

1. 气道中心始终于纤维支气管镜视野中，消失不超过一次。

2. 纤维支气管镜与黏膜未发生撞击，可允许偶尔与黏膜轻微划触。

3. 纤维支气管镜推送过程大体平顺，偶尔犹豫，进镜初期不准确。

4. 保持纤维支气管镜的镜头对目标的朝向大致正确。

（二）适应证

1. 手术前可估计的困难插管。

2. 因病变使得颈部或头部不能移动：颈椎不稳，骨折、颈部巨大肿物、颈部不能伸展、椎动脉供血不足。

3. 麻醉后发现困难气管插管。

4. 紧急气道。

5. 气管狭窄和受压。

6. 牙齿不好、松动或易碎。

7. 大量修复牙。

8. 清醒插管。

（三）相对禁忌证

1. 可疑有面罩通气困难。

2. 上呼吸道解剖异常。

3. 上呼吸道出血。

4. 饱胃患者或上消化道梗阻患者，有呕吐误吸风险。

5. 已有上呼吸道梗阻症状的患者。

6. 没有纤维光镜使用经验的麻醉医生。

（四）物品及设备/人员/其他资料准备

1. 专业的辅助设备 面罩通气设备、正压通气氧源、麻醉机、自膨式气囊、压舌板和口咽或鼻咽通气道、硬质吸引装置、胶带、喷雾器。

2. 体位和环境 能接近患者头部、适当地照明、监护。

3. 药品 喉气管局部麻醉药喷雾、局部麻醉药乳膏、镇静药或麻醉药物、神经肌肉阻滞药、容量管理和血管活性药物。

4. 建立静脉通路。

5. 其他困难气道设备（困难插管推车）。

6. 模拟装置 纤维支气管镜/可视插管软镜及模拟人头或虚拟真实模拟平台。

（五）主要操作步骤

1. 操作者站在模拟人/模拟装置左侧、面向头端，或者操作者站在头侧，保持镜干的自然曲度与口腔解剖结构一致，尖端指向颈前部。操作者持纤维支气管镜自口腔正中插入。

2. 镜干和手控镜体之间保持轻微张力，当向口咽部推进时，软腭和悬雍垂进入视野。随着向口咽部的推进，纤维支气管镜的末端向上弯曲以暴露会厌。向下推进，边观察，边调节前端角度，即可清晰看到声门。

3. 暴露声门后，调节角度控制按钮以保持声门在视野中央，将纤维支气管镜继续推进至气管，能够看到气管环。当观察到隆突和扁平的后壁，即可确认进入气管中段。

4. 固定纤维光镜，推入气管导管，拔出纤维光镜。退出纤维光镜前，再次确认看到隆突。

5. 确认气管导管位置，听诊双侧呼吸音，放置牙垫，固定气管导管，通气。

6. 在操作过程中，不管何时发现内镜工作异常，都应立即停止使用，并一边观察内镜图像，一边将其慢慢后退。

（六）注意事项

1. 如果纤维支气管镜难以抽出，不可使用暴力，应请求帮助。

2. 当纤维支气管镜的视野出现红视，标明纤维支气管镜前端紧贴黏膜，此时需要将纤维支气管镜后退。

3. 应看清重要解剖标准，不可在没有看清任何组织和结构的情况下盲目推进纤维支气管镜。

4. 每次使用仪器前，一定要准备并检查器械。

（七）模拟课程设置

研究显示基于虚拟真实模拟装置的纤维支气管镜插管模拟教学可以使无纤维支气管镜使用经验的初学者快速通过学习曲线的陡峭段，达到专业级操作时间。推荐对学员进行不少于 19 次（通常不需要超过 26 次）的连续纤维支气管镜引导导管插管训练，直至学员将纤维支气管镜从模拟装置口部置入到隆凸上的操作时间达到 8~10s 为止，以此作为达到学习目标的终点设置，评估表见表 16-3-1。

表 16-3-1 纤维支气管镜操作能力 5 点全方面评定量表

评分	1	2	3	4	5	得分
熟练程度	不熟练		熟练		专业	
气道中央位于视野中	经常无法看到气道中心		气道中心于视野中消失不超过一次		始终保持气道中心位于视野中心	
黏膜触碰	经常或用力撞击黏膜		未发生撞击，偶尔与黏膜轻微划触		无黏膜触碰	

续表

评分	1	2	3	4	5	得分
纤维支气管镜 推送过程	犹豫、不平顺、进镜错误		大体平顺，偶尔犹豫， 进镜初期不准确		在各解剖标志间平顺、 准确推进	
镜头指向目标	镜头朝向 不正确		朝向大致正确		始终保持 正确朝向	

注：2分介于1分和3分之间，4分介于3分和5分之间。

采用高仿真模拟人作为训练装置。推荐对学员进行不少于24次（通常不需要超过32次）的连续纤维支气管镜引导气管插管训练，直至学员将纤维支气管镜从模拟装置口部置入到隆凸上的操作时间达到9~12s为止，以此作为达到学习目标的终点设置。

尚需指出的是，模拟训练应当作为整体教学中的手段，而不是独立于教学体系之外的单一环节，这意味着在操作者接受模拟训练时，指导教师的适时介入仍是十分必要的。模拟训练过程中，指导教师应给予训练者充分的指导，并在每次操作后进行总结，这一过程对学生快速掌握技能是十分有益的。

（八）模拟教学应用示例

【案例】　患者女性，23岁，双膝关节病，拟行"双膝关节置换术"。既往强直性脊柱炎病史，激素服用史。张口度1.5cm，头颈不能活动，咬唇试验阳性。培训麻醉诱导气管插管。

模拟情境设置要点：纤维支气管镜气管插管培训模型、模拟人（可设置困难气道）、面罩、纤维支气管镜、各种型号的气管导管等。

麻醉操作评价要点：可在表面麻醉复合镇静下，纤维支气管镜引导经鼻保留自主呼吸气管插管。重点是麻醉前与患者充分沟通，充分有效的鼻腔表面麻醉，有效剂量下的镇静药物不能影响呼吸，纤维支气管镜进镜灵活性。

效果评价：患者配合程度；鼻腔表面麻醉效果；通气氧合是否受到影响，插管时间等。

四、肺隔离技术

（一）培训目标

1. 掌握肺隔离技术的适应证及禁忌证。

2. 掌握实现肺隔离的方法及熟悉每种方法的优缺点。

3. 掌握双腔气管插管的选择依据及操作方法。

4. 掌握双腔气管插管定位方法。

5. 掌握并发症的识别及处理原则。

（二）适应证

1. 相对适应证　方便手术操作而采用肺隔离的情况包括：全肺切除、肺叶切除、肺楔形切除、支气管手术、食道手术及降主动脉重建术、小切口心脏手术及可能进入胸腔的胸壁手术及胸椎手术等。

2. 绝对适应证　需要保证通气，防止健肺污染等情况，包括湿肺、大咯血、支气管胸膜瘘、单侧支气管肺灌洗及中央型肺癌等。

（三）禁忌证

1. 肺隔离技术无绝对禁忌证。

2. 存在主动脉瘤时插入双腔管可造成动脉瘤的直接压迫。

3. 前纵隔存在肿瘤时插入双腔管可造成肺动脉的压迫。

（四）物品及设备／人员／其他资料准备

1. 物品及设备准备　模拟器，双腔气管插管（左／右）、直接喉镜、胶带、注射器、牙垫、听诊器、麻醉机、夹管钳、听诊器、纤维支气管镜、手套。

2. 材料准备　X线片、胸部CT。

（五）主要操作步骤

1. 操作前准备　可以与标准化病人沟通，确认患者情况，核对手术类型及术侧，听诊双肺呼吸音；检查操作器械。检查双腔管的套囊系统和管腔的连接处。用 3ml 注射器给支气管套囊充气，用 10ml 注射器给气管套囊充气。内放置专用金属管芯。

2. 声门的显露（模拟器）

3. 导管的插入　（模拟器）同气管内插管。插管前端进入声门后移去管芯，将双腔管逆时针旋转 90°～100°。继续向下推送直到达到最大的深度；或者推送时遇到中等程度的阻力。将气管套囊充气，双肺通气，确认插管是否进入气管，随后听诊双肺，确定插管是否过深。分别夹闭双腔管听诊检查位置。

4. 检察气管导管位置

（1）确定气管导管的位置：主气管内套囊充气，双肺通气时听诊可闻及双肺呼吸音清晰、对称，同时可见双肺胸廓均匀起伏。若双肺呼吸音不一致，气道阻力大，表明双腔支气管导管插入过深，可后退 2～3cm 后重新听诊。

（2）确定支气管导管的位置：将支气管套囊充气，夹闭气管腔接口后通气，听诊确认插入支气管侧单肺通气呼吸音清晰，开放气管腔接口行双肺通气，听诊双肺呼吸音清晰对称。

（3）确定隔离效果：分别钳夹气管腔与支气管腔接口，听诊通气侧单肺呼吸音同时见通气侧胸廓起伏以确定隔离效果。

（4）纤维支气管镜检查气管导管位置。

5. 套囊充气和导管固定　确定导管位置正确后，分别给气管套囊和主支气管套囊注气，放置牙垫并固定。

（六）引导性反馈

1. 双腔气管插管的选择　理想状态左肺手术选择右双腔气管插管，右肺手术选择左双腔气管插管。但由于右肺上叶支气管开口距离隆突较近，因此右双腔气管插管容易堵塞右肺上叶支气管开口，所以除左侧全肺切除、左侧肺叶袖式切除或术者要求外均选用左双腔气管插管。

2. 双腔气管插管型号的选择　一般来说男性患者选择 37F 号双腔气管插管，女性患者选择 35F 号气管插管。但双腔气管插管型号的选择与患者的身高相关性更大，身材较矮小的患者（140～165cm）可选择 35F 号和 37F 号；对于中等身高的患者（165～180cm）推荐选用 37F 号和 39F 号；对于身高 180cm 以上则推荐选用 39F 号和 41F 号。此外插管前观察患者胸片及胸部 CT 较为重要，从影像学上可以看到是否存在气管狭窄及左右主支气管的内径，影像学检查为双腔气管插管型号的选择提供了客观证据。

（七）模拟教学应用示例

【案例】　患者男性，59 岁，体检发现左肺上叶占位，拟行胸腔镜左肺上叶切除术。

1. 模拟情境设置要点　模拟人需能适时调整双肺通气（双肺通气 / 左侧单肺通气 / 右侧单肺通气），生命体征变化，气道压力变化，可以实施气管插管并可以听诊双肺。

2. 要点分析

（1）操作前检查：听诊双肺；气管插管套囊检查。

（2）操作过程：旋转导管手法。

（3）确定导管位置：设置插管过深、插管过浅及插管位置反转情境，考察操作者判断能力。

第四节　麻醉科急危重症情境模拟训练与评价

一、过敏性休克情境模拟训练案例

（一）培训目标

1. 掌握过敏性休克的识别。

2. 掌握过敏性休克的处理流程。

3. 掌握与外科医生沟通技巧。

（二）物品及设备 / 人员 / 其他资料准备

1. 物品及设备准备　高端模拟人、心电监护仪、麻醉机、气管插管、听诊器、吸氧面罩、吸引器、吸痰管、注射器、三通、输液泵管。

2. 模拟药品（可用注射器及药品标签）准备　舒芬太尼、罗库溴铵、麻黄碱、阿托品、肾上腺素、去甲肾上腺素、去氧肾上腺素、头孢呋辛钠、100ml 盐水、乳酸林格氏液、胶体（明胶或羟乙基淀粉类）等。

3. 人员准备导师、助教、外科医生、麻醉护士、学员 2～3 人。

4. 资料准备　血气分析（pH 7.35，$PaCO_2$ 42mmHg，PaO_2 182mmHg，SpO_2 100%）；心电图（显示窦性心动过速）。

（三）课程实施

1. 环境介绍　模拟手术室，学员作为麻醉医生，在手术间对患者（模拟人全麻气管插管状态下，有生命体征）进行麻醉管理，一名外科医生、一名麻醉护士配合，学员要求的体格检查结果由麻醉护士配合进行并给出结果。要求通过生命体征变化、呼吸参数变化、体格检查等来明确诊断并给出治疗。手术室内用品均可以使用。

2. 流程说明　如诊断及处理正确，患者病情好转，生命体征也会出现相应的变化；如果不正确则患者可能出现病情恶化，直至死亡。整个模拟过程为 10～15min，需要 2～3 人通过团队协作完成，结束之后会对整个过程进行回顾总结。

3. 案例　36 岁女性，156cm/56kg，以"面肌痉挛"收入院，拟于全麻下行面神经减压术。既往史及个人史无特殊。入院后查体及辅助检查无明显异常，气道评估 Mallampati 分级 I 级，张口度 4cm，甲颏距离 >6.5cm，头后仰不受限。入手术室后，无创 BP 118/60mmHg，HR 82 次 /min，SpO_2 100%，脑电双频指数（BIS）90～100。常规诱导插管，气管插管顺利，消毒铺单后准备切皮。

4. 课程流程图（图 16-4-1）

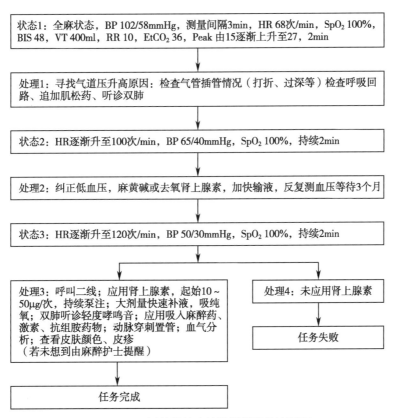

图 16-4-1　过敏性休克情境模拟训练流程图

（四）引导性反馈

引导性反馈是情境模拟教学的核心，通过帮助学员重新审视模拟情境，促进学员进行反思性学习，着重培养学员的临床推理和批判能力。通常在情境模拟结束后立即进行，时间 20min 左右。

1. 过敏性休克的识别

（1）围术期常见的过敏原包括抗生素、麻醉药物、肌松药、人工胶体（尤其是明胶类）、术中使用的材料、血制品、造影剂等。休克发生的重要环节是机体有效循环血量减少，由于组织血液灌注不足和细胞供氧不足引起机体代谢障碍和细胞受损，所引发的全身炎症反应导致弥漫性肺毛细血管内皮和肺泡上皮损伤，血管通透性增高，进一步引发肺水肿、肺不张，对于清醒的麻醉患者，可出现胸闷、呼吸困难、发绀等呼吸系统症状；面色苍白、冷汗等循环系统症状；头晕、烦躁、意识丧失等中枢神经系统症状，以及皮疹、恶心呕吐等症状，存在心动过速、SpO_2下降、血压下降等体征，听诊双肺可闻及哮鸣音，动脉血气分析可能存在低氧血症。而对于全麻患者，患者无主诉，仅能通过生命体征、呼吸机参数、查体及辅助检查来识别。

（2）案例分析：①青年女性，既往体健；②术中突发血压低、心率快、气道压力升高；③皮肤潮红、皮疹；④查体：双肺闻及哮鸣音；⑤辅助资料，PaO_2 182mmHg，SpO_2 100%，氧合指数低，$PaCO_2$ 42mmHg；⑥麻黄碱、去氧肾上腺素无效；⑦应用含有动物提取成分的止血药品注射用血凝酶。因此考虑患者为过敏性休克。

2. 过敏性休克的治疗流程

（1）即刻处理：①呼救、记录时间；②脱离所有可能的过敏原，必要时使用吸入性麻醉剂维持麻醉，相对静脉麻醉药，吸入麻醉发生过敏的概率较小；③维持气道通畅，纯氧吸入，必要时气管插管机械通气；④静脉注射肾上腺素，根据患者反应滴定，可选择泵注；对于已经使用β受体阻滞药对肾上腺素缺乏反应的患者，可加用胰高血糖素 1～2mg 逐渐加量直至有反应；⑤扩容，成人 500～1 000ml，儿童 20ml/kg，停止输注人工胶体，此时胶体可能就是过敏原。

（2）后期处理：①抗组胺治疗，苯海拉明或氯苯那敏，肌内注射或静脉缓慢注射；②糖皮质激素，静脉滴注氢化可的松 1～5mg/kg，或甲基泼尼松龙 80mg（儿童 2mg/kg）或地塞米松 10～20mg；③酌情使用血管活性药（去甲肾上腺素）；④处理持续的支气管痉挛；⑤转运患者至 ICU；⑥测定肥大细胞类胰蛋白酶水平。

3. 治疗效果评估

（1）生命体征变化（气道压力、血氧饱和度、心率以及血压）。

（2）肺部体征（双肺哮鸣音）。

（3）皮疹消退。

4. 与外科医生沟通

（1）及时与外科医生沟通患者情况，告知他们患者目前状态很危急，必要时要求中断手术、配合治疗。

（2）若手术尚未开始，则与外科医生沟通暂缓手术，并一起与家属交代病情和暂缓手术的必要性。

（3）若患者经过治疗后，仍需持续输注肾上腺素才能维持血压，或氧合不佳，则需与外科医生沟通回ICU 继续治疗。

（五）学员易于出现的问题及点评

1. 不能及时识别和诊断过敏性休克　对于全身麻醉患者，因为患者无主诉，手术单完全覆盖，皮肤表现不易发现，许多麻醉设备的报警设置被关闭，部分麻醉医生忽略了查体，往往误认为是麻醉过深引起的低血压，休克早期容易被忽略，反复使用麻黄碱、去氧肾上腺素等升压药无效时才意识到过敏。

点评：术中出现呼吸、循环同时受累的急症时，最常见的原因是过敏，其次是气胸、肺栓塞，需要结合视触叩听、气道阻力、呼气末 CO_2 等综合因素进行诊断。当发生大出血、过敏等有效循环容量严重不足的情况时，麻黄碱、去氧肾上腺素等常用升压药反应不佳。

2. 按优先级处理多个问题从而提供最佳治疗　过敏性休克的处理有轻重缓急之分，学员在诊断过敏性休克后往往开始回忆照搬书本上的各项治疗措施，而忽略了该患者首要解决的应是严重低血压。

点评：该患者亟待解决的是严重低血压，学员应时刻关注患者血压变化及对肾上腺素的反应，及时调整单次给药剂量以获得良好的血压、维持组织灌注，若血压反复降低应及时泵注肾上腺素并尽快调整到合适的剂量，必要时加用去甲肾上腺素。

3. 与外科医生缺乏沟通　学员的注意力都集中在明确诊断和处理患者上，未能及时对外科医生交代患者病情及紧急程度，导致外科医生不能充分意识到病情严重程度，不配合。

点评：外科医生往往只关注手术需要和手术进程，作为麻醉医生有必要运用专业知识告知外科医生目前患者的状态，以及下一步治疗方案，只有外科医生充分意识到病情的严重程度才能更好地配合麻醉医生进行后续治疗，包括暂缓手术，转运至 ICU，与家属沟通等。

（六）评价

评价采用核查表及等级评分表两种形式共同进行，核查表可用于导师及助手评价学员水平，也可用于学员互评（表 16-4-1）；等级评分表适用于有丰富经验的导师及助手使用（表 16-4-2）；评价的时间可以在模拟场景运行过程中，等级评分表也可用于模拟场景运行后立即评价。

表 16-4-1　核查表

项目	是否完成
发现气道压增高	
检查气管插管情况（打折、过深等）	
检查呼吸回路	
追加肌松药	
听诊双肺	
及时发现血压下降	
反复测血压	
应用麻黄碱或去氧肾上腺素提升血压	
快速补液	
维持 BIS 40～60 的前提下，适当减少麻醉药物用量	
呼叫二线，呼救	
应用肾上腺素，起始 10～50μg/ 次，血流动力学不改善可增大剂量追加至 1mg/ 次	
持续泵注肾上腺素	
加大吸入氧浓度，吸纯氧	
动脉穿刺置管	
血气分析	
静脉应用激素	
抗组胺药物	
吸入麻醉药	
查看皮肤颜色、皮疹	
抗生素暂缓输注（处于过敏性休克时，患者的过敏阈值降低，可能使一些原来不过敏的药物变为过敏原）	
与外科医生沟通联系监护	
诊断正确：过敏性休克	

表 16-4-2　等级评分表

任务	等级				
沟通技巧（与外科医生沟通能力）	1	2	3	4	5
团队领导能力	1	2	3	4	5
临床决策能力	1	2	3	4	5
按优先级处理多个问题从而提供最佳治疗	1	2	3	4	5
总分					

说明：1. 很差，不能接受需要补考；2. 较差；3. 平均，能接受的少数缺陷；4. 较好；5. 优秀，超出期望。

二、麻醉恢复室（postanesthesia care unit, PACU）并发症处理情境模拟训练案例

（一）培训目标

1. PACU 高血压的处理及病因分析。

2. PACU 低氧血症的处理及病因分析。

（二）物品及设备／人员／其他资料准备

1. 物品及设备准备 高端模拟人、心电监护仪、麻醉机、气管插管设备、喉罩、听诊器、吸氧面罩、吸引器、吸痰管、注射器、乌拉地尔、尼卡地平、丙泊酚、芬太尼、新斯的明、阿托品、纳洛酮、乳酸林格氏液、胶体（明胶或羟乙基淀粉类）等。

2. 人员准备 导师、助教、麻醉护士、标准化病人（SP）、学员2～3人。

3. 资料准备 麻醉记录单，血气分析1（pH7.23，$PaCO_2$ 81mmHg，PaO_2 153mmHg，SpO_2 100%，Hb 125g/L，Glu 6.9mmol/L）；血气分析2（pH7.32，$PaCO_2$ 45mmHg，PaO_2 387mmHg，SpO_2 100%，Hb 125g/L，Glu 7.2mmol/L）。

（三）课程实施

1. 环境介绍 模拟PACU，学员作为麻醉医生，在PACU对患者（混合模拟，SP结合高端模拟人，有生命体征）进行麻醉拔管后管理，一名外科医生、一名麻醉护士配合，学员要求的体格检查结果由麻醉护士配合进行并给出结果。要求通过生命体征变化、呼吸参数变化、体格检查等来明确诊断并给出治疗。手术室内用品均可以使用。

2. 流程说明 如诊断处理正确，患者病情好转，生命体征也会出现相应的变化；如果不正确则患者可能出现病情恶化，直至死亡。整个模拟过程为10～15min，需要2～3人通过团队协作完成，结束之后会对整个过程进行回顾总结。

3. 案例 80岁女性，160cm/75kg，以"体检发现右肺下叶占位"收入院，拟于全麻下行胸腔镜肺楔形切除术。既往高血压病史20年，口服苯磺酸氨氯地平5mg，每日1次，酒石酸美托洛尔12.5mg，每日2次，血压控制在140/85mmHg左右。20年前行直肠癌根治术。10年前行腹腔镜胆囊切除术。5年前行左乳癌保乳根治术。患者入室后开放右上肢静脉输液（手背静脉，18G），行桡动脉穿刺置管，常规全麻诱导后顺利插入35#左双腔气管插管，左侧卧位，常规消毒，行胸腔镜右肺下叶楔形切除术，手术时间1小时左右，术中静脉应用舒芬太尼25μg、罗库溴铵60mg。术毕带双腔气管插管安返PACU。患者苏醒后予肌松拮抗新斯的明1mg+阿托品0.5mg及氟马西尼0.5mg入壶，能遵嘱活动，潮气量300ml左右，频率18～20次/min，拔出气管插管。

4. 课程流程图（图16-4-2）

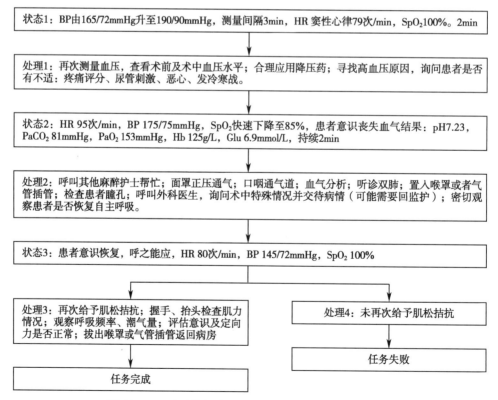

图16-4-2 麻醉恢复室并发症处理情境模拟训练流程图

（四）引导性反馈

引导性反馈是情境模拟教学的核心，通过帮助学员重新审视模拟情境，促进学员进行反思性学习，着重培养学员的临床推理和批判能力。通常在情境模拟结束后立即进行，一般进行20min左右。

1. 全麻恢复期高血压的处理及病因分析

（1）对于术后持续重度高血压，若不能及时消除其发生原因和进行必要的处理，则可因心肌耗氧量增加而导致左心衰、心肌梗死或心律失常，高血压危象则可发生急性肺水肿或脑卒中。主要原因：①疼痛；②低氧血症与高碳酸血症；③术中补充液体超负荷；④吸痰刺激；⑤低体温寒战；⑥膀胱胀满、肠胀气；⑦恶心呕吐；⑧谵妄、颅内高压；⑨既往高血压病史。最重要的是针对病因进行治疗，如加强镇痛，呼吸支持纠正低氧血症，减缓输液速度，尽早拔除气管插管等，由于多数患者并无高血压病史，故不必应用长效抗高血压药物，可选择的药物有硝普钠、亚宁定、艾司洛尔、硝酸甘油、尼卡地平等。

（2）案例分析：①老年女性，既往高血压病史20年；②患者自诉轻度疼痛，且未有尿管刺激等不适主诉；③患者意识正常，定向力正常；④无寒战、恶心、呕吐；⑤距离拔管已有一段时间，可除外拔管刺激；⑥回顾麻醉记录单，输液量正常，因此目前患者高血压最可能的病因是既往高血压病史或拔管后CO_2蓄积造成的高碳酸血症，可适当应用乌拉地尔、艾司洛尔、尼卡地平等常用降压药物的同时进行动脉血气分析。

2. 全麻恢复期低氧血症的病因及处理

（1）低氧血症的病因主要有：①气道梗阻（舌后坠、喉痉挛）；②通气不足；③误吸；④气胸；⑤肺不张；⑥肺水肿；⑦肺栓塞等。其中以舌后坠和通气不足最为常见。麻醉性镇痛药的呼吸抑制效应、肌松残留、胸部及上腹部手术、高龄、肥胖等是通气不足的常见原因。低氧血症最关键的治疗措施是病因治疗，面罩正压通气维持氧合，必要时再次气管插管或置入喉罩。

（2）案例分析：该患者SpO_2急剧下降伴意识丧失，面罩正压通气后SpO_2恢复100%，放置口咽通气道后自主呼吸潮气量低且意识持续不能恢复，血气分析提示高碳酸血症，听诊双肺呼吸音存在但减弱，考虑通气不足导致低氧血症诊断基本明确。患者术前心肺功能良好，询问外科医生术中无特殊情况，双侧瞳孔等大等圆直径3mm，潮气量降低，未诉严重疼痛，故考虑肌松残余可能性大。

3. 治疗效果评估

（1）生命体征变化（胸廓起伏程度、呼吸频率、血氧饱和度、心率及血压、意识状态）。

（2）肌松监测数值，潮气量。

（3）复查血气分析。

（五）学生易于出现的问题及点评

1. 忽略了全麻恢复期高血压的病因分析　学员在发现血压高后，立即药物治疗，未仔细推敲高血压病因。

点评：该患者在拔除气管插管一段时间后出现血压升高，麻醉医生首先要了解患者术前及术中的血压情况，在应用降压药物的同时，通过问诊、体格检查、辅助检查等逐一排查高血压的常见可能病因。

2. 对全麻恢复期低氧血症的病因了解不够全面

点评：学员对低氧血症的处理一般都很及时准确，包括面罩正压通气、置入口咽通气道、喉罩或气管插管等，但往往不能及时找到病因，此次情境模拟训练需要让学员掌握低氧血症的病因。主要包括：①气道梗阻（舌后坠、喉痉挛）；②通气不足；③误吸；④气胸；⑤肺不张；⑥肺水肿；⑦肺栓塞等。其中以舌后坠和通气不足最为常见。麻醉性镇痛药的呼吸抑制效应、肌松残留、胸部及上腹部手术、高龄、肥胖等也是通气不足的常见原因。

（六）评分

评价采用核查表及等级评定表两种形式共同进行，核查表可用于导师及助手评价学员水平，也可用于学员互评（表16-4-3）；等级评分表适用于有丰富经验的导师及助手使用（表16-4-4）；评价的时间可以在模拟场景运行过程中，等级评分表也可用于模拟场景运行后立即评价。

表 16-4-3　核查表

项目	是否完成
再次测量血压	
查看术前及术中血压水平	

续表

项目	是否完成
合理应用降压药	
寻找高血压原因,询问患者是否有不适:疼痛评分、尿管刺激、恶心、发冷、寒战等	
及时发现患者意识丧失	
及时发现 SpO_2 下降	
呼叫其他麻醉护士帮忙	
面罩正压通气	
口咽通气道	
血气分析	
听诊双肺	
检查患者瞳孔,观察呼吸情况	
若意识持续不恢复,置入喉罩或者气管插管	
呼叫外科医生,询问术中特殊情况并交代病情(可能需要回监护)	
密切观察患者是否恢复自主呼吸	
四个成串刺激(TOF)监测	
再次静脉给予肌松拮抗	
握手、抬头检查肌力情况	
观察呼吸频率、潮气量	
复查血气分析	
评估意识及定向力是否正常	
拔出喉罩或气管插管	
诊断正确:肌松残余致通气不足	

表 16-4-4　等级评分表

任务	等级				
团队领导能力	1	2	3	4	5
临床思维及鉴别诊断能力	1	2	3	4	5
体格检查及对辅助检查的判读	1	2	3	4	5
治疗措施	1	2	3	4	5
总分					

说明:1. 很差,不能接受需要补考;2. 较差;3. 平均,能接受的少数缺陷;4. 较好;5. 优秀,超出期望。

(冯　艺)

推 荐 阅 读

[1] 邓小明,姚尚龙,于布为,等. 现代麻醉学. 4 版. 北京:人民卫生出版社,2014.

[2] 梁汉生,于玲. 气道管理辅助技术. 北京:北京大学医学出版社,2019.

[3] 刘进,邓小明. 2017 版中国麻醉学指南与专家共识. 北京:人民卫生出版社,2018.

[4] FRERK C,MITCHELL VS,MCNARRY AF,et al. Difficult airway society 2015 guidelines for management of unanticipated difficult intubation in adult. Br J Anaesth,2015,115(6):827-848.

[5] JIANG B,JU H,ZHAO Y,YAO L,FENG Y. Comparison of the efficacy and efficiency of the use of virtual reality simulation with high-fidelity mannequins for simulation-based training of fiberoptic bronchoscope manipulation. Simul Healthc,2018,13(2):83-87.

[6] MATYAL R,MONTEALEQRE-GALLEQOS M,MITCHELL JD,et al; Manual skill acquisition during transesophageal

echocardiography simulator training of cardiology fellows：A kinematic assessment. J CardiothoracVascAnesth，2015，29（6）：1504-1510.

[7] MITCHELL C，RAHKO PS，BLAUWET LA，et al. Guidelines for performing a comprehensive transthoracic echocardiographic examinationin adults：Recommendations from the American Society of echocardiography. J Am Soc Echocardiogr，2019，32（1）：1-64.

[8] MICHELLE C，JORDAN T，ANDREAS A，et al. Simulation-based assessment of anesthesiology residents' competence：Development and implementation of the Canadian National Anesthesiology Simulation Curriculum（CanNASC），Can J Anaesth，2016，63（12）：1357-1363.

[9] ROBERT S. ISAAK，FEI CHEN，HARENDRA ARORA，et al. A descriptive survey of anesthesiology residency simulation programs：how are programs preparing residents for the New American Board of Anesthesiology applied certification examination? AnesthAnalg，2017，125（3）：991-998.

第十七章　医学模拟在眼科教学中的应用

第一节　模拟技术在眼科教学中的应用简介

眼球相较于人体其他结构是个较小的器官,其观察难度大,操作步骤精细,在教学培训过程中难以通过传统教学方式予以示教。不同于普外科的大体结构可通过肉眼直接观察,教师床旁带教往往就能取得较好的效果。最早的眼科培养模式是"师带徒"的学徒模式,这种模式虽然简单有效,但效能低下,无法适应现代社会对医生数量的需求。随着模拟技术的发展,眼科教学模式也悄然发生转变。模型眼,各类检查及手术器械,湿态实验室,基于计算机的模拟培训等在眼科中的应用,大大提高了教学效率,降低了临床并发症风险。不同年资的学员可以开设相应的模拟教学课程,以满足对应年资学员的临床技能需求(表17-1-1)。

表 17-1-1　不同年资的学员可以开设相应的模拟教学课程

医学生	住院医师	专科医师
检影验光	前房穿刺术	白内障囊外摘除术
裂隙灯观察眼前段	泪道冲洗术	黄斑前膜剥除术
直接、间接眼底镜检查	球后麻醉术	玻璃体切割术
情境教学	皮肤裂伤清创缝合术	玻璃体腔注药术
	情境教学	

一、模型眼

眼科目前常用的模型眼有两类。一类用于展示眼部结构,眼部解剖结构教学的解剖模型眼(图17-1-1),另一类是用于练习检影验光的光学模型眼(图17-1-2)。眼球深陷于眼窝中,大部分结构无法直接观察。解剖模型眼将眼部结构放大并独立出来,各层结构可以拆卸组合,更有助于展示重要解剖部位的位置关系,使得学员有更为直观和感性的认知。在临床实践中,医师可以利用解剖模型眼更好地对病患进行临床宣教和术前谈话,可以一定程度上缓解沟通障碍。

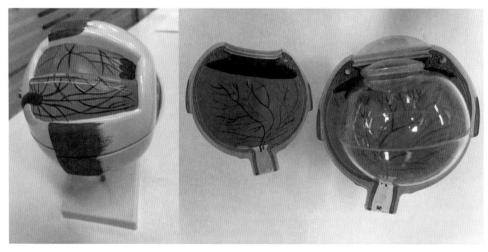

图 17-1-1　解剖模型眼

眼球是个重要的光学器官,光学模型眼将眼球的光学属性很好地表达出来,供检影验光教学培训考核使用。初学者进行检影验光练习时,往往存在时间长,无正确反馈,被检者对光源不耐受等问题。光学模型眼可以很好地解决上述问题,练习者可以不必顾忌光源对人眼的刺激,逐渐适应检影步骤。检影完成后可以马上对照模型眼的刻度进行校验,且可以反复练习,大大提高了练习效率。

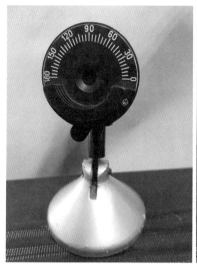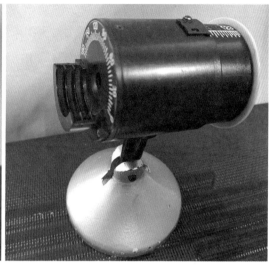

图 17-1-2 光学模型眼

二、裂隙灯及配套附件

眼科裂隙灯检查是每个眼科医师必备的检查技能。眼部一些细小体征如角膜内皮沉淀物(keratic precipitates,KP),前房细胞,对初学者来说难以定位层次及辨别。在传统的裂隙灯教学中,通过带教老师先定位观察,再让学员观察学习的方式进行。这种方法无法同步教学,容易受被检者移动影响的缺点。在搭载了示教镜(图 17-1-3)后,学员通过示教镜可以同步看到教师看到的眼部体征,此时教师边操作边讲解,大大提高了教学的准确性。在考核时,教师可通过示教镜检查学员观察过程是否有误,并给予指点反馈。

在使用前置镜配合裂隙灯观察眼底时,由于初学者操作不熟练,导致光源照射眼底时间过长,引起被检者的不适感。现有专门用于眼底观察的与裂隙灯配套的模型眼,通过机械臂夹在裂隙灯上,用于练习使用(图 17-1-4)。在操作规范准确时,学员可通过瞳孔区观察到绘制好的眼底图像。

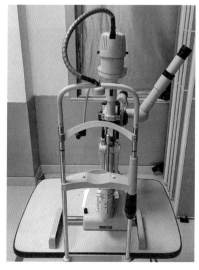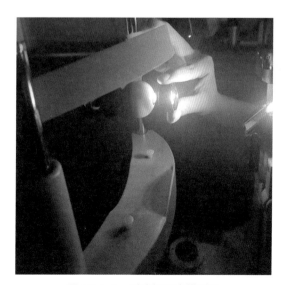

图 17-1-3 搭载示教镜的裂隙灯   图 17-1-4 裂隙灯观察模型眼

三、其他练习用眼科模型

除了上述眼科最常见的眼科模型外，根据训练目的的不同，也有各式各样功能的眼科模型被开发出来。

1. 眼底病变检查模型　此类模型一般由一个头部模型和一套眼底画片构成。使用时，将眼底画片插入模型内，练习者手持直接眼底镜通过瞳孔进行眼底观察（图 17-1-5）。此类模型可以完整地呈现眼睛与其毗邻器官的位置关系，皮肤的触感也更加真实，更好地模拟观察眼底时检查者与被检者整体面颊部的位置关系。同时可以长时间练习，不需要担心长时间照射对真实被检者的眼部损害。

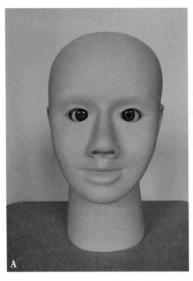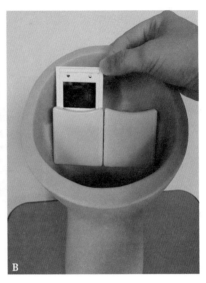

图 17-1-5　人脸（A）眼底（B）模型

2. 泪道冲洗模型　此类模型一般为半身模型，可模拟躺位操作，皮肤柔软，组织弹性真实，包含正常的泪道解剖结构。操作者遵循真实的进针角度进行操作，操作正确时，注射液可从鼻腔或口腔中流出。另外，可根据练习需要，在模拟的泪小管中注入模拟脓液进行泪道阻塞情境下的练习和判断。

四、湿态实验室

湿态实验室（wet lab）（图 17-1-6A）主要包括显微操作台，手术器械，视频系统，猪眼或人工眼球。在教学时，用手套包裹橡皮球制作出一个人工眼球或者将猪眼固定在底座上（图 17-1-6B），调整显微操作位置和距离即可将"模拟眼"清晰成像于视频终端。教师在显微操作台下边操作边讲解，学员可通过视频终端进行观摩学习（图 17-1-7A）。避免了真实手术室中仅有一个助手镜可供观察学习的缺点。学员练习时（图 17-1-7B），教师可通过视频进行查看指导。一间实验室中，一个教师可带教 6 个学员，避免了以往一对一教学师资的浪费。

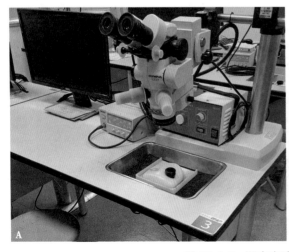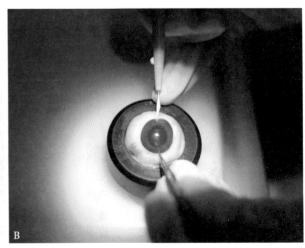

图 17-1-6　湿态实验室（A）和猪眼固定座（B）

　　湿态实验室模拟培训一直是眼科练习操作的重要组成部分。由于操作对象不是人眼，所以一般培训地点不在真正的手术室。根据不同的培训项目，实验室可做不同的器械搭配，学员可以反复练习，提高操作技巧。一般可在湿态实验室中模拟的操作有眼部清创缝合术，前房穿刺术，玻璃体腔注射术，制作角巩膜隧道，撕囊等基本手术技巧。

　　以眼部清创缝合术为例，学员可以用刀片制作猪眼的角膜穿通伤，模拟眼外伤情境。通过操作模拟练习熟悉显微操作台的调试和对焦，眼科显微镊和持针器的使用，缝合针线的选择，缝合的步骤技巧和注意事项，适应手眼分离操作的距离感等。

　　建立一个湿态实验室所面临的最大困难就是需要充足的资金用于支付实验场地、器械及教师劳务费。迄今为止，几乎没有其他模拟模式能像湿态实验室一样真实可靠，因此这种经典模式仍占主导地位。

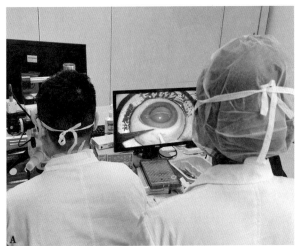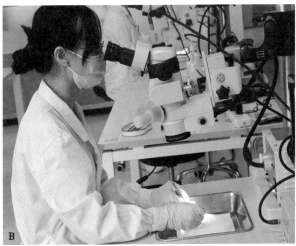

图 17-1-7　教师通过湿态实验室进行教学（A）与学员自行练习（B）

五、电脑模拟系统培训

　　随着计算机技术的进步，越来越多更为复杂、全面的虚拟现实模拟系统得以问世。这些模拟系统可以用于眼底检查及手术操作的练习。

　　眼底检查模拟系统（图 17-1-8）一般包含眼底镜、模拟瞳孔、显示屏和电脑部件。这些部件通过电脑程序传输影像，模拟瞳孔可转动方向进行各眼位的练习。操作者手持眼底镜通过模拟瞳孔进行观察、判读。电脑软件可以整合大量正常及病变眼底图像供学员练习使用，且可以进行考核打分，给予学员反馈，方便学员自查和考试。

　　目前许多复杂的眼科手术操作可通过电脑模拟系统进行培训和考核，如白内障手术、玻璃体切割术、黄斑前膜剥除术等。以白内障手术模拟系统为例（图 17-1-9），白内障手术模拟系统由显微镜系统，两个操作臂，模拟病人，显示器和内置的配套软件构成。在

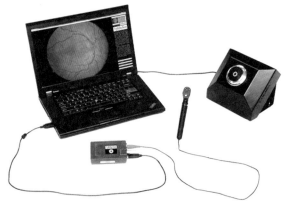

图 17-1-8　眼底检查模拟系统

不同的操作练习中，显示器会显示模拟眼球表面和对应的操作器械。其中操作臂的细节设置可以满足模拟穿刺刀柄运行，注射器推注，镊子抓取等实际操作动作。在操作过程中，模拟系统会提供两方面的反馈。一方面显示器会实时显示器械位置和眼球相对位置，通过辅助线和彩色路径的提示，反馈学员操作的准确度；另一方面操作手柄会反馈模拟现实的眼球触感，在做切割，穿刺等操作时会反馈相应的抵抗感，更好地模拟真实手术情境。目前此电脑模拟系统还仅可提供制作角巩膜隧道，注射粘弹剂，撕囊等特定简单任务的重复操作，较为复杂的劈核，超乳，抛光等操作还有待进一步开发。

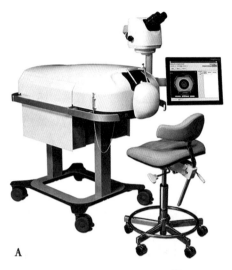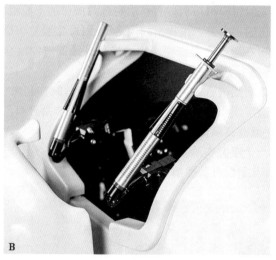

图 17-1-9 白内障手术模拟系统

相较于传统的模拟教学模式，电脑模拟系统教学可以有效地节省人力的投入，电脑会根据学员的表现给出实时的反馈，辅助学员完成操作，而且自带即时的数据评分，对学员的学习进度进行追踪评价。此外，电脑模拟系统可以不限次数地使用，避免了初学者对生物标本的浪费，节省了前期准备工作的时间。但是，这些系统的研发成本和维护成本往往较高，这可能是阻碍其普及的主要因素。

现实教学中，学员临床实践机会较少与实践要求水平较高的矛盾长期存在，模拟技术的出现逐渐改善了这种现状。在不久的将来，眼科既往的单纯学徒教学模式必将由学徒模式、湿态实验室、模拟系统混合教学模式所替代。

第二节 眼科基本检查技能模拟训练与评价

一、模型眼检影验光

（一）培训目标

练习检影的规范步骤，为人眼检影打好基础。

（二）物品及设备/人员/其他资料准备

1. 物品准备 模型眼、镜片箱、带状光检影镜。

2. 调整环境至昏暗照明。

（三）检查步骤

1. 球镜模型眼检影步骤

（1）拉动模型眼至某一屈光度开始检影。

（2）根据"顺加逆减"原则进行检影，直到中和点（满圆状态）。

（3）测量检影镜和模型眼的距离（如 67cm）。

（4）记下模型眼前所加镜片度数（如 +0.50D）减去工作距离镜（如 +1.50D），所得屈光度变为该模型眼此时度数（-1.00D）。

（5）校对模型眼刻度，评价正误。

2. 散光模型眼检影步骤

（1）拉动模型眼至某一屈光度，在模型眼前任意插入一片柱镜，开始检影。

（2）将检影光带旋转 360°，观察各方向模型眼影动的破裂现象，宽度现象和剪动现象，确认模型眼存在散光，并确定两条主子午线方向。

（3）根据"顺加逆减"原则，先用球镜对其中一条主子午线方向进行检影，直到中和点（满圆状态）。

（4）再用柱镜中和另一条主子午线方向直到满圆。

（5）测量检影镜和模型眼的距离（如67cm）。

（6）记下模型眼前所加球镜度数（如+0.50DS）和柱镜度数（如−1.50DC×180），减去工作距离镜（如+1.50DS），所得屈光度便为该模型眼此时度数（−1.00DS/−1.50DC×180）。

（7）校对模型眼刻度和插入的柱镜片，评价正误。

（四）引导性反馈

1. 注意事项

（1）使用模型眼检影前，应注意调整模型眼的仰角，使自己的视轴与模型眼的光轴保持一条直线。

（2）初学者可先使用中等大小瞳孔进行练习，熟练后可以调整小瞳孔和大瞳孔进行检影。

（3）检影过程中注意保持检查距离的固定。

（4）书写处方时勿忘记工作距离镜的换算。

2. 常见错误分析

（1）散光轴向和屈光力方向容易混淆

分析：在检影过程中，光带的方向代表的是被检眼散光的轴向，光带运动的方向代表散光眼屈光力方向。

（2）中和点判断有误

分析：初学者最难以判断中和点的准确位置，可通过两种方法辅助判断中和点位置：①拉动检影镜套管，使得平面镜成像变为凹面镜成像，顺逆动方向会发生改变，如果中和状态则影动方向不会改变，仍为满圆状态；②前后移动距离，如移近模型眼，影动变为微微顺动，移远模型眼，影动变为微微逆动，则表示接近中和点位置。

二、裂隙灯眼前段检查

（一）培训目标

熟悉裂隙灯的不同照明方法，掌握不同眼部结构采用的光源角度和放大倍率，以及周边前房角的判断。

（二）物品及设备/人员/其他资料准备

1. 物品准备　裂隙灯，调焦棒，有条件者可配备裂隙灯用模型眼。

2. 人员准备　检查者洗手，清洁裂隙灯下颌托和额托，使用调焦棒进行对焦，并调整好瞳距。引导被检者将头部放置于适当位置，外眦部对齐标记线。

（三）检查步骤

1. 眼睑及睫毛的检查　弥散光或宽裂隙光带照明，低放大倍率，角度为30°～45°。重点观察上下眼睑皮肤，睫毛，睫毛根部，睑板腺口，泪新月，泪小点等情况。

2. 结膜检查　弥散光或宽裂隙光带照明，低放大倍率，角度为30°～45°。重点观察结膜形态、颜色、有无充血、出血、水肿、异物、乳头及滤泡。观察上睑结膜时需翻转眼皮。

3. 角膜检查　中等到较细裂隙光带（1～3mm），中到高放大倍率。重点观察角膜形态、透明性、有无水肿、周边新生血管等。

4. 周边前房深度评估（Van Herick法）　细光带，最大亮度，中到高放大倍率，照明角度60°。从颞侧角巩膜缘照射，评估周边前房深度（角巩膜缘白色光学切面与虹膜橘黄色光带之间的黑色投影）和角膜厚度（角巩膜缘白色光学切面宽度）的比值，若比值小于1/4，则需要进行房角镜检查。

5. 虹膜和瞳孔检查　较宽光带（3mm左右），低或中等放大倍率，照明角度为30°～45°。重点观察虹膜纹理颜色，有无脱色素，色素痣，瞳孔形态，对光反射情况。

6. 晶状体核前段玻璃体检查　中等或较窄光带，中等放大倍率，照明角度为10°～20°。重点观察晶状体透明性，颜色，玻璃体是否混浊。

（四）引导性反馈

1. 注意事项

（1）注意遵循从前到后，上下左右四方位观察原则，勿漏看。

（2）注意不同观察部位采用不同的照射角度和放大倍率。

（3）需理解光学切片的原理，调焦观察切片的不同层面。

（4）使用完毕后及时关闭光源，仪器复位。

2. 常见错误分析

（1）无法准确评估前房角。

分析：初学者往往在评估前房角方面容易犯错，常见原因可能如下。①照明角度未置于60°夹角方向；②光带未准确定位在角巩膜缘；③错将角膜厚度比上周边前房深度的比值进行评估。

（2）眼睑及睫毛检查容易遗漏。

分析：初学者容易遗漏眼睑及睫毛检查，直接从结膜开始观察。做到检查的学生往往容易遗漏睑板腺的开闭及分泌物检查，泪小点的检查及睑缘的检查。检查者应重视眼表体征的检查，对于许多眼表疾病的诊断都有重要作用。

三、眼底检查

（一）培训目标

掌握直接眼底镜和间接眼底镜的使用方法，正确描述正常眼底。

（二）物品及设备 / 人员 / 其他资料准备

1. 物品准备　直接眼底镜，双目间接眼底镜，间接前置镜，散瞳药物；有条件者可配备眼底检查专用模型或眼底检查电脑模拟系统进行培训考核。

2. 人员准备　使用间接眼底镜前需要散瞳。

（三）检查步骤

1. 直接眼底镜检查眼底

（1）检查者站于被检者右侧，有右手持眼底镜查右眼。

（2）评估屈光介质将补偿透镜调整至 +8～+10D，检查者手持眼底镜置于被检眼 10～15cm 处，观察来自眼底的反光，评估屈光介质是否混浊。

（3）补偿屈光状态根据检查者和被检眼的屈光状态调整补偿透镜，如果检查者配戴矫正镜片，则仅需考虑被检眼的屈光状态。

（4）调整照明，移近观察在不影响检查的前提下，尽量调低照明亮度，减少被检眼的不适。逐渐移近眼底镜，在贴近被检眼 2～3cm 时，即可观察眼底结构，微调眼底镜的位置和角度可以观察眼底的不同部位。

（5）主要评估视盘，视杯大小，边界，是否有弧形斑，血管粗细，形态，动静脉比例，黄斑反光是否存在，同时观察眼底是否有出血，渗出，色素紊乱，裂孔等病变。

2. 间接眼底镜检查眼底

（1）检查者戴好间接眼底镜，调整瞳距，头位，使光线正好照在瞳孔区。

（2）将前置镜放在距检查者一臂左右距离，和被检眼大约 2cm，调整前置镜位置，使光线对准被检眼的瞳孔区。

（3）将前置镜慢慢移远，直至看到眼底清晰的像；调整头位，仔细检查被检眼的九方位。

（4）后极部主要评估视盘，视杯大小，边界，是否有弧形斑，血管粗细，形态，动静脉比例，黄斑反光是否存在，周边视网膜主要评估眼底是否有出血，渗出，色素紊乱，裂孔，变性，视网膜脱离等病变。

（四）引导性反馈

1. 注意事项

（1）直接眼底镜下看到的是正像，观察时按想要观察的方向移动，间接眼底镜下看到的是倒像，观察时按想要观察位置的相反方向移动。

（2）观察时如果出现角膜反光点干扰观察，可以轻微调整光源角度，避免角膜反光的干扰。

（3）眼底的阴性体征也需要描述，勿遗漏部位。

2. 常见错误分析

（1）描述间接眼底镜下的眼底体征时，位置描述容易错误。

分析：直接眼底镜下看到的是正像，描述眼底体征时按实际看到的位置进行描述即可；间接眼底镜下看到的是倒像，像是上下左右均相反，描述眼底体征时按实际看到的位置进行倒转之后描述才是正确的。

（2）难以将光源照入瞳孔，使得眼底无法观察。

分析：初学者由于不够熟练，难以将被检者的瞳孔与自己的观察视轴保持一致，导致眼底无法被照明得以观察。尤其是间接眼底镜的使用过程中,前置镜的位置难以稳定地放置,导致照明光源难以入瞳。此时,可让一位同学从旁观察自己的体态和姿势,帮助调整前置镜的距离和高度,逐步摸索正确的位置感,再熟练掌握。

第三节 眼科专科操作技能模拟训练与评价

一、前房穿刺术

(一)培训目标

掌握前房穿刺术操作要点、适应证和禁忌证、并发症识别及处理要点。

(二)适应证及禁忌证

1. 适应证

(1)诊断性前房穿刺,用于感染微生物培养,免疫学病因确认,房水细胞学检查确定眼内肿物性质等。

(2)降眼压,用于常规降眼压药物无法控制眼压的患者。

(3)外伤性前房积血,用于排出积血。

(4)用于排出前房积脓。

(5)视网膜中央动脉阻塞,用于快速降低眼压。

(6)眼化学伤后更新防水。

2. 禁忌证

(1)新生血管性青光眼,眼压骤降可能导致前房积血。

(2)角膜软化症,角膜大范围溃疡。

(3)前房活动性出血但未见出血点。

(三)物品及设备/人员/其他资料准备

1. 物品准备 含完整眼球结构的猪头一个,开睑器,有齿镊,穿刺针头或穿刺刀,稀释碘伏,表面麻醉药,抗生素眼药水;有条件者可配备前房穿刺电脑模拟系统进行培训考核。

2. 签署知情同意书 安抚患者并交代注意事项。

3. 术者自身准备 洗手,戴口罩帽子。

(四)操作规范

1. 病人采取坐位,滴表面麻醉药,稀释碘伏消毒。

2. 开睑器撑开上下眼睑。嘱患者平视前方,调整体位及裂隙灯。

3. 有齿镊固定球结膜,在颞侧角膜缘内 1mm 用尖刀做一半穿透的水平切口或直接针头穿刺,口述切口位置、方向、深度。

4. 25～27 号针头连接 1ml 注射器,经切口内口水平刺入前房,放松固定镊,缓缓抽取 0.2～0.3ml 房水。拔出针头,取出开睑器。

5. 术后结膜囊滴入抗生素眼水。

6. 操作完毕去除手套,进行手卫生消毒,正确处理医疗废物、利器等。

(五)并发症识别与处理

1. 穿刺口漏 前房消失(眼压偏低,荧光素染色阳性),无感染者可再行加压包扎 1～2d,直至前房再形成。

2. 穿刺口坏死扩大、前房积脓 见于眼前房内有感染者,荧光素染色阳性,眼压偏低。立即做结膜囊拭子细菌培养,全身给予大剂量广谱抗生素和皮质类固醇。根据细菌培养和药敏试验结果,再调整抗生素种类。若前房积脓较多,可再次行前房切开冲洗术,缝合切口,结膜下注射抗生素,散瞳。

3. 前房积血 来自虹膜血管、新生血管或撕裂的睫状体。一般出血可自行停止。若出血不止,应采取坐卧位,或侧卧位。若眼压偏低,可加压包扎术眼。较多的出血伴有继发性青光眼应及时再次前房冲洗术。

4. 眼部结构损伤 常见于操作不当引起的角膜内皮、虹膜、晶状体损伤,应立即停止操作,观察并做相应处理。

(六)引导性反馈

1. 注意事项

(1)由于是动物模型眼,角膜硬度受模型眼新鲜度影响较大,比真实患者角膜会偏硬一些,应注意把握操作力度。

（2）动物模型眼不存在操作配合的难度，在实际患者操作时，应注意与患者的沟通，安抚好患者情绪，使其能配合不转动眼球，以免出现意外。

（3）穿刺应在透明角膜内，避免伤及角膜缘血管，出血污染房水。

（4）切口要达到气密、水密状态，勿重复进出切口，否则可能会导致切口漏。可改用大一号针头继续操作。

2. 常见错误分析

（1）穿刺针进针困难

分析：初学者往往难以掌握穿刺力度，要么穿刺失败，要么用力过猛导致眼内损伤，原因可能有以下几点。①有齿镊固定的球结膜位置太远，使得穿刺针难以着力，应固定对侧角巩膜缘位置的球结膜，使穿刺点更易受力；②穿刺点太靠近角巩膜缘，甚至在巩膜上进行穿刺，穿刺点应选取在靠近角巩膜缘的角膜上；③针头或穿刺刀钝化，应更换操作器械。

（2）穿刺针伤及眼内其他结构

分析：初学者难以掌握穿刺角度，深度和力度，发生眼内其他结构损伤。应做到以下几点以避免损伤。①穿刺针与虹膜平面平行，否则针头向前偏容易伤及内皮，针头向后偏容易伤及虹膜和晶状体；②穿刺深度不宜过深，针尖越过瞳孔区导致损伤可能性加大；③抽吸时针的斜面应朝向角膜，速度一定要缓慢，以免突然前房变浅，针尖划伤虹膜。

（七）模拟教学应用示例

【案例】 患者男性，56 岁，夜里突发右眼眼部胀痛 1h，伴右侧头痛，视物模糊，眼红流泪，至我院急诊就诊。查体示右眼前房窄，球结膜混合充血，角膜水肿，瞳孔散大固定，眼压指测 T+3，使用降眼压药物后，眼压下降不明显，请做进一步处理。

模拟场景设置要点：操作物品设置供学员选取，采用猪眼模拟操作。

要点分析：该名患者发病时间是夜里，症状为右眼眼部胀痛，伴右侧头痛，视物模糊，眼红流泪，起病较急；结合典型体征，右眼前房狭窄，球结膜混合充血，角膜水肿，瞳孔散大固定，眼压指测 T+3，可以初步诊断为右眼急性闭角型青光眼发作，为眼科急症，需立即处理。急性闭角型青光眼作为一种房角关闭导致的高眼压，进而引起视觉功能损害的疾病，急性发病时应尽快开放房角，控制眼压与炎症，避免视觉功能的进一步损害。急性闭角型青光眼的处理原则包括缩瞳，控制眼压及眼部炎症，待炎症消退后可以手术开放房角治疗。本例患者在使用降眼压药物后，眼压下降较慢，为了避免高眼压造成的进一步视功能损伤，需行前房穿刺术，引流房水，缓解症状，控制眼压。

二、泪道冲洗术

（一）培训目标

掌握泪道冲洗术的操作要点、适应证和禁忌证、并发症识别及处理要点。

（二）适应证及禁忌证

1. 适应证

（1）检查泪道是否通畅，外伤性泪道损伤时检查泪小管是否断裂，为诊断提供依据。

（2）泪道或内眼手术前的准备。

（3）溢泪时检查泪道是否有狭窄或阻塞。

（4）慢性泪囊炎时，冲洗泪囊内的分泌物。

2. 禁忌证 急性泪囊炎，急性泪囊周围炎。

（三）物品及设备 / 人员 / 其他资料准备

1. 物品准备 含完整眼球结构的猪头或泪道冲洗专用模型一个，注射器、冲洗针头、泪点扩张器、冲洗液、丁卡因滴眼液、消毒棉签。

2. 自身准备 洗手、戴口罩、帽子、手套。

（四）操作规范

1. 核对患者身份，取坐位或仰卧位，做好解释工作，取得配合。

2. 滴表面麻醉药，嘱患者闭眼3～5s。

3. 右手持已吸有冲洗液的注射器，左手持棉签将下睑拉开，嘱患者向上方注视，针尖垂直进入泪小点约1.2mm左右（必要时可先用泪点扩张器扩张泪小点），随即转水平方向，朝内眦部顺沿下泪小管方向推进4mm左右，将下睑朝颞侧方向拉紧，然后将冲洗液缓慢注入泪道。

4. 如果下泪点冲洗原泪点反流，需要进一步冲洗上泪点，嘱患者向下方注视，充分暴露上泪点，将冲洗针头垂直插入上泪点，转向水平方向后将冲洗液缓慢注入泪道。

5. 询问患者有无水流入鼻腔或咽部，同时观察泪点处有无水或分泌物反流、量多少、推注冲洗液时有无阻力；并在病历本上做好记录。

6. 正确处理医疗废物、利器等；操作完毕去除手套或进行手卫生消毒。

（五）并发症识别与处理

1. 针头误入皮下，刺伤眼球

表现：有明显突破感，病人痛感明显。

处理：立即停止操作，无菌敷料覆盖，通知上级医师协助处理。

2. 假道形成

表现：针头刺穿泪道形成假道。

处理：停止操作，予抗生素滴眼。

（六）引导性反馈

1. 注意事项

（1）由于是动物模型眼，泪道长短、进针阻力与真实患者会有区别，练习的主要目的为熟练流程，实际操作时应注意把握力度。

（2）动物模型眼不存在操作配合的难度，在实际患者操作时，应注意与患者的沟通，安抚好患者情绪，使其能配合，以免出现意外。

（3）进针如果阻力较大，不可强行推进。

（4）勿反复冲洗，避免黏膜损伤或粘连。

2. 常见错误分析

（1）泪小点无法进针

分析：初学者往往会出现泪小点进针困难，原因可能如下。①进针方向不够垂直，导致针头易沿睑缘滑走，进针应尽量保持垂直方向；②泪小点过小，此时应采用泪点扩张器扩张后再进针，不可强行进针。

（2）泪点反流情况与泪道阻塞位置对应错误

分析：初学者容易混淆泪点反流情况代表的泪道阻塞位置，在理解原理的基础上熟练记忆。①冲洗液从原泪点反流，则为对应泪小管阻塞；②冲洗液从对侧泪小点反流，则为泪总管或鼻泪管阻塞；③冲洗有阻力，部分自泪小点反流，部分流入鼻腔，为鼻泪管狭窄。

（七）模拟教学应用示例

【案例】 女性，65岁，双眼流泪增多半年，伴眼分泌物增多，无视物模糊，眼红眼痛等不适，至我院就诊。查体：双眼按压泪囊区可见脓性分泌物，无压痛，请行必要检查鉴别诊断。

模拟场景设置要点：操作物品设置供学员选取，采用猪眼模拟操作。

要点分析：该名患者为一名老年女性，主诉症状为双眼流泪伴分泌物增多半年，病程较长，按压泪囊区有脓性分泌物提示泪囊炎，结合无眼红眼痛和泪囊区压痛等急性炎症表现，目前初步诊断为双眼慢性泪囊炎，仍需与慢性结膜炎、干眼症等疾病鉴别。目前需行泪道冲洗术，一来辅助诊断慢性泪囊炎，二来判断泪道阻塞情况，为下一步的治疗方案的制订做参考。

慢性泪囊炎作为眼部的一个感染病灶，使结膜囊长期处于带菌状态，应高度重视慢性泪囊炎对眼部构成的威胁，尤其行内眼手术前必须预先治疗此病。治疗手段包括抗生素眼药水滴眼和冲洗泪道治疗，无效者需行手术治疗。

三、球后麻醉术

（一）培训目标

掌握球后麻醉术操作要点、适应证和禁忌证、并发症识别及处理要点。

（二）适应证及禁忌证

1. 适应证

（1）内眼手术前麻醉。

（2）眼外伤清创缝合手术前麻醉。

（3）闭角型青光眼急性发作时，球后麻醉可以明显减轻疼痛。

2. 禁忌证

（1）有麻醉药品过敏史。

（2）病人意识不清，或无法配合。

（三）物品及设备/人员/其他资料准备

1. 物品准备　含完整眼球结构的猪头一个，注射器、5号长针头、利多卡因＋布比卡因注射液、碘伏棉签、无菌纱布。

2. 自身准备　洗手、戴口罩、帽子、手套。

（四）操作规范

1. 核对病人身份，协助患者取仰卧位，做好解释工作，取得配合，签署知情同意书。

2. 碘伏眶周消毒，确认患者光感，嘱患者向鼻上方注视。

3. 以5号针头，自下睑眶缘中、外1/3交界处皮肤进针，采取与眼球相切，沿矢状面，紧贴眶底进针，一直到赤道部。

4. 改变进针方向，使针头略向上抬起，直指向球后视轴方向。

5. 按此方向继续进针，进入球后肌锥内，但切不要越过中心矢状面范围。

6. 进针后回抽无回血，嘱患者转动眼球，针头无带动，方可注射药物。

7. 球后注射完毕，应压迫眼球至少半分钟，以防止出血并促进药液扩散。

8. 观察患者眶压、有无出血、眼睑位置，判断麻醉效果。

9. 正确处理医疗废物、利器等；操作完毕去除手套或进行手卫生消毒。

（五）并发症识别与处理

1. 麻醉过敏

表现：病人出现胸闷、气急、面色苍白、出冷汗甚至休克（喉头、气管、支气管、肺水肿等所致）。

处理：①立即使病人平卧；②肾上腺素或地塞米松注射；③观察20～30min后，再考虑手术。

2. 球后血肿

表现：眼球突出，眶周淤血。

处理：①中止手术、适度压迫、包扎眼球、止血剂，必要时外眦切开；②推迟手术。

3. 一过性黑矇

表现：病人光感消失。

处理：①中止手术，予以吸氧；②扩血管（吸入亚硝酸异戊酯，舌下含硝酸甘油片）；③观察，一般于30min内恢复（个别可达数小时）。

4. 穿破眼球

表现：落空感强（比进入肌圆锥明显），眼球运动可带动针头运动。

处理：中止手术，探查伤口。

5. 眼心反射

表现：压迫眼球、牵拉肌肉导致的迷走神经兴奋引起心律失常甚至心脏停搏。

处理：立即停止手术，予吸氧，胸外按压，请麻醉科会诊，予阿托品和肾上腺素。

（六）引导性反馈

1. 注意事项

（1）由于是动物模型眼，无法配合转动眼球，练习主要目的为熟练流程，实际操作时应注意嘱咐患者注视方向。

（2）动物模型眼不存在操作风险，在实际患者操作时，应注意与患者的沟通，安抚好患者情绪，使其能配合，以免出现意外。

（3）进针后回抽无血是判断针头没有进入血管的关键步骤，可大大降低并发症风险，需要牢记。

（4）对于配合不佳，术前视力较差，眼轴较长的病人，谨慎进针，在不确定进针位置的情况下，宁可行球周麻醉，勿用力过度，刺伤眼球或神经。

2．常见错误分析

（1）一过性黑矇的处理

分析：对于术前视力较差，眼轴较长的患者，容易出现一过性黑矇。遇到患者失去光感，切勿惊慌失措，暂停操作，安抚好病人，在监测血压的前提下，予硝酸甘油舌下含服，吸氧等紧急处理，必要时请上级医师协助。操作规范且处理得当的情况下，较少出现永久性失明。

（2）麻醉药注射过多

分析：不同患者对麻醉剂的敏感性不同，在注射一定量麻醉剂以后药物弥散也需要一定时间，因此上睑难以上抬，眼球转动受限可能不会马上出现，此时不应立即继续注射麻醉剂。应先出针，按摩眼球，等候几分钟后再次确认患者眼球状态，如果麻醉效果不佳，可考虑再次加量麻醉剂。

（七）模拟教学应用示例

【案例】　女性，58岁，因"右眼孔源性视网膜脱离"，需行"右眼玻璃体切除并视网膜复位并激光封闭裂孔术"，请行术前麻醉。

模拟场景设置要点：操作物品设置供学员选取，采用猪眼模拟操作。

要点分析：该患者需行"右眼玻璃体切除并视网膜复位并激光封闭裂孔术"，玻璃体视网膜手术时间较长，难度较高，需要患者眼球制动，否则很容易因恐惧心理转动眼球，导致出现术中眼内出血等意外，因此该患者适宜行球后阻滞麻醉来提高术中配合度。

麻醉前应确认急救药物和吸氧机等急救物品器械可用，麻醉过程中应注意进针位置、方向和深度，随时观察患者眼部状态和全身状态。如果麻醉过程出现一过性黑矇，麻药过敏反应等切勿惊慌失措，及时联系麻醉科医师和上级医师，且做好急救处理。

第四节　眼科常见危急重症情境模拟训练

眼外伤急救情境模拟训练案例

（一）培训目标

1．眼外伤的诊断及病情严重程度的分级识别。

2．眼外伤的处理流程。

3．医患沟通技巧（次要目标）。

（二）物品及设备／人员／其他资料准备

1．物品及设备　准备猪眼、裂隙灯、显微操作台、眼科缝针、缝线、纱布、生理盐水、庆大霉素注射液、视力表、口罩、帽子、手术衣、清创缝合手术包、无菌手套。

2．人员准备　标准化病人（SP）、导师、学员2～3人。

3．资料准备　①眼眶CT报告：眶内未见异物，眼环欠完整；②胸片正常；③心电图：窦性心动过速；④术前血化验单：无特殊。

（三）课程实施

1．环境介绍　模拟急诊室，同学作为急诊医师，接诊患者。要求通过必要的问诊、查体、辅助检查等来明确诊断并给出治疗。桌上有一些可供使用的物品，如需其他物品，可以提出。配备湿态实验室供清创缝合术使用，其他药物及二期手术治疗给出口头医嘱即可。

2. 流程说明　接诊到病人后,先进行病史采集,再查体,口头询问检查报告,进行诊断和治疗方案的制定。然后需完成猪眼外伤模型的清创缝合术,最后口述下一步诊疗方案。整个模拟过程为 30min,需要 2~3 人通过团队协作完成,结束之后会对整个过程进行回顾总结。

3. 案例介绍　林某,男 35 岁,右眼被"铁钉"扎伤致视物不见 1h。患者伴有出血,"热泪涌出"感,疼痛感;既往体健;无过敏史;家族史无殊。查体:右眼视力,眼前指数,左眼 1.0。右眼眼睑皮肤完整,角巩膜缘可见 3mm 横行全层裂伤,虹膜及玻璃体嵌顿于伤口,晶状体混浊,余窥视不清。

4. 课程流程图(图 17-4-1)

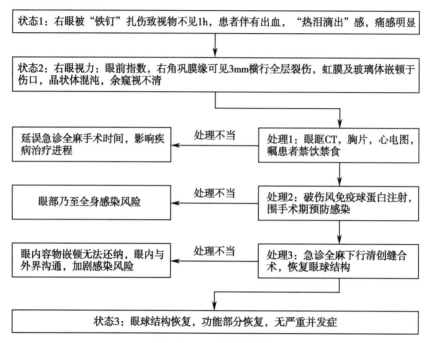

图 17-4-1　课程流程图

(四) 引导性反馈

引导性反馈是情境模拟教学的核心,通过帮助学员重新审视模拟情境,促进学员进行反思性学习,着重培养学员的临床推理和批判能力。通常都是在情境模拟结束后立即进行,有效的引导性反馈时间一般超过 15min。

1. 问诊查体及辅助检查要点　①重点病史:发病时间及缓急、诱因、主要症状描述、伴随症状、既往病史、过敏史、家族史。②重点体格检查:一般情况及生命体征,在裂隙灯下观察眼部情况,包括眼睑皮肤、角结膜、前房角、虹膜、瞳孔、晶状体、玻璃体、眼底。③重要辅助检查:眼眶 CT、眼部 B 超、超声生物显微镜 (UBM)、眼底 OCT 检查等。

2. 案例分析要点　①青年男性。②右眼被"铁钉"扎伤致视物不见 1h。伴有出血,"热泪涌出"感,疼痛感。③既往体健;无过敏史;家族史无殊。④查体:右眼视力眼前指数,右眼眼睑皮肤完整,角巩膜缘可见 3mm 横行全层裂伤,虹膜及玻璃体嵌顿于伤口,晶状体混浊,余窥视不清。⑤辅助资料:眼眶 CT 示眶内未见异物,眼环欠完整;胸片正常;心电图示窦性心动过速。因此考虑患者为"右眼角巩膜穿通伤,右眼外伤性白内障"。

3. 角膜穿通伤的急诊处理要点　①抗感染治疗:包括破伤风免疫球蛋白和抗生素全身及局部应用。②恢复眼球结构完整:完善术前检查后,急诊全身麻醉下行"右眼角膜穿通伤清创缝合术"。

4. 治疗效果评估要点　①症状体征好转,无感染迹象;②角膜穿通口对合良好,水密实验阴性;③后期视功能治疗效果有待进一步检查确认眼部损伤情况,包括眼部 B 超、OCT、UBM 等。

5. 医患沟通要点　①急救需请家属回避;②若患者病情好转,需及时向患者及家属交代病情(包括目前诊断以及预后),并向患者及家属交代后续处理(完善进一步检查及治疗的方案);③若患者病情恶化,需及时向家属交代病情(包括目前诊断以及预后),并向家属交代后续处理(继发眼内炎需要挖除眼球可能)。

（五）学生易于出现的问题及点评

1. 未进行角巩膜穿通伤的鉴别诊断　学员容易先入为主诊断患者为角巩膜穿通伤,病史询问、体格检查相对简单,未行眼眶CT排除眼内异物可能就进行治疗。

点评:该患者虽然外伤史明确,应对患者进行重点问诊和体格检查,结合辅助检查以明确诊断同时排除其他鉴别诊断。

2. 诊断明确后,手术准备不足　学员诊断明确后,因急于缝合眼球,而忽略了术前准备,导致手术风险加大或延误治疗时机。

点评:急诊手术术前准备包括,告知患者禁饮禁食准备、血化验、心电图、胸片等排除手术禁忌证,围手术期抗感染治疗,缺一不可。

3. 不了解对病情预后及后续治疗方案　忽视病情恶化可能,及视功能无法恢复可能甚至挖除眼球可能,未能全面向患者及家属交代,导致医患矛盾。对后续2期手术方案不了解,增加患者及家属焦虑。

点评:外伤常常引起眼球结构及功能的不可逆损害,一般一期行眼球结构修复,进一步完善检查后,二期修复视功能。预后按病情程度而异,最严重者可致失明甚至眼球挖除。

（六）考核评估

评估分为临床思维与决策评估（表17-4-1）、体格检查评估（表17-4-2）及操作评估（表17-4-3）

表 17-4-1　临床思维与决策评分表

序号	评分项目	标准分	得分
1	病史特点归纳	15	
2	诊断及依据	15	
3	鉴别诊断要点	15	
4	治疗原则和措施	15	
5	专业知识提问	15	
6	伦理人文及职业素养提问	15	
7	提炼概括和沟通表达能力	10	
合计		100	

表 17-4-2　体格检查评分表

评分项目	评分要素	标准分	得分
眼部一般情况检查（25分）	视力检查	4	
	光定位	4	
	眼位检查	4	
	眼球运动检查	4	
	视野检查（粗测）	4	
	指测眼压	5	
眼附属器检查（15分）	眼眶（对称度,有无肿块、压痛）	3	
	眼睑（对称度,有无肿块、倒睫）	4	
	结膜（包括球结膜,睑结膜,穹窿结膜）	5	
	泪器（包括泪小点、泪囊、泪腺）	3	
眼前节检查（25分）	角膜	5	
	巩膜	2	
	前房	5	
	虹膜	3	
	瞳孔（包括直接间接对光反射）	5	
	晶状体	5	

续表

评分项目	评分要素	标准分	得分
眼后节检查 （15分）	玻璃体	3	
	视盘	3	
	黄斑	3	
	血管	3	
	视网膜	3	
重点查体 （15分）	结合病史特点，能主次分明地将系统查体和合理的重点部位查体相结合	5	
	针对病例特点选择正确的重点查体部位，并完成足够的检查项目	5	
	具体的查体步骤能体现诊断思路和鉴别关键点	5	
整体评价 （5分）	体格检查手法规范，查体熟练有序，体现人文关怀，完成及时	5	
	合计	100	

表 17-4-3 角膜清创缝合术评分表

评分项目	评分要素	标准分	得分
术前准备 （28分）	术前肌内注射破伤风疫苗或破伤风免疫球蛋白	3	
	与患者及家属充分沟通，签署手术知情同意书	5	
	核对患者信息，手术眼别，全身麻醉	4	
	熟练打开显微操作台光源，调整瞳距，调焦	8	
	洗手，戴口罩帽子，穿手术衣，戴无菌手套	8	
术中操作 （57分）	稀释庆大霉素充分消毒	3	
	剪开结膜行巩膜探查，确认有无其他伤口	4	
	首先对合角巩膜缘	4	
	间断缝合角膜及巩膜穿通口	8	
	缝合后线结不滑脱	10	
	注意缝合针距，间距、层次	12	
	夹持缝针动作正确，缝针不变形	5	
	缝线张力适度	4	
	前房注水不漏水，前房可形成	4	
	涂典必殊眼膏后包扎术眼	3	
术后整理 整体评分 （15分）	交代患者术后注意事项	5	
	整理及清洁用物	5	
	无菌观念强，操作熟练	5	
	合计	100	

（胡 亮）

推 荐 阅 读

[1] 葛坚，王宁利. 眼科学. 3 版. 北京：人民卫生出版社，2015.

[2] 国家卫生计生委人才交流服务中心. 住院医师规范化培训结业实践技能考核指导标准（试行）. 2018 [2022-04-20]. https://www.21wecan.com/rcpj/shhpj/ksdg_12074/.

[3] 吕建平. 模拟医学. 北京：人民卫生出版社，2011.

[4] 瞿佳. 眼视光学理论和方法. 3 版. 北京：人民卫生出版社，2018.

[5] 张宗端. 眼科显微手术学基础. 北京：人民卫生出版社，2012.

第十八章　医学模拟在口腔科教学中的应用

第一节　模拟技术在口腔科教学中的应用简介

我国口腔医学是在新中国成立后逐步建立起来的一门新兴学科，与近代牙医学和现代牙医学的发展密切相关。现代牙医学的发展始于法国，快速发展于美国。18 世纪，"现代牙医学之父"，法国的 Pierre Fauchard 首次将牙科从外科中独立出来成为专业的科学，奠定了近代牙医学的基础；1840 年，全世界第一所牙医学院，美国巴尔的摩牙医学院创立时沿用了法国的体系，设置了牙医外科博士（doctor of dental surgery，DDS）的学位要求标准，这也是现在国际上多数牙医学院采用的体系。牙医学教学内容中包括多种具体的诊疗操作技术，开始以师授徒的方式进行，随学员增加、教学规模的扩大，原有师授徒的方式不能满足教学需求，便逐渐出现了模拟教学的萌芽，即使用各种装备、设施（如仿真头模、各类模型、离体牙、动物头颅等）模拟实际临床诊疗的情形，几乎涉及所有口腔临床诊疗的操作，如牙体硬组织磨削预备与充填、取印模、修复体制作与试戴、牙周洁治与刮治、拔牙、麻醉等，便于口腔（牙）医学生在接触患者前能进行同质化的训练。

口腔医师临床工作的基本单元是口腔综合治疗台，俗称"牙椅"，其包括患者承托系统＋正压驱动＋负压吸引＋电动（气动）马达、超声洁牙机、光敏灯、三用枪等多个组成部分，分别提供承载患者身体、高速磨削牙齿、及时排出诊疗过程中产生的废弃物以及支持相应治疗操作的功能；医师的工作范围常常被局限于患者的口腔内，相当多的情况下不能直视，对操作者的体位、患者的椅位等都有要求，需要进行专门的培训。

如今，口腔医师临床技能的培训通常采取以下方式：①观摩（图片、视频或实际操作）；②模拟培训（单纯离体牙或石膏牙、树脂牙等人工牙；可配置离体牙或人工牙模型的通用模拟设备；其他模拟设备）；③虚拟培训（利用专门的虚拟仿真训练系统）；④真人操作（学员之间互相练习、在患者身上练习）。现实的教学过程中，观摩与模拟培训是多数院校最常采用的，而模拟培训也被公认为是进行口腔临床技能培训必不可少的；虚拟培训因为需要使用价格昂贵的专用设备，现阶段尚未推广；真人操作的风险最大，需要学员掌握到一定程度才可以进行。所以在现阶段，模拟技术在口腔医学生的临床培训方面占有极其重要的作用。

第二节　口腔科基本操作性技能的模拟培训与评价

口腔疾病基本诊治技术的考核是国家医师资格口腔类别实践技能考试的重头项目，在整个考试中的构成比例最大，充分体现口腔医学的临床特色。各考核项目均要求应试者动手实际操作，以检查其对这些基本技术的应用是否规范、熟练、准确、到位。该部分的考核中，口腔疾病基本治疗技术考查内容有刷牙指导、牙线使用指导、窝沟封闭术、口腔局部麻醉、橡皮障隔离术、G.V.Black Ⅱ类洞制备术、磨牙开髓术、龈上洁治术、急性根尖周脓肿切开引流术、牙拔除术、口内缝合术、颌面部绷带包扎技术、牙列印模制取、磨牙铸造金属全冠的牙体预备及磨牙邻合面合金嵌体的牙体预备共 15 项技术，其中涉及牙及牙列的项目占 2/3 以上。

口腔科基本操作技能中涉及牙及牙列的模拟培训主要依托仿真头模技术来实现。仿真头模技术可以用来模拟牙及牙列相关操作的绝大部分内容，在口腔医学模拟培训中占有极其重要的地位。仿真头模（简称仿头模）是模拟人的头部制作而成的，最基本的特征是上下颌可以安装定制模型（不同的模型针对相应的技能训练内容）、模型上的人工牙可以替换（可指定针对特定牙位的操作）、下颌可以做开闭运动，是口腔医学技能培训的主要装备，利用它可以完成大多数涉及牙及牙周组织相关临床操作的培训，例如，牙体专业的充填、根管治疗；修复专业的备冠、取模、戴牙；牙周专业的洁治、刮治及牙周手术；颌面外科专业的麻醉、拔牙等。

仿头模由仿真肩体＋模拟咬合架＋上下颌模型＋面罩等组成（图 18-2-1A，B），是模拟患者口腔的基础装备;模拟培训所能开展的项目主要在于相关工作模型的配置,如成人标准模型、儿童标准模型、不同程度牙周炎的模型、牙列缺损及缺失的模型、带离体牙的石膏模型及部分特定用途的模型等(图18-2-2)。

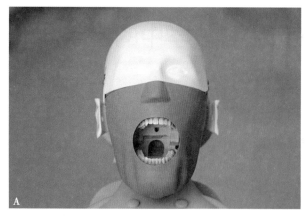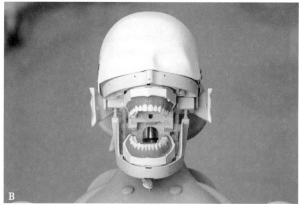

图 18-2-1 仿头模
A. 有面罩;B. 无面罩。

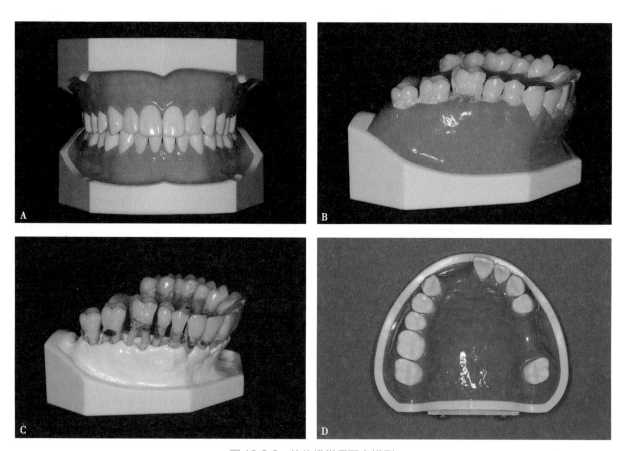

图 18-2-2 仿头模常用配套模型
A. 成人标准模型咬合状态;B. 成人重度牙周炎(牙龈红肿);C. 成人重度牙周炎模型(不带牙龈,显示牙石);D. 牙列缺损模型。

仿头模的培训操作基本类似,必须遵循的基本原则是"将仿头模当作患者来对待",除了没有交互式的医患交流外,操作流程、动作要求、对患者及操作者自身的保护等都应该体现,使用的设备、器械、耗材等也要和临床实际尽量靠近,以达到"仿真"的效果。在培训时,学生按一定的要求(包括椅位、体位),选用相应的设备或工具,针对特定的牙位或区域进行相应的操作,并最终达到预定的标准,操作的过程及最终结果都是评估的指标。

除仿头模外，还有一些比如切开、缝合及外伤包扎等和临床医学的相关培训类似，可以采用其他模拟设备来完成。以下对一些口腔科基本技能培训进行介绍。

一、后牙铸造金属全冠——牙体预备，取印模

（一）培训目标

1．加深对金属全冠有关理论的理解。

2．掌握后牙铸造金属全冠牙体预备的方法和步骤。

3．掌握用藻酸盐印模材料取模的方法。

（二）物品及设备／人员／其他资料准备

1．物品准备　仿头模、工作模型、口腔检查器（器械盘、口镜、镊子、牙科探针）、高速涡轮手机、涡轮钻针（马尼系列 TR-11，TR-13，TF-S23）、硅橡胶印模材料、手术刀、上下颌托盘、肥皂液、藻酸盐印模材料、红蜡片、酒精灯、超硬石膏、石膏调刀、橡皮调碗、模型振荡器、石膏剪刀、蜡刀、模型打磨机。

2．仿头模介绍　①电源总开关、动力开关（脚闸）；②给排水系统、三用枪、吸唾器；③手机的接口及装卸方法，配套钻针的形态特点以及装卸方法。

3．钻针（bur，drill）　由头、颈、柄三部分组成（图 18-2-3）：头为各种不同类型的工作端，经由颈部与柄相连，柄为钻针装在手机上的部位，接受动力使钻针转动。不同手机使用的钻针，其柄部的直径和长度不同。①低速直手机磨头：钻针柄为直径 2.35mm 的圆柱状（图 18-2-4A），根据工作端外形、组成材料等可以分为长柄金刚砂磨头、长柄钢磨头、长柄戴石针、长柄轴柄等；②低速弯手机钻针：钻针柄直径 2.35mm，末端形态经过特殊设计，特定的外形与机头成栓式相接（图 18-2-4B）；③高速涡轮手机钻针：钻针柄为直径 1.6mm 左右的圆柱状（图 18-2-4C），头部工作端除形状不同外，还有金刚砂磨料的粒度区别，靠颈部不同的染色带区分，有绿、蓝、红、黄四色，代表的粒度由粗到细，粒度粗者磨削效率高，但形成的表面粗糙度也高；带有黄色颈环的金刚砂钻针常用于预备体或充填体的表面磨光。

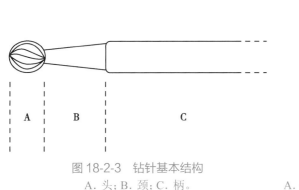

图 18-2-3　钻针基本结构
A．头；B．颈；C．柄。

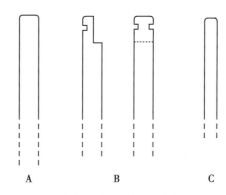

图 18-2-4　不同钻针的车针柄
A．低速直手机磨头；B．低速弯手机钻针；C．高速涡轮手机钻针。

4．仿头模的动作　控制腰背部动作，颈部动作，颞下颌关节动作。

（三）操作步骤

1．制作正中矢状面预备量硅橡胶指引（median sagittal index）　根据硅橡胶产品使用说明按比例将硅橡胶的膏剂与催化剂混合揉搓充分混合后，将适量面团样硅橡胶覆盖预备牙和近、远中各至少一颗邻牙，同时要求硅橡胶至少覆盖上述牙的颈缘以下 5mm，待硅橡胶凝固后取下，用手术刀沿预备牙正中矢状面切开形成硅橡胶指引，用于检测预备量和预备体形态。

2．牙体预备　预备前应该了解后牙铸造金属全冠的预备量。

（1）𬌗面磨除（occlusal reduction）用短粗的钻针（如 TF-S23 钻针）

1）预备深度指示沟：沿𬌗面沟、嵴等外形转折处形成一定深度的指示沟，指示沟的深度在功能尖为略小于 1.5mm，在非功能尖为略小于 1.0mm（留下少量后期修整的量）（图 18-2-4）。

2）𬌗面牙体组织的磨除：磨除指示沟间的牙体组织。分两步进行，首先磨除𬌗面的近中或远中一半，保留另一半作为对照，然后再磨除另一半牙体组织（图 18-2-5）。

3）制备功能尖斜面：用 TR-13 涡轮钻针沿功能尖的外斜面磨除一定厚度的牙体组织，形成一宽约1.5mm 的斜面。功能尖斜面与牙体长轴大致成 45°（图 18-2-6）。

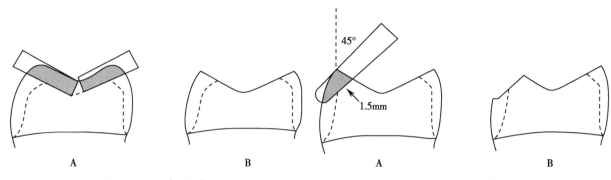

图 18-2-5 拾面预备
A. 制备拾面深度指示沟；B. 拾面预备完成后。

图 18-2-6 功能尖斜面的预备
A. 钻针的放置；B. 功能尖斜面预备完成。

4）拾面预备间隙检查的方法：①目测法，肉眼观察；②咬蜡片法，红蜡片烤软后置于预备牙拾面上，作正中及非正中咬合，蜡片冷却后取出，蜡片的厚度即为拾面预备间隙；③硅橡胶指引法，硅橡胶指引在模型上或患者口内就位，其与预备体拾面间的空间即为拾面预备间隙。

（2）轴面磨除（axial reduction）

1）预备轴面定位沟（图 18-2-7）：用工作端直径约 1.0mm 的中粗圆头长钻针（如 TR-13 钻针）制备。定位沟与设计的全冠就位道平行，通常与牙体长轴平行。定位沟的深度为金刚砂钻针圆头的一半，进入牙体组织，其龈端形成 0.5mm 宽、位于龈上0.5～1mm 的无角肩台形状，定位沟确定了全冠的就位道、各轴壁预备的方向和大致磨除量。

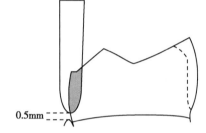

图 18-2-7 轴面定位沟

2）颊舌面的磨除：磨除定位沟之间的牙体组织，同时在龈端形成 0.5mm 宽、位于龈上的无角肩台。先磨除颊或舌面的一半，以另一半牙体组织作为参考，然后再磨除另一半。越过轴角的部分尽量向接触区扩展以减小接触区的宽度。

3）邻面的磨除：先选用一细针状金刚砂钻针（如 TR-11 钻针）置于预备牙邻面接触点以内，用上下拉锯动作沿颊舌方向慢慢通过邻面，注意磨削面的龈缘保持在接触区的龈方，以确保将患牙和邻牙的硬组织完全分离。在通过邻面时，钻针与邻牙之间尽量保存一薄层预备牙的釉质，以确保邻牙牙釉质不受损伤。接触区打开后继续扩大预备空间，磨出足够的空间后，再用前面所用的中粗圆头钻针（如 TR-13 钻针）修整邻面，形成 0.5mm 宽、位于龈上的邻面无角肩台边缘，并与颊舌面边缘相连续。

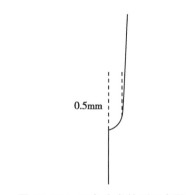

图 18-2-8 无角肩台外形示意图

（3）边缘修整、精修完成用中粗圆头钻针（如 TR-13 钻针）或更粗的圆头钻针（如 TR-14 钻针）修整，如可能，采用相应外形的磨光钻针对预备体表面进行光滑处理，最终形成位于龈上 0.5～1mm，宽为 0.5mm 清晰光滑的无角肩台（图 18-2-8），用探针尖端探查可以感到明显的防止龈向下滑的阻力。同时修整各线角使之圆钝。

（4）用硅橡胶指引检查磨除量：硅橡胶指引与预备体间的空间即为牙体磨除的量，也是将来修复体占据的空间。发现预备不足的地方要重新调整，直至形成最终符合预备量要求的预备体（图 18-2-9）。

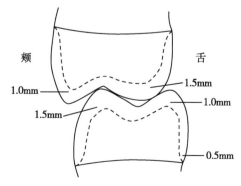

图 18-2-9 后牙铸造全冠预备量要求

3. 藻酸盐印模材料取印模

（1）用肥皂液将预备体石膏模型彻底浸透。

（2）选择合适的托盘，用于固定修复的托盘应满足以下要求：①托盘宽度较牙弓宽，距离牙列唇颊、舌面各 2~3mm；②托盘长度应该覆盖全部牙列；③托盘高度应确保覆盖预备牙颈缘。

（3）助手按照藻酸盐粉液比要求调拌印模材，将调拌好的印模材上到托盘上；同时，术者用手指将少量印模材抹在预备体周围（防止预备体周围形成印模缺少、缺陷等）和后牙𬌗面（防止𬌗面部位印模出现气泡等）；然后由术者将盛满印模材的托盘就位于预备模型上制取印模，待印模凝固后取下印模，检查是否合格。

（4）成功印模的标准：①预备体各轴面、𬌗面、边缘清晰，无气泡等缺陷。②预备体邻近牙、邻近牙槽骨等周围组织的印模清晰，无气泡等缺陷。③预备体邻近牙、邻近牙槽骨等周围组织的印模必须有足够的深度。一般要求预备体和余牙颈缘以上印模有 5mm 左右的深度，以使所灌注的模型在预备体边缘及余牙颈缘下人造石至少有 10mm 厚，从而保证代型和工作模型的强度。④整个牙列𬌗面的印模必须清晰，无气泡、缺损等缺陷，保证模型咬合时的精确，印模牙槽骨部分整体也须有一定的深度，保证模型的强度。⑤印模完整，印模材料与托盘不脱离。

（四）引导性反馈

1. 注意事项

（1）牙体预备时患者（仿头模）椅位、术者体位；预备过程中一定要有支点。

（2）取印模前将模型充分湿润以利于分离。

（3）取印模时应该选择大小合适的托盘。

2. 学生常见错误分析

（1）没有将仿头模当作患者看待，主要表现在操作中不合理的压迫、挤压动作；不合理的患者体位、椅位等。

（2）操作中没有支点，或支点选择不当，导致动作可控性差，导致预备质量不高、损伤正常组织（邻牙、牙龈等）。

（3）车针选择不当：对牙体预备要求、车针特点及使用范围理解不够。

（4）牙体预备质量差：顺序错误；预备量过大或不足；预备体锥度过大或有倒凹；预备体外形不符合要求等。

（5）印模不合格：托盘选择不当；印模托盘放置错误；印模出现多量气泡。

（五）评分表（表 18-2-1）

表 18-2-1　上颌磨牙金属全冠牙体预备评分表

序号	评分项目	分值
1	𬌗面预备：有 1.0~1.5mm 深度的深度指示沟预备（4 分），车针与𬌗面外形一致（2 分），预备量 1.0~1.5mm（2 分），车针选择正确（2 分），功能尖斜面预备宽度 1.5mm（3 分），与牙体长轴成 45°（2 分）	15
2	颊面预备：有 1.0mm 深度的引导沟预备（4 分），预备量 1.0mm（4 分），车针选择正确（2 分）	10
3	邻面预备：用最细车针（2 分）打开邻面（2 分），轴聚 2°~5°（4 分），与唇舌面移行（2 分）	10
4	舌侧预备：预备量 1.0mm（3 分），外形与舌轴面一致（3 分），保护舌头（4 分）	10
5	边缘修整：边缘齐龈或龈上 0.5mm（2 分），宽度 0.5mm 左右清晰光滑的无角肩台（5 分），肩台连续无锐利边缘（3 分）	10
6	预备时有支点（以软组织为支点扣 5 分，无支点扣 10 分）	10
7	邻牙无损害（<1mm 扣 1~5 分，>1mm 扣 10 分）	10
8	牙龈无损害	5
9	爱伤情况	10
10	总体外观及综合评价（牙体预备量过大、有倒凹均为 0 分）	10
	总分	100

二、口腔颌面外科口内切开缝合

切开、缝合是外科手术操作的基本技能之一，口腔颌面外科也不例外，相关操作的基本要求是一致的。但口内的切开、缝合操作则有其特点。不是常规地由浅入深进行操作，而是在一个类似于盲袋的深部进行操作。这个盲袋的入径大小取决于患者口裂及张口度的大小；深度取决于手术部位至口裂的距离。考虑到现有材料及设计的成本，现有仿头模尚不能很好地模拟口内切开缝合的操作，有厂家开发了专用的模拟设备，并经国家医学考试中心批准应用于医师资格操作技能考试中。

口内切开、缝合模拟装备由不同高度的内外套筒及模拟黏膜的橡皮布组成（图18-2-10），由内外套筒及橡皮布形成的局限空间模拟口腔，操作者在此空间内进行操作。

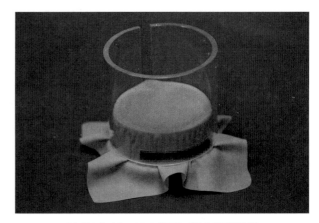

图 18-2-10　口内切开、缝合模拟装备

（一）培训目标

掌握口内切开缝合的方法。

（二）物品及设备／人员／其他资料准备

1. 物品准备　口内切开缝合模拟器、口腔检查器（器械盘、口镜、镊子、牙科探针）、手术刀片、手术刀柄、持针器、缝针、缝线、血管钳、亚甲蓝、线剪。

2. 操作前介绍　介绍专用模拟装备：由内外套筒和橡皮布组成，外套筒为"C"形，侧面开口，有一定弹性。

（1）模拟黏膜的橡皮布上到设备的内外套筒后，其紧张度要适中：过紧，切开后切口张力过大，不利于将来的缝合；过松，橡皮布张力过小，切开时会比较困难，也不利于将来的缝合。

（2）强调操作过程中，操作者的手指、器械、缝线等均不能进入外套筒形成的缺口内，以模拟口内操作的实际情况。

（三）操作步骤

1. 洗手，戴无菌手套。

2. 器械准备

（1）打开手术器械盘。

（2）安装手术刀片。

（3）持针器夹持缝针：持针器夹住针（距离针尾1/3处）。

（4）器械摆放整齐，按手术中的使用次序进行摆放。

3. 模拟口内切开

（1）画线：采用亚甲蓝在套筒内的橡皮胶片中央部位上画2.5cm长的切口线，应为直线。

（2）切开：沿所画切口线切开橡皮布，切开后刀口应整齐。

4. 模拟口内缝合

（1）进针：右手持针器，左手拿血管钳或者有齿镊。第一个进针点近切口中央处，与切口距离2～3mm，进针方向与橡皮布垂直，出针时出针点与切口的距离相等；出针后将两侧橡皮布轻轻对准、拉拢，准备打结。

（2）打结：分器械打结和手工打结两种，要求和临床医学一样，两种方法都要训练，注意以下事项。打结收紧时，缝线两侧用力点和结扎点要在一条直线上，用力要均匀；缝合不宜过紧，要求缝合后两缘轻度外翻突起；相邻两个单结的方向必须相反；打好第一个结后，应将两根线头引向一侧，再打第二个结；如创缘内翻，可用齿镊调整创面，使其轻度外翻。

（3）剪线：打结完成后，左手将双线尾并拢后轻轻提起，右手持微微张开的线剪，将剪刀近尖端顺缝线滑至线结上缘后向上倾斜适当的角度，然后将缝线剪断，线头余留5mm左右。

（4）继续缝合：重复（1）至（3），完成切口缝合，每针间距3～5mm，合计缝合4～5针。

（四）常见错误分析及引导性反馈

1. 无菌原则执行不力　洗手、戴手套操作不规范，戴手套后的动作不合理。

2. **器械使用不当**　手术刀片安装操作错误,手术器械的摆放杂乱无序。

3. **缝合操作不当**　持针器握持方法、进针的位置、方向、进(出)针点与切缘的距离不当。

4. **打结操作不当**　打结手法、打结松紧度不当。

5. **剪线操作不当**　握持剪刀的手法及剪线的方法,剪线的位置及留线的长短不当。

6. **操作中利用了外套筒侧面缺口空间**　为模拟口腔内操作的效果,所有操作只能从外套筒正面圆形开口处进入,不能为了操作方便利用外套筒的侧面开口区。

（五）评分表

表 18-2-2　口腔颌面外科口内切开缝合评分表

序号	评分项目	分值
1	无菌原则:洗手方法(4 分),穿戴手套的方法(2 分),戴好手套后无菌手的放置是否符合无菌操作的原则。(4 分)	10
2	器械准备:手术器械盘的准备(2 分),手术刀片的安放方法(2 分),持针器夹持缝针的位置(4 分)以及手术器械的摆放顺序(2 分),要求器械摆放整齐。	10
3	画线:采用亚甲蓝在套筒内的橡皮胶片上画 2.5cm 长的切口线(2 分),评价画线的情况,是否是直线(3 分)。	5
4	切开:沿所画切口线切开皮片(2 分),检查握持手术刀的方式(4 分),切开后刀口的整齐情况(4 分)。	10
5	缝合:右手持针器的握持姿势以及方法(5 分),左手拿血管钳或者有齿镊的方法(2 分),进针的方向(与皮片是否垂直)(4 分),进针点与切缘的距离(2 分)与出针时出针点与切缘的距离是否相等(2 分)。	15
6	缝合:缝合时术者肘部支点的放置,缝合时握持持针器的稳定性(7 分),缝合时每一针之间的距离是否一致等(8 分)。	15
7	打结:检查持针器打结(2 分)与手法打结(2 分)的方法是否正确(缝合时要采用两种打结方法),打结是否熟练(每种方法各 2 分),打结的松紧度是否恰当(2 分),检查两创缘的整齐程度(3 分)以及创缘间有无缝隙(2 分)或者创缘卷曲(2 分)等进行评价。	15
8	剪线:右手握持剪刀的方法(4 分),剪线的方法(2 分)和剪线的位置(2 分),另一只手提线的方法及对剪线后留线的长短进行评价(2 分)。	10
9	整体评价:对缝合完毕的伤口进行综合评价,主要评价缝合的美观程度。	10
	总分	100

第三节　口腔医学模拟培训发展

模拟培训作为口腔医学的重要教学方法,从口腔院校成立之初就已经存在,并在不断地发展进步,最终形成了相对成熟的模拟培训方法和手段,在培养口腔医学人才方面发挥了不可替代的作用。

近年来,随着电子技术,尤其是数字技术的发展,口腔医学模拟培训得到了极大的助力推动。主要体现在以下方面:①精准度,涉及牙的操作,对结果(预备体)外形的评价是以 0.1mm 为判断的基本单位,以前靠老师的肉眼判断,误差很大,而扫描及数字扫描技术的引入则极大地提高了对学员操作结果评判的精度;②量化的过程评价:传统的模拟培训更多依靠结果评价,即对学员的操作结果进行评价,过程评价只能根据学员体位等大概情况做出,红外线定位系统 + 数字技术的组合类似于 GPS 导航,使得对学员操作的过程评价成为可能,现在的产品,其空间定位精度达到 0.1～0.2mm,已经可以实际应用了。更突出的是,学员在牙体上的操作轨迹(预备轨迹)可以全部重现,这对师生双方更好地发现操作中存在的问题、做好后续的改进工作提供了很好的基础。

除诊疗操作的培训外,模拟培训还逐步渗透到口腔医学人文教育及医患沟通培训中。部分院校成立医学人文教学组,利用模拟设备,将临床工作中可能出现的医患沟通场景在实验室呈现,由学生自行浸入场景进行学习提高；已有公司开发出口腔治疗用教学机器人，具有较多感应器并配套相应的触发动作，可以根据操作者的指令（如张嘴、闭嘴等）进行应答，除能实现仿头模的功能用于培训学生的操作技能外，还能对学生触发感应器的错误操作进行适当的反应以更真实地模拟临床实际情况；机器人还可以和学生进行一对一的医患沟通，使学生得到更真实、更全面的模拟诊疗体验。不过现阶段机器人的价格昂贵，单台售价通常在两百万元以上。

近年来，国内外多家公司开发出虚拟现实技术（virtual reality，VR）装备用于口腔医学技能训练，取得一定的效果。VR 能模拟出较为真实的口腔环境，让学员可以在一个接近真实的视觉环境中进行三大类口腔技能训练：①虚拟现实装备适应性训练，包括视觉适应，普通磨削训练；②牙体预备相关，包括牙体备洞、开髓，修复备冠等操作；③牙周治疗相关，包括探诊、洁治、刮治等操作。配合力反馈装置，学员可以获得类似于模拟操作培训的手感。VR 装备的训练可重复性强，除电能外，不需要一次性耗材，还可以通过开发新软件扩充所能完成的培训任务库。VR 装备还可以对学员的操作进行过程评价及反馈，随相关技术的发展，其结果较人工评价更为客观准确。传统模拟操作培训的评价主要针对学员的操作时间、操作过程、操作结果，要求带教老师必须在旁进行全程观察，否则容易漏项，而 VR 装备可以对操作进行全过程、全方位的记录和评价，通过内设的评价标准获得更多维度的评价指标，且这些数据均可以在事后查阅，进行评估、总结及改进。

与传统模拟训练装备比较，VR 装备的力反馈与真实操作还是有一定差距（口腔操作需要的力量常常以克计，现有的微型力反馈器很难达到这个精度），视觉的画面感较粗糙，与临床实际也有一定差距，有待进一步改进；购置成本很高，每台设备达到数十万元；使用时操作相对繁琐，还需要定期对系统进行维护。

展望未来，虚拟现实装备在口腔医学操作模拟方面仍有较大的发展空间。随数字技术的不断发展与进步，未来头戴式虚拟现实设备所提供的沉浸式虚拟现实手术场景可能会成为标配，使学员操作时的现场感更强，甚至优于现有的模拟操作培训装备；而力反馈技术（微型力反馈器）和增强现实技术的进一步完善将使得虚拟现实操作的手感更加接近真实操作，达到乃至超过现有的模拟操作培训装备，能获得更加理想的教学效果。

（江　泳）

推 荐 阅 读

[1] 王伟健，王嘉德，刘小青，等. 口腔医学实验教程和附册. 3 版. 北京：人民卫生出版社，2008.

[2] 医师资格考试指导用书专家编写组. 2019 口腔执业医师资格考试实践技能指导用书. 北京：人民卫生出版社，2018.

第十九章　医学模拟在耳鼻咽喉头颈外科教学中的应用

第一节　模拟技术在耳鼻咽喉头颈外科教学中的应用简介

耳鼻咽喉头颈外科是一门实践性、专业性很强的学科。耳鼻咽喉头颈外科临床常用诊疗操作和基本技能是住院医师进入临床的重要学习内容之一。耳鼻咽喉头颈外科的功能器官位置比较深，仅通过一些狭小的孔道通到体表，多不能直视所见，解剖较为抽象，为医学生和耳鼻咽喉头颈外科医师掌握相关解剖知识带来了很大困扰；耳鼻咽喉头颈外科检查通常需要通过特殊的器械、仪器或辅助工具方能完成，而且对被检查者的配合及合作要求较高，很多疾病及典型体征不易被示教，抽象的书本知识难以转化为形象的记忆。加之当前医患关系紧张，患者维权意识增强，直接以患者为对象的临床技能训练面临着严峻挑战。因此，模拟技术目前被较多地应用于耳鼻咽喉头颈外科教学。

耳鼻咽喉头颈外科学中的模拟教学主要包括几种常见形式：

1. 解剖示教模型　如各种解剖挂图和耳鼻咽喉相关的放大模型，主要用于耳鼻咽喉相关解剖知识的学习和巩固。

2. 局部功能型模型　是以训练单项临床技能为目的而设计的模型。根据培训目的，筛选出的适用于耳鼻咽喉头颈外科的局部功能型模型有耳鼻咽喉异物取出术、鼻出血填塞止血术、环甲膜穿刺术、气管切开术、电耳镜检查等。住院医师可利用各种模型反复进行各种临床操作技能的训练，从而更好地掌握各种技能操作的要领，提高熟练程度，但局部功能型模型模拟程度有限，可训练的内容有限，在一定程度上限制了应用。目前随着技术的发展，有部分 3D 打印模型面世。3D 打印模型可以利用真实患者病例资料，打印出不同年龄、不同尺寸、不同硬度和病变的模型用于模拟操作，目前国内已有一些住培基地在探索相关的应用。

3. 尸体训练　在耳鼻咽喉头颈外科主要用于颞骨及侧颅底解剖训练、鼻及前颅底解剖训练等。因解剖复杂、位置深在、腔隙狭小、形态抽象，耳鼻咽喉头颈外科术者需扎实进行尸体训练才能熟练掌握手术步骤及技巧。其优点是接触实体标本的真实感可以帮助建立空间感的认知，帮助理论知识与实践融合，加深手术体会与感受，熟练对骨钻、吸切钻、手术钳等器械的使用，丰富耳鼻咽喉头颈外科教学实践内涵，提高效率。但也存在着标本资源稀缺、不可重复使用、冰鲜标本不易保存、福尔马林标本污染环境等缺点。

4. 虚拟技术与虚拟现实模拟技术　随着计算机硬件及软件技术的发展，目前已涌现出了一系列与耳鼻咽喉头颈外科相关的虚拟技术或虚拟现实模拟技术。例如，丹麦的可视耳模拟器（VES）是一种带力反馈装置的颞骨解剖训练虚拟现实模拟技术。操作者佩戴 3D 眼镜观看电脑显示器，操纵力反馈装置模拟电钻，可获得实时高分辨率的视觉和力觉反馈，具有很强的真实感。这种虚拟现实模拟技术可以反复练习，一次投入，可长期使用，无额外消耗。随着 3D 打印技术及导航技术的发展，出现了更逼真的仿真模拟导航系统，例如，颞骨解剖仿真培训导航系统、鼻科手术仿真培训导航系统及人工耳蜗电极植入仿真培训导航系统（图 19-1-1）。术者用真实手术器械在仿真标本上进行模拟手术训练，并且

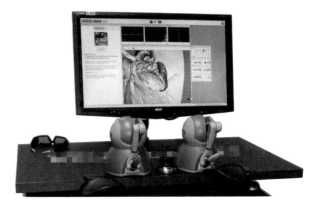

图 19-1-1　耳鼻咽喉手术模拟训练系统

在导航系统下，能够通过实时 CT 影像观察手术器械的具体位置。仿真标本一次性使用，因此需购买，但与尸体标本比较费用低，且易大量获得。仿真模拟导航系统在专科医生解剖训练中有较好的应用效果，可帮助临床专科医生更好地认识和了解解剖结构，加深局部解剖的三维立体认识。但虚拟技术与虚拟现实技术同样存在着仿真技术不够逼真、造价昂贵的问题，制约了它的推广和使用。

目前在国内的医学生教学及住院医师规范化培训中，耳鼻咽喉头颈外科的模拟教学仍然以解剖示教模型、局部功能型模型为主，常用的模拟教学课程如表 19-1-1 所示。

表 19-1-1　不同年资学员可以开设的模拟教学课程

医学生/一年住院医师	住院医师	专科医师
无菌术（刷手、手术区消毒、铺单、穿脱手术衣、戴无菌手套）	虚拟手术模拟训练（常见耳鼻咽喉头颈外科手术训练）	虚拟手术模拟训练
基本技术（切开、缝合、结扎、止血）	情境教学	尸体训练
基本操作（换药拆线、体表肿物切除、清创术）		
耳鼻咽喉急症的处理（耳鼻咽喉异物取出术、鼓膜穿刺术、鼻出血填塞止血术、环甲膜穿刺术、气管切开术）		
情境教学		

第二节　耳鼻咽喉头颈外科操作性技能的模拟培训与评价

一、耳道异物取出术

（一）培训目标

1. 额镜佩戴及对光耳道检查方法。

2. 耳道异物处理流程，操作要点，并发症识别及处理要点。

（二）适应证与禁忌证

1. 适应证　各种原因导致的外耳道异物。如儿童在玩耍时将各种小玩具和植物的种子塞入外耳道内；成人挖耳时将纸条、火柴棍、棉花球等不慎留在外耳道内；助听器耳模、微型耳机装置等嵌顿于耳道内。昆虫误入人耳道内；工作中意外事故发生，小石块、木屑、铁屑等飞入耳道内；战争中，弹片等进入耳道内，均为异物；医生在处理外、中耳的病变时，偶有将棉片或纱条遗留在耳道内。

2. 相对禁忌证　无绝对禁忌证。外耳道异物伴外耳道严重感染未控制、局部肿胀明显取出困难者，这时根据异物的种类确定取异物的时机，如金属或石头等对外耳道刺激性小的异物，可先消炎后再取出。有些异物直接刺激外耳道引起炎症，只有取出异物炎症才能消散；有些吸水性异物，局部炎症有渗液，其越膨胀，炎症渗出越重，取出越困难，需及时切开取出。

（三）物品及设备/人员/资料准备

1. 物品及设备准备　耳局部功能模型、各类备用异物（塑料球、棉球、昆虫模型、决明子等）、光源、额镜、膝状镊、异物钩、负压吸引装置、弯盘、30ml 注射器、头皮针、生理盐水、地卡因溶液，液体石蜡等。

2. 人员准备　导师、助教、学员 2～3 人。

3. 资料准备　耳纤维内镜检查图 1（右耳鼓膜多发裂隙状新鲜穿孔），耳纤维内镜检查 2（耳道深处见三颗决明子），鼓室图 1（双耳 A 型图），鼓室图 2［左耳 A 型，外耳道容积（ECV）1.8ml，右耳 B 型，ECV 4.6ml］。

（四）主要操作步骤

1. 操作前准备　病史问诊，解释操作目的、过程、可能的风险、需要配合的事项，签署知情同意书。洗手，戴帽子、口罩、额镜；检查操作器械。

2. 常规体位及检查方法　患者端坐位于诊查椅上，头转向健侧（耳局部功能模型置于操作台上），患耳朝向医生。检查者先调整光源和额镜，正确对光，使眼 - 额镜观察孔 - 光斑三点一线照射到外耳道；检查者一手将耳郭向后、上、外方轻轻牵拉（儿童向后下牵拉），使外耳道变直；另手示指在耳屏前向前推压皮肤将耳屏向前推移，使外耳道口扩大。

3. 观察　观察并描述耳道内异物种类、形状和大小，耳道异物的位置，耳道有无感染和肿胀等情况。

4. 异物取出　根据异物种类、形状及大小，选择相应方法，要点如下。

（1）光滑球形异物，如玻璃球、黄豆等，宜用细而头端带钩的异物钩，于外耳道与异物之间的缝隙伸到异物的内侧，一边松动一边轻轻将异物向外拨动，并根据情况移动异物钩，使其始终保持在异物内侧。嘱患者绝对静止，否则有损伤外耳道和鼓膜的风险。

（2）如异物较软，可将异物钩刺入异物中将其拉出。

（3）如有尖锐棱角的异物，在取出过程中，为防止刺伤外耳道，可用异物钩轻轻移动异物，使其尖部离开外耳道皮肤，再设法取出。

（4）外耳道内爬动或扑动的昆虫（常用异物模型），为避免昆虫抓破鼓膜，可先用无刺激的油类滴入外耳道，使其被黏附不动，或地卡因溶液浸泡耳道麻痹昆虫后，再行取出。

（5）工作中意外事故，或战争中异物嵌入外耳道皮下甚至骨质中，如铁片、弹片等，有可能需在麻醉状态下作辅助切口后取出。

（6）儿童在取异物时常不合作，而异物又比较难取，这种情况下需在全麻下取出。

（7）耳道内细小不吸水的异物，鼓膜完整时，可以用生理盐水冲洗耳道的方法冲洗出。

（五）并发症及处理要点

1. 异物取出后，如有外耳道炎症，或取出过程中损伤了外耳道皮肤，局部需用抗感染药物。

2. 若异物导致鼓膜穿孔，需警惕中耳内异物，并避免往耳内滴药，常规全身抗感染治疗。

（六）引导性反馈（注意事项及常见错误分析）

1. 操作方法的选择　对于球形异物，常见错误的操作方法为采用膝状镊子夹取，易滑脱导致异物往深处移动，使取出变得更加困难。首次操作应该用异物钩钩取。

2. 昆虫类异物　直接用镊子夹取，易导致昆虫挣扎误伤鼓膜及外耳道风险。应采用油剂或者麻醉剂使动物停止活动后再取出。

3. 耳道弯曲，暴露不佳的外耳道异物　强行盲目用钩子钩取，有导致耳道损伤，鼓膜穿孔的风险。常可采用注射器冲洗的方法或采用耳内镜下手术取出。

4. 若异物为铁锈或有与土壤接触可疑的，易忽视潜在破伤风感染　需双氧水清洗耳道，并注射破伤风抗毒素针。

（七）模拟教学应用示例

【案例1】　患者男性，45岁，昨晚睡眠过程中，突然出现右耳痛，间断耳内异响，耳内异物爬行感，急诊耳鼻咽喉头颈外科，请做必要检查并处理。

模拟场景设置要点：耳局部功能模型，耳道深处放置蟑螂模型，站灯一个，桌上有额镜、电耳镜、膝状镊、异物钩、1%地卡因，注射器。如需要其他物品，可以提出。

要点分析：耳道内异物爬行感，首要考虑为活的昆虫，额镜检查耳道可见昆虫即可确诊，不能直接夹取，否则有导致昆虫挣扎，抓破鼓膜的风险。应首先设法使昆虫停止活动。

治疗要点：首先使用1%地卡因麻醉剂麻痹昆虫。再用异物钩或镊子取出。取出后需再次检查耳道和鼓膜。对可疑鼓膜穿孔者行鼓室图检查，若鼓室图示双耳A型，提示双耳鼓膜完整，无须特殊处理。若鼓室图示左耳A型，ECV 1.8ml，右耳B型图，ECV 4.6ml，提示右侧鼓膜穿孔。进一步行耳纤维镜检查示右耳鼓膜裂隙状新鲜穿孔。需禁止耳内滴药、常规全身抗感染治疗。

【案例2】　患者男性，5岁，右耳不慎误入决明子1d，患者1d前在游乐园决明子沙场玩耍时，不慎将决明子误入耳道内。既往体健，有耳道流脓史。就诊耳鼻咽喉头颈外科，请做必要检查并处理。

模拟场景设置要点：耳局部功能模型，耳道深处放置三颗决明子，耳纤维内镜检查2（耳道深处见三颗决明子）。

要点分析：患者年幼，较难配合，且异物小，以异物钩等尖锐器械试取，可因患儿挣扎，导致耳道及鼓膜损伤。在确认鼓膜完整的情况下应选择用生理盐水冲洗耳道的方法取异物。若鼓膜穿孔，患者不配合，因收入院全麻后耳内镜下吸引法取出异物。

治疗要点：选择大号注射器，连接头皮针，剪除头皮针针头，保留软管长约2cm。取弯盘贴于外耳下方接水。抽取生理盐水后，软管放置于耳道口，注意方向朝内上，使液体快速沿耳道上壁 - 鼓膜 - 耳道下壁方向冲洗出深部异物。取出后需再次检查耳道和鼓膜。

二、咽喉部异物取出术

（一）培训目标

额镜的佩戴及对光，咽喉部检查方法，咽喉部异物取出操作和要点。

（二）物品及设备 / 人员 / 资料准备

1. 物品及设备准备 咽喉局部功能模型、各类备用异物（鱼刺、竹签、大头钉等）、光源、额镜、压舌板、间接喉镜、间接鼻咽镜、纱布块、枪状镊、异物钳、地卡因溶液、卵圆钳等。

2. 人员准备 导师、助教、学员2～3人。

3. 资料准备 电子喉镜检查图（会厌谷右侧见一鱼刺）。

（三）主要操作步骤

1. 操作前准备 与患者沟通，解释操作目的、过程、可能的不适感、需要配合的事项。洗手，戴帽子、口罩、额镜、检查手套；检查操作器械。

2. 体位患者端坐于诊查椅上，放松。（咽喉局部功能模型置于操作台上）。学员坐于患者前方，双腿并拢位于患者左侧，并与患者双腿平行。

3. 调整照明灯 位于患者右侧耳外上方10～20cm，并使光线方向正对检查者眼部，翻下颚镜镜体于左眼前，调节镜面，使光线正确聚焦至患者咽部。

4. 嘱患者自然张口，检查者持压舌板轻压舌前2/3处，观察口咽部的形态变化和黏膜色泽，观察软腭、悬雍垂、腭扁桃体、咽后壁各部位有无黏膜充血、溃疡、新生物、异物及刮伤等。对于咽反射敏感、恶心严重者，可先以1%地卡因表面麻醉，待数分钟后再检查。

5. 嘱患者张口，头稍后仰。调整额镜使焦点光线能照射到悬雍垂，然后嘱患者伸舌，用纱布包裹舌前部1/3，避免下切牙损伤舌系带，以左手拇指（在上方）和中指（在下方）捏住舌前部，把舌拉向前下方，示指推开上唇抵住上列牙齿，以求固定（咽喉局部功能模型可以用卵圆钳钳夹舌体，往前攥拉舌体）。右手按执笔姿势持间接喉镜，稍加热镜面，不使起雾，但切勿过烫，检查前应先在手背上试温后，再放入咽部，以免烫伤黏膜。将喉镜伸入咽内，镜面朝向前下方，镜背紧贴悬雍垂前面，将软腭推向上方，避免接触咽后壁。转动和调整镜面的角度和位置，对喉及喉咽部作完整的检查。将镜面调整至扁桃体后，观察扁桃体与腭咽弓之间有无异物。咽喉局部功能模型分别于会厌谷、梨状窝、声门处设置三处光线感应器，用于评判检查是否到位。

6. 根据检查发现异物位置选择合适的取出方法 异物常位于口咽部的腭扁桃体，可以枪状镊直接夹取，位于舌根、会厌谷、梨状窝等处可以在间接喉镜下用喉异物钳取出。

7. 使用过的压舌板、间接喉镜、间接鼻咽镜、枪状镊、喉异物钳等置于污物盘内，纱布块置于污物桶内。

（四）并发症及处理要点

1. 局麻药中毒 地卡因用量过多，吸收入血后可通过血脑屏障，导致药物中毒症状，先表现为兴奋型症状，出现不安、激动颤动、进而惊厥；随后出现延脑抑制，引起呼吸衰竭；可抑制心血管系统，出现血压下降、慢脉，重者可出现心室颤动而死亡。中毒症状一旦出现，应分秒必争，积极抢救；惊厥可以用硫喷妥钠静脉注射，血压下降可以用肾上腺素皮下注射，呼吸循环衰竭者给予中枢兴奋剂，可气管内插管人工呼吸，麻黄碱类药物心内注射，心脏停止立即胸外心脏按压，心室颤动需电击除颤。

2. 出血 轻者可以冰盐水漱口，极个别重者需手术止血或介入治疗。

3. 感染 异物滞留时间较长，局部红肿明显，需局部漱口，全身抗感染治疗。若有咽旁间隙感染、咽后脓肿者，需禁食水、全身联合抗感染治疗，抗生素要覆盖厌氧菌。必要时做切排引流。

（五）引导性反馈（注意事项及常见错误分析）

1. 额镜的佩戴及对光不熟练。注意照明灯光源方向及检查者位置定位好后，避免再次调整光源，且尽量减少检查者头部活动。可通过变动患者或者局部功能模型的位置来正确对光。

2. 压舌板按压位置超过舌前 2/3 时,易引起恶心、呕吐,应注意按压位置勿超过舌前 2/3。

3. 间接喉镜下喉异物钳在喉腔操作时,喉异物钳的实际移动方向与镜像移动方向呈镜面关系,即前后方向相反,而左右方向一致。初学者在前后方向移动器械时易犯错误。

4. 喉异物钳开口有方向性,不根据喉异物长轴方向选择合适的喉异物钳夹取,往往失败,喉部矢状位的异物应以左右开口的喉异物钳夹取,冠状位的异物则用前后开口的喉异物钳夹取。

5. 咽喉部检查未发现异物,而患者主观异物刺激症状明显时,不应建议观察,应建议进一步行电子喉镜检查,必要时行 CT 检查。

（六）模拟教学应用示例

【案例】　患者男性,55 岁,误咽鱼刺后咽部刺痛 3h,自行吞咽饭团无效,急诊耳鼻咽喉头颈外科门诊。请做必要检查并处理。

模拟场景设置要点:咽喉部局部功能模型,会厌谷插一根大头针,提供站灯、额镜、压舌板、间接喉镜、卵圆钳、酒精灯、打火机。

要点分析:压舌板按压舌体后检查口咽部未见异物,用卵圆钳拽拉舌体,以间接喉镜检查喉咽部。

治疗要点:根据喉异物长轴方向选择合适的喉异物钳夹取。喉部近矢状位的异物应以左右开口的喉异物钳夹取,近冠状位的异物则用前后开口的喉异物钳夹取。注意间接喉镜下,异物钳前后移动方向与镜像相反。夹住异物后,拔取方向要与异物长轴一致。

三、鼻腔异物取出术

（一）培训目标

额镜的佩戴及对光,鼻部检查方法,鼻部异物取出操作和要点。

（二）物品及设备 / 人员 / 资料准备

1. 物品及设备准备　鼻局部功能模型(分别于下鼻道、中鼻道、嗅裂处设置光线感应器用于评价检查对光是否到位)、各类备用异物(塑料珠、西瓜子、纽扣电池)、光源、额镜、前鼻镜、纱布块、枪状镊、异物钩、1%地卡因溶液,1% 麻黄碱溶液等。

2. 人员准备　导师、助教、学员 2～3 人。

3. 资料准备　鼻窦冠状位 CT(示左侧下鼻道异物阴影)。

（三）主要操作步骤

1. 检查者核对患者姓名,与患者简短交流。

2. 体位　患者端坐于诊查椅上,放松;如为不合作儿童,坐于家属大腿上,家属双腿夹住患儿双腿,一手抱住双手及上身,另一手抱住患儿前额将头部固定于家属胸前。(鼻部功能模型置于操作台上)。

3. 检查者戴帽子、口罩,佩戴额镜,调整照明灯,翻下额镜镜体,调节镜面,正确对光。

4. 检查者左手持前鼻镜(儿童使用小号鼻镜),以拇指及示指捏住前鼻镜的关节,一柄置于掌心,另三指握于另一柄上,将其两叶合拢,与鼻腔底平行伸入鼻前庭,勿超过鼻阈,然后将前鼻镜两叶轻轻上下张开,压倒鼻毛,抬起鼻翼,扩大前鼻孔。此时亦可将拇指附于前鼻镜关节处、示指附于受检查鼻尖。按下列顺序检查:

第一位置:先使受检者头位稍低,观察鼻腔底、下鼻甲、下鼻道、鼻中隔前下部及总鼻道的下段,观察到鼻局部功能模型下鼻道处的光线感应器。

第二位置:嘱受检者头部逐渐后仰至 30° 检查鼻中隔的中段以及中鼻甲、中鼻道部分,观察到鼻局部功能模型中鼻道处的光线感应器。

第三位置:使头部逐渐后仰至约 60°,看到鼻中隔的上部、中鼻甲前端、鼻丘、嗅裂和中鼻道的前下部。在检查过程中,可视需要将受检者头部左右转动,以便能详查鼻腔的内壁和外壁。应能观察到鼻局部功能模型嗅裂处的光线感应器。

5. 如下鼻甲肿大妨碍检查时,可用 1% 麻黄碱生理盐水棉签或棉片置下鼻甲内侧面,或以喷枪将 1% 麻黄碱生理盐水喷于下鼻甲表面。3~5min 后即可。

6. 检查时应注意鼻腔黏膜颜色和状态；鼻甲大小、表面状态和弹性；鼻道宽窄，鼻道分泌物位置、颜色、性质、量；鼻中隔有无偏曲；鼻腔有无新生物及异物。

7. 根据检查发现异物形状和位置选择合适的取出方法：球形异物易使用异物钩越至异物后方，从后向前勾出异物。片状异物可以枪状镊直接夹取出。

8. 检查结束撤出前鼻镜时，注意窥叶需半开状态撤出，以免夹住鼻毛。

9. 使用过的前鼻镜、枪状镊、异物钩等置于污物盘内。

（四）并发症及处理要点

1. 鼻出血 轻者可以捏前鼻孔止血，或可以 1% 麻黄碱喷鼻止血，极个别重者需行鼻腔填塞止血或电凝止血。

2. 感染 异物滞留时间较长，局部红肿明显，需局部使用血管收缩药，全身抗感染治疗，以防鼻腔粘连。

3. 异物移行到鼻腔后段 常需行鼻内镜下鼻腔异物取出术。

（五）引导性反馈（注意事项及常见错误分析）

1. 检查结束撤出前鼻镜时，窥叶以关闭状态撤出，易夹拔患者鼻毛。取出时应处于半关闭状态，避免夹住鼻毛。

2. 球形异物以枪状镊夹取，易导致异物松滑，被推送到鼻腔后段，更加难于取出，应选用异物钩钩取出。

3. 嵌顿于鼻腔前段异物，前鼻镜检查可以直接观察到时，若使用 1% 麻黄碱收缩鼻甲，可使异物活动，有发生异物误吸、导致气道异物风险。

4. 活动性异物，患儿吸气时异物后移，呼气时异物前移，不能盲目夹取，应等待时机钩取出。

（六）模拟教学应用示例

【案例】 患儿 3 岁，右侧鼻腔误入玩具塑料弹 3h，家属自行用镊子夹取，使异物移行到深处，急诊耳鼻咽喉头颈外科门诊。请做必要检查并处理。

模拟场景设置要点：鼻局部功能模型，右侧鼻腔总鼻道中段放置一颗直径 8mm 的塑料珠，提供站灯、额镜、前鼻镜、枪状镊、异物钩。

要点分析：取异物前要仔细检查，注意异物种类、形状、鼻腔位置，尤其是球形异物不可直接用枪状镊夹取。若直接可以观察到异物，慎用麻黄碱收缩鼻甲。

治疗要点：根据异物形状方向选择合适的工具。此为球形异物，用异物钩从异物上方越过异物后，从后方往前钩取异物。注意始终使异物钩的钩子位于异物后方。

四、鼻出血后鼻孔填塞止血术

（一）培训目标

鼻部检查方法，鼻出血止血方法和要点。

（二）物品及设备 / 人员 / 资料准备

1. 物品及设备准备 鼻出血局部功能模型（鼻腔后端蝶腭动脉孔处设置一出血点，外接输液管道及袋装红色液体，模拟蝶腭动脉出血）、前鼻镜、凡士林纱条、枪状镊、1% 地卡因溶液，1% 麻黄碱溶液，导尿管、锥形纱球（尖端有两根丝线、底端有一根丝线）、血压计等。

2. 人员准备 导师、助教、学员 2~3 人。

3. 资料准备 鼻窦冠状位 CT（示鼻中隔右侧偏曲，双侧鼻腔及鼻窦未见明显异常）。

（三）主要操作步骤

1. 检查者核对患者姓名，观察患者生命体征，与患者简短交流，判断失血量，消除紧张恐惧心理，咨询既往有无高血压、服用抗凝药等病史，有无局麻药物过敏史。

2. 体位 患者端坐于诊查椅上，争取患者积极配合。（鼻出血局部功能模型置于操作台上）。

3. 检查者戴帽子、口罩，佩戴额镜。调整照明灯，翻下额镜镜体，调节镜面，正确对光。

4. 检查者左手持前鼻镜，以拇指及示指捏住前鼻镜的关节，一柄置于掌心，另三指握于另一柄上，将其两叶合拢，与鼻腔底平行伸入鼻前庭，勿超过鼻阈，然后将前鼻镜两叶轻轻上下张开，压倒鼻毛，抬起鼻翼，扩大鼻前孔。此时亦可将拇指附于前鼻镜关节处、示指附于受检查鼻尖。按下列顺序检查：先检查健侧鼻腔，再检查出血侧鼻腔。

第一位置：先使受检者头位稍低，以观察鼻腔底、下鼻甲、下鼻道、鼻中隔前下部及总鼻道的下段。

第二位置：嘱受检者头部逐渐后仰至30°以检查利特尔区、鼻中隔中段、中鼻甲、中鼻道和嗅沟的部分。

第三位置：使头部逐渐后仰至约60°，即可看到鼻中隔的上部、中鼻甲前端、鼻丘、嗅沟和中鼻道的前下部。在检查过程中，可视需要将受检者头部左右转动，以便能详查鼻腔的内壁和外壁。

5. 口咽部检查见咽后壁有血流，前鼻镜检查示鼻腔后段活动性出血，但观察不到出血点。此时无鼻内镜检查设备可用，需行后鼻孔填塞。方法为先用1%地卡因表面麻醉剂喷患侧鼻腔及咽部；取细导尿管由出血侧前鼻孔插入鼻腔，沿鼻底经鼻咽部而至口咽部。以血管钳拉出导尿管前端至口外；将锥形沙球双线系于导尿管前端，将导尿管尾端从前鼻孔往外回拉，沙球即从口腔拉至口咽部，迅速用血管钳将沙球推至鼻咽部。继续回拉导尿管使纱球堵塞于患侧后鼻孔。绷紧双线。再行出血侧凡士林纱条前鼻孔填塞，呈叠瓦状填塞总鼻道。取干纱球置于鼻前孔前端，将双线绷紧系于纱球上。将另外一端的单线固定于口角处，便于取出后鼻孔填塞物。

6. 使用过的前鼻镜、枪状镊、异物钩等置于污物盘内。

（四）并发症及处理要点

1. 感染　鼻腔填塞物滞留时间较长，易出现鼻腔感染，甚至颅内感染。应全身抗感染治疗，鼻腔填塞物3d内取出。

2. 溢泪　鼻腔填塞压迫下鼻道，易引起溢泪。无须特殊处理。

（五）引导性反馈（注意事项及常见错误分析）

1. 检查结束撤出前鼻镜时，窥叶以关闭状态撤出，易夹拔患者鼻毛。取出时应处于半关闭状态，避免夹住鼻毛。

2. 鼻腔后段出血，如行前鼻孔填塞往往压迫不到位，应选择行后鼻孔填塞。

3. 锥形沙球口咽部引线过短，导致无法固定于口角而垂挂于咽喉部，易引起患者不适。

（六）模拟教学应用示例

【案例】　患者男性，53岁，左侧鼻腔伴口腔突发出血1h，自行前鼻孔棉球填塞无效，急诊耳鼻咽喉头颈外科门诊。既往有高血压病史。请做必要检查并处理。

模拟场景设置要点：鼻出血局部功能模型，左侧鼻腔放置一棉球，提供站灯、额镜、前鼻镜、枪状镊、压舌板、血管钳、含1%地卡因+1%麻黄碱棉片、凡士林纱条、锥形纱布球（尖端有两根丝线、底端有一根丝线）、Foley导尿管、弯盘、手套。

要点分析：首先观察生命体征，尤其是测量血压，血压高者，给予降压药物治疗并稳定情绪。其次要清除干净鼻腔填塞物及淤血，可嘱患者擤鼻快速清理干净鼻腔淤血，仔细检查出血部位。口鼻同时出血，多考虑鼻腔后段出血。根据出血部位，选择合适的止血方法。

治疗要点：取出鼻腔棉球，行后鼻孔填塞。若无锥形纱球，可用Foley导尿管充气代替行后鼻孔填塞，前端用脐带夹等固定。

五、环甲膜切开术

对于病情危重、需紧急抢救的喉阻塞病人，来不及作气管切开时可先行环甲膜切开术（cricothyroidotomy），待呼吸困难缓解后，再作常规气管切开术。

（一）培训目标

环甲膜切开术的方法和要点。

（二）物品及设备/人员/资料准备

1. 物品及设备准备　气管切开局部功能模型、1%利多卡因，气管切开包、气管套管等。

2. 人员准备　导师、助教、学员2～3人。

3. 资料准备 电子喉镜检查图(示会厌、披裂高度水肿)。

(三)主要操作步骤

1. 核对患者姓名,观察患者生命体征,判断喉梗阻程度,消除紧张恐惧心理,争取患者配合。

2. 患者取仰卧位,肩下垫枕,头后仰(对于无法耐受平卧者,可取坐位)。

3. 术者戴无菌手套、颈前皮肤局部消毒(病情十分危急时可不予消毒,待环甲膜切开成功后再消毒)。

4. 术者位于患者右侧,左手拇指及中指固定甲状软骨,示指定位环甲膜位置;1% 利多卡因颈前局部浸润麻醉(已窒息昏迷患者可略),女性及肥胖患者环甲膜定位困难时,可负压状态下穿刺定位环甲膜位置。

5. 于甲状软骨与环状软骨间作一长 3～4cm 的横行皮肤切口,分离颈前肌,于环甲膜处作约 1cm 的横切口,用刀柄或血管钳撑开伤口,使空气进入,随即插入小号金属气管套管并固定。

6. 开放气道后,再行局部止血,再次消毒。

(四)并发症及处理要点

1. 喉狭窄 手术时应避免切伤环状软骨,以免术后引起喉狭窄;术后积极预防造瘘口感染,以免发生喉狭窄;环甲膜切开术后的插管时间,以不超过 24h 为宜,并选用小号金属套管(直径≤8mm),以防磨损环状软骨,导致喉狭窄。

2. 出血 情况十分紧急时,先以开放气道为第一要务,出血可暂不处理,待环甲膜切开成功后,再止血处理。

3. 心脏骤停 术中患者因窒息发生心脏停搏,此时仍应以开放气道为第一要务,可暂不行胸外按压,迅速环甲膜切开开放气道后,再行胸外按压。

4. 局部感染 情况紧急时,可直接以瓶装消毒液泼洒颈部消毒;或不消毒直接环甲膜切开,术后再消毒,并全身抗感染治疗。环甲膜切开术后造瘘口感染是导致喉狭窄的常见原因。

(五)引导性反馈(注意事项及常见错误分析)

1. 环甲膜定位困难,多见于体型肥胖女性患者。可采用注射器负压状态下穿刺定位环甲膜,或纵向切开皮肤及皮下组织,再触摸定位环甲膜。

2. 术中发现 SpO$_2$ 下降后出现心脏停搏,停止环甲膜切开术,行胸外按压。窒息情况下行胸外按压是无效循环,应争分夺秒继续行环甲膜切开术,快速建立人工呼吸通道。

3. 环甲膜切开后,患者无自主呼吸,金属气管套管无法连接呼吸气囊,而未行人工呼吸。可以简易呼吸气囊的面罩扣于环甲膜切开周围颈部皮肤形成密封,进行球囊加压呼吸。

(六)模拟教学应用示例

【案例】患者女性,35 岁,孕 30 周,因"咽喉疼痛 1d,呼吸不畅 4h"入院。入院前 1 小时门诊行电子喉镜检查示会厌充血肿胀明显,披裂水肿,声门部分遮盖,可见白色泡沫痰。入院查体:患者端坐位,可见轻度吸气相三凹征,无口唇发绀,无烦躁不安。因患者既往曾行三次试管婴儿失败,因此患者及家属特别重视此次受孕,签字拒绝行激素冲击治疗。入院后约 3h,患者突发呼吸困难加重,明显三凹征,口唇发绀,烦躁不安,测 SpO$_2$ 为 80%,心率 130 次 /min。予面罩加压辅助呼吸,SpO$_2$ 未见明显回升。请做必要处理。

模拟场景设置要点:气管切开局部功能模型,提供站灯、气管切开包、无菌手套、1% 活力碘、1% 利多卡因。

要点分析:根据临床表现,判断为 Ⅳ 度喉梗阻。SpO$_2$ 降低至 80% 时,提示氧储备即将消耗殆尽,可迅速出现窒息;心率加快至 130 次 /min,提示可迅速出现心动过缓及心脏停搏。且患者孕 30 周,母体严重缺氧,易引起胎儿宫内缺氧。患者喉梗阻无法行气管插管,采用常规气管切开方法,手术操作时间较长,易术中发生严重窒息。应采用环甲膜切开术,迅速开放气道。

治疗要点:争分夺秒,迅速定位环甲膜位置;环甲膜定位困难时,可采用纵向皮肤切口,切开皮肤及皮下组织,再触诊确认环甲膜位置。术中出血或心脏停搏,均应继续行环甲膜切开术。

六、气管切开术

(一)培训目标

气管切开术的方法和要点。

（二）物品及设备／人员／资料准备

1. 物品及设备准备 气管切开局部功能模型、1%利多卡因，气管切开包、气管套管等。

2. 人员准备 导师、助教、学员2～3人。

3. 资料准备 电子喉镜检查图（示声带巨大肿物，表面不光滑）。

（三）主要操作步骤

1. 核对患者姓名，观察患者生命体征，判断喉梗阻程度，消除紧张恐惧心理，争取患者配合。

2. 患者取仰卧位，肩下垫枕，头充分后仰，放置好站灯并对光。（对于无法耐受平卧者，可取半卧位或坐位）。

3. 术者戴无菌手套、颈前皮肤局部消毒。主刀位于患者右侧，助手位于患者左侧。

4. 1%利多卡因颈前局部浸润麻醉。

5. 切口 可采用直切口，自环状软骨下缘至距胸骨上窝一横指处，沿颈前正中线切开皮肤长约4cm，并分离皮下组织至暴露颈前带状肌。或于环状软骨下缘3cm处取横切口，长约4cm。

6. 分离颈前肌层 用止血钳沿颈中线作钝性分离，以拉钩将胸骨舌骨肌、胸骨甲状肌用相等力量向两侧牵拉。以保持气管的正中位置，并常以手指触摸气管，以便手术始终沿气管前中线进行。

7. 暴露气管 甲状腺峡部覆盖于第2～4环的气管前壁，若其峡部不宽，在其下缘稍行分离，向上牵拉，便能暴露气管；若峡部过宽，可将其切断，缝扎止血以便暴露气管；确认气管：分离甲状腺后，可透过气管前筋膜隐约看到气管环，并可用手指摸到环形的软骨结构。可用注射器穿刺，视有无气体抽出，以免在紧急时把颈侧大血管误认为气管。必要时也可先找到环状软骨，然后向下解剖，寻找并确认气管。

8. 切开气管 确定气管后，气管内注入0.5%地卡因或1%利多卡因2ml。于第2～4环处，用刀片自下向上挑开2个气管环。或∩形切开气管前壁，形成一个舌形气管前壁瓣。将该瓣与皮下组织缝合固定一针，以防以后气管套管脱出后，或换管时不易找到气管切开的位置，从而造成窒息。

9. 插入气管套管 用气管扩张器或弯止血钳撑开气管切口，先垂直90°插入带管芯的套管头端，再旋转90°使套管顺气管插入，立即取出管芯，放入内管。若有分泌物自管口咳出，证实套管确已插入气管。如无分泌物咳出，可用少许纱布纤维置于管口，视其是否随呼吸飘动，或置入吸痰管视插入深度及有无痰液吸出，以确认套管在气管内。如发现套管不在气管内，应拔出套管，套入管芯，重新插入。

10. 固定套管 套管板的两外缘，以布带将其牢固地缚于颈部，以防脱出；系带松紧要适度。

11. 缝合 若颈部软组织切口过长，可在切口上端缝合1～2针，但不宜缝合过密，以免加剧术后皮下气肿。开放气道后，再行局部止血，再次消毒。

（四）并发症及处理要点

1. 大出血 术中大出血多因暴力分离甲状腺峡部损伤甲状腺或甲状腺下动脉所致。应充分暴露出血点后，行缝扎止血；若出血点暴露困难时，可以碘仿纱条或凡士林纱条填塞气管套管与造瘘口之间压迫止血。

2. 皮下气肿 多因过度分离皮下组织，或气管切口过长，气管前筋膜切口小于气管切口，空气易由切口两端漏出；皮肤切口缝合过密，患者气管切开后剧烈咳嗽所致。轻者多可自行吸收，重者可拆除缝合线，或于锁骨上窝处行皮肤小切口排气。

3. 气胸 多因术中损伤胸膜顶导致气胸，或剧烈咳嗽导致自发性气胸。气管切开成功后，SpO_2维持在90%左右，无法达到100%，因警惕气胸，听诊一侧肺呼吸音明显减弱，叩诊鼓音，即考虑气胸。可行胸腔闭式引流术。

4. 术后脱管，多因气管环切口过低，皮肤切口下端缝合过多，固定带松弛所致。

（五）引导性反馈（注意事项及常见错误分析）

1. 术中未触摸到气管，多因术中未时常触摸并定位气管，导致气管被拉钩按压后拉向一边。因撤除拉钩重新对称牵拉，并时常触摸定位气管。

2. 术中发现气管前方被甲状腺遮盖范围广，可因拉钩对拉力量不对称，将一侧甲状腺叶拉至中线，遮盖气管所致，应撤除拉钩重新对称牵拉；或因峡部本身宽大所致，可行甲状腺峡部切断并缝扎处理。

3. 皮肤切口缝合过密，易导致皮下气肿发生。

4. 固定带较松弛，有导致脱管风险。

（六）模拟教学应用示例

【案例】　患者男性，68 岁，因"声嘶 2 年，渐进性呼吸困难加重 2 周"入院。入院门诊行电子喉镜检查示喉巨大新事物，表面不光滑，声门裂明显狭小。入院查体：患者端坐位，无法平卧，烦躁不安，喉鸣音明显，可见吸气相三四征，无口唇发绀。以给予面罩吸氧，测 SpO_2 为 96%，心率 80 次 /min。请做必要处理。

模拟场景设置要点：气管切开局部功能模型，提供站灯、气管切开包、无菌手套、1% 活力碘、1% 利多卡因。

要点分析：根据临床表现，判断为Ⅲ度喉梗阻。患者喉部肿物多考虑恶性肿瘤，短期内无法手术，且患者喉梗阻无法行气管插管，应及时行气管切开术，开放气道。

治疗要点：患者无法平卧，可先取半坐位，切开皮肤、皮下组织、牵拉带状肌，暴露甲状腺峡部及气管后，再迅速平卧并垫肩，使头充分后仰，此时气管暴露更清楚。提拉甲状腺峡部，分离出气管环后，以镰状刀挑开气管环，血管钳撑开气管切口，给予气管套管通气。

（刘　争）

推 荐 阅 读

张名霞，王振霖，严波，等 . 模拟教学在耳鼻喉科住院医师岗位胜任力培养中的应用 . 医学教育管理，2018，4（S1）：112-114.

第二十章　医学模拟在护理教学中的应用

第一节　模拟技术在护理教学中的应用简介

一、医学模拟在护理教学中的发展历史

随着信息技术、教育方式及护理学的不断发展，传统教学模式已难以满足现代护理发展对护理人才培养的要求。模拟教学作为护理教育领域新兴的一种教学方法，通过为学生提供高度仿真的模拟训练，有效弥补了传统教学的不足，解决了临床实践资源短缺与护理人才培养需求之间的矛盾，促进了其临床综合技能的提高，同时也保障了医疗安全。

20世纪60年代，我国开始将医学模拟技术用于护理教学，但早期应用范围较小。20世纪90年代初，模拟人在医学临床教学的应用逐渐展开。近年来国内医学院校及护理教育者逐渐重视模拟教学，涉及的课程主要有急救护理学、内科护理学、外科护理学、母婴护理学、基础护理学篇、健康评估、护理技能实训等。

二、护理模拟教学的优点与效果

1. 风险低实用性高　模拟假人代替真实病人，能够降低临床实践操作过程中不正确操作导致事故发生的频率，并在避免伦理道德情况下使操作者能在模拟人身上反复操作，降低了护患矛盾发生的概率。

2. 成效显著　有研究表明，模拟教学的成效显著，具体体现在以下两个方面：①有助于树立科学的护理观念。功能制护理理念影响到整体护理的实施，忽视了病人的整体性，在进行模拟教学时，学生根据病人病理及心理情况认识到人的整体性，从而加强了整体护理观念的树立。把病人和疾病视为一个有机整体进行动态的治疗，不仅让病人感受到医护人员的关心，拉近了医护人员与病人的关系，更使病人的依从性得到提高。②有助于护士胜任力的培养。护士胜任力是护生走向护士岗位不可或缺的能力，护理评估能力、干预能力、评判性思维能力、管理能力、领导能力、知识应用能力、沟通能力和人际交往能力在案例运行中得以锻炼。研究表明，在高仿真模拟教学中，护生的护士胜任力、处置能力、循证能力都得到提高。在整体护理的观念下，护士承担了决策者、管理者、协调者、研究者、沟通者、健康促进者等更多的角色，只有达到这些角色应具备的能力，健康的促进才能够更加有效。

3. 鉴于模拟教学的有效性和诸多优点，目前国内医学院校及医院护理教育者逐渐重视模拟教学，开发了大量的模拟培训课程用于不同年资人员的培训（表20-1-1），这些课程各个院校可以根据需求以及师资情况开设。

表20-1-1　不同年资护士可以开设的模拟教学课程

工作≤2年的护士	工作3~6年的护士	工作>6年的护士
口腔护理	心肺复苏技术	复杂伤口的处理
常见体位与轴线翻身	PICC换药	气管插管的配合
留置胃管与鼻饲	PICC常见问题的处理	心跳呼吸骤停患者的抢救与配合
留置导尿	中心静脉导管的换药	各类休克抢救与配合
标本采集（血尿便痰）	动脉采血技术	本专科常见危重症患者的抢救与
无菌技术操作	常用抢救药物的使用	配合
吸氧\吸痰\雾化吸入	常见抢救仪器的使用和维护	护患纠纷的处理

续表

工作≤2年的护士	工作3~6年的护士	工作>6年的护士
密闭式静脉输液与输血	临床常见仪器的使用和维护	高级生命支持技术应用
肌内注射	护理不良事件的处理	病房突发事件应急处理
皮内注射、皮下注射		
心肺复苏技术		
跌倒与坠床的处理		

三、护理模拟教学的挑战

1. 对教师的要求高 高仿真模拟人病历编写及案例运行要求教师不仅要熟悉教材内容,具有扎实的专业知识,更要求教师具有丰富的临床经验及清晰的临床思维。同时,对教师跨学科知识储备(生理学、病理学、生化、人文、伦理等知识)也提出了更高的要求。教师在高仿真模拟教学过程中辅助学生进行临床模拟,尽管学生是模拟教学的主要实施者,但教师是知识考察的实施者,当学生有疑问时需要教师能够顺利解决并为学生引导正确方向。

2. 对学生的要求高 在运行案例的过程中,护生以小组的形式参与案例,护理过程通过与模拟人、医生积极沟通发现现存问题或潜在的护理问题。小组护理虽分工明确,但需要团队合作共同为病人提供满意、科学的服务,小组协作模式要求各成员具备团队协助精神、统筹全局能力。发现问题及解决问题过程中要求学生在掌握理论知识和操作方法的基础上,更要具备临床思维及处理问题的能力。

3. 对环境的要求高 高仿真模拟教学对模拟人仿真程度也必然提出了更高的要求。在具有基础的模拟功能下,要求模拟人能够像实体人一样有肢体活动度、能够对模拟人做侵入性操作、能够模仿实体人在不同环境中产生相应反应。现在的高仿真模拟人具有生理驱动功能,能够对各种药物做出各科药理学反应,对各种病情能够给出相应的生理变化,方便医护人员观察和应对。同时,高仿真模拟教学需要模拟医院环境,以便学生适应医院环境。

4. 教学操作时间不易掌控 在指定的时间段内,不同的学生面对相同的情境表现出的能力各不相同,模拟教学以学生为主导的模式使得不同的学生运行案例的时间各不相近,案例完成情况各不相同,效果评价差异大。

5. 模拟教学效果评价方法尚不完善 国内尚无公认的模拟教学评价方法。有效的教学效果评价能够了解教学各方面,从而判断质量和水平、效果和不足,促进教学改进,帮助学生更好地学习;量化的教学效果评价更加直观,能够具体体现教学情况,指导教学,促进教学;教学评价的缺失,会使教学目标定位不准确、学生学习目标不明确,影响教学效果。

四、护理模拟教学的发展方向

(一)做好专业引领工作

模拟医学在过去十年里取得了重大进展。越来越多地机构采用模拟教学作为一种积极的学习策略,并已经渗透到学术和基于服务的环境中。国际护士临床模拟与教育协会(the international nursing association for clinical simulation and learning, INACSL)是一个专业组织。该组织对结合医学模拟文献,形成实践标准(standards of bestpractice, SOBP),为正确开展模拟教学提供依据,促进护理模拟教学的发展。目前许多学术机构和模拟医学中心正在开发模拟教学的实践标准指南,以提高模拟教学活动质量。

随着护理模拟教学领域研究的不断深入,将基于越来越多的证据,对"实践标准指南"进行审查和修订,继续为教育工作者提供有效的专业引领。未来工作的重点将在以下几个方面:①提供如何将标准模拟纳入教育实践的范例;②提供标准模拟实践指南支持将模拟纳入课程开发的指导;③为刚接触模拟教学的人员创建关于使用标准的教育网络研讨会;④提高对护理标准的认识和利用;⑤为模拟教学指导者提供正式培训。在全球传播实践标准指南将使教育工作者、临床医护人员和研究人员受益,提高模拟教学的质量。

(二)探究护理模拟教学的客观评价

模拟教学越来越广泛地运用于护理本科教育与临床培训中,无论是前期实验室建设,还是后期组织开展模拟教学,都需要投入大量的人力、财力和时间,因此模拟教学的成本效率及它对护理教育的影响值得思考。在模拟教学中,引导性反馈为学习者提供了反思模拟经历并从自身错误中学习的平台,是模拟教学的核心环节,直接影响模拟教学成效。然而目前针对引导性反馈的相关研究与模拟教学相关研究相比十分缺乏,引导性反馈在护理模拟教学中的应用具有很大潜力,今后有必要对如何更好地进行引导性反馈开展进一步研究,如尝试不同的引导性反馈方法、使用科学的研究设计和客观的指标测量工具评价引导性反馈的效果等,为模拟教学及引导性反馈在护理教育中的应用效果提供依据,以促进护理教育的发展。

（三）护理模拟教学师资的规范化培养

模拟教学是以具有教育、技能和指导、支持和寻求帮助参与者实现预期成果的能力的指导者为基础。以保持作为有效指导者的技能,指导教师必须接受继续教育并评估他/她的指导技能。

模拟教学的开展能否成功,很大程度上依赖于教师的教学能力及对教学方法的掌控程度。教师既是护理模拟教学的案例准备者,也是教学实施及反思的引导者。Jeffries 在模拟教学理论框架中提出,教师应具备模拟教学设计、模拟技术应用及模拟活动调配等能力,同时强调了教师对模拟教学接受程度的重要性。因此,实施模拟教学的护理师资需要经过规范化的培训和反复实践。

第二节 护理专业基本操作性技能的模拟培训与评价

护理是一门操作性较强的专业,临床护士及护生不仅要掌握扎实的理论知识,更需具备熟练的操作技能。近年来国内医学院校及医院护理教育者逐渐重视模拟教学,通过模拟教学开展护理技能实训,主要培训内容包括:基础护理操作、专科护理技术操作、常用仪器设备操作、标本采集操作。

基础护理操作包括:医院与住院环境、安全与舒适、感染的预防和控制技术、观察与记录、冷疗法与热疗法、进食与排泄、给药技术、药物配制、急救与监护等;专科护理技术操作包括:内科、外科、妇产科、儿科、五官科等专科技术操作;常用仪器设备操作包括输液泵、监护仪、心电图机、除颤仪、呼吸机等;标本采集操作包括:血标本、尿标本、痰标本、导管培养等。

以下举例说明如何开展此类技能的模拟培训与评价。

一、外周静脉留置针输液

（一）培训目的

外周静脉留置针输液操作要点、适应证和禁忌证、并发症识别及处理要点。

（二）适应证

1. 连续静脉输液超过 4h 者。

2. 留置时间一般不应超过 72～96h。

3. 输注的溶液应小于 900mOsm/L,pH 为 5～9。

（三）相对禁忌证

1. 连续使用发泡剂治疗。

2. 输注肠外营养。

3. pH 低于 5 或高于 9 的输注液。

4. 渗透压高于 600mOsm/L 的输注液。

（四）物品及设备/人员/其他资料准备

1. 物品及设备准备 模拟人、静脉盘(内有弯盘、棉签、碘消毒液、止血带、留置针)、一次性输液器、胶布、药液、免洗手消毒凝胶、无菌敷贴、手持机、患者处备输液架。

2. 材料准备 医嘱执行单。

（五）操作流程

1. 护士要求 服装鞋帽整洁、仪表大方、举止端庄,语言柔和恰当、态度和蔼可亲。

2. 确认医嘱 打印医嘱执行单,双人核对医嘱及药物。

3. 评估患者年龄、病情、过敏史,药物性质,穿刺部位皮肤情况和静脉 评估条件、心理状态及合作程度,向患者及家属解释穿刺目的,询问有无心脏病史,乳房手术史、血管手术史、药物过敏史,向患者及家属解释操作的目的。

4. 操作前物品准备 静脉盘（内有弯盘、棉签、碘伏消毒液、止血带、留置针）、一次性输液器、胶布、药液、免洗手消毒凝胶、无菌敷贴、手持机、医嘱执行单病人处备输液架。流动水下按七步洗手法洗手，戴口罩，备齐并检查用物，核对检查药液，药物上架。

5. 患者准备 携用物至床旁、用手持机扫描补液袋上条形码，确认医嘱，再扫描患者腕带，采用 2 种以上方式确认患者身份；再次解释、协助患者取舒适卧位，暴露穿刺部位评估静脉，洗手，置静脉盘于床头柜。

6. 主要操作 排气，备胶布，避开静脉瓣、关节部位的静脉，以穿刺点为中心螺旋式消毒，直径≥8cm，待干时再次核对，打开留置针，检查针尖及套管尖端完好，连接输液器排气。再次消毒、范围直径应≥8cm，充分待干，穿刺点上方 6cm 处扎止血带；嘱患者握拳，绷紧皮肤于血管上方 15°～30° 进针，见回血后，再进针 0.2cm，固定针头，退出针芯，同时推进导管至合适深度，松止血带，松调节器，嘱患者松拳；无张力粘贴透明或纱布类无菌敷料固定，敷贴中央正对穿刺点，高举平。

7. 操作后处理 根据药物及病情或医嘱调节滴速，并在手持机上输入补液滴速并确认；协助患者取舒适体位，整理床单位，必要时拉起床挡；洗手，再次核对；告知患者药物的作用、不良反应及注意事项，呼叫铃的方法；携用物回治疗室正确处理，洗手、脱口罩、记录。

8. 巡视观察 定时巡视，观察患者的用药反应，观察回血情况，确保导管在静脉管腔内，观察穿刺部位有无红、肿、热、痛，渗出等表现，有无输液反应等相关并发症（一旦发生静脉治疗相关并发症按相应流程处理）。

9. 输液结束 生理盐水 5～10ml 脉冲式冲管，正压封管。

（六）操作并发症的预防及处理

1. 静脉炎

（1）预防：①严格执行无菌操作和手卫生规范；②合理选择静脉输液工具；③选择适当的部位穿刺，避免关节处，穿刺后妥善固定外周静脉留置针；④控制各种微粒通过输液进入静脉循环。

（2）处理：①拔出外周静脉留置针；②患肢抬高、制动，避免受压；③停止患肢静脉输液；④给予对症处理：局部用药，如磺酸黏多糖乳膏等药物外涂，湿热敷等。合并感染时，遵医嘱使用抗生素；⑤观察局部及全身情况的变化并记录；⑥做好交接班，持续观察、护理；⑦启动不良事件处理流程。

2. 药物渗出与药物外渗

（1）预防：①选择合适的输注途径和输液工具；②选择合适的穿刺部位，避免在红肿、瘢痕及疼痛部位进行穿刺；③妥善固定外周静脉留置针，必要时使用约束具；④避免在同一血管的同一部位反复穿刺；⑤穿刺部位上方衣物不宜过紧；⑥每次输液前评估外周静脉留置针的功能及穿刺点情况；⑦输注速度适当；⑧对患者的健康教育。

（2）处理：①停止输液，回抽渗漏的药液。②拔除外周静脉留置针，不过度压迫穿刺处。③抬高患肢，减轻水肿。④不在渗出或外渗的肢体远端再次穿刺。⑤抗肿瘤药物外渗，使用拮抗剂；局封；对症处理，冰敷、药物外敷、使用止痛药。⑥保持水疱完整性，避免摩擦和热敷。直径>2cm 的水疱抽液，保留表皮。⑦观察皮肤颜色、温度、感觉、关节活动、患肢远端血运情况并记录。⑧做好交接班，持续观察、护理。⑨启动不良事件处理流程。

3. 导管堵塞

（1）预防：①持输液通畅，避免输液装置折叠或导管尖端贴在血管壁上。②同时输注两种或两种以上药物时，应检查药物是否存在配伍禁忌。如使用有配伍禁忌的药物，应更换输液器，并在两种药物之间使用无菌生理盐水充分冲管。③输血、输入血制品等黏滞性药物后需冲洗导管。④定时巡视，避免液体走空。⑤标准化维护，正确冲、封管。⑥根据输液接头的类型，按正确的顺序夹紧外周静脉留置针上的小夹子。

（2）处理：①分析排除堵塞原因，不强行推注生理盐水；②确认堵塞应拔除外周静脉留置针。

（七）引导性反馈

1. 血管首选前臂静脉，选择粗直、弹性好血流丰富的静脉，避开关节额静脉瓣。成人下肢静脉不宜使用，避免腕关节桡侧直径 5cm 内的区域，对于 4～5 期慢性肾病患者，穿刺部位应回避前臂及上臂血管。

2. 消毒范围应>8cm，待干后再穿刺。

3. 留置针型号在满足病人输液治疗需要的前提下,选择最细、最短的留置针,保证充分的血液回流。

4. 经外周静脉留置针输注药物前宜用生理盐水 5ml 脉冲式冲洗导管,确定导管在静脉内;如果遇到阻力或者抽吸无回血,应进一步确定导管的通畅性,不应强行冲洗导管。

5. 输注完毕用生理盐水或 0～10U/ml 肝素盐水 5ml 正压封管。

6. 每日观察穿刺点及周围皮肤的完整性,无菌透明敷料至少每 7d 更换一次,无菌纱布敷料至少每 2d 更换一次;若穿刺部位发生渗液、渗血时应及时更换敷料;穿刺部位的敷料发生松动、污染等完整性受损时应立即更换。外周静脉留置针应 72～96h 更换一次。

7. 定时巡视观察静脉穿刺部位,根据患者病情、导管留置时间、并发症等因素进行评估,尽早拔管;拔除后应检查导管的完整性。

8. 避免在留置侧肢体测量血压及扎止血带,防止留置针外露部分导管打折。

（八）模拟教学应用示例

【案例】 男性,65 岁,神志清,表情淡漠,四肢肌无力,心电图表现为 ST 段压低,T 波压低,增宽,倒置,QT 间期延长,血清钾 2.1mol/L,BP 130/80mmHg,P 105 次/min,呼吸 25 次/min,医嘱予"平衡液 500ml+氯化钾 15ml"静脉缓滴。

请执行以下操作:平衡液 500ml+氯化钾 15m 静脉滴注。

要点分析:静脉留置针可用于临床静脉输液、输血等治疗。既可以保护血管,减轻患者反复穿刺的痛苦,又可以随时保持静脉通道的通畅,方便用药及抢救。

情境模拟分析与处理:患者主诉输液部位疼痛,该如何处理?

二、女患者留置导尿

（一）培训目的
留置导尿操作要点、适应证、并发症识别及处理要点。

（二）适应证

1. 抢救危重、休克患者时正确记录每小时尿量测量尿比重,以密切观察患者病情变化。

2. 为盆腔手术排空膀胱,使膀胱持续保持空虚状态,避免术中误伤。

3. 某些泌尿系统疾病手术后留置导尿管,便于引流和冲洗,并减轻手术切口的张力,促进切口的愈合。

4. 为尿失禁或会阴部有伤口的患者引流尿液,保持会阴部的清洁干燥。

5. 为尿失禁患者行膀胱功能训练。

（三）物品及设备/人员/其他资料准备

物品准备 导尿包、持物钳、无菌引流袋、胶布、新洁尔灭溶液、无菌试管、胶布单。若导尿是为作下尿路特殊治疗或检查时,还应做好相应的器械及药品的准备。

（四）操作流程

1. 护士要求服装鞋帽整洁、仪表大方、举止端庄,语言柔和恰当、态度和蔼可亲。

2. 操作物品准备

（1）确认医嘱打印医嘱执行单,双人核对医嘱。

（2）用物准备大毛巾、一次性导尿包、手消毒液、一次性尿垫、别针、橡皮筋、20ml 注射器、无菌生理盐水 20ml、医嘱执行单。

（3）擦拭治疗车、治疗盘,流动水下按七步洗手法洗手,戴口罩,备齐并检查用物,放置合理,根据患者情况选择大小合适的导尿管。

3. 患者准备 核对患者;患者评估年龄、病情、临床诊断、意识状态、合作程度、生命体征、自理能力、膀胱充盈度及会阴部皮肤黏膜情况。向患者及家属解释留置导尿目的、方法、注意事项及配合要点,嘱（助）患者清洗外阴。

4. 主要操作步骤

（1）体位:遮挡、保暖、放置体位,对侧裤腿盖至近侧腿上,盖上大毛巾,对侧腿用被遮盖;协助患者取屈膝仰卧位,两腿稍外展;铺一次性尿垫垫于臀下。

(2)消毒:在床尾处打开导尿包第一层,戴手套,将弯盘置于近外阴处。

消毒外阴:阴阜至大阴唇、尿道口、左右大阴唇、左右小阴唇、尿道口;污棉球置于弯盘内,消毒完脱下手套置弯盘内,将初步消毒用物移至床位。

(3)插管:在近外阴处打开第二层导尿包。戴无菌手套,取出洞巾,铺在患者外阴处并暴露外阴部,洞巾与导尿包的包布形成连续无菌区。润滑导尿管,连接集尿袋。内弯盘置于外阴处,一手分开并固定小阴唇,一手持无菌钳夹取消毒液棉球再次消毒:尿道口、左右小阴唇、尿道口。用另一镊子夹持导尿管轻轻插入尿道4~6cm,见尿液流出再插入5~7cm,松开小阴唇,固定导尿管。

(4)固定:夹闭导尿管尾端,注射器向气囊内注水10~15ml,轻拉尿管以证实尿管固定妥当,撤除洞巾,擦净外阴,按需开放导尿管,妥善固定及做好相应标识,撤出患者臀下尿垫,脱去手套,用手消毒液消毒双手,再次核对。

5. 操作后处理

(1)恢复体位,协助患者穿衣裤,整理床单位;处理用物,洗手;

(2)观察患者反应、听取主诉,观察尿液色质量、流出是否通畅;

(3)流动水洗手、记录。

(4)健康宣教告知注意事项、导尿管护理相关知识。

(五)操作并发症的预防及处理

1. 尿道黏膜损伤

(1)预防:①插管前做好解释,减轻紧张情绪;②选择粗细合适、柔软的导尿管,插管前充分润滑,操作时动作宜轻柔,切忌强行插管。

(2)处理:①轻者无须处理或经止血镇痛等对症治疗即可;②严重损伤者,需要尿路改道、尿道修补等手术治疗。

2. 尿路感染

(1)预防:①用物必须严格灭菌,插管时严格执行无菌操作,认真做好会阴部消毒;②做好导尿管护理,每日2次,保持尿袋高度低于耻骨联合水平;③鼓励患者多饮水;④观察尿液的色、质、量,注意患者有无尿路刺激征等不适;⑤对长期留置者,按要求定期更换导尿管,并定时夹管、开放,训练膀胱收缩功能,以便尽早拔管。

(2)处理:①尽早拔除导尿管;②遵医嘱使用抗生素。

3. 尿道出血

(1)预防:①避免任何引起尿道黏膜损伤的因素;②凝血功能严重障碍者导尿前尽量予以纠正;③插管后放尿不宜过快,第一次放尿不超过1 000ml;④注意观察尿色变化。

(2)处理:镜下血尿一般不需要特殊处理,重者可给予止血药等。

4. 虚脱

(1)预防:①对膀胱高度充盈并极度虚弱的患者,第一次放尿量不可超过1 000ml;②密切观察患者有无恶心、头晕、面色苍白、出冷汗等不适。

(2)处理:①发现患者虚脱,应立即取平卧位或头低脚高位,并及时通知医生;②密切观察生命体征变化,及时建立静脉通路,协助医生进行急救。

(六)引导性反馈

1. 严格无菌操作,预防尿路感染。

2. 插入尿管动作要轻柔,以免损伤尿道黏膜,若插入时有阻挡感(切忌蛮插),可更换方向再插,见有尿液流出时再插入5~7cm,勿过深或过浅,尤忌反复抽动尿管。

3. 选择导尿管的粗细要适宜,对疑有尿道狭窄者,尿管宜细。

4. 对膀胱高度膨胀且又极度虚弱的患者,第一次导尿量不可超过1 000ml,以防大量放尿,导致腹腔内压突然降低,大量血液滞留于腹腔血管内,造成血压下降,产生虚脱,亦可因膀胱突然减压,导致膀胱黏膜急剧充血,引起尿血。

（七）模拟教学应用示例

【案例】　患者女性，50岁，全麻下腹腔镜胆囊切除术后5小时未排尿，诉下腹部胀痛。查体：膀胱区叩诊实音，按压时感胀痛加重。

模拟场景设置要点：术后经诱导排尿无效，医生要求护士实施导尿术。

要点分析：导尿术为尿潴留病员放出尿液，以减轻痛苦。

情境模拟分析与处理：尿管引流不出尿液，该如何处理？

三、吸痰（气管插管/气管切开）

（一）培训目的
吸痰操作要点、适应证、并发症识别及处理要点。

（二）适应证
适用于危重、昏迷、麻醉后人工气道患者，不能自行清除呼吸道分泌物。

（三）操作流程

1. 护士要求　服装鞋帽整洁、仪表大方、举止端庄，语言柔和恰当、态度和蔼可亲。

2. 物品准备　负压吸引装置、无菌生理盐水、吸痰管数根、无菌手套、湿化液，必要时备压舌板、开口器、拉舌器、多头电插板。

3. 患者准备　核对患者；评估患者病情、意识、痰液情况及合作程度；向意识清醒的患者及家属解释操作目的及注意配合事项。

4. 主要操作过程

（1）吸痰前调试机器打开冲洗瓶、选择合适的吸痰管、撕开吸痰管外包装前端，一手戴无菌手套，将吸痰管抽出并盘绕在手中，非无菌手持负压管，将吸痰管根部与负管连接。非无菌手断开呼吸机与气管导管，将呼吸机接口放在无菌纸巾上。调节负压适宜，试吸，保持吸痰管通畅并湿润前端。必要时先用湿化液湿化气道

（2）先阻断负压，用戴无菌手套的手迅速并轻柔地沿气管导管插入吸痰管，吸痰管通阻力后略上提，达到一定深度，放开负压，边上提边旋转吸引，免在气管内上下提插。一次吸痰不超过15s。吸痰过程中，严密观察患者生命体征、氧饱和度、面色、痰液情况等。

5. 吸痰后处理

（1）吸痰结束后立即接呼吸机通气，提高氧浓度或将呼吸机调试为智能吸痰模式，待血氧饱和度升至正常水平时再将吸氧浓度至正常水平。

（2）冲洗吸流管和吸引器管路，如需要再次吸痰应更换吸痰管，协助患者取安全、舒适体位。

（3）健康教育：清醒患者如身体情况允许，应鼓励其咳嗽。因喉部疾病而行单纯气管切开的患者指导其咳嗽咳痰方法，教会其自主湿化气道的方法。

（4）处理用物，洗手，脱口罩、记录。

（四）操作并发症的预防及处理

1. 低氧血症　预防：①吸痰时如有咳嗽等不适，应暂停吸痰，待症状缓解后再继续；②使用呼吸机者，吸痰前应予高浓度氧，吸痰时不宜脱机时间过长，一般应小于15s；③吸痰时密切观察患者生命体征及血氧饱和度变化；④定时做好湿化吸痰，避免引起气道堵塞。

处理：①停止吸痰；②立即加大氧流量或给予面罩加压吸氧，必要时予以机械通气。

2. 呼吸道黏膜损伤　预防：①选择合适的吸痰管，如质地柔软、可防静电等，使用呼吸机者，吸痰管最大外径不能超过气管导管内径的1/2；②湿润吸痰管，操作动作轻柔、准确、快速，每次吸时间不超过15s，连续吸痰不得超过3次；③注意吸管插入是否顺利，遇到阻力时应分析原因，不可盲目插入；④吸痰时负压不可过大，进吸痰管时不可给予负压，以免损伤患者气道；⑤做好口鼻腔护理。

处理：①口腔黏膜有损伤时可根据病情给予口泰、双氧水、碳酸氢钠溶液等；②气道黏膜损伤时，遵医嘱用药予生理盐水加入庆大霉素等药物进行雾化吸入。

3. 心律失常　预防：①避免任何可能导致低氧血症的因素；②可使用心电监护，做好生命体征的监测。

处理：①如发生心律失常，应立即停止吸引，给予吸氧或加大氧浓度；②一旦出现心脏骤停，应通知医生进行抢救。

（五）引导性反馈

1. 操作动作应轻柔、准确、快速，每次吸时间不超过 15s，连续吸引不得超过 3 次，吸痰间歇予以纯氧吸入。

2. 注意吸痰管插入是否顺利，遇到阻力时应分析原因，不可粗暴盲插。

3. 吸痰管最大外径不能超过气管导管内径的 1/2，负压不可过大，进吸痰管时应阻断负压，以免损伤患者气道。

4. 注意无菌操作，注意保持呼吸机接头不被污染，戴无菌手套持吸痰管的手不被污染。一根吸痰管只能使用一次。

5. 冲洗水瓶应分别注明吸引气管插管、口鼻腔之用，不能混用。

6. 吸痰过程中应当密切观察患者的病情变化，尤其应观察血氧饱和度的变化。如有血氧饱和度、心率、血压、呼吸的明显改变时，应当停止吸痰，立即接呼吸机通气并给予纯氧吸入。

7. 湿化气道、给氧、断开和连接呼吸机连接管等步骤可由助手协助完成。

8. 为单纯气管切开不用呼吸机的患者吸痰时，吸痰管插入深度在 15cm 左右。清醒患者如身体情况允许，应鼓励其咳嗽，尽量减少吸痰次数，以减少吸痰可能引起的并发症。

9. 气管插管的患者吸痰管插入深度在 20～25cm。

10. 吸痰应遵循按需吸痰的原则，根据对患者肺部的听诊、喉部有无痰鸣音、呼吸频率以及血氧饱和度的情况确定患者是否需要吸痰。吸痰前，可结合翻身、拍背、湿化等措施使痰液便于吸出。

（六）模拟教学应用示例

【案例】　患者女性，76 岁，脑梗死，神志清楚，持续低流量吸氧，体质虚弱，喉头痰多咳不出，心电监护示 SpO_2 90%。

模拟场景设置要点：患者血氧饱和度下降，根据医嘱给予电动吸痰。

要点分析：清除患者呼吸道分泌物，保持呼吸道通畅，以预防吸入性肺炎，肺不张，窒息等并发症。

情境模拟分析与处理：患者出现血性痰液，该如何处理？

第三节　医护合作情境模拟训练

护理学是实践性很强的综合学科，涵盖了大量临床操作与急救技术。仿真模拟教学用于医学教育和护理教育中，尤其是在临床知识和技能方面的积极作用已得到充分认可。此外，仿真模拟教学也有助于培养医护学生的非技术类技能，如临床思维、资源利用及应急能力等。将医学生和护生合作进行跨学科、跨课程的仿真模拟教学，可以弥补传统护理教学及医护分离仿真模拟的不足，通过对临床医学和护理学两个专业的知识整合，设计临床病例，以临床操作技能贯穿病例始终，可以实现医学生和护生的优势互补，培养和训练合作意识和合作态度，增强医护沟通与协作，从而建立临床思维、解决实际问题。

因此，在护理教学中，应充分体现医疗和护理的有机结合，可以使理论课程与护理实践相联系，提高教学效果。

一、重症肺炎伴感染性休克急救情境模拟训练案例

（一）培训目标

1. 熟悉肺炎的概念、病因、分类和临床特点。

2. 掌握肺炎的护理诊断及护理措施。

3. 合理实施感染性休克的护理措施。

4. 熟练掌握医护沟通技巧。

（二）物品及设备 / 人员 / 其他资料准备

1. 物品及设备准备 高端模拟人、心电监护仪、听诊器、手电筒、鼻导管面罩、雾化装置、吸痰管、吸痰器、100ml 生理盐水、冰袋、气管插管、简易呼吸器、注射器等。

2. 人员准备 导师、助教、学员 2～3 人。

（三）课程实施

1. 环境介绍 模拟监护室，学员作为监护室医师、护士，这名患者（模拟人有生命体征，有瞳孔对光反射，可以进行交流，对治疗有反映）。要求通过必要的问诊、查体、辅助检查等来明确诊断并给出治疗。桌上有一些可供使用的物品，如需其他物品，可以提出。药物治疗给出口头医嘱即可。

2. 流程说明 如诊断及处理正确，患者病情好转，生命体征也会出现相应的变化；如果不正确则患者可能出现病情恶化，直至死亡。整个模拟过程 7～9min，需要 2～3 人通过团队协作完成，结束之后会对整个过程进行回顾总结。

3. 案例 患者李某，男，27 岁，职员，因"发热、咳嗽、咳黄痰 5d，加重并气短 2d"于今天上午 10 时收住我院。入院当天晚上，患者仍高热，呼吸困难持续加重。凌晨 3 点出现尿少、眼花、脉细弱、血压下降、肢冷、肢端黏膜发绀。

4. 课程流程图（图 20-3-1）

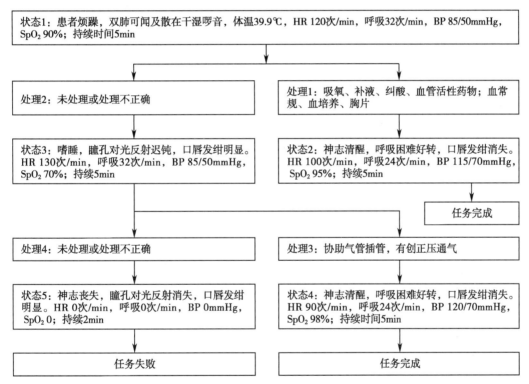

图 20-3-1 重症肺炎伴感染性休克急救情境模拟训练流程图

（四）引导性反馈

1. 肺炎诊断及鉴别诊断

（1）问诊查体及辅助检查要点

1）重点病史：发病时间及缓急、诱因、主要症状描述、伴随症状、既往病史、过敏史、家族史。

2）重点体格检查：一般情况及生命体征，包括血氧饱和度、意识、发绀。头颈部检查：颈静脉是否充盈或怒张、气管是否居中。胸部检查，胸廓形态改变，呼吸运动方式、双肺叩诊音、听诊。心脏、四肢查体。

3）重要辅助检查：动脉血气分析、血常规、心肌酶、肌钙蛋白、B 型钠尿肽、胸片、心电图。

（2）案例分析：①青年男性。②发热 5d，伴呼吸困难 2d。③既往体健。④查体：呼吸频率增快，SpO_2下降，口唇发绀，双肺闻及散在干湿啰音，无其他阳性体征。⑤辅助检查：体温 39.9℃；血气分析示 PaO_2 49mmHg，SpO_2 90%。$PaCO_2$ 50mmHg；血常规示 WBC 15×10^9/L，中性粒细胞百分比 96.2%；胸片示双肺多发性团片状影,结合以上综合分析,该患者应为重症肺炎合并感染性休克(重度)。

2. 重症肺炎合并感染性休克急救处理

(1)呼吸支持治疗:①初始氧疗的原则,首选鼻导管吸氧,2~3L/min 氧流量,给氧目标使血氧饱和度维持在90%以上;②病情进展至危重度出现呼吸衰竭,应立即清理上气道分泌物;去枕,开放气道,球囊辅助呼吸;气管插管有创正压通气。

(2)药物使用:①抗生素、激素;②碳酸氢钠;③血管活性药物;④其他。

(3)护理要点:①取平卧位或休克卧位;②立即建立至少2条静脉通路,可在医嘱下达前完成;③病情观察,意识、瞳孔、皮肤色泽、肢体温度、生命体征、尿量、出入量、心电监护;④配合抢救,及时准备抢救物品、药品,推抢救车至患者床旁,准备好吸痰设备。气管插管完成好,及时固定,保障呼吸道通畅。⑤做好后续的基础护理,注意保暖,防止压疮,防止坠床,保护角膜。⑥心理护理,安慰患者。

3. 治疗效果评估症状(呼吸困难、发绀症状);生命体征变化(呼吸频率、血氧饱和度、心率以及血压);肺部体征;复查血气分析。

4. 医护沟通医嘱的下达;抢救配合。

(五)学生易于出现的问题及点评

1. 病情观察不及时　学员忽视患者主诉,未及时测量生命体征,未及时通知医生。

点评:患者应发热入院,加强患者体温监测;有气急症状,应加强患者呼吸系统观察,加强 SpO_2 的检测。倾听患者主诉。

2. 未及时建立静脉通路　不能及时意识到患者病情变化的严重性,被动等待医嘱的下达。

点评:危重患者及时建立静脉通路置管重要,为抢救用药提供通路。

3. 未规范执行口头医嘱　学员容易在医生下达口头医嘱时,立刻去执行,未进行复述;或因匆忙,未进双人核对,就去执行。

点评:口头医嘱执行的规范是嘱 - 复 - 对 - 行 - 补。确保正确用药,同时及时补写抢救记录,规避医患纠纷风险。

(六)评估

评估采用核查表及等级评定表两种形式共同进行,核查表可用于导师及助手评估学员水平,也可用于学员互评(表20-3-1);等级评估表适用于有丰富经验的导师及助手使用(表20-3-2);评估的时间可以在模拟场景运行过程中,等级评估表也可用于模拟场景运行后立即评估。

表20-3-1　核查表(导师、助手及观察学员使用)

项目	完成
任务(病情观察)	
询问主要症状描述(包括呼吸困难、喘息)	
询问既往病史(包括有无类似发作病史)	
询问个人史(包括过敏史)	
是否观察胸廓	
是否观察呼吸频率(也可通过心电监护)	
是否观察/测量血氧饱和度(也可通过心电监护)	
是否测量体温	
是否观察/测量心率及血压(也可通过心电监护)	
是否注意到患者神志变化	
是否注意到患者生命体征变化	
任务(护理措施)	
正确给氧方式(鼻导管)	
建立静脉通路	
遵医嘱用药	

续表

项目	完成
规范执行口头医嘱	
若病情加重,观察气道是否有分泌物	
若病情加重,检查球囊是否充气	
若病情加重,正确组装球囊,连接氧气管	
若病情加重,球囊辅助呼吸(EC手法)	
若病情加重,协助气管插管,呼吸机辅助呼吸	

表20-3-2　等级评估表(导师及助手使用)

任务	等级				
	1	2	3	4	5
沟通技巧					
病情观察					
生命体征测量					
吸氧					
建立静脉通路					
配合抢救					
人文关怀					
总分					

说明:1.很差,不能接受需要补考;2.较差;3.平均,能接受的少数缺陷;4.较好;5.优秀,超出期望。

二、青霉素过敏性休克患者急救情境模拟训练案例

(一)培训目标

1.能对青霉素过敏性试验结果判断。

2.掌握青霉素过敏性休克的观察、抢救及护理配合。

3.掌握各种抢救药物的作用、用药观察及注意事项。

4.熟练完成在抢救过程中各种临床、护理技能操作。

5.能进行青霉素试验液配制和试验法操作。

6.熟练掌握医护沟通技巧。

(二)物品及设备/人员/其他资料准备

1.物品及设备准备　高端模拟人、心电监护仪、听诊器、手电筒、鼻导管面罩、雾化装置、吸痰管、吸痰器、100ml生理盐水、气管插管、简易呼吸器、注射器等。

2.人员准备　导师、助教、学员2～3人。

(三)课程实施

1.环境介绍　模拟呼吸内科室,学员作为监护室医师、护士,这名患者(模拟人有生命体征,有瞳孔对光反射,可以进行交流,对治疗有反映)。要求通过必要的问诊、查体、辅助检查等来明确诊断并给出治疗。桌上有一些可供使用的物品,如需其他物品,可以提出。药物治疗给出口头医嘱即可。

2.流程说明　如诊断及处理正确,患者病情好转,生命体征也会出现相应的变化;如果不正确则患者可能出现病情恶化,直至死亡。整个模拟过程7～9min,需要2～3人通过团队协作完成,结束之后会对整个过程进行回顾总结。

3.案例介绍　陈某,女,32岁,因扁桃体发炎收入我院治疗。门诊实验室检查:WBC $15.6×10^9/L$。床位医师王医生检查后开出医嘱:青霉素640万单位+5%氯化钠500ml静脉滴注。

4.课程流程图（图20-3-2）

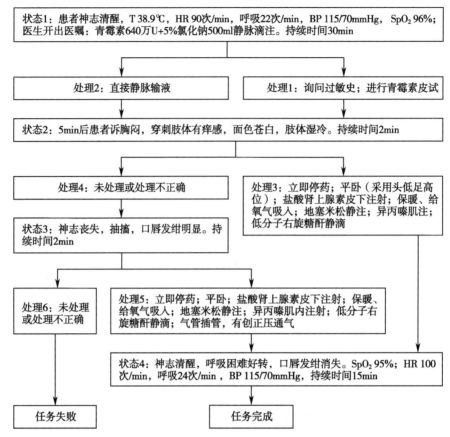

图20-3-2 青霉素休克急救情境模拟训练流程图

（四）引导性反馈

1.青霉素过敏性休克诊断及鉴别诊断 问诊查体及辅助检查要点如下。①重点病史：用药史、过敏史。②重点体格检查：一般情况及生命体征，包括血氧饱和度、意识、发绀，皮肤情况。

案例分析：①青年女性；②应用青霉素皮试后或输注青霉素液后出现呼吸困难，穿刺肢体有痒感，面色苍白，肢体湿冷。随后立即出现神志丧失，抽搐，口唇发绀明显。结合以上综合分析，该患者应为青霉素过敏性休克。

2.青霉素过敏性休克急救处理

（1）立即停药，就地抢救，取平卧位。

（2）药物的使用：立即盐酸肾上腺素皮下注射；建立静脉通路；地塞米松静脉注射；低分子右旋糖酐静滴；异丙嗪肌内注射。

（3）呼吸支持治疗：首选鼻导管吸氧给氧气吸入；给氧目标使血氧饱和度维持在90%以上。病情进展至危重度出现休克时，应立即清理上气道分泌物；去枕，开放气道，球囊辅助呼吸；气管插管有创正压通气。

（4）护理要点：①取平卧位；②立即盐酸肾上腺素皮下注射；建立至少2条静脉通路；③病情观察：意识、瞳孔、皮肤色泽、肢体温度、生命体征、皮肤黏膜变化、心电监护；④注意保暖，防止压疮，防止坠床，保护角膜。

3.治疗效果评估 ①症状（呼吸困难、发绀症状、喉头水肿）；②生命体征变化（呼吸频率、血氧饱和度、心率以及血压）；③神志变化；④其他过敏反应。

4.医护沟通医嘱的下达和抢救配合。

5.医患沟通

（1）急救需请家属回避。

（2）若患者病情好转，需及时向患者及家属交代病情（包括目前诊断以及预后），并向患者及家属交代后续处理（完善进一步检查及治疗的方案）。

（3）若患者病情恶化，需及时向家属交代病情（包括目前诊断以及预后），并向家属交代后续处理（需要气管插管有创正压通气并取得同意，转ICU以及后续治疗方案）。

（五）学生易于出现的问题及点评

1. 学员容易先入为主，直接执行医嘱，未进行青霉素皮试试验。

点评：使用青霉素类抗生素时，需详细询问过敏史，并进行青霉素皮试试验。阴性后方可使用。

2. 当患者出现过敏性休克，未能按照青霉素过敏性休克治疗原则进行抢救。当患者病情进展，出现喉头水肿、呼吸困难、血氧饱和度进一步下降、荨麻疹、过敏性休克等，学员不清楚该如何处理，未及时处理导致患者死亡。

点评：当患者病情进展出现过敏性休克，应按照青霉素过敏性休克治疗原则处理，包括立即去除停药，就地抢救；立即盐酸肾上腺素皮下注射；建立静脉通路：地塞米松静脉注射；低分子右旋糖酐静滴；异丙嗪肌内注射。保持呼吸道通畅（去枕、开放气道、清理上呼吸道分泌物）、利用呼吸支持技术纠正缺氧和改善通气（氧疗、正压机械通气）。

3. 未规范执行口头医嘱　学员容易在医生下达口头医嘱时，立刻去执行，未进行复述；或因匆忙，未进行双人核对，就去执行。

点评：口头医嘱执行的规范是嘱—复—对—行—补。确保正确用药，同时及时补写抢救记录，规避医患纠纷风险。

（六）评估

评估采用核查表及等级评定表两种形式共同进行，核查表可用于导师及助手评估学员水平，也可用于学员互评（表20-3-3）；等级评估表适用于有丰富经验的导师及助手使用；评估的时间可以在模拟场景运行过程中，等级评估表同表20-3-2，可用于模拟场景运行后立即评估。

表20-3-3　核查表（导师、助手及观察学员使用）

项目	完成
任务（病史采集及体格检查）	
询问过敏史	
是否观察呼吸频率（也可通过心电监护）	
是否观察血氧饱和度	
是否观察心率及血压（也可通过心电监护）	
是否注意到患者神志变化	
是否注意到患者生命体征变化	
是否注意到患者皮肤黏膜变化	
任务（处理）	
正确皮内注射方式（青霉素皮试）	
正确皮下注射方式（盐酸肾上腺素）	
正确建立静脉通路	
正确给氧方式（鼻导管）	
口头医嘱复核	
口头医嘱肾上腺素皮下注射	
口头医嘱地塞米松静脉注射	
医嘱静脉滴注补液	
若病情加重，观察气道是否有分泌物	
若病情加重，正确开放气道（包括去枕，仰头抬颏法）	
若病情加重，检查球囊是否充气	
若病情加重，正确组装球囊，连接氧气管	
若病情加重，球囊辅助呼吸（CE手法）	
若病情加重，医嘱气管插管，呼吸机辅助呼吸	

（张玉侠）

推 荐 阅 读

[1] 崔盼盼, 别文倩, 王盼盼, 等. 医护合作仿真模拟教学在护理教学中的应用. 中国护理管理, 2018 (07): 922-927.

[2] 章雅青. 高仿真模拟教学在护理教学中的实践与反思. 上海护理, 2018, 18 (7): 5-8.

[3] INACSL Standards Committee. INACSL standards of best practice: Simulation SM simulation design. Clinical Simulation in Nursing, 2016, 12: S5-S12.

[4] ROSSLER K L, HARDIN K, HERNANDEZ-LEVEILLE M, et al. Newly licensed nurses' perceptions on transitioning into hospital practice with simulation-based education. Nurse Education in Practice Nurse Educ Pract nurse Education in Practice, 2018, 33: 154-158.

[5] SITTNER B J, AEBERSOLD M L, PAIGE J B, et al. INACSL standards of best practice for simulation: Past, present, and future. Nursing Education Perspectives, 2015, 36 (5): 294-298.

中英文名词对照表

英文	中文
outcome-based medical education	以成果为导向的医学教育
healthcare simulation	模拟医学
society for simulation in healthcare，SSH	国际模拟医学协会
simulation-based medical education，SBME	医学模拟教育
feedback	反馈
reflection	反思
standardized patient	标准化病人
simulated patient	模拟病人
objective structured clinical examination，OSCE	客观结构化临床考试
task trainer	任务训练器
crew resource management，CRM	团队资源管理
crisis resource management，CRM	危机资源管理
virtual reality，VR	虚拟现实
augmented reality，AR	增强现实
situational awareness	态势感知
inter-professional education，IPE	跨专业教育
faculty development	教师发展
mastery learning	掌握性学习
deliberate practice	刻意练习
constructivism	建构主义学习理论
cognitive load theory，CLT	认知负荷理论
cognitivism	认知主义学习理论
behaviorism	行为主义学习理论
in situ simulation，ISS	原位模拟
problem-based learning，PBL	基于问题的教学方法
debrief，debriefing	复盘（引导性反馈）
mannequin	人体模型
role play，role-playing	角色扮演
haptic	触觉
technical skill	操作性技能（技术性技能）
psychomotor skill	心因性动作技能
simulator	模拟人（模拟器）
screen-based simulation	屏幕交互式模拟
formative assessment	形成性评价

英文	中文
...ative assessment	终结性评价
non-technical skill	非操作性技能（非技术性技能）
Dunning-Kruger effect	达 - 克效应
accreditation council for graduate medical education，ACGME	美国毕业后医学教育认证委员会
simulation-based assessment，SBA	基于模拟的评价
Canada medical education direction system，CanMEDS	加拿大医学教育指引体系
reliability	信度，可靠性
validity	效度，有效性
checklist	核查表
rating scale	等级评分表
hybrid simulation	混合模拟
artificial intelligence，AI	人工智能
strategies and tools to enhance performance & patient safety，Team STEPPS	高医疗质量与患者安全的团队策略与工具
massive open online courses，MOOC	大规模开放在线课程
virtual patient，VP	虚拟病人
non-technical skills for surgeons，NOTSS	外科医师非技术性技能
basic life support，BLS	基础生命支持
advanced cardiovascular life support，ACLS	高级心血管生命支持
focused assessment with sonography for trauma，FAST	针对创伤的快速床旁超声评估
ontinuous renal replacement therapy，CRRT	持续肾脏替代治疗
extracorporeal membrane oxygenation，ECMO	体外人工膜肺
peripherally inserted central catheters，PICC	经外周穿刺的中心静脉导管
continuous positive airway pressure，CPAP	持续正压通气
bi-level positive airway pressure，BiPAP	双水平正压通气
American society of anesthesiology，ASA	美国麻醉学会
Canadian national anesthesiology simulation curriculum，CanNASC	加拿大国家麻醉学模拟课程

索　引